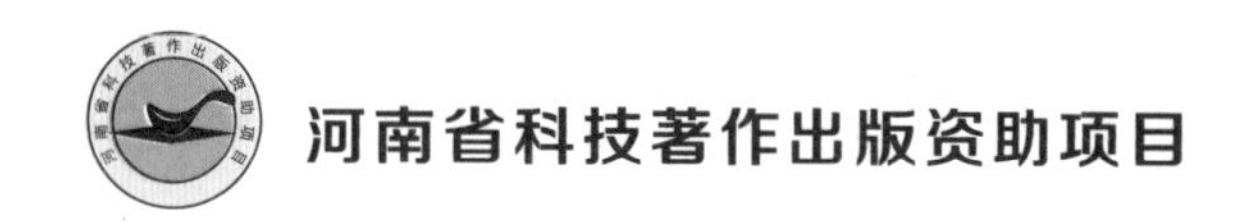

胃食管反流病

Gastroesophageal Reflux Disease

汪忠镐　季　锋　主编

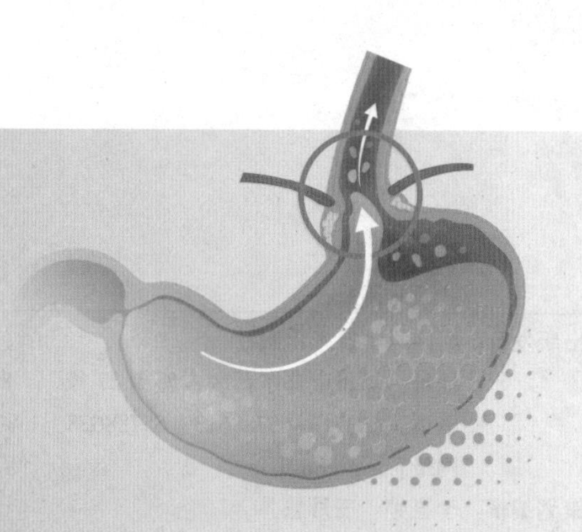

河南科学技术出版社
·郑州·

图书在版编目（CIP）数据

胃食管反流病/汪忠镐，季锋主编．—郑州：河南科学技术出版社，2021.5（2023.3 重印）

ISBN 978-7-5725-0325-2

Ⅰ.①胃…　Ⅱ.①汪…　②季…　Ⅲ.①胃疾病-防治　Ⅳ.①R573

中国版本图书馆 CIP 数据核字（2021）第 033105 号

出版发行：河南科学技术出版社
地址：郑州市郑东新区祥盛街 27 号　　邮编：450016
电话：（0371）65788613　65788628
网址：www.hnstp.cn
策划编辑：李喜婷　王月慧
责任编辑：王月慧　尚松伟
责任校对：崔春娟　王晓红
封面设计：张　伟
责任印制：张艳芳
印　　刷：三河市同力彩印有限公司
经　　销：全国新华书店
开　　本：787 mm×1 092 mm　1/16　　印张：20.75　　字数：489 千字
版　　次：2023 年 3 月第 2 次印刷
定　　价：198.00 元

主编简介

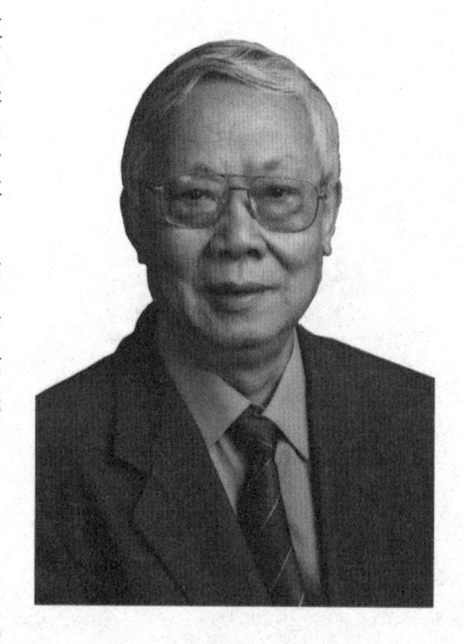

汪忠镐 中国科学院院士，我国现代血管外科的重要奠基人之一，国内研究胃食管反流病多学科诊疗的发起人，国际布加综合征学会创始主席。现任首都医科大学宣武医院血管外科研究所名誉所长，血管外科教授、博士研究生导师，主任医师，以及中华医学会外科分会血管学组终身名誉主任委员、中华医学会科技奖和青年奖评委、纽约科学院院士、美国和印度血管外科学会名誉会员。曾任亚洲血管外科学会主席、国际脉管杂志副主编、国际血管联盟副主席和顾问。

从医 60 年来，先后创建了中国医学科学院协和医院、北京市心肺血管中心——安贞医院、北京大学第八临床医学院（邮电医院）、浙江大学医学院附属第一医院、首都医科大学宣武医院、中国人民解放军火箭军总医院（原中国人民解放军第二炮兵总医院）和浙江大学医学院附属第二医院七家医院的血管外科或血管外科研究所。在国外 62 所大学做了 70 多次特邀报告或手术，建立了我国血管专业并将其推向世界。为布加综合征提出了全方位诊治体系，术式引入牛津外科学和美国脉管学教科书。提出了具有里程碑意义的“胃食管喉气管综合征”新概念，创立了国内首家胃食管反流中心（在中国人民解放军火箭军总医院），在全国推动胃食管反流病多学科诊疗模式，成立了中国医疗保健国际交流促进会胃食管反流多学科分会，将胃食管反流病写入了第 9 版《外科学》（人民卫生出版社）。

荣获了首届“吴阶平医学奖”（唯一获奖者），中国血管外科终身成就奖和最高荣誉奖，以及国际脉管学院、国际血管联盟、国际布加综合征学会和印度总统颁发的研究成就奖、功勋奖、终身成就奖、为发展血管外科事业和亚洲血管学会的成就奖等。

发表论文 700 多篇，出版中文专著主编 16 部、参编 68 部，出版英文专著主编 6 部、参编 17 部。获国家科技进步二等奖 1 项、省部级科技进步奖 10 项，国家专利 12 项。在国际会诊中任主刀 6 次。

主编简介

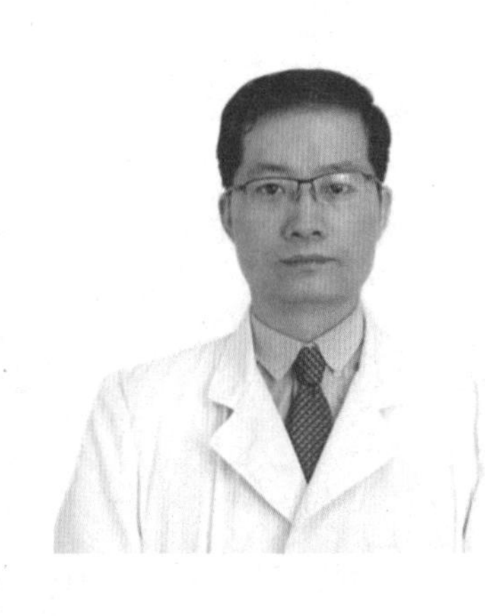

季锋 博士，副主任医师，硕士研究生导师。现任郑州大学第一附属医院胃食管反流专业负责人，美国霍普金斯大学医学院访问学者，中国医师协会外科医师分会胃食管反流疾病诊疗专业委员会常务委员和青年委员会副主任委员，中国医促会胃食管反流多学科分会委员、副秘书长和青年委员会副主任委员，全国卫生产业企业管理协会疝和腹壁外科产业及临床研究分会食道裂孔疝与食道反流学组委员，中国医促会临床实用技术分会胃食管反流病外科学组委员，河南省呼吸与危重症学会介入医学分会委员，《临床误诊误治杂志》编委、《中华胃食管反流病杂志》编委、中国胃食管反流病联盟秘书。

师从著名国际血管外科专家、国内胃食管反流病微创治疗发起人——中国科学院院士汪忠镐，从事胃食管反流病的研究和临床工作，在胃食管反流病和肥胖症临床治疗上积累了丰富的经验。是世界上第一个发现胃食管反流可以引起原发性高血压者，首创腹腔镜食管裂孔疝修补、腹段食管延长和 His 角成形术治疗胃食管反流病者，首位采取腹腔镜胃底折叠联合胃大弯折叠减肥术治疗肥胖症者；是河南省内率先开展腹腔镜贲门括约肌离断术治疗贲门失弛缓症和胃悬吊术治疗胃下垂及腹腔镜十二指肠悬韧带松解术治疗肠系膜上动脉压迫综合征者。已成功实施腹腔镜治疗胃食管反流相关疾病手术 3 000 余例，为河南省内第一人、国内位列第二，微创手术比例达 100%。

负责省级科研项目 1 项，厅级项目 4 项。胃食管反流病专科获河南省医学重点学科。获河南省卫生厅（现河南省卫生健康委员会）医学新技术引进一等奖 1 项、医学科技进步二等奖 2 项，河南省科技进步奖三等奖 1 项。出版主编专著 1 部，发表文章 30 余篇，其中被中华医学杂志收录 12 篇、SCI 收录 8 篇。

主编简介

《胃食管反流病》编者名单

主　　编　汪忠镐　季　锋

副 主 编　韩新巍　李治仝　王洪涛

编　　者　（以姓氏汉语拼音为序）

白林峰（郑州大学第一附属医院）
卞　策（中国人民解放军火箭军总医院）
陈建华（郑州大学第一附属医院）
崔　强（郑州陇海医院）
丁杭良（新昌县人民医院）
冯浩鹏（郑州陇海医院）
高　翔（首都医科大学宣武医院）
韩新巍（郑州大学第一附属医院）
郝润春（武警河南总队医院）
胡亚辉（中国人民解放军火箭军总医院）
胡志伟（中国人民解放军火箭军总医院）
化召辉（郑州大学第一附属医院）
黄　丽（兴义市人民医院）
黄婧洁（兴义市人民医院）
纪　涛（中国人民解放军火箭军总医院）
季　锋（郑州大学第一附属医院）
冀秀君（郑州陇海医院）
焦德超（郑州大学第一附属医院）
亢晓红（郑州陇海医院）
来运钢（邯郸市中心医院）
李　娜（中国人民解放军火箭军总医院）
李　鹏（郑州陇海医院）
李　怡（郑州大学第一附属医院）
李　震（郑州大学第一附属医院）

李成栋（郑州大学第一附属医院）
李春霞（郑州大学第一附属医院）
李晶晶（郑州陇海医院）
李学德（兴义市人民医院）
李治仝（郑州大学第一附属医院）
刘　敏（郑州大学第一附属医院）
刘登科（中国中医科学院望京医院）
刘洪琴（兴义市人民医院）
刘建军（中国人民解放军火箭军总医院）
刘艳歌（郑州陇海医院）
卢　璐（郑州陇海医院）
马会平（郑州陇海医院）
宁雅婵（首都医科大学宣武医院）
彭德禄（郑州陇海医院）
彭延春（兴义市人民医院）
钱　隆（郑州陇海医院）
任克伟（郑州大学第一附属医院）
石　余（新昌县人民医院）
孙胜利（内黄县人民医院）
孙玉红（郑州陇海医院）
谭松涛（武警广东总队医院）
田书瑞（中国人民解放军火箭军总医院）
汪平凡（新昌县人民医院）
汪忠镐（首都医院大学宣武医院）
王　凯（郑州陇海医院）
王　利（郑州大学）
王彬伟（郑州陇海医院）
王方平（新昌县人民医院）
王洪涛（郑州大学第一附属医院）
王利营（中国人民解放军火箭军总医院）
王文娟（兴义市人民医院）
文　敏（兴义市人民医院）
吴　刚（郑州大学第一附属医院）
吴继敏（中国人民解放军火箭军总医院）
闫春玲（郑州大学第一附属医院）

严富国（新昌县人民医院）
尹兴亮（兴义市人民医院）
袁莉莉（郑州大学第一附属医院）
岳建华（郑州大学第一附属医院）
张成超（首都医科大学宣武医院）
张国青（郑州陇海医院）
张建好（郑州大学第一附属医院）
张晶晶（郑州陇海医院）
张凯凯（郑州陇海医院）
赵鑫磊（郑州陇海医院）
郑　兵（郑州陇海医院）
周晓丹（郑州大学）
主编助理　胡亚辉　张成超（首都医科大学宣武医院）

汪忠镐院士因致命性“哮喘”发作经历了多次抢救，他在极其痛苦的挣扎下，悟出了其病根在于胃食管反流病（gastroesophageal reflx disease，GERD）。他毅然选择手术和微创治疗，我乃给予坚决支持，终于得以康复。从此，他致力于 GERD 源哮喘或呼吸道窘迫的诊治，履行救死扶伤的神圣职责，促成了 GERD 中心的建立。近 1 年来，他为 500 多位与其类似的同病相怜者做出了正确诊断，其中 300 多位患者已接受他的治疗而康复……我个人特别推崇他的科学精神和顺理成章的概括，把以胃食管交接处为启动器、以咽为反应器、以口鼻为效应器、以喉气管为喘息形成器的临床症候群称为“胃食管喉气管综合征”（gastroesophago-larygotracheal syndrome，GELTS）或“两管一腔综合征”。这个新概念的提出不仅为很多患胃食管反流、“哮喘”、重症咳嗽、咳痰等常见病的患者带来了希望乃至新生，而且在医学领域中也构成了一种概念性的改变或突破。难能可贵，可喜可贺！

中国科学院院士

中华医学会外科学分会名誉主任委员　裘法祖

2007 年 5 月 1 日

前　言

什么是食管反流？顾名思义，食管内发生了气体、液体或气液体逆流者，就叫作食管反流。显然，由贲门失弛缓引起的食管反流，由肠系膜上动脉压迫十二指肠引起的十二指肠胃食管反流，由食管贲门部分胃切除或全胃切除后引起的术后食管反流，均包含在食管反流之中。再者，呼吸道包括以喉为中心的上呼吸道，也就是鼻腔、口腔、咽及其相关的鼻窦、鼻泪管和咽鼓管等，至于下呼吸道则自然是气管、支气管、细支气管以至肺泡。本书所涉及的内容就是由上述反流刺激耳鼻喉气道而引起相应的病变和临床表现。

我以医生、患者和志愿者的身份，从街道义诊开始寻找到第一位胃食管反流所致的重症哮喘患者，到今日正确诊断和解救近万例与吾同病相怜的群体，深深感到这原来仅仅是愿意办点好事或送医送药到家的简单之初衷，却是坎坷之旅、维艰之途，一路走来，到了今天总算感受到了春天的气息。

这一切来源于前些年“过敏性鼻炎”和5次因“支气管哮喘”引起严重呼吸困难的抢救。

试想我从20世纪60年代起就多次参加普通或战备医疗队、抢救队、开门办学，以及唐山大地震救援等各类医学救援行动，总是奔走在医疗前线。即使年过七旬，在新近发生的青海玉树地震灾后接到前往西宁命令后，我依然毫不犹豫，立即整装待发(尽管不知什么原因而没有启程)。然而谁曾知晓，在2003年“非典”猖獗之时，本应战斗在前线的我，却因不停地咳嗽咳痰、打喷嚏、流眼泪、流涕鼻塞、耳鸣头晕而滞留家中，直到奔赴美国。那时曾去“耳鼻咽喉科”就诊，专家用鼻镜窥视的即时反应为“典型的过敏性鼻炎”和“这病治不好”。刹那间我就被宣布患了不治之症。更糟糕的是，网上资料显示：“过敏性鼻炎”的后果几乎必然是“过敏性哮喘”，即所谓的鼻炎哮喘综合征。

果不其然，在之后的3年中，我经历了重症“哮喘”的劫难。十分清晰地记得那是在2005年12月下旬的一天，我应邀到山西医科大学第一医院为重症“布加综合征”患者紧急会诊，由郭建军医师接待，谁知飞机延误4 h，到太原后立即看患者和讨论治疗方案，结束后入住宾馆时，已是凌晨1点多，该睡觉了。可不知何故，我突然感到喉部发紧，呼吸十分困难，还有咳嗽和咳不净的痰，处于险境，可当时那个小宾馆的人已锁门而去，任我如何敲打，却无人应承。情急中总算拨通了郭医生电话，四处觅药，好不容易得以平静，小睡了一两小时。次日按原计划为那位患有大量腹水、骨瘦如柴的布加综合征患者实施了“肠系膜上静脉-颈内静脉人工血管转流术”，奇怪的是在连续近 4 h 的高风险、高难度的手术中，我居然表现得和运动高手一样，发挥自如，丝毫没有感到任何不适。

此后，我每到深夜几乎都会从睡眠中憋醒，随后就是剧烈而持久的咳嗽，重时咳得死去活来，吸不进更吐不出气，窒息，感觉濒临死亡。几经垂死挣扎，发现喷万托林有点效果，医生推荐效果最好的舒利迭却是毫无用处。如此，久而久之养成了发作后干脆坐在电脑前工作至天明的习惯，至清晨却仍像平常一样，赶往医院查房、大手术，同事们并没有觉察到我有重恙在身，那度夜如年的苦难日子唯我和家人知道。

从此，我被"顺理成章"地诊断为"过敏性支气管哮喘"，尽管我只认为是"憋"。在之后不到 1 年的时间里，我频繁出现夜间憋醒，喉部紧缩，吸不进气，呼气还更难，夜间几乎窒息的发作次数达 4 次之多，均被紧急送往医院抢救，经用呼吸机、静脉滴注激素和氨茶碱等（按我自己的想法则是赶紧做气管切开，以求保命）才能得到缓解。每次出入医院诊断都是不折不扣的"支气管哮喘"。我这口气怎么就这么难续呢？但说也奇怪，在抢救次日，症状缓解的我仍能照常按计划查房和手术，至于要接受的雾化、静脉滴注等治疗我总是要求安排在我完成工作之后再进行。有一次，在接受输液治疗过程中，我突然接到公安医院的求救电话——患者在手术台上发生大出血无法控制，闻讯后我当即拔掉针头，打上出租车直奔现场，在十分艰难的条件下解除了危机。之后滴水未饮，我又立即返回医院继续接受治疗。

尴尬的经历使我受到启发，2006 年初连续两次国际性学术活动的会议席间，我频频欲咳难忍，只好反复匆匆离席奔向洗手间，为的是到那里咳嗽和咳痰，然后回到原位。这个不得已的举动，令同事以为我在频频作呕，悄悄半开玩笑地说"你是否患有 GERD"。GERD 有双重意义，其一是胃食管反流病。说者无意，听者有心，果真触动了我，自问难道没有烧心、泛酸者也会有 GERD？再是难道它也会引起频发憋气？随即思考、查阅和分析，真渴望自己患的是 GERD 才好，因为它是可治之症。

这样我就去看消化科，做了 24 h 食管 pH 监测，结果显示 24 h 酸反流次数达 244 次之多，最长持续竟有 43 min，发生在夜间 11 点，正好与当夜憋醒的时间相应。一见检查报告，我顿时兴奋异常，是胃食管反流病，有救了，似乎连病也好了一半。半年多来每天只吃稀饭、腐乳的日子立即结束，当天中午在李震医师陪同下，饱吃了一顿包括海鲜在内的被疑为引起过敏的食物，毫无不良反应。当然，我也立即执行晚餐少吃、夜间不平卧等简单而有效的治疗方法，同时把抗过敏药物换成了抑酸药物。症状有所好转，憋醒频率降低，症状发作时间也推迟到凌晨 4 点。不幸于治疗 3 个月后的某日，因牙痛在口腔科进行治疗，我尽管当时艰难地忍住向病牙喷水时引起的咽喉刺激达半小时，但回办公室不到 10 min 便发生了严重憋气。大家动员我马上住院，我认为自己不是哮喘而坚决不去，最后近 10 位同事目睹了我从发生憋气、给氧到昏迷和抢救的全过程。所幸的是这一过程发生在日间和医院里，最终转危为安。这次历险后，我决定采取更为积极的治疗方法，尽管胃镜没有显示反流性食管炎，但贲门已经松弛，应行胃底折叠手术，将其收紧。

可我居然找不到为我做手术的医生。尽管我已认定反流无疑是病因，但其他医生仍然认为哮喘诊断不容置疑。既是哮喘，也就没有手术的余地。最后将希望投向了自

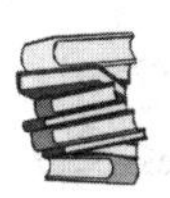

己的好友——美国治疗肥胖症的腹腔镜好手 Ibrahim 教授，但他也没有治疗过“哮喘”，显然犹豫。这让我联想到“医德”和“患德”。医德，人所共知，唯有医德良好的医者，才能将患者的疾苦看在眼中，记在心上，思于脑海，施以爱心和行动。患德，只是在我当患者时才想到，无非是患者也要想到、理解或配合的意思，具体说来，就是我更应体谅 Ibrahim 教授的心情和为我这个作为良医的患者做特殊手术所承受的压力。我向 Ibrahim 教授表达了我的心声，以命相托，只求他能为我实施胃底折叠这个手术，也就是把松弛了的贲门来个必要的收紧，即使是毫无效果，我依然百分之百地感谢他，同时在裘法祖院士的坚决支持下，“患德”与“医德”磨出火花，Ibrahim 教授为我施行了手术。事实证明，手术后立即呼吸顺畅。尽管有些矫枉过正，术后 1 周我几乎连水也难以咽下，但我每天以水和糊为食，经过好长一段痛苦、艰难的进食锻炼，情况渐有好转。直到今天，除了经常表示感谢外，我尚未将此痛苦经历告诉过 Ibrahim 教授，这也算是我做患者的“患德”吧。试想，如果我当时总是抱着“一定治愈”的心态，连医德很好的医生也会望而生畏至却步。

去除病魔后，既是“医者”又是“患者”的我，想到更多的是：我摆脱了劫难和折磨，活过来了，但在这世界上还有多少与我同病的患者正在经历着痛苦和劫难。遵循我从医以来一直坚守的“救死扶伤”的信念，我要当一名启发更多医生共同来发现和救治同类患者的志愿者。因此在大病初愈、滴水难进之际，我完成了发自对生命诚宝贵的切身感悟的“胃食管反流病绝不容忽视”一文，并于术后 6 d 刊登在“科技时报”上。35 d 后，在解放军第二炮兵总医院促成了“胃食管反流病诊治中心”的成立。

接踵而来的道路却十分艰巨、曲折又漫长。对于 GERD 的认识，还有太多的未知，尤其是与 GERD 相关的呼吸道和耳鼻咽喉并发症并未引起人们的警觉，医者的误诊误治及患者的走错门、看错病、吃错药的现象不时发生。在 GERD 及其相关的呼吸系统疾病如哮喘、慢性咳嗽、鼻炎、咽喉炎等的诊治中存在的主要问题在于：一是认知上的“形而上学”，只重局部，缺乏整体观，“头痛医头，脚痛医脚”；二是为学科之间的界限所困，缺乏跨学科之道与思路；三是一些医院及医生观念更新缓慢，过分依赖仪器设备，缺乏以患者为中心和以症状为依据的理念，不能做到诊断和治疗个体化的综合施治。鉴于此，我们提出了食管反流与呼吸道病变的关系和胃食管喉气管综合征即 GELTS 的概念，重点在于发现和治疗由食管反流引起的呼吸道和耳鼻喉严重并发症，以至发生过危象的患者，更在于让人们知道如何预防这些并发症和危象的发生。

一步一个脚印地艰难起步，克服种种困难，在同事们精诚团结齐心努力下，终于迎来今天的局面：从街道义诊寻找处于劫难中求医无门的患者，到今天仅仅一家医院就纠误确诊和治疗万例以上的患者，从独家医院的启动到多家医院共同攻坚，乃至更多的有志之士加盟和参加首届国际胃食管反流论坛，终于使我这个志愿者对今后有关学科的发展，以及大量由食管反流引起的呼吸、五官科，乃至心内科疾病的相关患者有机会得到正确诊治而感到欣慰。

在此，我积极地将这一概念介绍给医务工作者和广大普通读者，尤其是基层或社区医师。此概念既简单又实用，甚至有时还起到了攻坚作用，因此争取在患者首次就诊时，就能得到正确的诊断，其治疗并不困难。现将有关文章和实实在在的病例加以收集整理成书，与大家分享。尽管这是一本不按规矩、不成体系的关于食管反流的书，为的是普及知识，但其中内容却均为第一手资料，由直接参加工作的医护人员乃至患者参加写作，旨在：①向医者提醒，在呼吸、五官、小儿以至心内科领域中有一些人群，可能其病因在于食管反流，要尽力做出正确诊断。②向患者提示，要考虑一下久治而少效以至无效的哮喘或呼吸道、耳鼻咽喉气道困扰，是否是消化领域的胃食管反流问题所致。③向研究者提出，如何对此做出无论是正或反的解释，经鸟嘴样咽部的反流引起的喷雾机制是否为引起耳鼻口腔和喉气道临床表现的根源。④向设备研制者提出，以 pH=4 作为泛酸的标准是否完善等问题。

这本书反映的是一个概念、思路和做法，是新生事物，许多观点、想法、概念、假设有待于考验、探讨、提高及升华。总之，本书是为高位食管反流导致并发症的人群做雪中送炭之事，希望得到医界同仁的支持和共同商讨与努力。显然，书中大有缺点及错误之处，恳请批评指正。

汪忠镐

2020 年 10 月 20 日

目　录

第一章　绪　论

第一节　国内对胃食管反流病认知的发展

胃食管反流病（gastroesophageal reflux disease，GERD）是20世纪90年代自国外引入的新概念，国内对此病的最初认识自引入之始还停留在反流性食管炎（reflux esophagitis，RE）阶段，认为胃镜显示食管黏膜破损才有可能是此病，或是在不做任何检查的情况下凭借反流典型症状而经验性地诊断RE。卫生部规划教材第一至第五版始终没有对此病的描述，只是对RE有简单的介绍，其结果造成大部分没有食管炎的患者被当成慢性胃炎来治疗。另外，对于RE的临床表现仅仅认识到泛酸、胃灼热感、疼痛和吞咽困难这个层面。只有个别文献[1]报道其他的可能表现：①少数患者，由于长期少量出血，大便潜血试验持续阳性，而表现为轻度缺铁性贫血。在胃食管黏膜连接处慢性溃疡或弥漫性出血性食管炎时有时可发生大出血。②病程久者，引起食管上括约肌（upper esophageal sphincter，UES）功能障碍，反流至咽部，而导致不常见的并发症——吸入性肺炎。年幼患者，由于较多重度频繁呕吐，因而吸入性肺炎较常见。③高位反流引起食管周围炎者，可引起颈部发胀疼痛、下颌疼痛、慢性咽炎、声音嘶哑、声带息肉等。有时反流刺激欧氏管神经而出现耳痛。有的表现睡眠时有咀嚼动作。另有报道RE可引起Barrett食管，但不多见；或因胃液反流，引起口腔黏膜炎、咽炎、声带炎等[2]。

直到1993年，国内文献[3]第一次提到GERD，指出其主要是由于食管下括约肌（lower esophageal sphincter，LES）松弛，引起胃内容物反流入食管下段。当有食管下端括约肌松弛，功能不良，导致频繁的胃食管反流，量多且较持久时，可损伤食管下段黏膜而形成RE，并能产生食管溃疡和狭窄，统称为GERD，目前认为Barrett食管与此密切有关。虽然从国外第一次引入这一概念，但仍然认为必须合并有RE。此文献第一次提到胃食管反流与哮喘的关系，认为胃食管反流可致小量反流物进入呼吸道，刺激气管支气管黏膜，引起气道平滑肌痉挛；又因反流物刺激食管炎性黏膜，经迷走神经反射促发支气管痉挛，故胃食管反流显然可以成为哮喘发作的原因。另一方面，认为哮喘者由于气道受阻，膈的位置降低，可削弱食管下括约肌的正常功能而有利于反流，故哮喘也可是引起胃食管反流的原因。

国内比较全面地阐述GERD始于柯美云教授，她指出GERD是由于胃、十二指肠内容物反流入食管引起的症状或组织损害，常合并食管炎。从定义可以看出，国内对此病的认识有了很大的提高，X 线、内镜检查没有发现食管炎，从典型的胃食管反流症状也可以诊断此病。其次，她阐述胃食管反流与部分反复发作的哮喘、咳嗽、夜间呼吸暂停、心绞痛样胸痛及咽喉炎有关。另外，婴儿的食管下括约肌尚未发育好，容易发生胃食管反流，引起呼吸系统疾病和发育、营养不良[4]。但当时此病尚未引起足够的重视，仅是为数不多的几位学者进行相关研究，更没有做过流行病学调查，因而当时我国的实际患病率仍不清楚，直到 1997 年国内才着手这方面的工作。李兆申[5]针对上海地区普通人群进行胃食管反流相关症状的流行病学调查，发现其发生率为 7.68%。潘国宗[6]继而在 1999 年发表了在北京、上海两市对 18～70 岁城乡常住人口 5 000例进行整群、分层、随机抽样的问卷调查，推测胃食管反流症状发生率为 8.97%，患病率为 5.77%，RE 为 1.92%；同时发现，GERD 伴发咽部疾患、哮喘和支气管炎的频率要比非患者人群明显为高，推测 GERD 的不典型症状并不少见。

GERD 得到重视和全面推广得益于中国科学院汪忠镐院士一次误诊误治的经历。汪忠镐院士自身患有以咳嗽和哮喘为主要表现的 GERD，多次出现发作性严重呼吸困难，曾 5 次急诊入院抢救，后自己悟出了 GERD 的原因，采用胃底折叠术后完全消除了致命性哮喘发作及伴随的"过敏性鼻炎""呼吸睡眠暂停"[7]。在自己得救后，为了救治同类危重患者，汪忠镐院士由此成立专病治疗中心并进行相关研究。汪忠镐院士是国内引进国外微量射频技术的第一人，并创新性地用于胃食管反流引起的严重哮喘患者的治疗（为世界第一人），进而采用国际领先的腹腔镜下胃底折叠术和高选择性迷走神经切断术，将治疗的范围扩大。经过不断的探索和研究，他提出了以胃食管交接处为启动器、以咽为反应器、以口鼻为效应器、以喉气道为喘息发生器的新的临床症候群，又称为胃食管喉气管综合征（GELTS）或两管一腔综合征[8]。从此，国内 GERD 的研究出现了一个前所未有的崭新阶段。

第二节　跨学科思维在临床上的应用
——肠系膜上血管综合征与胃食管反流

在临床医学中，应用跨学科思维十分重要，因为人体是一个整体，许多疾病涉及人体的多个系统。本文旨在提供临床工作中的跨学科思维，以及临床所见的客观事实，包括临床实践及其相应的疗效，为同道提供参考。

对于因呼吸困难而十分痛苦却不知患病原因的患者而言，他们中的大多数人正在经历着难治性"哮喘"或气管炎、支气管扩张等痛苦的折磨。现在解决他们痛苦的时候已经来到。已经认识到，胃食管反流源性呼吸窘迫不是哮喘，而是一种严重危及生命、至今尚未被大多数人所认识的严重病理状态。胃食管交界处结构异常或松弛（老年人多发）是胃食管反流诱发呼吸窘迫的首要原因，正确诊断最重要，使胃食管交界处结构正常化，是正确治疗此种病理状态的基本原则。新近观察到，通过继发性胃食管反流引起呼吸困难的肠系膜上血管综合征已经超过 10 例，更进一步支持以上概念，从而进一步提出十二指肠胃食管喉气管反流这一假设。汪忠镐院士对这个问题的不懈探索，使其从血管外科走向呼吸科、消化科，又从那里走回血管外科，他及他的团队

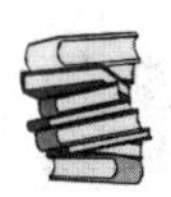

在此领域中的点滴经验为同道提供了一些启示。

2003年，我国学者提出的“非典”——非典型性肺炎（atypical pneumonia，ATP）最终被世界卫生组织命名为严重急性呼吸综合征（severe acute respiratory syndrome，SARS）。考虑到以呼吸道为主要临床表现的胃食管反流涉及一定数量的人群，是否可以考虑命名为另一种概念的“非典”——非典型性哮喘（atypical asthma，ATA），或者考虑为胃食管反流呼吸道综合征（gastroesophageal reflux respiratory syndrome，GERRS）有待进一步深入探讨和研究，以造福于患者。

在西方国家，GERD的发病率为7%~15%；在中国，根据上海、北京的调查，其发病率为5.7%。1例腹主动脉瘤的老年患者手术很顺利，手术后很快发生肺炎，在重症监护病房住了2个月，花了几十万元才抢救过来。这样的病例可能就是合并了胃食管反流。因为胃食管反流无论在术前、术中和术后均可能对治疗造成不良影响，甚至给患者带来生命危险。在理论上，胃食管反流与哮喘之间的相关性似乎已经确立，然而在实践中，对其缺乏了解者甚多。何况对于两者之间的联系，仍然存在诸多争议，最终演变为困扰医学界的少见难题。

胃内酸性物质反流，从口鼻开始，经喉到气管、支气管、肺，可以不断地对呼吸道造成激惹，进而造成肺实质毁损，常导致呼吸困难、窒息，甚至死亡。尽管胃食管反流与呼吸困难之间的因果关系讨论频繁，但是少有提出胃食管反流源性呼吸窘迫者，针对这种临床问题的诊治措施更是相当滞后。到目前为止，几乎没有对此种临床难题做出任何大规模、实质性的努力，而是由多个学科各自为政进行诊治。可想而知，由于病变在消化道，表现却在呼吸道，有哪个呼吸困难的患者会去消化科就诊？必然是到呼吸科，可是呼吸科的诊断基本上就是哮喘，这自然非常容易导致十分普遍的误诊、误治。其实，在正确诊断后，治疗并不困难，只有正确的诊断，才能使许多处于生不如死状态中的患者获得希望与新生。

这些信息在当前医学上构成了一个起步、一线希望和一点进展，继续前进的过程中自然也会遇到许多亟待解决的问题。最关键的是怎样鉴别真正哮喘和胃食管反流源性哮喘，如何对胃食管反流患者提供准确的诊断、有效的治疗。

近年来，对胃食管反流源性哮喘或呼吸窘迫进行的一系列临床及实验研究，观点如下。

（1）胃食管反流源性呼吸窘迫的发病机制不是哮喘，而是胃食管反流引起的喉气道激惹、痉挛、窒息等呼吸道表现。

（2）贲门修复越好，越有利于控制胃食管反流，更大程度地缓解胃食管反流源性呼吸窘迫。

（3）肠系膜上血管综合征引起的胃食管反流与上述胃食管反流不同，为继发性胃食管反流，治疗的关键是解决肠系膜血管对十二指肠的压迫。

（4）肠系膜上血管综合征患者的胃肠造影可见“闸门征”，术中可见肠系膜上动脉、肠系膜上静脉和肠系膜根部均对十二指肠水平部构成明显压迫，故称为肠系膜上血管综合征更合适。

汪忠镐院士作为一名外科医师，曾经是一位因严重“哮喘”而被多次抢救的患者。

他每日凌晨 2：00 必定发生喉部发紧、气短、严重咳嗽、咳痰，必须起床走动，或者使用万托林约 30 min 后才能坐下，但是不能躺下，只能取坐位工作至天亮，白天仍然能坚持工作。严重时，他喉部发紧得不到缓解，呼吸十分困难，被迫 5 次急诊入院抢救，次日或第 3 天却能正常工作。他进食甚至饮水时，每每引发难以控制的咳嗽、呛咳，大量咳痰，止咳药物无法缓解咳嗽，服用可待因可缓解。他的所有出院诊断均为“支气管哮喘急性发作”。尽管没有泛酸、烧心等反流症状，他坚持做了一系列食管、胃镜检查，诊断为胃食管反流。他开始服用质子泵抑制剂（proton pump inhibitor, PPI)，症状略有好转。当再一次经历了窒息、昏迷和抢救之后，他不得不寻求进一步治疗。2006 年 3 月 25 日，他在美国 Englewood 医学中心施行胃底折叠术，术后呼吸窘迫消失，恢复了正常的工作和生活，甚至能够连续蛙泳 1 000 m。他在食管钡餐造影中观察到，钡剂逆向状态下，咽部呈鸟嘴状或喷嘴状（图 1-1），认为这是反流物发生溢出、喷射，甚至喷雾现象的发病基础，据此推理，酸性反流物在高压、高流速状态下经过此狭窄时，如同气液混合体通过喷雾器的微小喷口，形成微小雾滴，直接喷射进入口鼻腔，也可涌入和（或）吸入喉气道，甚至呼吸道深部，这符合 Poiseuille 定律。这些喷射和（或）吸入的酸性雾滴可立即刺激喉气管，并蔓延至其余气道，导致气道激惹、痉挛，表现为喉部发紧、呼吸窘迫，严重者随即进入窒息、昏迷。

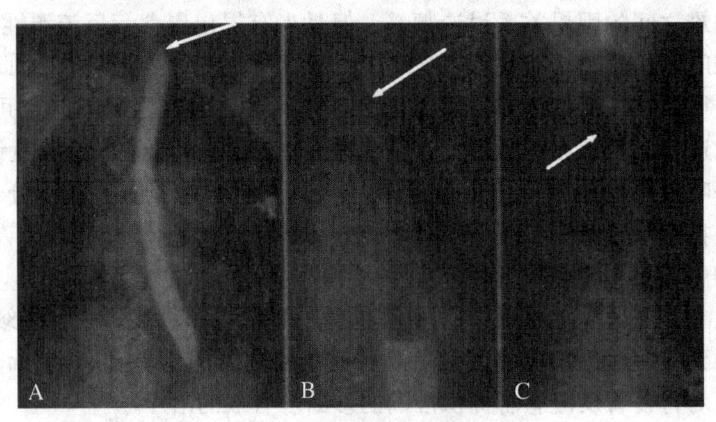

图 1-1　食管吞钡造影

箭头示食管顶端的鸟嘴样狭窄

汪忠镐院士在与严重呼吸困难的斗争中，认真思考自己的病情，最终找到了严重“哮喘”背后的真正病因———胃食管反流，据此治疗后症状消除，更能佐证其判断，在沉疴顿释之际，决心把自己从生离死别的苦难经历中得到的经验，用于拯救同样处于因呼吸困难而痛苦挣扎中的其他患者，为他们雪中送炭。为此，汪忠镐院士撰文《胃食管反流不容忽视》，并且在术后第 6 天发表在《科技日报》上，表达了真情和心愿。

汪忠镐院士兼医师和患者两种身份于一体，在呼吸困难的危机得到解决后，立即将自己的思考付诸行动。手术后第 35 天，汪忠镐院士在第二炮兵总医院（现为中国人民解放军火箭军总医院）成立了胃食管反流中心，引进射频设备，致力于救治由胃食管反流导致呼吸困难，处于生命危机中的患者，1 年后建立病房。这项工作从街道义诊

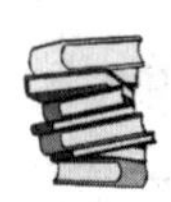

开始，经历了十分艰难的过程，至今仍然充满艰辛。但是在 2 年时间里，使 4 000 多例胃食管反流和胃食管反流源性呼吸系统疾病患者得到了正确诊治。

诊断胃食管反流除了向患者询问泛酸、烧心等典型症状外，汪忠镐院士还注意同自身的患病经历进行对照，虽然是主观的方法，但是极其重要。客观的方法包括：24 h 食管 pH 监测（2 832 例）、食管内压力测定（2 412 例）、胃镜检查（2 634 例）。在治疗方面，除内科治疗外，他还使用特殊的射频设备进行治疗达 825 例，施行胃底折叠术 124 例，大多数患者经过诊治，症状得到明显改善。他严格要求自己，谨慎施行各种操作，把躺在病床上的患者当作自己，治疗的许多包括严重呼吸困难的患者，至今无死亡或者明显并发症发生。

他创立了症状评分系统，用以评估射频治疗术后的疗效。

1 分：无症状或有轻度胃食管反流症状。

2 分：中度胃食管反流症状，虽有不适但不影响日常生活。

3 分：严重胃食管反流症状，影响日常生活和工作，或者有食管外症状。

4 分：严重食管外症状，特别是呼吸道症状，严重影响生活、工作及睡眠。

5 分：呼吸窘迫症状，危及生命，曾经有过一次或多次抢救史。

他随访最早的连续治疗患者 370 例，胃食管反流主要表现为呼吸道症状的患者 289 例，仅为胃食管症状的患者 81 例。经 SPSS 13.0 统计软件分析显示，有呼吸道症状的 289 例患者经射频治疗后，比仅有消化道症状的患者疗效更加显著。最近，对早期 168 例接受射频治疗的患者进行连续随访（治疗时间 2006 年 4 月至 2007 年 2 月，随访时间均在 1 年以上），治疗前 148 例（88.1%）有呼吸道症状，118 例（70.2%）有咳嗽，72 例（42.9%）有咽喉症状，8 例失访。治疗结果：51 例（31.9%）疗效显著，69 例（41.1%）效果良好，33 例（20.6%）有所改善，7 例（4.4%）疗效差，无死亡发生。评分由术前 4.17 分降至术后 1.44 分。

在汪忠镐院士救治的患者中，许多患者长期在外院接受治疗，疗效均不明显，甚至多次处于危重状态。例如，2 例经历过呼吸停止、瞳孔散大而被通知“死亡”；1 例因窒息先后 4 次发生晕厥，其中一次导致头皮撕裂伤；2 例发生自发性气胸；4 例因剧烈咳嗽发生一根至多根肋骨骨折；9 例发生支气管扩张，其中 3 例为此已行肺叶切除术；11 例发生肺纤维化，25 例发生肺气肿；2 例冠状动脉植入 3 枚支架，1 例施行冠状动脉搭桥术，两者均无疗效；2 例术前已经准备施行肺移植术；5 例曾行 1 次，甚至 2 次气管切开术，其中 1 例被诊断为“声带麻痹”施行气管切开术，为解决此问题又行 2 次声带开窗术和 1 次声带移位术，气管切开持续插管长达 9 个月以上，直到汪忠镐院士团队为其正确诊断并施行射频治疗后，气管插管才得以拔除。显然，如果没有建立胃食管反流源性呼吸窘迫的概念，以及不遗余力的切实努力，对这些患者来说就不存在正确的诊断和有效的治疗。客观的检查和显著的疗效再次证明，上述病例的真正病因是严重的胃食管反流源性呼吸窘迫。

用 SD（Sprague Dawley）大鼠制成胃食管反流动物模型后，向其胃内注入亚甲蓝溶液，结果发现喉、气管，甚至肺部有蓝染（《中华实验外科杂志》2008 年）。这一初步的动物实验提示，通过直接反流机制，反流物可以到达喉、气管，甚至深部气道，进一步的研究正在继续。

SD 反流鼠于术后 24 h 处死，行气管切开，提取支气管肺灌洗液，细胞学分析和 IL-5、IL-6、IL-8 检测结果表明，由反流引起的气道炎症病变以中性粒细胞显著增多为特点，与支气管哮喘以嗜酸性粒细胞为主要组成的状况显然不同，引起气道阻力增高的白介素也明显增多。

根据自己的亲身体验、动物实验和对数百例患者的诊断治疗、观察分析，汪忠镐院士推断从常见的胃食管反流到呼吸窘迫有一个发生、发展的演变过程：早期表现为胃食管相，常见症状为典型的烧心和泛酸，因而认为胃食管交界处或贲门为胃食管反流的发生器（generator）；继之为咽相，反流高达咽部，患者有咽部刺激和异物感，而且反流物只有经过该部才能引起进一步的临床表现，从而称其为反应器（reactor）；进而为口鼻相，反流物经咽部喷射入鼻腔和口腔，引起一系列相应的临床表现，如鼻塞、流涕、打喷嚏、耳鸣、听力障碍、牙侵蚀等，因而该部可称为效应器（effector）；最后是喉气管相，反流物喷射或喷雾，经咽部直接喷入和（或）被吸入喉和气道，引起咳嗽，以及包括哮喘在内的一系列呼吸道表现。此时喉和气道是哮喘样发作或窒息的激发器（provoker）。据此，汪忠镐院士提出了胃食管反流及其食管外表现的发病机制（图 1-2），并经食管钡餐造影明确显示了咽部鸟嘴样表现，从而提出了胃食管喉气管反流、胃食管喉气管综合征或者呼吸道反流的概念。

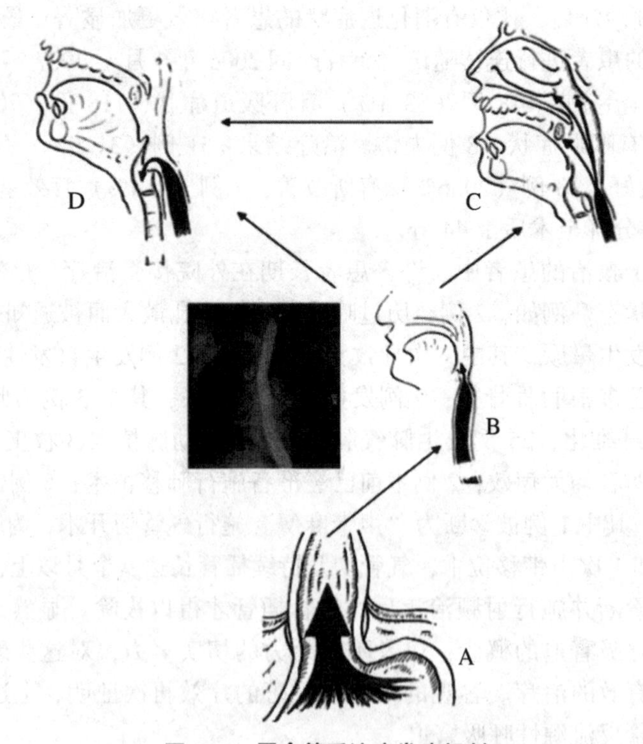

图 1-2　胃食管反流病发病机制

通过文献复习，发现在一个世纪之前，类似的概念已经存在，William Osler 爵士已经提出了胃食管反流和哮喘之间的联系。他认为，哮喘性发作可以源于对气道黏膜的

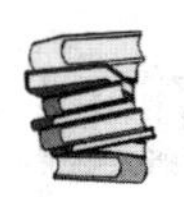

直接刺激，也可以间接源于胃源性反射的影响。

Harding 对 199 例“哮喘”患者进行 24 h 食管 pH 监测，发现 79%的呼吸道症状与食管内酸性环境有关，他强调胃食管反流可以引发哮喘。Leggett 等对 68 例难治性“哮喘”患者进行 24 h 食管 pH 监测，显示食管远端 pH 值异常者占 55%、食管近端 pH 异常者占 34.6%，他认为在难治性“哮喘”患者中胃食管反流很普遍，但是在他的研究中，并没有说明对于胃食管反流的识别和治疗可以使“哮喘”得到控制。

Mealey 等报道成人难治性“哮喘”的诊断率偏低，这类患者占整个哮喘患者人群的 20%，但是他们所占用的用于治疗哮喘的费用却占了治疗哮喘健康基金的 85%以上。

Havemann 等经过系统回顾性研究后指出，胃食管反流和哮喘之间存在必然的联系，但极少有证据支持两者之间的因果关系，没有明确的证据支持胃食管反流发生在哮喘之前，或者哮喘激发胃食管反流。在 7 份代表性研究中，经横向分析，表明在哮喘患者中胃食管反流的发病率为 59.2%。

在我国，由钟南山院士领导的呼吸系统疾病研究团队观察到，在中、重度哮喘患者中，胃食管反流发生率为 58%，抗反流治疗可以改善这些患者的呼吸道症状。

Chung 等认为，胃食管反流很可能是难治性哮喘患者的加重因素。另一项研究也支持胃食管反流是难治性哮喘可以识别的加重因素之一。

2006 年，在全球共识大会上首次提出反流性咳嗽综合征、反流性喉炎综合征、反流性牙侵蚀综合征和反流性哮喘综合征。

胃食管反流可以引起呼吸道疾患或哮喘，这与汪忠镐院士提出的概念较为一致，不同的是，汪忠镐院士对此类患者不仅积极做出了正确诊断，而且进行了力所能及的治疗，取得了显著疗效，从而促使越来越多的同类患者寻求医治，并获得疗效。

在治疗方法上，质子泵抑制剂（PPI）作为治疗胃食管反流的一线手段，在疗效上已经得到肯定。Mealey 等报道，对难治性哮喘患者而言，雾化吸入可有效改善症状，并且认为正确掌握雾化吸入方法与疗效相关。

Hinder 等报道，198 例有严重胃食管反流食管外症状和药物治疗失败的患者施行胃底折叠术，术后 32 个月进行疗效评估，1 例死亡，10 例术后发生并发症，97% 的患者术后疗效满意。汪忠镐院士本人选择此法治疗有效，症状消失，汪忠镐院士团队施行此术的有效率达 97% 。

Wolfsen 等观察 558 名登记并接受射频治疗的患者后发现，该法可以有效控制胃食管反流症状，并取得较高的满意度，优于药物治疗组，但是药物不能停用。

经咽的反流、喷射和吸入机制不仅仅是汪忠镐院士的假设，有很多文献支持此种观点。Tuchman 将酸液分别滴入 13 只麻醉猫的气道和食管后，发现在气道内仅需滴入 0.05 mL 0.2 mol/L 盐酸，全部实验动物肺阻力平均提高 4.65 倍，而用 10 mL 0.2 mol/L 盐酸滴入食管，13 只动物中有 8 只肺阻力平均提高 1.47 倍，认为微吸入反流是胃食管反流相关性气道痉挛的主要机制。Lopes 等观察到在豚鼠食管内滴注大量盐酸并未出现肺功能改变，即使在变应原诱导的、有慢性气道炎症的豚鼠中，也未观察到明显肺功能改变，而气道内直接给予盐酸，对上述两组豚鼠均有显著影响。

在汪忠镐院士团队治疗的病例中，近 5%的患者经射频治疗后症状无改善，这一点

需要进一步研究，如果是由于反流未能得到有效控制，则需要重复治疗或加用另一种治疗。

汪忠镐院士认为酸性物质反流对呼吸道和肺实质造成了激惹和侵害。Hadjiliadis 认为，胃反流与移植后肺功能衰竭可能有联系，他研究了 43 例肺移植患者胃食管反流的发病率，表明其中 30 例（69.8%）有食管酸暴露时间异常，认为肺移植患者中胃食管反流的发病率较高，考虑胃食管反流可以引起梗阻性细支气管炎综合征，后者是肺移植常见并发症之一。

新近汪忠镐院士又观察到由肠系膜上血管综合征引起的继发性胃食管反流，说明某些血管外科疾病发展到一定程度，通过反流机制也可以引起呼吸困难，这又回到了血管外科领域。肠系膜上动脉压迫综合征（superior mesenteric artery compression syndrome，SMACS）是一种少见病，是由肠系膜上动脉和腹主动脉间夹角变窄压迫十二指肠第 3 段引起的临床综合征[9]，具有餐后上腹部疼痛、恶心、呕吐、厌食和体重减轻等特征。SMACS 自奥地利人 Carl von Rokintansky 于 1842 年首次记述后，引起医学界的注意，但因其发病率低、临床症状与其他消化道疾病多有交叉，所以漏诊或误诊现象在文献中屡有报道。

1. 发病机制

（1）SMACS 发病机制：该病又名良性十二指肠淤滞症、十二指肠血管压迫综合征、管型石膏夹综合征、Wilkie 综合征等。十二指肠上升段从右至左横跨第 3 腰椎、腹主动脉和椎旁肌，从肠系膜上动脉和腹主动脉之间穿过，当两动脉间夹角过小，就会使肠系膜上动脉将十二指肠压迫于椎体和腹主动脉之间，造成肠腔狭窄和梗阻[10]。

（2）SMACS 形成胃食管反流的机制：近年来逐渐引起临床医生重视的胃食管反流食管症状包括典型的反流综合征（泛酸、胃灼热）、反流胸痛综合征；食管外表现包括反流性哮喘综合征、反流性咳嗽综合征、反流性喉炎综合征和咽炎、鼻窦炎、中耳炎等[11]。在胃食管反流的基础上，汪忠镐院士已将 GERD 延伸到 GELTS 这一概念[8]。SMACS 引起反流的可能机制：①SMACS 形成的高位肠梗阻可造成十二指肠梗阻，其近端肠管内有食物潴留和频繁逆蠕动，自然可逐渐产生十二指肠、胃和食管内压力的增高及顺压力梯度的肠胃内容物反流入食管的结局。②高位肠梗阻的进一步发展可以引起十二指肠和胃扩张，胃扩张后可使食管下括约肌（LES）腹段缩短，结果 LES 长度减少，LES 静息压降低，其抗反流作用减弱，引起胃食管反流。③已有研究指出胃扩张是诱发一过性食管下括约肌松弛（transient lower esophageal sphincter relaxation，TLESR）的主要原因，目前已知 TLESR 是从贲门部发生胃食管反流的主要机制[12]。④SMACS引起的胃、十二指肠反流不同于单纯的胃内容物反流，此种反流物不仅含有胃酸、胃蛋白酶，而且还有胆盐、胰液等碱性反流物，二者共同参与对消化道黏膜的损害[13]，从而使所接触黏膜产生更严重的刺激。⑤临床上发现多数 SMACS 患者体型瘦长，常并存胃肠动力不足和胃排空延迟的问题，使胃长时间保持充盈状态，从而使胃内压升高和胃扩张，促进反流的发生。通过对多例 SMACS 的观察和治疗，可以推测当 SMACS 病情进展到一定程度，临床表现日益加重，由血管压迫引起的十二指肠梗阻可使近侧十二指肠、胃和贲门部的压力不断升高，不仅引发胃食管反流和相关症状，严

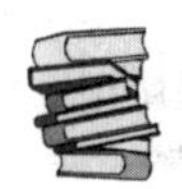

重时还引起十二指肠—胃食管—喉气管反流（duodeno gastroesophago laryngotracheal reflux）。

2. 临床特点 SMACS按临床表现分为急性梗阻型和慢性梗阻型，以后者常见。前者主要表现为急性胃扩张，查体见上腹部膨隆、胃蠕动波，听诊可闻及震水音。后者主要表现为长期间歇性上腹痛、呕吐（呕吐物中常混有胆汁）、厌食等，病史长者可有消瘦、乏力、贫血等营养不良表现，急性发作时表现同急性梗阻型，缓解期常无明显体征，易被误诊为原发性胃食管反流、慢性胃炎、消化性溃疡等疾病。

3. 诊断要点 患者主诉中常有腹胀、嗳气、恶心、呕吐等消化道表现，后期可有胃食管反流，甚至咳嗽、咽痛、喉部发紧、夜间无法入睡等表现。但这些仅仅是诊断线索，本病诊断主要依靠影像学检查。X线上消化道钡剂造影检查可见十二指肠近端扩张，频繁逆蠕动，十二指肠近侧水平部扩张，甚至胃扩张。钡剂在十二指肠第3段突然截断，再于椎体左旁隐约出现另一截断，二者均呈垂直线，其间无钡剂充盈，形象和功能均恰似闸门，称其为“闸门征”。临床多以腹部超声、CT血管造影（CT angiography，CTA）检查测量腹主动脉和肠系膜上动脉间的夹角与距离诊断SMACS，但目前尚无统一标准，国内报道SMACS患者的两动脉夹角为15°~20°（正常人平均40°~60°）[10]，国外报道两动脉夹角为7°~22°（正常人平均25°~60°），两动脉距离为2~8 mm（正常人10~28 mm）[14,15]。

提高对SMACS的认识和应用正确的检查手段，是减少误诊的关键。对有食管或食管外表现的胃食管反流患者，尤其是体型瘦弱或短期内迅速增高的青少年，更要考虑到本病的可能性。首选X线上消化道钡剂造影检查，进一步检查选择腹部超声和腹部CTA，结合病史，一般不难确诊。在X线上消化道钡剂造影中因腹主动脉和肠系膜上动脉夹闭十二指肠上升段，使钡剂通过受阻，十二指肠近端逆蠕动频繁，引起十二指肠近端和胃扩张。钡剂在十二指肠第3段突然截断，再于椎体左旁隐约再现，二者呈平行的垂直线形同水库闸门，钡剂滞留如同水库蓄水。待患者改变体位后钡剂可部分或全部通过十二指肠上升段到达空肠，类似水闸开启后泄洪。

4. 治疗 一般对于SMACS急性发作期先给予保守治疗，包括肠外营养、体位改变、抑酸、中和胆汁、促胃动力治疗。保守治疗无效时可考虑放置经鼻—空肠营养管进行肠内营养支持治疗，待营养状况改善后拔除营养管。若以上方法均无效，再酌情选择十二指肠—空肠吻合术、Treitz韧带切断松解术、胃—空肠吻合术、十二指肠血管前移术等。目前，国内外采取十二指肠空肠吻合术较多，汪忠镐院士为血管外科医生，术前拟定用治疗胡桃夹综合征的方法，即肠系膜上动脉移位术（从十二指肠上方移到下方）以解除十二指肠第3段的压迫，但术中尚发现了肠系膜上静脉和系膜本身也紧压于十二指肠之上，总宽度在3 cm以上（与上消化道造影所见影像相当），于是仔细游离、切断十二指肠，在肠系膜动脉、静脉前方施行十二指肠对端吻合术。此术式似乎更符合人体的生理状态，但需要注意的是，因术前长期梗阻造成十二指肠逆蠕动增多，术后容易出现十二指肠排空障碍，术后恢复时间较长。为避免上述情况，目前手术方式仍选择十二指肠空肠吻合术。

综上所述，鉴于SMACS的命名仅突出动脉的作用，而实际情况中造成十二指肠狭

窄或梗阻的并非仅肠系膜上动脉所致，而是由动脉、静脉、系膜多重的、达到一定宽度的、甚至被可以称作“闸门”的压迫所致，所以将SMACS更名为肠系膜上血管压迫综合征（superior mesenteric vascular compression syndrome，SMVCS）应该更合乎情理。SMVCS的命名在指导或决定术式时也可起到重要作用。同时提示胃肠造影中“闸门征”有特征意义。

由于SMACS的典型症状为上腹部胀痛、嗳气、恶心、呕吐伴瘦削体形等，查阅国内外文献未见有反流、胃灼热、胸背痛症状的报道，更未见有呼吸道、耳鼻咽喉、口腔、眼部等消化道外症状的报道。根据GELTS的概念[8]，似乎可以推测，由十二指肠、胃内容物反流介导同样可引起胃食管喉气管的高位反流，进而产生上腹部胀痛、恶心、呕吐和食管内、外症状，于是可将胃食管喉气管反流的概念进一步延伸，提出十二指肠—胃食管—喉气管反流的概念，认为但凡发生反流，无论基于何种原因、无论发生在上消化道哪个部位，均可发生不同程度的胃食管反流症状，病情进展到一定严重程度时就出现食管外表现。SMACS和GERD显然是不同的疾病，但某些表现却可得到一元化理解，二者到后期均可发生致命的喉气管、支气管以至肺部实质性病变。

总之，由SMACS引起的胃食管反流是继发性胃食管反流，不能用通常的GERD治疗策略。尽管已经引起继发性胃食管反流，若被肤浅地诊断为原发性胃食管反流而给予PPI或射频、胃底折叠术，就属于误诊误治的范畴。因此在临床上应重视由SMACS引起的胃食管反流，以期发现更多被误诊误治的病例，纠误挽治，解除患者痛苦。

在以胃底折叠术治疗胃食管反流的过程中，遇到贲门失弛缓症患者，按常规做贲门肌层切开+胃底折叠术，使患者既可以防止食管黏膜破裂，又可以阻止胃食管反流的发生。

参考文献

[1] 傅溥．反流性食管炎［J］．中级医刊，1991，6（26）：13-14.

[2] 阎柱．反流性食管炎［J］．医卫通讯，1979，2（7）：51-56.

[3] 李宗明．胃食管反流与反流性食管炎［J］．国外医学内科学分册，1993，2（20）：50-51.

[4] 柯美云．胃食管反流病的研究现状［J］．中华消化杂志，1994，2（14）：63-64.

[5] 李兆申，许国铭，刘婧，等．上海地区成年人胃食管反流病流行病学调查Ⅰ：胃食管反流症状及相关因素调查［J］．解放军医学杂志，1997，4（22）：259-262.

[6] 潘国宗，许国铭，郭慧平，等．北京上海胃食管反流症状的流行病学调查［J］．中华消化杂志，1999，4（19）：223-226.

[7] 汪忠镐．胃食管反流病不容忽视——谈中老年胃食管反流病［J］．临床误诊误治，2006，5（19）：1-2.

[8] 汪忠镐，刘建军，陈秀，等．胃食管喉气管综合征（GELTS）的发现与命名——Stretta射频治疗胃食管反流病200例［J］．临床误诊误治，2007，5（20）：1-4.

[9] WELSCH T，BUCHLER M W，KIENLE P. Recalling superior mesenteric artery syndrome［J］. Dig Surg，2007，24（3）：149-156.

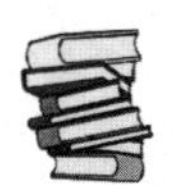

[10] 吴蔚然．十二指肠血管压迫综合征［M］//吴阶平，裘法祖．黄家驷外科学．6版．北京：人民卫生出版社，2000：1061-1062.

[11] VAKIL N，VAN ZANTEN S V，KAHRILAS P，et al. The Montreal definition and classification of gastroesophageal reflux disease：a global evidence-1 based consensus［J］. Am J Gastroenterol，2006，101（8）：1900-1920，1943.

[12] 刘诗，侯晓华．胃食管反流病的病理生理学［M］//周丽雅，陈旻湖．胃食管反流病．北京：北京大学医学出版社，2007：11-17.

[13] MARTINEZ S D，MALAGON I，GAREWAL H，et al. Nonerosive reflux disease（NERD）is it really just a mild form of gastroesophageal reflux disease（GERD）？［J］. Gastroenterology，2001，120（suppl 1）：424.

[14] GUSTAFSSON L，FALK A，LUKES P J，et al. Diagnosis and treatment of superiormesenteric artery syndrome［J］. Br J Surg，1984，71（7）：499-501.

[15] MANSBERGERA R J R，HEARN J B，BYERS R M，et al. Vascular compression of the duodenum. Emphasis on accurate diagnosis［J］. Am J Surg，1968，115（1）：89-96.

第二章　胃食管反流病概述

第一节　胃食管反流病的定义

由于过去对胃食管反流病（GERD）的认识比较肤浅，仅局限于消化道症状，因而定义为由于胃、十二指肠内容物反流入食管引起的症状或组织损害，常合并食管炎[1]。随着医学的发展和人们对 GERD 认识的深入，GERD 的定义也在不断变化。2006 年蒙特利尔（Montreal）将其定义为由胃内容物反流入食管所致的令人不适的症状和（或）并发症的一种疾病[2]，把它视为一种综合征，其临床表现依据影响到的器官分为食管内症状和食管外症状，食管内症状包括经典的反流症状——泛酸、烧心和反流引起的胸痛症状，食管外症状包括明确与反流相关的反流性咳嗽综合征、反流性喉炎综合征、反流性哮喘综合征、反流性牙侵蚀综合征及可能相关的咽炎、鼻窦炎、特发性肺纤维化、复发性中耳炎。到了 2013 年，美国胃肠病学院把它定义为由胃内容物反流入食管、口腔（包括喉部）或肺所致的症状和并发症[3]，而笔者根据经验将其定义为由胃内容物反流入食管、口腔、鼻腔、咽喉部或肺所致的症状和并发症似乎更准确。

参考文献

[1] 柯美云．胃食管反流病的研究现状［J］．中华消化杂志，1994，2（14）：63-64.

[2] VAKIL N，VAN ZANTEN S V，KAHRILAS P，et al. The Montreal definition and classification of gastroesophageal reflux disease：a global evidence-based consensus［J］. Am J Gastroenterol，2006，101（8）：1900-1920.

[3] KATZ P O，GERSON L B，VELA M F. Guidelines for the diagnosis and management of gastroesophageal reflux disease［J］. Am J Gastroenterol，2013，108（3）：308-328.

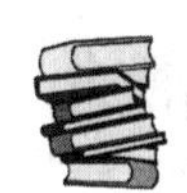

第二节　胃食管反流病的分型

一、根据组织病理学特点分型

1. 根据食管病理学分型

（1）有黏膜破损的胃食管反流病：食管黏膜出现任何长度的破损，在内镜下显示食管黏膜炎症改变或溃疡等病理变化，称为反流性食管炎，又称糜烂性食管炎（erosive esophagitis，EE）。

（2）无黏膜破损的胃食管反流病：出现反流相关症状，但缺乏内镜下黏膜损害的依据，称为非糜烂性胃食管反流病（Non-erosive reflux disease，NERD）。这类患者占GERD的50%~70%。有研究[1]发现食管黏膜虽无肉眼改变，但电镜下观察发现存在食管黏膜细胞间隙增宽。

（3）巴雷特食管（Barrett esophagus，BE）：食管下端鳞状上皮被化生的柱状上皮所替代，称为BE。BE的诊断须经病理证实，病理诊断须说明是否伴有肠上皮化生、有无不典型增生及其程度。肠上皮化生是BE癌变的危险因素。

2. 根据食管外病理学分型　笔者在临床工作中发现胃食管反流引起的食管外症状涉及全身，包括呼吸系统、循环系统、神经系统、内分泌系统、泌尿系统和生殖系统。依据影响的系统可进行相应分类，目前主流学术界认识到的胃食管反流引起的食管外症状还比较少，但已经证实很多慢性咳嗽、慢性喉炎、牙侵蚀和哮喘与GERD显著相关，咽炎、鼻窦炎、特发性肺纤维化和复发性中耳炎都可能与GERD相关。有研究发现，哮喘患者伴GERD者占59.2%[2]；牙侵蚀患者中20%~50%伴GERD（健康人群为2%~19%）[3]；约10%鼻咽喉症状就诊患者与GERD有关[3]。但慢性咳嗽、慢性喉炎和哮喘等由胃食管反流作为单一或主要因素引起的情况有多大的比例，值得探讨，尽管已有很典型病例的报道[4]。

二、根据临床表现分型[5]

1. 食管综合征

（1）症状综合征：有食管症状但未经检查而无食管损伤证据。其包括：①典型反流综合征；②反流性胸痛综合征。

（2）伴食管损伤的综合征：存在经检查证实的损伤。其包括：①反流性食管炎；②反流性食管狭窄；③BE；④食管腺癌。

非糜烂性胃食管反流病属于不伴食管损伤的典型反流综合征，而反流性食管炎属于伴食管损伤的食管综合征。

2. 食管外综合征

（1）明确与反流相关的：①反流性咳嗽综合征；②反流性喉炎综合征；③反流性哮喘综合征；④反流性牙侵蚀综合征。

（2）可能与反流相关的：①咽炎；②鼻窦炎；③特发性肺纤维化；④复发性中耳

炎。

笔者研究发现，食管外综合征的表现要远远超过蒙特利尔（Montreal）国际共识意见对 GERD 最新定义的描述。胃食管反流可影响全身多个系统或器官。

神经系统表现如头痛、头晕、脑血管痉挛、身体感觉异常或运动障碍等；五官表现如眼部感觉异常、视觉障碍，耳鸣、听力和前庭功能障碍，鼻炎、鼻窦炎，声带息肉、声带白斑、喉痉挛、睡眠呼吸暂停，口腔感觉异常、炎症、唾液分泌异常和口臭等；呼吸系统表现如呼吸道感染、支气管炎、慢性阻塞性肺病、支气管扩张等；心血管系统表现如心律失常、心绞痛发作、高血压、低血压、血管迷走神经性晕厥、甚至心肌梗死等；血液系统表现如白细胞减少症、贫血、血小板减少等；内分泌系统表现如月经失调、血糖升高等；代谢系统表现为血脂异常；皮肤表现为脂溢性皮炎、神经性皮炎、荨麻疹等；反流损伤释放的炎性介质引起体温升高；自身免疫系统表现为类风湿关节炎、重症肌无力等。

三、根据解剖异常的部位分型

1. 贲门松弛型　贲门松弛，胃内压超过贲门压力引起反流。其又分为以下两型。

（1）一过型贲门松弛：食管测压贲门压力正常但是仍然反流，原因为迷走神经过度兴奋。此型胃镜观察通常见贲门包绕胃镜镜身紧密，即胃食管瓣阀（gastroesophageal flap valve，GEFV）Ⅰ级（图 2-1）；而食管测压示食管下括约肌压力正常。

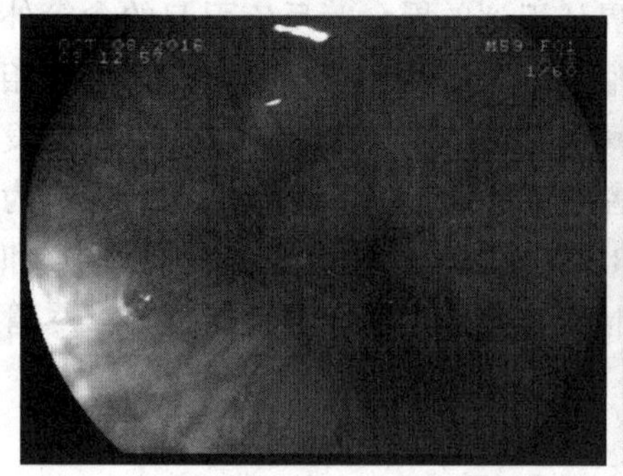
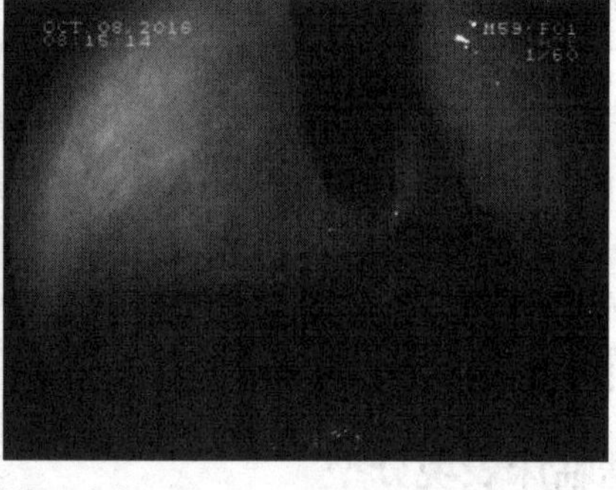

图 2-1　GEFV Ⅰ级

沿小弯侧隆起的组织皱襞紧密包绕内镜

图 2-1

扫码看彩图

（2）贲门松弛：此型胃镜观察通常见贲门包绕胃镜镜身不紧密，即 GEFV Ⅱ ~ Ⅳ（图 2-2、2-3、2-4）而食管测压示食管下括约肌压力低于正常。

2. 胃排空异常型　因胃肠动力异常或解剖异常造成胃内压升高，超过贲门正常的压力引起的反流。其又分为以下三型。

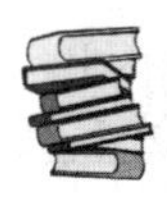

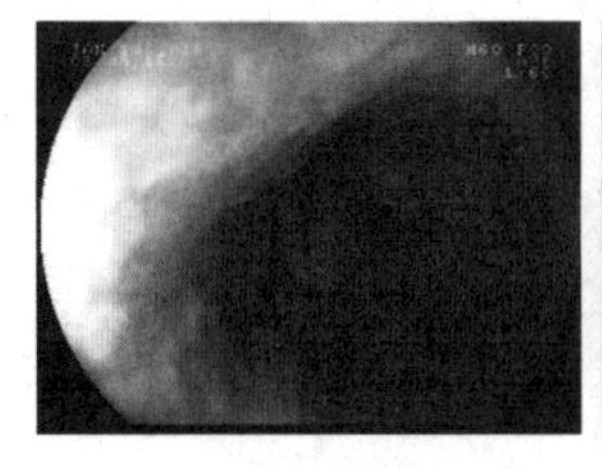
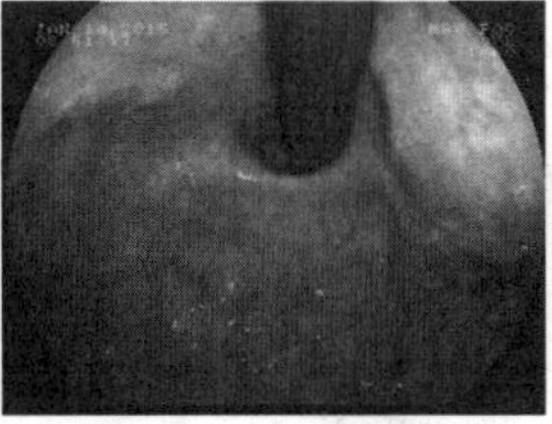
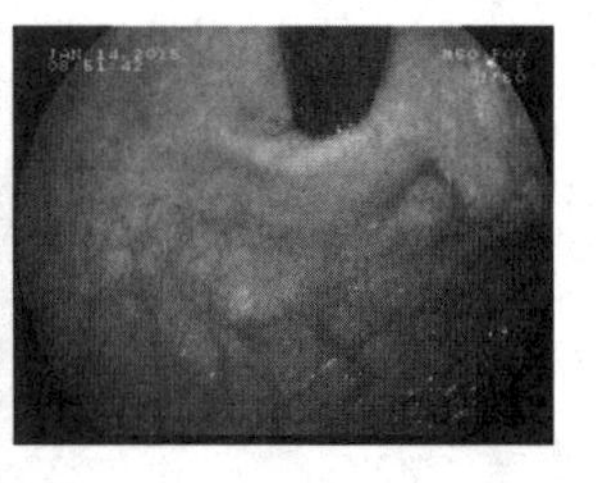

图 2-2　GEFV Ⅱ级
组织皱襞隆起包绕内镜不如Ⅰ级紧密，跟随呼吸动作有放松，松弛直径不超过 2 个镜身

图 2-2
扫码看彩图

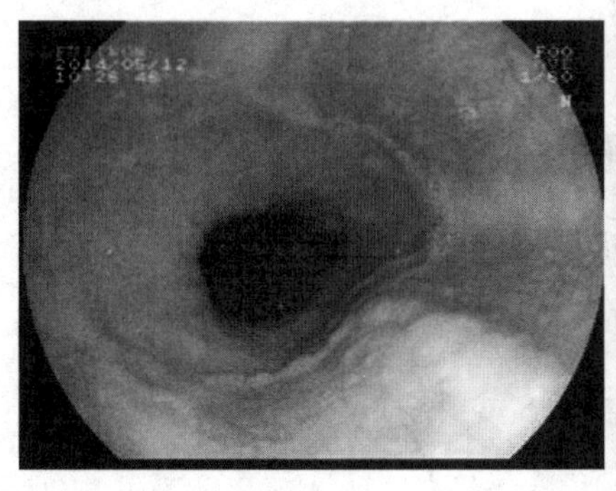
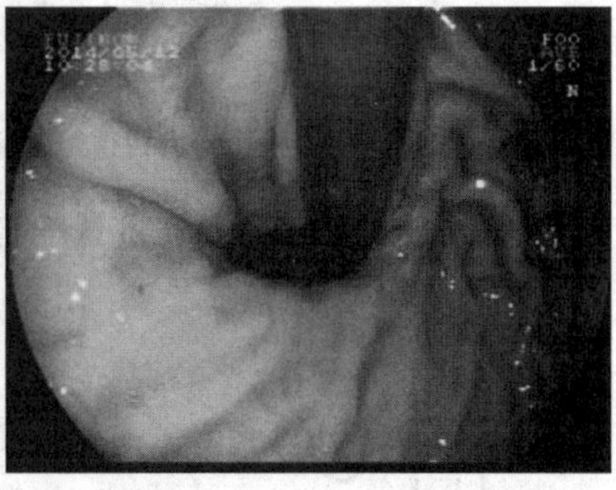

图 2-3　GEFV Ⅲ级
组织皱襞隆起不能紧密包绕内镜，松弛直径超过 2 个镜身，部分患者可见裂孔疝

图 2-3
扫码看彩图

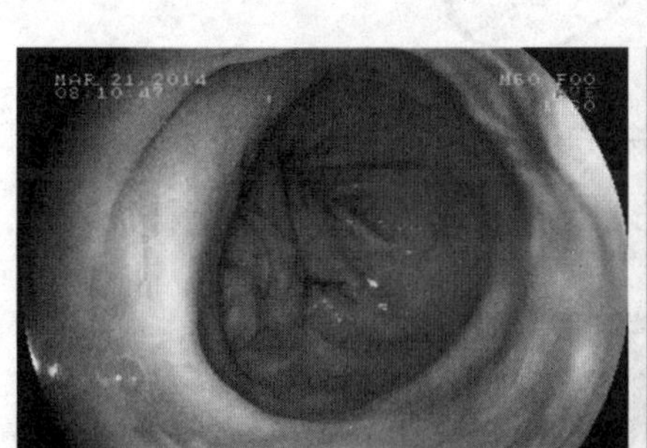
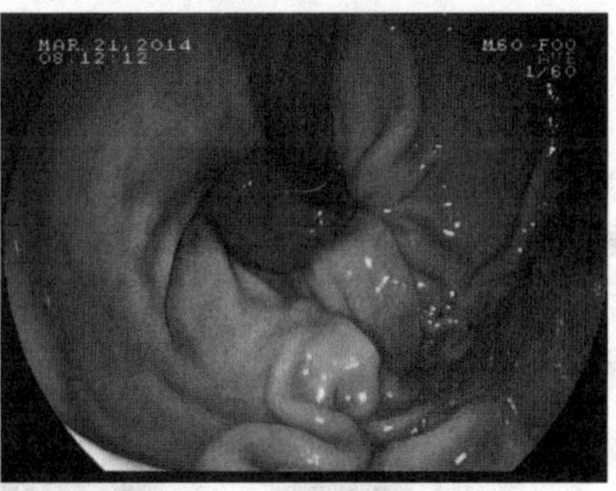

图 2-4　GEFV Ⅳ级
胃食管区域开放，可见向内聚集凹陷的疝囊，食管上皮易见

图 2-4
扫码看彩图

（1）无力胃：上消化道造影示胃的形态细长，张力差，但胃角切迹位于髂嵴连线以上（图 2-5）。

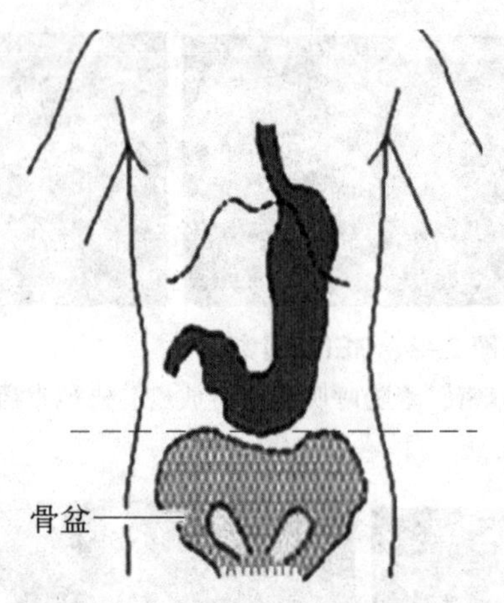

图 2-5　无力胃造影的解剖形态

（2）胃下垂：上消化道造影示胃角切迹位于髂嵴连线以下（图 2-6）。

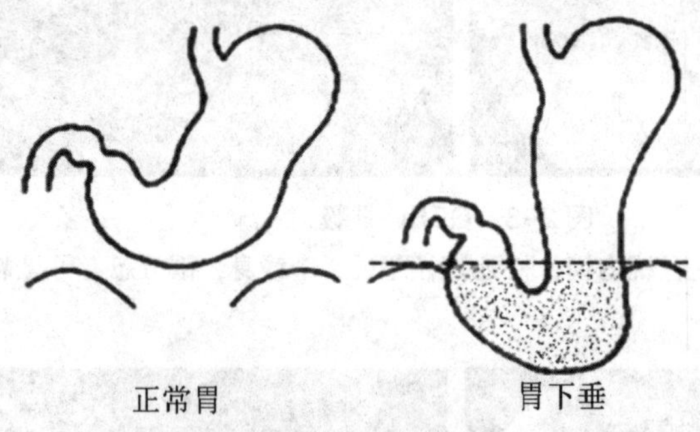

图 2-6　胃下垂造影的解剖形态

（3）肠系膜上动脉压迫综合征：上消化道造影示十二指肠近端扩张，笔杆征阳性，造影剂可见逆蠕动（图 2-7）。

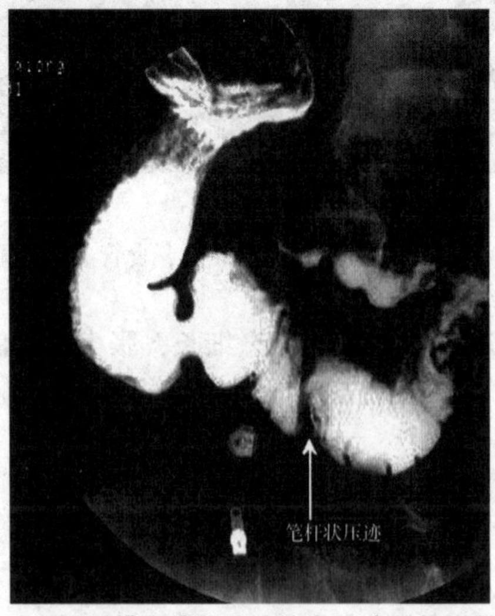

图 2-7　肠系膜上动脉压迫综合征造影的解剖形态

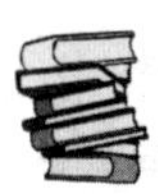

3. 混合型 即前两型同时存在。

4. 特殊类型 是指因患其他疾病而切除贲门、幽门和胃部分结构而造成解剖结构异常出现的 GERD（图 2-8）。

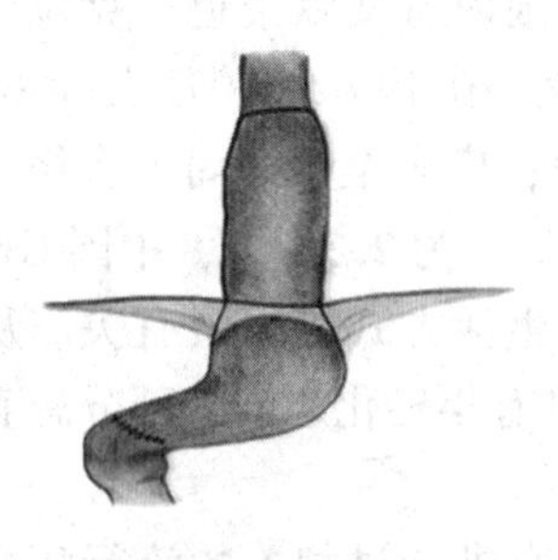

A.贲门切除术后

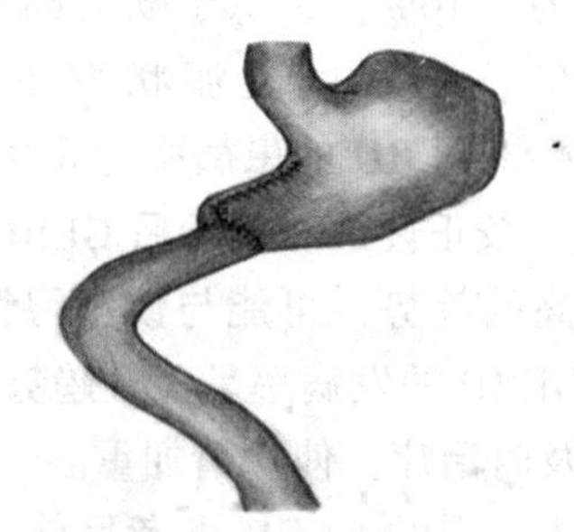

B. 胃大部切除毕Ⅰ式吻合

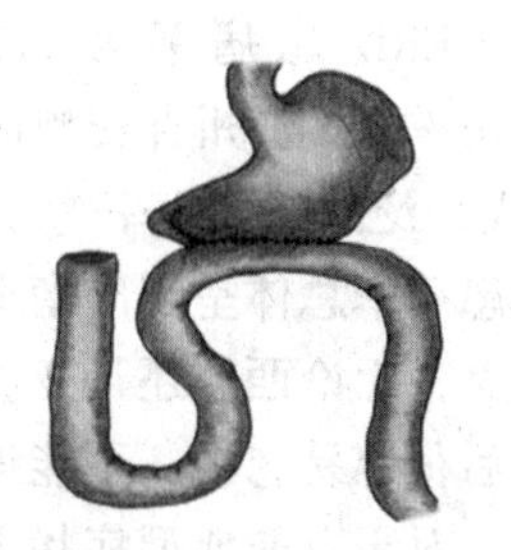

C. 胃大部切除毕Ⅱ式吻合

图 2-8 胃部分切除后的解剖形态

四、根据反流性质分型

根据反流性质可将胃食管反流分为三型。

1. 酸反流 表现为泛酸、烧心。

2. 弱酸反流和非酸反流 表现为胃胀、嗳气、口苦，也易表现为呼吸、心脑血管和耳鼻喉科疾病。

3. 混合反流 表现为消化道内外症状。

参考文献

[1] CALABRESE C，FABBRI A，BORTOLOTTI M，et al. Dilated intercellular spaces as a marker of oesophageal damage：comparative results in gastro-oesophageal reflux disease with or without bile reflux [J]. Aliment Pharmacol Ther，2003，18（5）：525-532.

[2] HAVEMANN B D，HENDERSON C A，EL-SERAG H B. The association between gastro-oesophageal reflux disease and asthma：a systematic review [J]. Gut，2007，56（12）：1654-1664.

[3] POELMANS J，TACK J. Exracsophagcal manifesatons of gastro-oesophageal relux [J]. Gut，2005，54（10）：1492-1499.

[4] WANG Z G. It is gastroesophageal reflux，but not asthma：a case report [J]. Chin Med Science，2006，21（3）：189-193.

[5] 袁耀宗，邹多武，汤玉茗，等编译．胃食管反流病的蒙特利尔定义和分类 [J]. 中华消化杂志，2006，26（10）；686-689.

第三节 胃食管反流病的流行病学

胃食管反流病（GERD）典型症状烧心或泛酸的患病情况国内外均进行过流行病学

调查。研究以每周至少发作 1 次烧心或泛酸为诊断标准，西方国家 GERD 患病率为 10%~20%[1]，亚洲大部分地区 GERD 患病率为 2.5%~7.1%，近年来呈上升趋势[2]。一项 GERD 多中心研究显示中国人群每周烧心、反流的发生率分别为 1.83%和 4.23%，烧心和（或）反流总发生率为 5.16%[3]，低于欧美国家。国内有文献报道，克拉玛依市 GERD 患病率为 8.33%[4]；北京反流症状发生率为 10.19%，上海发生率为 7.76%[5]；贵州省安顺地区人群 GERD 的患病率为 6.9%[6]；广东至少每周 1 次烧心和（或）泛酸的发生率为 6.2%，校正性别和年龄后 GERD 患病率为 2.3%[7]，中国 GERD 的患病率总体呈现出南低北高的趋势，可能与饮食习惯、生活方式等因素有关。从目前看，无论西方还是亚洲，GERD 的发病率呈上升趋势，且有年轻化趋向，部分患者得病后很容易忽视，不能得到及时治疗，使病情加重。

对于以非典型症状为主要表现的 GERD 患者目前还没有进行过相关的流行病学调查。这些患者消化道症状不明显或比较隐匿，部分患者甚至没有消化道症状，给临床诊断和治疗带来困难，这些患者的流行病学调查亟待开展。

参考文献

[1] DENT J, EL-SERAG H B, WALLANDER M A, et al. Epidemiology of gastro-oesophageal reflux disease: a systematic review [J]. Gut, 2005, 54 (5): 710-717.

[2] WU J C. Gastroesophageal reflux disease: an Asian perspective [J]. J Gastroenterol Hepato, l 2008, 23 (12): 1785-1793.

[3] 陈胜良. 亚太地区胃食管反流病的特点 [J]. 胃肠病学, 2009, 14 (12): 713-715.

[4] 张军汉，周黎黎，杨晓燕，等. 克拉玛依市区胃食管反流症状流行病学调查及防治 [J]. 世界华人消化杂志, 2005, 13 (13): 1621-1624.

[5] 潘国宗，许国铭，郭慧平，等. 北京上海胃食管反流症状的流行病学调查 [J]. 中华消化杂志, 1999, 19 (4): 223-226.

[6] 朱键，周力，王岚，等. 贵州省安顺地区人群胃食管反流病流行病学调查 [J]. 世界华人消化杂志, 2009, 17 (20): 2087-2090.

[7] 熊理守，陈曼湖，陈惠新，等. 广东省社区人群胃食管反流病流行病学研究 [J]. 中华消化杂志, 2006, 26 (4): 239-242.

第四节　胃食管反流病的危险因素

胃食管反流病（GERD）的发生有个体差异，很多自身因素增加了发病的风险。Labenz 等[1]的研究显示，男性、超重、病程>1 年、饮酒、吸烟等均是反流性食管炎的独立危险因素。中国 GERD 共识认为：吸烟、饮酒、饮食因素、体重指数（body mass index，BMI）、肥胖、幽门螺杆菌（*Helicobacter pylori*，*Hp*）感染、精神心理因素、食管裂孔疝、遗传因素、妊娠、部分药物等均可能与 GERD 发病相关[2]。但这些因素对 GERD 影响的报道结果不完全相同。2009 年，在上海地区进行的 GERD 和胃肠道功能

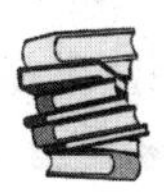

性疾病的调查研究显示，高龄、高体重指数（BMI）、女性更容易患胃肠道功能性疾病[3]。

参考文献

[1] LABENZ J, JASPERSEN D, KULIG M, et al. Risk factors for erosive esophagitis: a multivariate analysis based on the ProGERD study initiative [J]. Am J Gastroenterol, 2004, 99 (9): 1652-1656.

[2] 中国胃食管反流病共识意见专家组. 中国胃食管反流病共识意见（2006·10 三亚）[J]. 中华内科杂志，2007，46（2）：170-173.

[3] 阎小妍，贺佳，马修强，等. 胃食管反流病和胃肠道功能性疾病的调查研究 [J]. 中国卫生统计，2009，26（4）：350.

第五节 胃食管反流病的病因和发病机制

一、病因

1. 攻击因子　胃酸、胆汁、乙醇、药物、消化酶、刺激性食物等。

2. 防御机制削弱

（1）抗反流屏障削弱：食管下括约肌压力（lower esophageal sphincter pressure，LESP）降低，一过性食管下括约肌松弛（transient LES relaxation，TLESR），解剖结构缺陷（包括食管裂孔疝、医源性贲门失弛缓症做 Heller 肌层切开术后或部分食管切除后食管胃重建术后或 Poem 术后等）。

（2）食管廓清能力下降：食管动力减弱，唾液分泌减少。

（3）组织抵抗力下降：上皮前的黏液层破坏，上皮细胞膜和细胞间的紧密连接削弱，上皮后的血供减少。

（4）胃排空延迟。

3. 其他　如心理因素、遗传倾向、其他疾病和不良生活习惯等。

二、发病机制

1. 攻击因子的攻击作用　目前研究表明，酸反流是导致 GERD 的重要原因。食管远端异常酸暴露可直接或间接通过炎性介质刺激食管黏膜内的感觉神经纤维末梢引起症状（图 2-9）。

抑酸是 GERD 的主要治疗手段，但对部分患者疗效不佳。近年来研究表明，GERD 中胆汁反流常见，且多是与酸反流并存的混合性反流，与食管溃疡、狭窄和 BE 等密切相关。左国文等[1]报道在 21 例反流性食管炎和 34 例非糜烂性 GERD 患者的 24 h 食管 pH 监测中，应用 Bilitec2000 同时监测胆红素，发现反流性食管炎组酸反流发生率仅 38.1%，混合反流发生率 47.6%，胆汁反流发生率 14.3%，而非糜烂性 GERD 组酸反流发生率 50%，混合反流发生率 20.6%，胆汁反流发生率 29.4%；同时发现混合性反

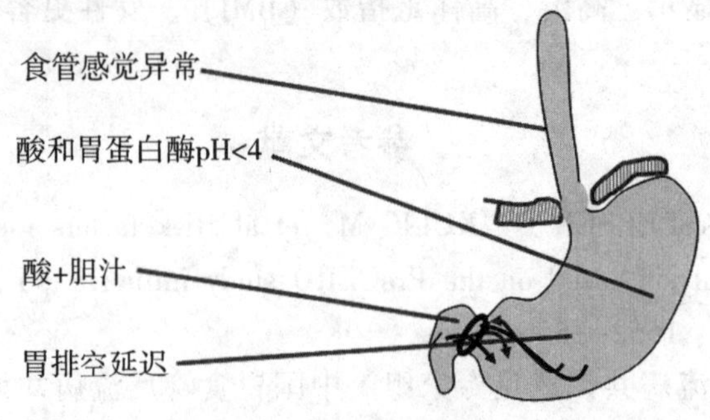

图 2-9　反流的损伤因素

流易致食管黏膜的损伤。说明胆汁反流也是胃食管反流病发病的一个重要因素。在碱性反流物中，胆盐和胰酶可能为主要的攻击因子。

尚无证据显示幽门螺杆菌为 GERD 的攻击因子而增加 GERD 的患病率。Rokkas 等[2]报道幽门螺杆菌根治后食管炎的发生率有明显增加。其中可能的原因为幽门螺杆菌通过使胃腺体萎缩导致酸、胃蛋白酶分泌减少和产生氨以中和胃酸，而对容易发生 GERD 的患者起保护作用。

2. 防御机制削弱，抗反流屏障功能低下　防御机制削弱是攻击因子损伤食管上皮的前提，也是 GERD 发病最主要的因素。食管防御机制包括食管清除能力、食管黏膜防御能力和抗反流屏障功能（图 2-10）。构成防御屏障的两个重要因素包括食管下括约肌（LES）及其周围解剖结构，最主要的是前者的功能。LES 是一段位于食管远端的长 1.0~3.5 cm 特化的环形肌，它产生一高压带从而在胃食管之间形成一道屏障。而 LES 周围解剖结构通过围绕 LES 对其屏障作用产生额外的支持。抗反流屏障削弱包括 LESP 降低、TLESR 和解剖结构缺陷等。

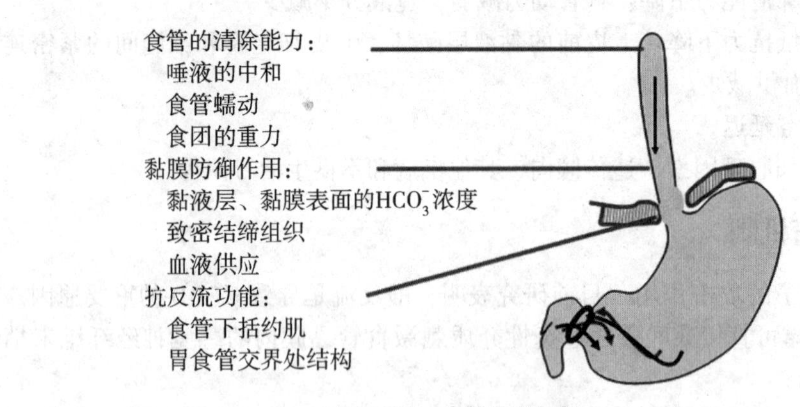

图 2-10　食管防御机制

（1）LESP 降低：最初认为 LESP 降低是引起胃食管反流的主要原因，但现在发现大多数 GERD 患者 LESP 在正常范围，而在严重 GERD 的患者中，也只有大约 1/4 的酸反流与这种 LESP 低下有关。引起 LESP 低下的因素有：孕酮、脂肪、巧克力、乙醇、茶碱、钙通道阻滞剂和吸烟等。

（2）TLESR：是指在无吞咽的情况下 LES 区域出现自发的一过性松弛，其时间长

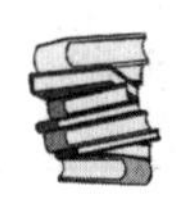

于吞咽时的 LES 松弛，也可见于生理状态下[3]。从高分辨食管测压（简称食管测压）、吞咽反射及胃底扩张反射研究等推测，TLESR 的机制可能为非胆碱能非肾上腺素能控制的迷走神经介导的反射[4]。目前认为，对于健康人和轻、中度胃食管反流病患者来说 TLESR 是引起胃食管反流的最主要机制之一[5]。

（3）LES 周围组织作用减弱：LES 周围组织如膈肌脚、腹腔段食管和胃接合形成的锐角（His 角），在抗反流中也起一定作用。这一点可被切除末端食管的患者（LES 已被切除）亦存在一个食管高压带这一现象证实[6]。膈肌脚在膈食管裂孔处包绕的食管，恰好位于 LES 水平，相当于在其外再包裹上一层括约肌，起加强括约作用；His 角相当于防止反流的单向活瓣。此外，膈肌的收缩也会使贲门有一定程度的闭合。

（4）食管裂孔疝对抗反流屏障的影响：食管裂孔疝是指食管胃连接部经膈食管裂孔进入胸腔。食管裂孔疝可通过多种机制在胃食管反流病发病中起作用，食管裂孔疝时膈食管裂孔增大，膈食管韧带和膈肌脚钳夹作用减弱；胃食管连接部移位至横膈以上，膈食管韧带和膈肌脚钳夹作用亦会减弱，从而使抗反流屏障削弱。

3. 胃排空延迟　使胃内容物或压力增加，当胃内压增加超过 LES 压力时会引起 LES 开放；胃容量增加又导致胃扩张，会使腹腔食管段缩短，抗反流功能降低。近 20%~40%的胃食管反流病患者存在胃排空延迟，虽然延迟的程度与胃食管反流病的严重程度没有直接相关性[7]，但发现近端胃排空延迟的胃食管反流病患者餐后酸暴露和 24 h 酸反流明显增加[8]，从而证实了胃排空延迟使近端胃扩张，进一步诱发 TLESR 导致胃食管反流的机制。

4. 食管廓清能力下降　正常情况下，食管通过食物的重力作用、食管的蠕动、唾液和黏膜表面 HCO_3^- 来清除 H^+[7]。当食管蠕动减弱、消失或出现病理性蠕动时，食管清除反流物的能力下降，反流物在食管内的停留时间延长，从而造成反流物中的 H^+ 对黏膜的损伤。孙晓红等[9]报道 GERD 患者的食管远端蠕动振幅和有效收缩率明显低于健康对照组，且与酸反流程度呈负相关，表明食管廓清力下降在反流中起重要作用。

对于正常人来说由于有食管强大的防御机制发挥作用，一般的反流损伤不会引起症状和并发症（图 2-11）。一旦反流损伤超过食管的防御机制，平衡就打破了，GERD

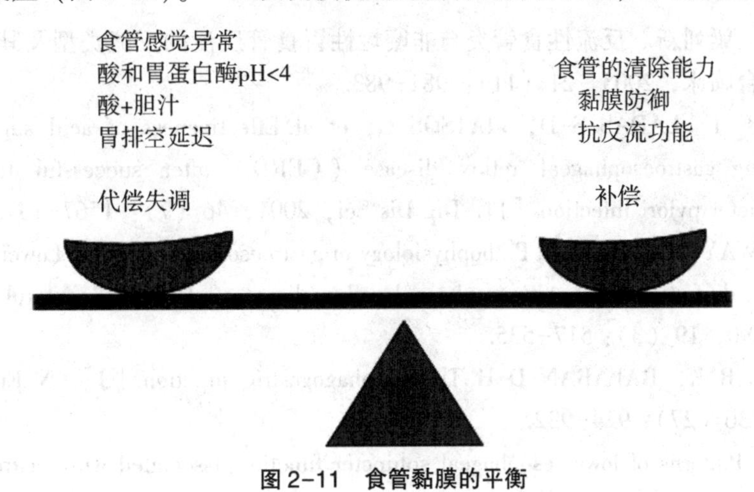

图 2-11　食管黏膜的平衡

就发生了。

5. 食管外表现的机制　目前有两种假说试图说明 GERD 食管外表现的发病机制。

（1）食管内反流物的微吸入，刺激气道黏膜。误吸入已经在许多反流和肺功能紊乱患者（包括慢性咳嗽）证实[10]，其中的机制可能是由于喉部机械敏感性损失[11]。Allen 等[12]通过动物实验证实酸微吸入通过破坏气道上皮的完整性，触发急性气道高反应。笔者通过动物试验也验证胃内容物（亚甲蓝溶液）可经咽反流至喉、气管，甚至肺部，以及以影像学显示了食管反流经咽的喷射过程，并肉眼见到了此种喷射[13,14]。

（2）反流物刺激食管下段引起的迷走神经反射导致血管、支气管痉挛和心律失常等。有研究[15,16]发现食管下段滴酸会导致支气管痉挛。Meth 等[17]的研究也显示，24 例冠心病患者中，38%的有病理性酸反流，50%的胸痛发作与反流相关，8%的胃食管反流伴有心电图 ST 段的改变。

汪忠镐等[18]证实了由胃食管气道反流激惹了以咽喉为中心的上呼吸道和下呼吸道，并证实食管反流状态下的咽喷嘴并探讨了由其引起的溢出、喷洒和喷出（spilling、spraying、spurting）组成的 3S 现象，为探讨胃食管气道反流所致呼吸道疾病的发病机制提供了进一步依据。

食管外的抗反流功能大多是通过神经反射机制来完成的[19]。①反流时，声带和杓状软骨内收，内收的杓状软骨抵达会厌基底部，可以防止反流物通过关闭的声门。②发生胃食管反流时，食管局部甚或广泛地突然扩张可引起声门关闭。③咽部抗反流的反射机制，包括咳嗽反射和气管支气管黏膜表面的纤毛运动。以上几种反射机制能有效地防止反流物吸入和增加对反流物的清除能力。理论上，反流物的微吸入需要在食管外抗反流功能降低的基础上发生，这可以解释为何只有部分胃食管反流病患者有食管外表现，虽然胃食管反流一直存在，但他们食管外的抗反流功能是相对正常的，后者可有效阻止微吸入的发生。GERD 患者如何引起食管外抗反流功能降低从而导致微吸入的机制在进一步研究中。

参考文献

[1] 左国文，梁列新. 反流性食管炎与非糜烂性胃食管反流的反流类型及其意义［J］. 中国综合临床，2005，21（11）：981-983.

[2] ROKKAS T，LADAS S D，LIATSOS C，et al. Effectiveness of acid suppression in preventing gastroesophageal reflux disease（GERD）after successful treatment of Helicobacter pylori infection［J］. Dig Dis Sci，2001，46（7）：1567-1572.

[3] HOLLOWAYR H，DENT J. Pathophysiology of gastroesophageal reflux. Lower esophageal sphincter dysfunction in gastroesophageal reflux disease［J］. Gastroenterol Clin North Am，1990，19（3）：517-535.

[4] MITTAL R K，BALABAN D H. The esophagogastric junction［J］. N Engl J Med，1997，336（27）：924-932.

[5] DENT J. Patterns of lower esophageal sphincter function associated with gastroesophageal reflux［J］. Am J Med，1997，103（5A）：29S-32S.

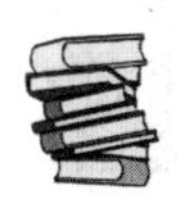

[6] KLEIN W A, PARKMAN H P, DEMPSEY D T, et al. Sphincter like thoracoabdominal high pressure zone after esophagogastrectomy [J]. Gastroenterology, 1993, 105 (5): 1362-1369.

[7] HELM J F, DODDS W J, PELC L R, et al. Effect of esophageal emptying and saliva on clearance of acid from the esophagus [J]. N Engl J Med, 1984, 310 (5): 284-288.

[8] STACHER G, LENGLINGER J, BERGMANN H, et al. Gastric emptying: a contributory factor in gastrooesophageal reflux activity? [J]. Gut, 2000, 47 (5): 661-666.

[9] 孙晓红，柯美云，王智凤，等．膈脚屏障及食管体部清除功能在胃食管反流中的作用 [J]. 中国医学科学院学报，2002，24 (3)：289-293.

[10] JACK C I, WALSHAW M J, TRAN J, et al. Twenty - four - hour tracheal pH monitoring, a simple and non hazardous investigations [J]. Respir Med, 1994, 88 (6): 441-444.

[11] PHUA S Y, MCGARVEY L P, NGU M C, et al. Patients with gastroesophageal reflux disease and cough have impaired laryngopharyngeal mechanosensitivity [J]. Thorax, 2005, 60 (6): 488-491.

[12] ALLEN G B, LECLAIR T R, VON REYN J, et al. Acid aspiration-induced airways hyperresponsiveness in mice [J]. J Appl Physiol, 2009, 107 (6): 1763-1770.

[13] 汪忠镐，来运钢，吴继敏，等．胃食管喉气管反流动物试验初步验证 [J]. 临床误诊误治，2007，20 (12)：1-2.

[14] 汪忠镐．食管反流与呼吸道疾病 [M]. 北京：人民卫生出版社，2010：2-6.

[15] LOPES F D, ALVARENGA G S, QUILES R, et al. Pulmonary responses to tracheal or esophageal acidification in guinea pigs with airway inflammation [J]. J Appl Physiol, 2002, 93 (3): 842-847.

[16] DAOUI S, D'AGOSTINO B, GALLELLI L, et al. Tachykinins and airway microvascular leakage induced by HCl intra-oesophageal instillation [J]. Eur Respir J, 2002, 20 (2): 268-273.

[17] METH A J, DE CAESTECKER J S, CAMM A J, et al. Gastro-oesophageal reflux in patients with coronary artery disease: how common is it and does it matter? [J].Eur J Gastroenterol Hepatol, 1996, 8 (10): 973-938.

[18] 汪忠镐，高翔，来运钢，等．咽喷嘴及 3S 现象：胃食管气道反流的实验研究 [J]. 临床误诊误治，2011，24 (3)：5-7.

[19] CIPOLLETTA L, ROTONDANO G, DUGHERA L, et al. Delivery of radiofrequency energy to the gastroesophageal junction (Stretta procedure) for the treatment of gastroesophageal reflux disease [J]. Surg Endosc, 2005, 19 (6): 849-853.

第六节 胃食管反流病的临床表现

近年来发现与胃食管反流病（GERD）相关的症状日益增多，有学者将其分为三类，即典型症状、不典型症状与消化道外症状。①典型症状是烧心、泛酸、反食；②非典型症状为胸痛、背痛、上腹部疼痛、饱胀、嗳气、口苦、吞咽疼痛、胸骨后阻塞感、吞咽困难；③消化道外症状包括鼻腔、口腔、耳、咽喉部、肺及其他部位（如心脑血管、周围神经等）的症状，表现为慢性鼻-鼻窦炎、咽喉炎、声音嘶哑、口腔溃疡、龋齿、牙龈炎、耳鸣、听力下降、中耳炎、打鼾、喉痉挛、气管炎、哮喘、肺纤维化、支气管扩张、睡眠呼吸暂停、高血压、低血压、血管迷走神经性晕厥、心律失常、睡眠障碍、肠易激综合征、自主神经紊乱、四肢感觉运动障碍、重症肌无力、白细胞减少、贫血、荨麻疹、湿疹等，也有以突发性耳聋为表现的个例。对于顽固性胃肠功能紊乱的患者要重视排除胃食管反流因素，因为食管为胸腔脏器，食管内压为负压，而腹腔内为正压，对于正常人来说，胸腹腔的压力梯度由抗反流屏障来对抗，而对于 GERD 来说，抗反流屏障功能减弱或丧失导致腹腔正压压迫胃肠内容物向上逆流至胃、食管，从而发生持续不断的胆汁反流，并使得胃排空延迟，胆汁、胃液对胃、十二指肠黏膜的不断侵袭导致相应部位的炎症，炎症经久不愈会出现糜烂、溃疡，细胞会出现改变——萎缩、肠化、不典型增生，最终发展为肿瘤（图 2-12）。

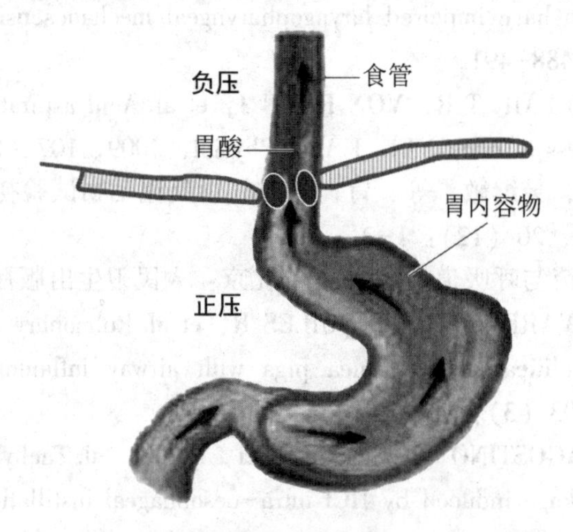

图 2-12　胃食管反流发生胆汁反流的机制

笔者先前对收治的 GERD 患者分析发现 75. 5%的患者有呼吸道症状，且以喘息、憋气最多[1]。尽管也有很多文献报道哮喘患者中存在胃食管反流，但发病率多少不一。Bisaccioni[2] 发现 70. 6%的哮喘患者存在胃食管反流。Kiljander 等[3] 研究发现在哮喘患者中存在胃食管反流的占 53%，且其中 1/3 患者没有典型的反流症状。最近的研究报道有 1/3 成年哮喘患者有胃食管反流，大部分无典型的反流症状[4]。还有文献报道哮喘患者中主诉有反流症状者占 82%，有反流症状的哮喘患者中 24 h 食管 pH 监测结果异常者占 72%[5,6]。

阻塞性睡眠呼吸暂停综合征（obstructive sleep apnea syndrome，OSAS）和 GERD 常伴随发生，Demeter 等[7] 研究认为 OSAS 患者中 GERD 的发病率明显高于普通人群。也有研究表明，用抑制胃酸方法治疗 GERD 能减轻 OSAS 的发作[8]。

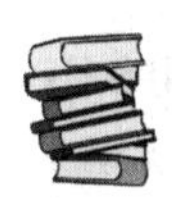

参考文献

[1] 宁雅婵，汪忠镐，吴继敏，等．胃食管反流病 1 014 例住院患者的诊治分析 [J]. 中华普外科手术学杂志（电子版），2010，4（3）：23-26.

[2] BISACCIONI C, AUN M V, CAJUELA E, et al. Comorbidities in severe asthma: frequency of rhinitis, nasal polyposis, gastroesophageal reflux disease, vocal cord dysfunction and bronchiectasis [J]. Clinics, 2009, 64 (8): 769-773.

[3] KILJANDER T O, SALOMAA E R, HIETANEN E K, et al. Gastroesophageal reflux in asthmatics: a double-blind, placebo-controlled crossover study with omeprazole [J]. Chest, 1999, 116 (5): 1257-1264.

[4] KILJANDER T O, LAITINEN J O. The prevalence of gastroesophageal reflux disease in adult asthmatics [J]. Chest, 2004, 126 (5): 1490-1494.

[5] CARMONA - SANCHEZ R, VALDOVINOS - DIAZ M A, FACHA M T, et al. Gastroesophageal reflux in asthmatic patients: an incidence study and clinical correlation [J]. Gac Med Mex, 1999, 135 (5): 471-475.

[6] HARDING S M, GUZZO M R, RICHTER J E. 24-hour esophageal pH testing in asthmatics: respiratory symptom correlation with esophageal acid events [J]. Chest, 1999, 115 (3): 654-659.

[7] DEMETER P, PAP A. The relationship between gastroesophageal reflux disease and obstructive sleep apnea [J]. J Gastroenterol, 2004, 39 (9): 815-820.

[8] BORTOLOTTI M, GENTILINI L, MORSELLI C, et al. Obstructive sleep apnoea is improved by a prolonged treatment of gastroesophageal reflux with omeprazole [J]. Dig Liver Dis, 2006, 38 (2): 78-81.

第七节　胃食管反流病的辅助检查

一、内镜检查

内镜检查是观察食管黏膜损伤、确立糜烂性食管炎和诊断 Barrett 食管（BE）最好的方法，对可疑 GERD 的患者内镜检查成为首选方法。内镜下，大约 70%的患者有症状及 pH 监测提示反流而食管可完全正常，这类患者称为内镜阴性的 GERD 或非糜烂性反流病（NERD）。食管有无炎症改变，关键是看有无黏膜破损，而不能仅凭黏膜色泽及血管走行改变进行判断。目前最常用的反流性食管炎分级是 1995 年的洛杉矶分级系统[1]（表 2-1）。洛杉矶反流性食管炎分级法尽可能简单明了地描述了黏膜损伤的程度（图 2-13）。这种方法不用推断性的解释和词语来叙述损伤的过程，并发症和小病变也不列入食管炎的程度分级中。国内参考洛杉矶反流性食管炎分级法，结合国内的实际情况，于 1999 年 8 月 25 日在烟台全国反流性食管病（炎）研讨会上制定了诊断标准[2]（表 2-2）。

表 2-1　洛杉矶反流性食管炎内镜分级

分级	食管黏膜内镜下表现
A 级	一个或多个黏膜破损，长度小于 5 mm
B 级	至少一个黏膜破裂的长度大于 5 mm，但没有融合性病变
C 级	黏膜破损有融合，但小于 3/4 的食管周径
D 级	黏膜破损有融合，至少大于 3/4 的食管周径

表 2-2　烟台反流性食管炎内镜分级

分级	食管黏膜内镜下表现
0 级	正常（可有组织学改变）
Ⅰ级	点状或条状发红、糜烂，无融合现象
Ⅱ级	有条状发红、糜烂，并有融合，但非全周性
Ⅲ级	病变广泛，发红、糜烂融合呈全周性，或溃疡

反流性食管炎A级

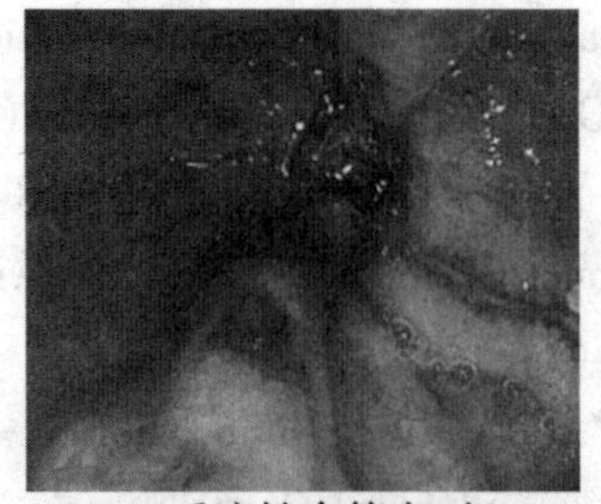
反流性食管炎B级

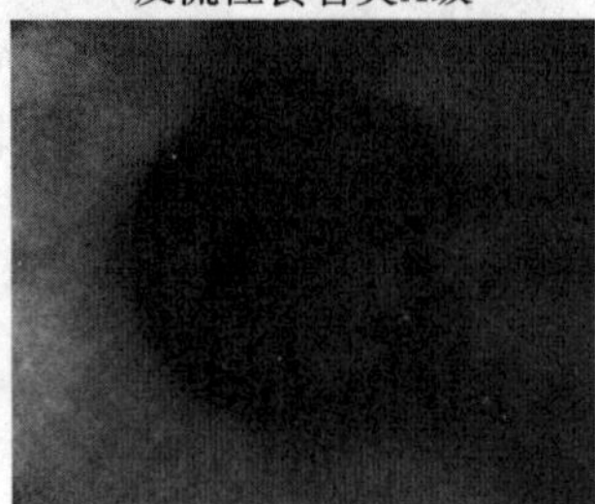
反流性食管炎C级

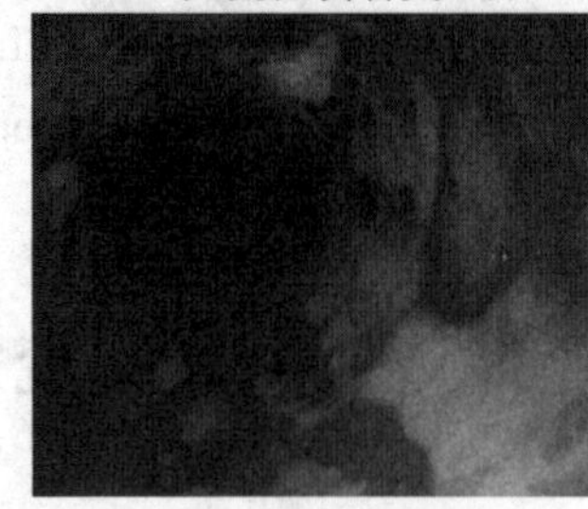
反流性食管炎D级

图 2-13　胃镜反流性食管炎分级

图 2-13
扫码看彩图

内镜检查及活组织病理检查是诊断 BE 的一种简单、重要、可靠的方法。内镜下可分为两型：①全周型，在齿状线以上 2 cm 仍可见酷似胃黏膜样上皮（图 2-14）。②岛型，在齿状线以上的食管下段可见稍突起斑状红色黏膜与苍白的鳞状上皮形成明显界线，可单发或多发（图 2-15）。另有一种“舌型”柱状上皮，伸向食管较长，是否为全周型或岛型的过渡型值得探讨。推荐使用 4 个象限活检法[3]，即常规从胃食管接合部开始向上以 2 cm 为间隔分别在 4 个象限取组织活检，对疑有 BE 癌变者应每隔 1 cm 在 4 个象限取组织活检，对有溃疡、糜烂、斑块、小结节狭窄及其他腔内异常者均要取病变组织进行病理学检查。当在胃食管交界处见到高脚杯状细胞及其腺体，即可诊断为 BE。

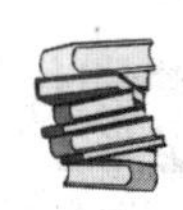

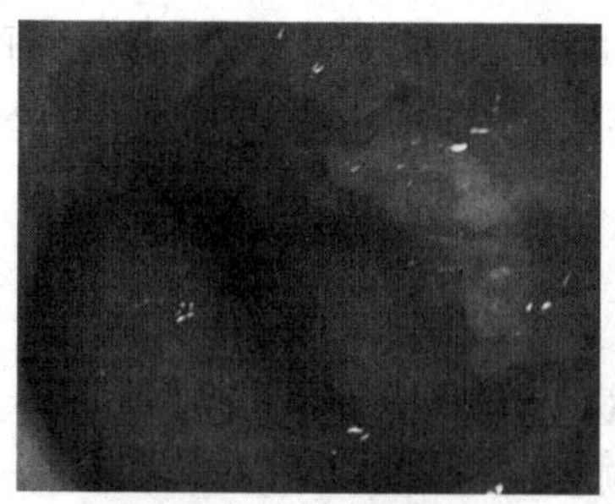

图 2-14　全周型 BE

图 2-14
扫码看彩图

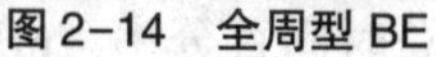

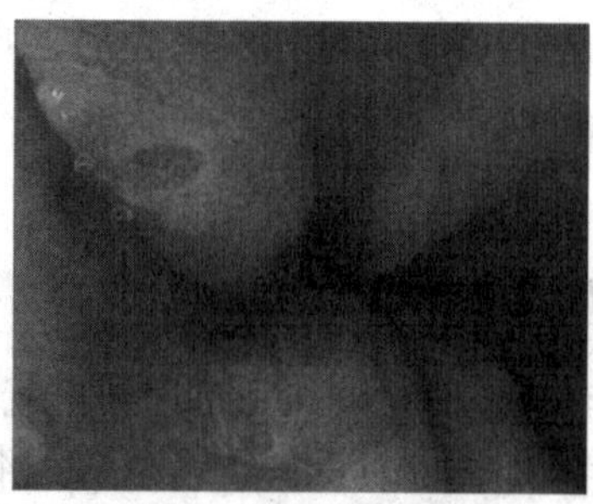

图 2-15　岛型 BE

图 2-15
扫码看彩图

内镜对食管裂孔疝的诊断率较前提高。有研究报道[4]用内镜发现 51% 的 GERD 患者有食管裂孔疝。在对具有食管炎患者行内镜检查发现 89%（51/57）患者有食管裂孔疝，而在具有食管裂孔疝患者中却发现 38%（51/134）的患者有食管炎[5]。食管裂孔疝在内镜下表现为平静呼吸时，齿状线上移，位于膈压迹 2～3 cm 或以上（图 2-16）。疝常表现为膈肌以上黏膜接合部是开放的，内镜可通过该部位看到裂孔疝的囊腔。内镜后屈位看胃底贲门时，镜身周围有一个明显的空间，贲门口开大，另可见 His 角变钝，胃底变浅等征象（图 2-17）。内镜对食管裂孔疝诊断率较低，但其中一部分是由于内镜医生对食管裂孔疝认识不够，常常忽视食管裂孔疝的存在，特别是滑动型裂孔疝，胃镜明明能看到食管裂孔疝，检查结果中却没有报告。这就需要加强对内镜医生的培训，提高其诊断水平。也有一部分胃镜检查食管裂孔疝阴性患者，笔者在施行腹腔镜胃底折叠术时却发现食管裂孔疝的存在。当然部分医生怀疑术中食管裂孔疝诊断的准确性，他们认为麻醉后全身肌肉松弛容易诱导出食管裂孔疝，所以术中发现的食管裂孔疝可能是人为食管裂孔疝；笔者认为麻醉后全身肌肉确实处于松弛状态，但呼吸机一直在辅助呼吸，膈肌处在被动运动状态，与非麻醉状态时的主动呼吸状态基本相同，那么参与膈肌运动的重要组成部分——膈脚仍基本保持正常的功能状态，所以不会出现人为的食管裂孔疝。当内镜检查高度怀疑食管裂孔疝时，应行上消化道造影检查或食管动力检测，相互补充旁证协助诊断。

图 2-16　食管裂孔疝
齿状线上移，位于膈压迹以上 3 cm

图 2-16
扫码看彩图

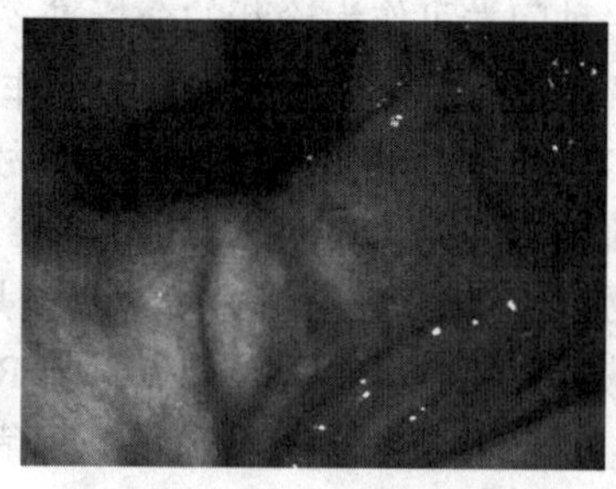

图 2-17　食管裂孔疝
（胃镜后屈位观察胃底贲门）

图 2-17
扫码看彩图

纤维喉镜检查是评价下咽和喉部状况的有效方法，咽喉反流（laryngopharyngeal

reflux，LPR）患者镜下可见到声门后部黏膜红斑或白斑状改变、杓状软骨及会厌表面的红斑，杓间区鹅卵石的外观，声带水肿、声带肉芽肿以及接触性溃疡、声门下分泌物积聚等。

二、24 h 食管 pH 监测

24 h 食管 pH 监测曾被认为是诊断反流性疾病的金标准。观察指标及正常值标准采用 Johnson 和 DeMeester 标准[6]，食管 pH<4 认为有酸反流，观察指标包括 24 h 内 pH<4 的总时间百分率、立位 pH<4 的总时间百分率、卧位 pH<4 的总时间百分率、pH<4 的反流次数、反流持续 5 min 的次数、最长反流持续时间（min）。DeMeester 积分<14. 72 为正常，14. 72~50 为轻度酸反流，51~100 为中度酸反流，100 以上为重度酸反流。但作为一种有创检查，患者的耐受性受到挑战。近年来研究显示，仅有不足一半非糜烂性 GERD 患者的 pH 监测显示存在病理性酸反流[7]，这可能与下列因素有关：很多患者只有弱酸性反流（4<pH<7）和碱反流；多数患者就诊时已持续使用 PPI，这时的胃酸分泌已经被抑制了；此外，婴幼儿非酸性反流较成人发生率高许多，有时甚至 pH>7。这些都制约着 24 h 食管 pH 监测的应用和监测准确性。

三、问卷调查与反流检查评分

国内外已进行了数项不同语种的以反流性症状为基础的病史调查问卷，包括反流性疾病问卷（reflux diagnostic questionnaire，RDQ，又称耐信量表）和胃食管反流病问卷（GERD questionnaire，GerdQ）等诊断 GERD 和评价治疗效果有效性的研究。RDQ 是以症状积分为主的病史调查，GerdQ 是衍生自 RDQ 的量表，二者都是目前国际上最受公认和应用最为广泛的 GERD 诊断专用量表，尽管问卷内容、项目有所不同，但其在初级保健中应用的方便性、可靠性均得到了肯定[8]，并能对症状的变化做出反应[9]。RDQ 对 GERD 有一定诊断价值，但因该标准的制定是以 24 h 食管 pH 监测为标准，而半数非糜烂性 GERD 患者 pH 监测无异常，因此该问卷的诊断价值仍有待商榷[10]。GerdQ 是一种基于评价 GERD 症状的诊断方法，最近有研究[11,12]证实其对诊断 GERD 具有较高的价值，且临床应用简便。Jones 等[13]研究认为，GerdQ 诊断 GERD 的准确性较高，并可评估疾病对生活质量的影响及判断治疗的效果。由于 GERD 症状的复杂性，目前仍没有一种问卷可作为诊断的金标准，且特异性较差亦限制了其诊断的准确性。

GERD 患者通常都会有生活质量、工作效率和整体健康状况的下降，且反流相关症状的缓解是 GERD 治疗的主要目标之一，故应重视研究以症状为基础的诊断和疗效评价方法。反流检查评分（reflux finding score，RFS）可用做反流病的筛选工具及评估治疗效果的方法[14]。此方法采用的问卷调查是在 RDQ 基础上结合临床实际进行的创新，具有方便、快速、无创、客观等优点，与 RDQ 不同的是，它能反映 GERD 所有症状的特点和变化。但它也存在一些不足，如患者由于文化程度、对疾病的认知程度和对疗效的认可程度等的不同，会造成评分的差异。具体方法如下。

患者在手术前后按照泛酸、烧心、咳嗽、胸闷和喘息的频次及严重度进行评分。症状评分等于频次评分与严重度评分之和。症状频次：没有症状为 0 分；症状发生一周少于 1 次为 1 分；一周 1 次或 2 次为 2 分；一周 3 次或 4 次为 3 分；一周 5 次或 6 次

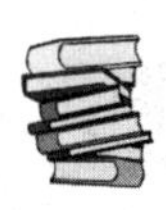

为4分；一周多于6次为5分。症状严重度：0分，没有症状；1分，症状轻微；2分，中度症状，但不影响正常生活；3分，适度影响正常生活和工作；4分，症状严重，部分生活能力丧失；5分，症状非常严重，无生活能力或有生命危险。

四、食管多通道腔内阻抗检测

食管多通道腔内阻抗（multichannel intraluminal impedance，MII）检测是通过监测绝缘导管上环形电极所组成的交流电回路的电流阻力，即电阻抗的变化，来反映反流物的组成及运动的技术，主要用于检测空腔脏器的气体及液体流动，近年来广泛用于胃食管反流检测。该技术不仅能够确定反流是否存在，还能确定反流物的性质（液体、气体、还是液气混合体）和反流物所到达的高度，而且可以探测任何酸碱度的反流。与24 h食管pH监测联合，通过反流和症状相关概率架起症状与反流之间相关的桥梁[15]，以明确症状是否与反流相关，还可以确定反流是酸反流（pH<4），还是非酸反流（pH≥4），非酸反流还可进一步分为弱酸反流（pH 4~7）和弱碱反流（pH≥7）；与食管测压联合应用可评价食管的运动功能。

24 h食管多通道腔内阻抗-pH联合检测（multichannel intraluminal impedance combined pH，MII-pH）在功能上已完全可以取代单纯pH监测，用于任何GERD的诊断，但由于其价格因素及侵入性检查的特点，目前多应用于对弱酸或非酸反流、难治性GERD及非典型症状GERD的诊断。

五、食管动力监测

食管动力监测是在食管腔内放置一条测压导管，通过压力感受装置及压力监测仪，对食管在静息及运动状态下的压力变化进行监测，以获知食管的收缩、蠕动及括约肌舒缩功能。其主要用于了解间歇性胸痛、吞咽困难及烧心等症状与食管动力改变的关系。评价食管动力的金标准是食管测压。与传统测压相比，高分辨率测压（high resolution manometry，HRM）可更直观、准确地反映食管动力情况。食管下括约肌（LES）静止时压力的正常参考值为14.0~34.5 mmHg或LES压力与胃腔内压力比值>1。当静止时LES压力<6 mmHg，或LES压力与胃腔内压力比值<1，则提示LES功能不全，或有胃食管反流存在。吞咽松弛率≥90%为食管下括约肌完全松弛。Ayazi等[16]发现GERD患者与健康对照组相比，食管下、中、上段蠕动波幅更低，提示蠕动波幅下降引起食管酸清除延迟，导致食管炎。

1. 针对GERD的检查　GERD食管测压的主要阳性表现有：①食管胃连接部（esophagogastric junction，EGJ）屏障功能障碍，非吞咽时LES开放（TLESR），LES压力正常，测压时可见贲门一过性松弛（图2-18）；②LES闭合不良，测压时可见LES压力下降（图2-19）；③解剖异常，合并食管裂孔疝；④食管体部廓清障碍：食管体部收缩有缺损，收缩波幅下降、时间延长和有效收缩的比例减少（图2-20）。

2. 针对食管裂孔疝的检查　食管裂孔疝食管测压的阳性表现为：胃食管连接部出现双压力带，呼吸压力反转点（breathing pressure reversal point，RIP）下移，LES压力下降，低于正常值。可通过对呼吸压力反转点的定位确定膈脚位置，并通过压力带下

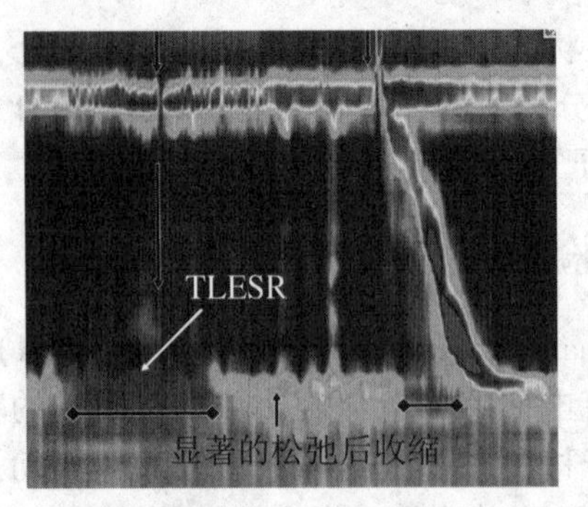

图 2-18 TLESR

图 2-18
扫码看彩图

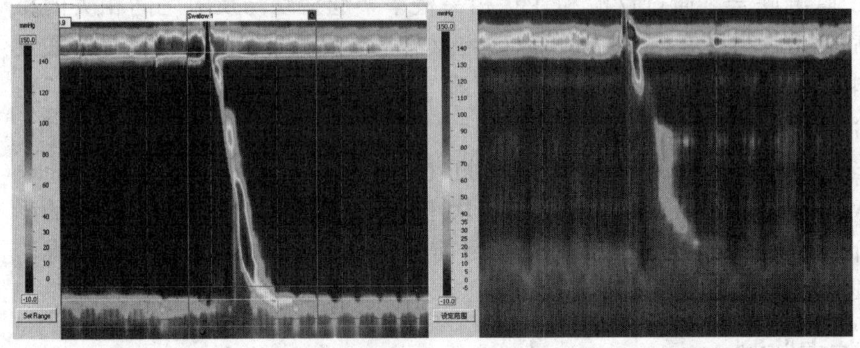

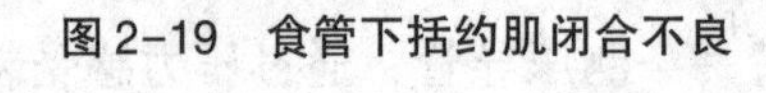

图 2-19 食管下括约肌闭合不良

图 2-19
扫码看彩图

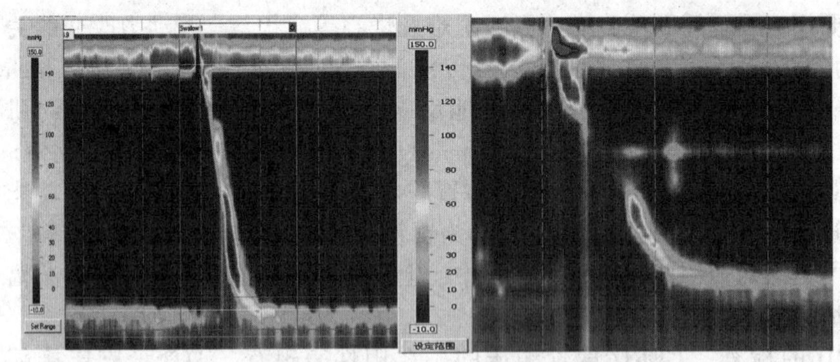

图 2-20 食管体部廓清障碍

图 2-20
扫码看彩图

部两条高压带间距长短，即 LES 压力下缘与膈脚（crural diaphragm，CD）上缘的距离判定疝的大小[17]。

食管测压不能直接反映 GERD，但能反映 EGJ 的屏障功能。而 EGJ 的功能主要是由 LES 及膈肌两部分共同决定的。芝加哥分类（Chicago classitication，CC）将 EGJ 形态分为三型：Ⅰ型，为 EGJ 正常形态，LES 和膈肌重叠，吸气时空间压力变化图呈单

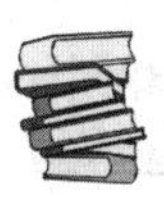

峰（图 2-21）；Ⅱ型，LES 和膈肌不重叠，吸气时空间压力变化图呈双峰，分离间隔1～2 cm，且两峰之间最低点压力≤胃内压（图 2-22）；Ⅲ型，LES 和 CD 不重叠，吸气时空间压力变化图呈双峰，分离间隔>2 cm，提示存在食管裂孔疝，可依据呼吸转折点（respiratory inversion point，RIP）的位置分为 a、b 两个亚型：RIP 靠近膈肌者为 a 亚型（Ⅲa），RIP 近 LES 者为 b 亚型（Ⅲb）（图 2-23）。

图 2-21
扫码看彩图

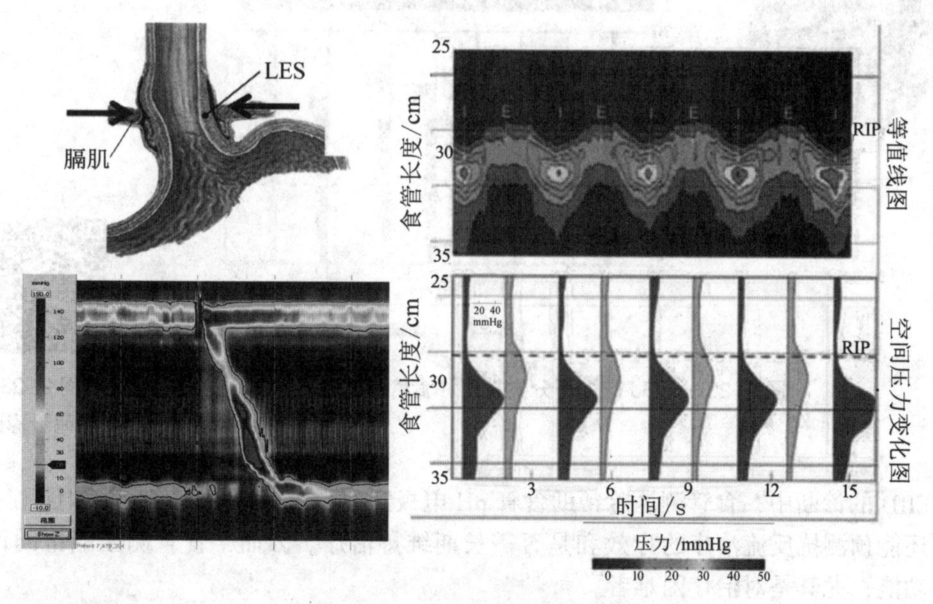

图 2-21　EGJ 芝加哥分类Ⅰ型

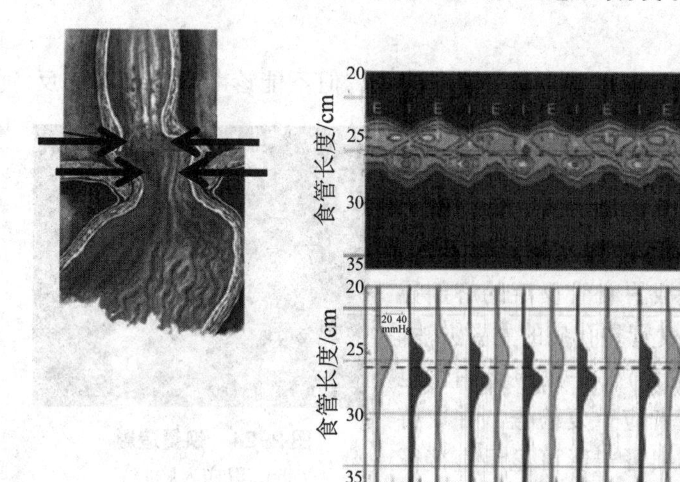

图 2-22　EGJ 芝加哥分类Ⅱ型

图 2-22
扫码看彩图

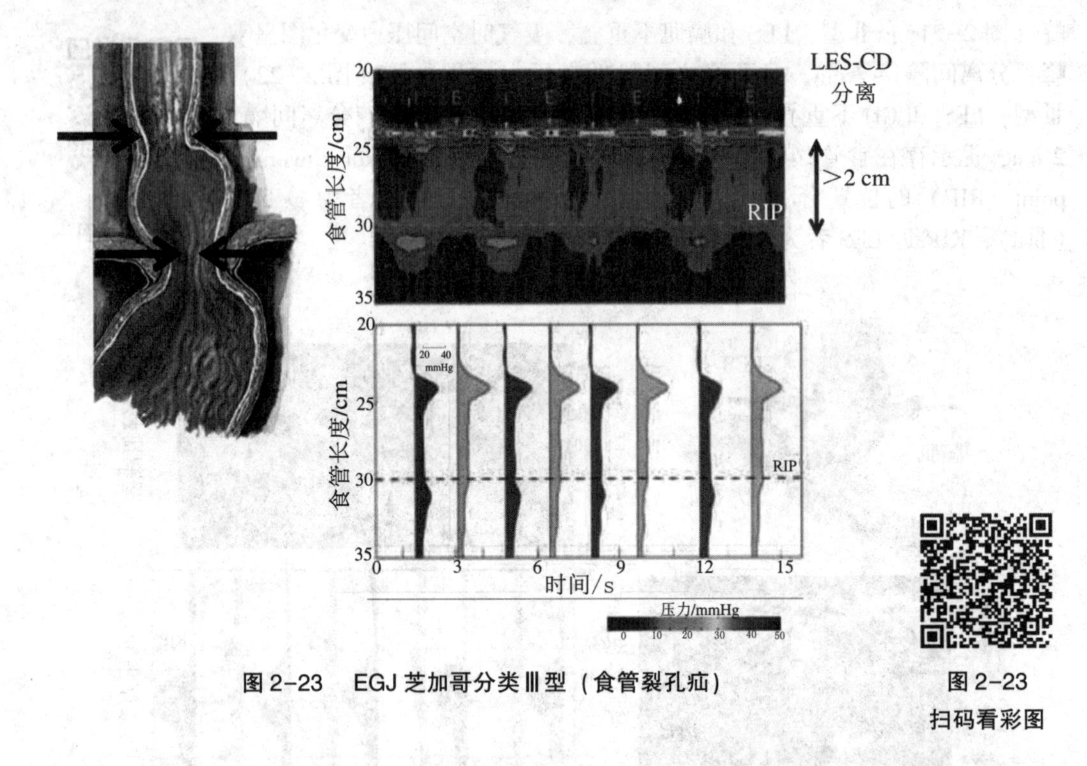

图 2-23　EGJ 芝加哥分类Ⅲ型（食管裂孔疝）

在 GERD 的诊断中，食管测压除帮助食管 pH 电极定位、术前评估食管功能和预测手术外，还能预测抗反流治疗的疗效和是否需长期维持治疗。因而，食管测压能帮助评估食管功能，尤其是对治疗困难者。

六、上消化道造影检查

上消化道造影检查可评价反流的并发症如狭窄和溃疡，但不能诊断食管基本的反流损伤。即便是采用空气对比的 X 线片，也不能很好地显示浅表溃疡和糜烂。内镜所见的中重度损伤，在 X 线表现为正常或仅为非特异性改变。该检查不能作为 GERD 的确诊方法，但可以提示食管裂孔疝、胃下垂、无力胃和十二指肠淤积等可能造成胃食管反流的解剖异常。上消化道造影也是目前诊断食管裂孔疝的主要方法。对于可复性裂孔疝（特别是轻度者），一次检查阴性也不能排除本病，临床上高度可疑者应重复检查，并取特殊体位如仰卧头低足高位等，其钡餐造影可显示直接征象及间接征象（图 2-24）。

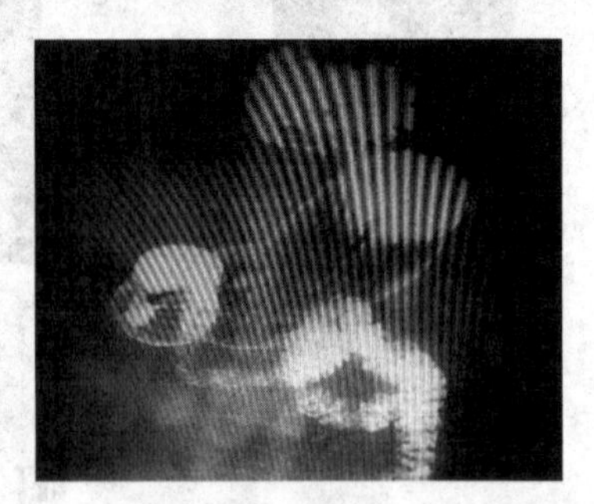

图 2-24　钡餐造影
（近端胃疝入胸腔）

七、Dx-pH 检测

无论食管外或食管上、喉气管反流，要测定的是经咽的高位反流，反流物经过平时处于关闭状态的咽部时，除液体外，常伴气体或雾状体，传统的 pH 传感器不适合该

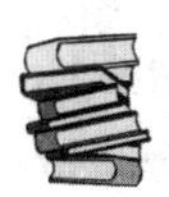

部位的测定，目前的多通道腔内阻抗技术（MII）使之有所改进，但 Dx-pH 检测系统则更为适合。Dx-pH 检测系统是一种简单微创的客观检测设备，它由探针、传感器和记录器构成，探针头部的微型 pH 传感器可测定上呼吸道雾化气体的 pH 值，测定时患者较为舒适，不影响吞咽和进食，且该检测技术可以将信息传递到记录器并提供图解来表示 24 h 或 48 h 以上的 pH 值变化[18]，有助于确定咽上反流的存在。

八、酸灌注试验

酸灌注试验即伯恩斯坦（Bernstein）试验，用于确定非典型症状的 GERD 患者是否由酸诱导引起。其方法是将鼻胃导管的末端放在离鼻孔 35 cm 处，然后用盐水以 120 滴/min 的速度往食管灌注 15 min，接着用 0. 1%盐酸以同样的速度灌注 30 min。如果在酸灌注过程中诱发了症状，使用盐水疗法重复灌注，症状得以缓解者为阳性结果。这种试验在大多数有典型反流的患者（80%～90%）中有意义，但 10%～15%的健康人、症状控制者的测验也呈阳性。该试验对有冠状动脉疾病的患者应谨慎使用，因它能增加心脏负荷和诱发心绞痛[19]。

九、质子泵抑制剂试验

质子泵抑制剂（PPI）试验是对怀疑 GERD 的患者应用双倍剂量 PPI 7 d 后进行的诊断性治疗，症状好转超过 50%视为阳性。一般用于不能耐受胃镜检查的患者。

十、其他检查

用免疫法测定喉部痰液中胃蛋白酶以证实是否有咽喉反流的存在，不失为一种高效而非侵袭性的观察方法，值得继续研究和完善诊断标准。对临床可疑的非典型 GERD 患者，有学者提出以测定痰或唾液中胃蛋白酶的方法进行诊断[20,21]。

参考文献

[1] LUNDELL L R, DENT J, BENNETT J R, et al. Endoscopic assessment of oesophagitis: clinical and functional correlates and further validation of the Los Angeles classification [J]. Gut, 1999, 45 (2): 172-180.

[2] 杨云生，孙刚．反流性食管炎内镜诊断和评价［J］. 临床消化病志，2006，18（3）：134-135.

[3] 李治仝，汪忠镐，季锋，等．Barrett 食管与胃食管反流病及食管腺癌的关系［J］. 临床误诊误治，2011，24（11）：10-13.

[4] VALENZUELA G A, DICKINSON D. Prevalence of hiatal hernia in symptomatic GERD by high resolution manometry and endoscopy [J]. Gastrointestinal Endoscopy, 2010, 71 (5): AB268.

[5] OTT D J, WU W C, GELFAND D W. Reflux esophagitis revisited: prospective analysis of radiologicaccuracy [J]. Gastrointest Radiol, 1981, 6 (1): 1-7.

[6] BAUTISTA J M, WONG W M, PULLIAM G, et al. The value of ambulatory 24 hr

esophageal pH monitoringin clinical practicein patients who were referred with persistent gastroesophageal reflux disease （GERD）-related symptoms while on standard dose anti-reflux medications [J]. Digestive Diseases and Sciences, 2005, 50（10）: 1909-1915.

[7] 朱朝阳，李艳波，梁健．非糜烂性反流病研究概况 [J]. 实用医学杂志，2007，9（23）：1432-1434.

[8] AANEN M C, NUMANS M E, WEUSTEN B L, et al. Diagnostic value of the reflux disease questionnaire in general practice [J]. Digestion, 2006, 74（3-4）: 162-168.

[9] PACE F, SCARLATA P, CASINI V, et al. Validation of the reflux disease questionnaire for an Italian population of patients with gastroesophageal reflux disease [J]. Eur J Gastroenterol Hepatol, 2008, 20（3）: 187-190.

[10] 胡品津．非糜烂性反流病研究的现状 [J]. 中华消化杂志，2005，25（1）：54-56.

[11] DELLA CASA D, MISSALE G, CESTARI R. GerdQ: tool for the diagnosis and management of gastroesephageal reflux disease in primary care（Article in Italian）[J]. Recenti Prog Med, 2010, 101（3）: 115-117.

[12] GerdQ 研究协作组．胃食管反流病问卷对胃食管反流病的诊断价值 [J]. 中华消化杂志，2009，29（12）：793-798.

[13] JONES R, JUNGHARD O, DENT J, et al. Development of the GerdQ, a tool for the diagnosis and management of gastro-oesophageal reflux disease in primary cole [J]. Aliment Pharmacol Ther, 2009, 30（10）: 1030-1038.

[14] 季锋，汪忠镐，吴继敏，等．腹腔镜 Nissen 胃底折叠术治疗胃食管反流病 110 例报告 [J]. 中国微创外科杂志，4（10）：351-356.

[15] WEUSTEN B L, ROELOFS J M, AKKERMANS L M, et al. The symptom-association probability: an improved method for symptom analysis of 24-hour esophageal pH data [J]. Gastroenterology, 1994, 107（6）: 1741-1745.

[16] AYAZI S, HAGEN J A, ZEHETNER J, et al. The value of high-resolution manometry in the assessment of the resting characteristics of the lower esophageal sphincter [J]. J Gastrointest Surg, 2009, 13（12）: 2113-2120.

[17] 吴嘉煖，巩兰波，蓝琳，等．滑动型食管裂孔疝患者高分辨率食管测压及阻抗监测特点 [J]. 现代消化及介入诊疗，2010，3（15）：136-140.

[18] WIENER G J, TSUKASHIMA R, KELLY C, et al. Oropharyngeal pH monitoring for the detection of liquid and aerosolized supraesopha gealgastric reflux [J]. J Voice, 2009, 23（4）: 498-504.

[19] GITNICK G. Gastroesophageal reflux disease: a clinician's guide [M]. 3rd ed. New York: Professional Communications, 2008: 208.

[20] KIM T H, LEE K J, YEO M, et al. pepsin detection in the sputum/saliva for the

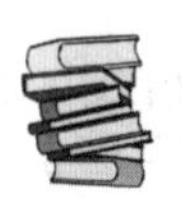

diagnosis of gastroesophageal reflux disease in patients with clinically suspected atypical gastroesophageal reflux disease symptoms [J]. Digestion, 2008, 77 (3-4): 201-206.

[21] 李湘平，陈顺金，王路，等．唾液中胃蛋白酶检测对咽喉反流的诊断价值 [J]. 中华耳鼻咽喉头颈外科杂志，2009，44 (2): 99-104.

第八节　胃食管反流病的诊断和鉴别诊断

一、诊断

1. 症状

(1) 典型症状：泛酸和（或）烧心。

(2) 消化道不典型症状：a. 反食、腹胀、嗳气、口苦、上腹痛、吞咽疼痛、吞咽困难、胸骨后阻塞感，恶心、呕吐、腹泻、便秘。

(3) 全身症状：b. 头痛、头晕；c. 咳嗽、咳痰、喘息、胸闷、憋气、气短；d. 咽干、咽痒、咽痛、咽异物感、声嘶、打鼾；e. 鼻干、鼻痛、鼻塞、喷嚏、流涕、鼻窦炎；f. 口腔不适症状、反复口腔溃疡、龋齿；j. 眼干、眼痒、眼胀、流泪、视物模糊；h. 耳鸣、耳痒、耳痛、听力下降、反复中耳炎；i. 胸痛、颈肩疼痛、背痛、心悸、心律失常（窦性心动过缓、窦性心动过速、早搏、传导阻滞、心房颤动等）；j. 神经反射症状：血压高或低、四肢瘫软，有时有濒死感，甚至晕厥，四肢感觉、运动异常等；k. 白细胞减少、贫血；l. 荨麻疹、湿疹、过敏性紫癜；m. 脂溢性皮炎、神经性皮炎；n. 睡眠障碍。

GERD 是全身性疾病，累及的器官和组织较多，所以合并的症状较多，给临床诊断带来困难，但可以借鉴的经验是，患者的症状累及的器官、组织越多，此病的可能性越大，尽量用一元论来解释患者的现象，而不要把问题复杂化。

2. 诊断　根据泛酸和（或）烧心的特点，一般即可确诊。无泛酸、烧心患者，具备 a、b、c、d、e、f、g、h、i、j、k、l、m、n 中的至少 4 项要高度怀疑 GERD。结合胃镜检查、24 h 食管 pH 监测和 24 h 食管阻抗监测结果，若胃镜提示反流性食管炎，pH 监测结果阳性，阻抗监测结果阳性，至少一项阳性即可诊断为 GERD，若均为阴性，则试用 PPI 试验，若阳性仍可诊断为 GERD。

二、鉴别诊断

GERD 病因不明，很多 GERD 患者没有或消化道症状不明显而主要表现为食管外症状，有的患者长期药物疗效差及伴有其他多种多样的症状使患者产生焦虑、紧张的情绪而多科多次求诊，因而患者常被误诊误治。这些患者多集中于耳鼻喉科，而表现为慢性鼻-鼻窦炎、慢性中耳炎、慢性咽炎及喉炎、声带炎、声带白斑及声带肉芽肿、喉癌等。而 GERD 与呼吸系统疾病的关系，近年来引起了学者极大的关注，在误诊疾病中发现误诊最多的为呼吸道疾病，依次为哮喘、慢性支气管炎、特发性肺间质纤维化及睡眠呼吸暂停综合征等。这些“呼吸道疾病”X线若有异常影像则仅限于肺部，而GERD则有呼吸道症状以外表现，如泛酸、胸骨后烧灼样痛、腹胀、嗳气、咽异物感等，X线透视、平片检查肺部以外亦可有改变，上消化道X线造影检查、胃镜、CT检查有助于诊断、鉴别诊断。GERD主要需要与以下疾病相鉴别。

1. 慢性咳嗽（表2-3）

表2-3 反流性咳嗽综合征与非反流性咳嗽的鉴别

项目	非反流性咳嗽	反流性咳嗽综合征
季节性	有	一般无，冬季或换季时明显
发作时间	无规律	白天或夜间为主
诱因	接触过敏原、感染	冷空气、刺激性气体、进食、平卧位、弯腰
伴随症状	无泛酸、烧心、胃胀、嗳气	可有泛酸、烧心、胃胀、嗳气，部分不明显
缓解	无	体位、呕吐、嗳气、排气、排便

2. 支气管哮喘（表2-4）

表2-4 反流性哮喘综合征与非反流源性哮喘的鉴别

项目	非反流源性哮喘	反流性哮喘综合征
季节	有	一般无，冬季或换季时明显
发作时间	无规律	白天或夜间为主
诱因	接触过敏原	进食、平卧位、运动、月经
伴随症状	无泛酸、烧心、胃胀、嗳气	可有泛酸、烧心、胃胀、嗳气，部分不明显
缓解	无	体位、呕吐、嗳气、排气、排便

3. 肺炎（表2-5）

表2-5 反流性肺炎与非反流性肺炎的鉴别

项目	非反流性肺炎	反流性肺炎
季节性	一般冬季	一般无，冬季或换季时明显
诱因	感冒、受凉	一般无，有时感冒、受凉
伴随症状	无泛酸、烧心、胃胀、嗳气	可有泛酸、烧心、胃胀、嗳气，部分不明显
发作频次	偶有发作	反复发作

4. 慢性阻塞性肺病（表2-6）

表2-6 反流性慢阻肺与非反流性慢阻肺的鉴别

项目	非反流性慢阻肺	反流性慢阻肺
季节性	一般冬季	一般无，部分冬季或换季时明显
诱因	感冒、受凉	一般无，有时感冒、受凉
伴随症状	无泛酸、烧心、胃胀、嗳气	可有泛酸、烧心、胃胀、嗳气，部分不明显
病情进展	慢	快

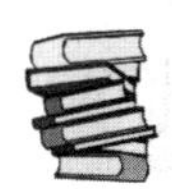

5. 冠心病（表 2–7）

表 2–7　胃食管反流病（未影响心脏时）与冠心病的鉴别

项目	冠心病	胃食管反流病（未影响心脏时）
原因	冠脉痉挛	反流刺激
部位	胸骨体中上段	胸骨后中下 1/3
性质	压榨样、烧灼感	烧灼样痛
诱因	劳动、激动、饱食	进食、体位改变
持续时间	3~5 min	1 h 左右
伴随症状	无泛酸、烧心等	泛酸、烧心、胃胀、嗳气，可无
放射痛	左肩、左臂内侧	左肩、上臂
缓解	停止诱发活动	进食、饮水、体位、呕吐、嗳气、排气、排便
心电图	ST–T 压低、T 波改变	无 ST–T、T 波改变

部分患者胃食管反流发生时可诱发冠状动脉痉挛引起心绞痛发作，甚至心肌梗死，这时 GERD 就是冠心病的诱发因素，此时和冠心病很难鉴别。

6. 原发性高血压（表 2–8）

表 2–8　胃食管反流性高血压与非胃食管反流性高血压的鉴别

项目	非胃食管反流性高血压	胃食管反流性高血压
发病年龄	老年多见	任何年龄，多在年轻时发病
血压趋势	24 h 血压一般呈勺型	血压波动较大，24 h 血压一般呈非勺型
伴随症状	无泛酸、烧心、胃胀、嗳气	可有泛酸、烧心、胃胀、嗳气，部分不明显
诱因	劳累、情绪会加重	可与伴随症状发作有关
缓解	无	有时可在体位变化、呕吐、嗳气、排气、排便后缓解

7. 心律失常（表 2–9）

表 2–9　反流性心律失常与心源性心律失常的鉴别

项目	心源性心律失常	反流性心律失常
既往史	多有心脏病史	一般无
发病年龄	多为老年	任何年龄
诱因	劳动、激动、饱食	进食、体位改变
发作时间	多在白天	夜间为主
伴随症状	无泛酸、烧心等	泛酸、烧心、胃胀、嗳气，可无
缓解	停止诱发活动	进食、饮水、体位、呕吐、嗳气、排气、排便

8. 慢性咽喉炎（表 2–10）

表 2–10　反流性咽喉炎与非反流性咽喉炎的鉴别

项目	非反流性咽喉炎	反流性咽喉炎
诱因	感冒	饱餐、进食刺激性食物、饮酒、劳累
伴随症状	无泛酸、烧心、胃胀、嗳气	可有泛酸、烧心、胃胀、嗳气，部分不明显
发作频度	不经常	经久不愈
常规抗炎	多有效	多无效

9. 睡眠呼吸暂停综合征（表 2–11）

表 2–11　反流性睡眠呼吸暂停综合征与非反流性睡眠呼吸暂停综合征的鉴别

项目	非反流性睡眠呼吸暂停综合征	反流性睡眠呼吸暂停综合征
诱因	肥胖、上呼吸道阻塞	肥胖、饱餐、饮酒、低枕卧位
伴随症状	无泛酸、烧心、胃胀、嗳气	可有泛酸、烧心、胃胀、嗳气，部分不明显
缓解	侧卧位	高枕卧位、空腹

10. 鼻炎（表 2–12）

表 2–12　反流性鼻–鼻窦炎与非反流性鼻–鼻窦炎的鉴别

	非反流性鼻–鼻窦炎	反流性鼻–鼻窦炎
季节性	有	多无，部分冬季或换季时明显
诱因	过敏原、感冒	环境变化、冷热交替、饱餐、进食刺激性食物、饮酒、劳累、感冒
伴随症状	无泛酸、烧心、胃胀、嗳气	可有泛酸、烧心、胃胀、嗳气，大部分不明显

11. 其他　GERD 还须与神经性头痛、血管紧张性头痛、神经性耳鸣、颈椎病、支气管扩张、特发性肺纤维化、慢性胃炎、肠易激综合征、晕厥、自主神经功能紊乱等相鉴别。

第九节　胃食管反流病的治疗

疾病最科学也最有效的治疗就是病因治疗，因 GERD 的病因复杂，影响的器官较多，所以其治疗也相对复杂。对于 GERD 患者，要在全面分析和评估的基础上，针对致病因素进行全方位地干预，包括饮食生活习惯的调理、胃肠解剖异常的纠正、胃肠功能的训练和康复及心理行为方式的干预等，根据病情的轻重程度选择精准的个体化治疗方案，采取综合治疗的方法。

一、饮食生活习惯的调理

（1）定时定量，少食多餐：规律进食，不宜过饱，饱食易导致食管下括约肌松弛。

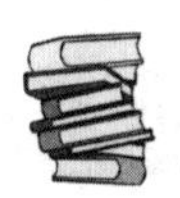

每餐八成饱为宜，尤其晚餐不宜饱食，睡前 3 h 不宜进食。细嚼慢咽，避免暴饮暴食、狼吞虎咽、胡吃海塞，避免腹压增大，加重反流。

（2）清淡饮食，减少肥甘：脂肪可延缓胃排空，刺激胆囊收缩与分泌，降低食管括约肌压力，因此，饮食应避免高脂肪，烹调以煮、炖、烩为主，不宜用油煎炸。冬季应多食温热性食物如羊肉、鸡肉；夏季宜用清淡偏凉食物如黄瓜、西红柿。水果少食，特别是酸性、凉性水果，如橘、橙、西瓜、香蕉、苦瓜等；多进食蔬菜，少食芹菜、韭菜、红薯、芋头。避免进食过烫、过凉食物。少食酸性饮料和甜食，如柠檬汁、点心等。这些食物都会刺激胃酸大量分泌，导致食管下括约肌张力下降而引起反流。肥胖者须减体重。

（3）增加蛋白，少食刺激：摄入蛋白质，可刺激胃泌素分泌，使食管括约肌压力增加。因此，食物中可适当增加一些蛋白质，例如瘦肉、牛奶、豆制品、鸡蛋清等。但烟、酒、巧克力、咖啡、浓茶，以及烹调香料如辣椒、咖喱、胡椒粉、蒜、葱、薄荷、芥茉等，都可使胃酸增加，降低食管下括约肌压力，应注意戒忌。胃热者宜饮绿茶，胃寒者宜饮红茶。

（4）餐后忌卧，免增腹压：白天进餐后不宜立即卧床，每餐后处于直立位或餐后散步（胃下垂患者，餐后宜平卧），借助重力促进食物排空；负重、弯腰、坐矮凳或下蹲，以及束腰带、便秘等会挤压上腹部，导致腹压增高而引起反流，因此应尽量避免。睡眠时取斜坡位（仅垫高枕头还不够）或适当抬高床 15～20 cm，以减少卧位及夜间反流。

（5）适量活动，注意暖腹：适量的体育活动，特别是餐后，可散步、跳舞、打太极拳，避免剧烈及增加腹压的运动。注意腹部保暖，每天坚持腹部按摩，顺时针方向，5 min/次，多多益善。

（6）避免服用降低食管下括约肌压力药品：如安定、硝苯地平、消心痛、倍它乐克等。

（7）保持良好的生活习惯，保证充足的睡眠。

（8）保持良好心态。长期受胃食管反流的影响，多数人会出现不同程度的抑郁、焦虑，情绪的不稳定或低落会加重胃食管反流病情，使得疾病更难控制。因此，心理疏导也很关键，必要时可加用调节情绪和神经的药物。

总之，要少食、多餐、晚饭早，多吃蔬菜、床抬高，迈开腿、缩肚腩，戒烟、限酒、好心情。

二、药物治疗

GERD 药物治疗的主要目的是中和胃酸、抑制胃酸分泌、改善胃动力及加强抗反流屏障等。应用药物主要包括抗酸剂、抑酸剂、胃黏膜保护剂及促胃肠动力药，这些药物对缓解反流的症状多数有效。部分患者伴有焦虑、抑郁等情绪问题，可酌情加用调节情绪药物。

1. 抗酸剂　是降低胃内酸度从而降低胃蛋白酶的活性和减弱胃液消化作用的药物。按其效应分为吸收性抗酸剂（如碳酸氢钠等）和非吸收性抗酸剂（如碳酸钙、氧化镁、

氢氧化铝、三硅酸镁等)。理想的抗酸剂应具备以下特点:①中和胃酸的作用强大而持久,使胃内容物的 pH 值维持在 3.5 以上,此时胃蛋白酶的消化作用大部分停止;②与胃酸作用不产生二氧化碳;③不引起便秘和腹泻;④没有系统性效应。抗酸剂种类虽多,但若以上述标准去衡量,没有一种臻于理想。因此在选择抗酸剂时除了考虑其价格和是否适口以外,更重要的是要考虑其不良反应。例如碳酸钙和氢氧化铝可致便秘,特别在老年人,常常需要加用含镁的化合物来克服其致便秘效应。长期服用含三硅酸镁的抗酸剂可发生二氧化硅尿石。氢氧化铝在肠腔内和无机磷酸盐结合,致使粪便中磷酸盐排泄增多和血清磷酸盐浓度降低。尿毒症患者应禁用含镁抗酸药,以免发生高镁血症。由于氢氧化铝在肠内与磷酸盐结合,长期服用可以导致骨代谢异常和骨质软化。氢氧化铝凝胶尚含一定量的钠,水肿患者应慎用抗酸药。碳酸钙虽然是最便宜和作用最强的抗酸药,但是偶然发生的高钙血症限制了它的应用。不伴有食管炎的轻度 GERD 患者可采用抗酸剂按需或维持治疗。

2. 抑酸剂　包括 H_2 受体拮抗剂(H_2-receptor antagonist,H_2RA)和质子泵抑制剂(proton pump inhibitors,PPI)。H_2RA 通过抑制壁细胞 H_2 受体,达到减少胃酸分泌的作用,主要有西咪替丁、雷尼替丁、法莫替丁等。该类药物易受饮食影响,抑酸持续时间短,且患者容易快速耐受,因此常用于轻、中度胃食管反流病患者。PPI 具有不可逆性抑制 H^+,K^+-ATP 泵的作用,是目前治疗胃食管反流病的主要药物,包括奥美拉唑、泮托拉唑、兰索拉唑、雷贝拉唑及埃索美拉唑等。标准剂量的 PPI(如奥美拉唑 20 mg/d,兰索拉唑 30 mg/d)比 H_2RA 在治疗食管炎和内镜阴性的反流病时使患者的症状改善更快、更完全。在每日 2 次服 PPI 后,晚上加服雷尼替丁(150 mg)可控制夜间胃酸分泌。然而,有超过 70%的患者因为产生药物耐受而使治疗效果减弱[1]。

3. 促动力药　能增加食管下括约肌(LES)压力、促进胃排空、刺激食管蠕动及增强食管收缩幅度。其主要药物有:吗丁啉、莫沙必利及曲美布丁等。莫沙必利为新型 5-HT_4 受体激动剂,直接作用于肠肌间神经丛,促进乙酰胆碱释放,增强胃及十二指肠运动,生物利用度高,不良反应少。Cho 等[2]对健康对照者服用莫沙必利,发现其有助于食管内容物通过,并能改善无效食管蠕动,因而推断其能促进食管酸廓清。此外,伊托必利是一种新型的促动力药,具有阻断多巴胺 D_2 受体及抑制乙酰胆碱酯酶活性的双重作用,其能抑制 TLESR,但对食管蠕动及 LES 压力无明显影响[3]。

4. 胃黏膜保护剂(抗酸剂)　临床常用的药物主要包括氢氧化铝凝胶、铝碳酸镁、铝碳酸钙等。该类药物通过中和胃酸能迅速缓解症状,对胆盐反流效果较好。但持续时间短,不能充分治愈食管炎及预防胃食管反流病并发症。某些抗酸剂由于含铝盐或镁盐,会导致腹泻或便秘等不良反应。

若患者对抑酸剂常规治疗无效,应分析是否诊断正确、患者是否存在碱性反流或有狭窄等并发症。笔者在临床发现多例肠系膜上动脉综合征引起胃食管喉气管反流[4]。同时还要注意药物的影响因素,如患者是不是按医嘱服药或复诊选用其他药物。大部分患者经 4~8 周的初期治疗效果很好,症状缓解。但有很多患者停用抑酸药 1 年内复发,疾病复发率为 50%~80%[5]。因此,维持治疗对于防止复发尤为重要。

维持治疗的方案有持续治疗和非连续治疗两种,前者是在反流症状控制后使用常

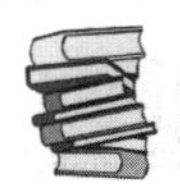

规剂量的抑酸剂每日 1 片口服连续服用半年以上，必要时加服胃黏膜保护剂如铝碳酸镁片，其他的还有促胃肠动力药。非连续治疗可以是间歇给药也可以是按需给药。间歇给药是指间隔一定的时间短期给药，一般是 1～2 周。按需治疗是由患者决定用药，没有固定的疗程，出现症状时用药，症状控制后停药。按需治疗失败者改用维持服药，仍可获得较好疗效。

但对于 GERD 食管外表现为主的特别是哮喘样发作的患者，有报道用大剂量抑酸药物治疗，未见明显效果[6]。长期的药物使用往往导致高昂的费用，部分患者会出现白细胞和血小板下降、肝肾功能损害、神经系统反应、骨质疏松等不良反应。Compare 等[7]对 42 例服用 6 个月 PPI 的非糜烂性胃食管反流病患者调查研究发现，长期服用 PPI 会引起腹胀、腹痛、腹泻等肠道症状，并导致小肠细菌过度生长。

三、内镜下微创治疗

1. 射频治疗　射频技术已广泛用于良性前列腺增生、睡眠呼吸暂停综合征、关节囊松弛、椎间盘突出症、实体肿瘤、心律失常、慢性疼痛等治疗。射频治疗技术现应用于胃食管反流病，治疗原理主要通过热能灭活神经末梢和迷走神经受体、收缩胶原组织，增加食管下括约肌厚度和收缩力，减少 TLESR，起到缓解胃食管反流的效果[8]（图 2-25）。并发症主要包括食管穿孔、出血、黏膜损伤、吸入性肺炎和胸膜渗液，发生率<0.6%，表明该方法是一种安全有效的方法[9]。笔者团队自 2006 年开始用射频治疗了 1 000 余例 GERD 患者，对 500 例患者随访发现术后症状明显缓解[10]。射频治疗具有微创、安全的优点，且适应证较宽，对患者全身情况要求较低，特别适合于肺功能较差的 GERD 患者。

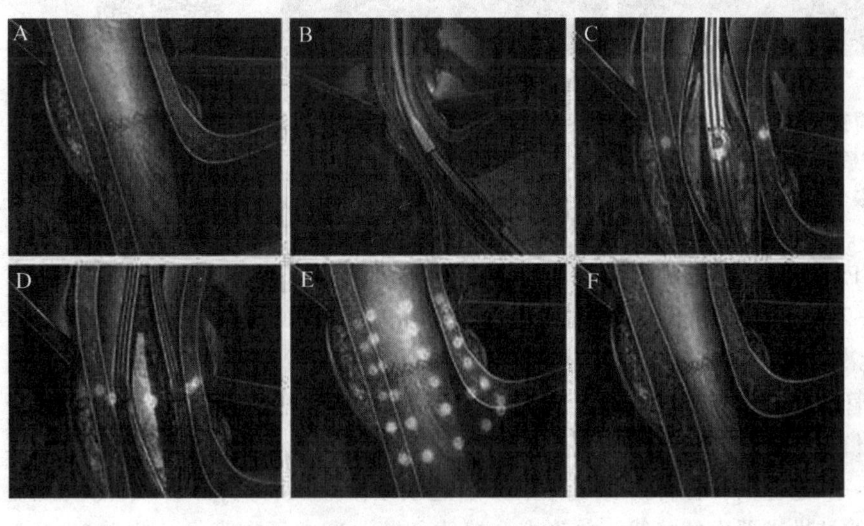

图 2-25　射频治疗过程

图 2-25
扫码看彩图

（1）治疗指征：①药物治疗无效，或出现药物不良反应。②患者自愿接受射频治疗。③伴有咳嗽、憋喘等食管外表现者。④有心肺功能障碍，不能耐受全麻手术者。

（2）手术过程：于患者两肩胛骨之间放置 1 个电极板，另一端与 Stretta 微量射频

治疗仪相连；内镜下测量齿状线距门齿的距离；通过胃镜活检孔道引入 Stretta 导丝，将导丝留置于十二指肠后撤出胃镜，沿导丝插入射频治疗导管于食管内，拔出导丝，分别于齿状线，齿状线下 0.5 cm、1.5 cm，齿状线上 0.5 cm、1.0 cm、1.5 cm 处 0°，右旋 45°将球囊充气至适当压力后推出 4 枚电极针发射射频进行治疗，功率设定为 5 W，持续时间约 1 min，肌内组织目标温度为 85～90 ℃，黏膜温度在冷水不断冲洗下控制在 50 ℃以下。继之调整导管位置于胃内，分别于气囊内注气 25 mL、22 mL 后外拉导管至适当阻力，胃内两个平面均于 0°、右旋 30°、左旋 30°进行射频治疗。全过程共治疗 14 次（每次同时治疗 4 个点，共 56 个点），每次 50 s。治疗后立即复查胃镜，见食管下端及贲门部多个白色点状烧灼面，贲门包绕胃镜紧密。

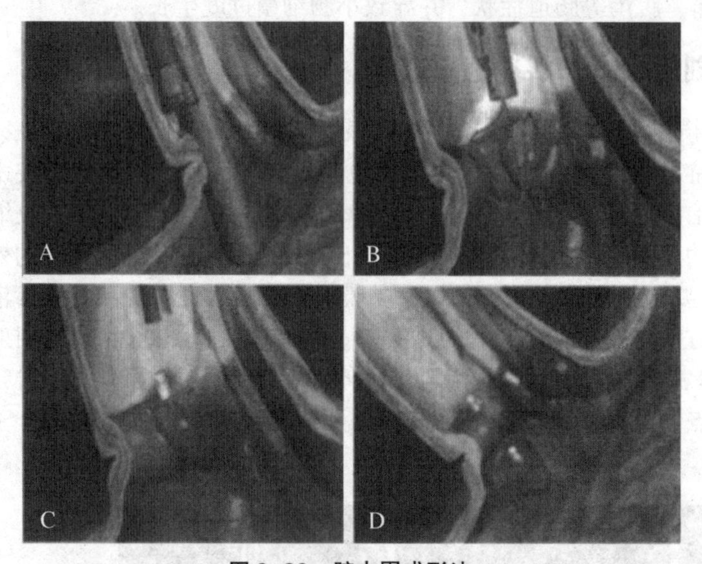

图 2-26　腔内胃成形法

A. 胃镜下将缝合装置置于食管、胃的结合处；B. 以结扎圈初步形成皱襞；C. 收紧、结扎后，在食管和胃的交界处形成一个折叠；D. 多个折叠便成为一个有抗反流作用的瓣膜

图 2-26
扫码看彩图

2. 内镜腔内胃成形法　包括 Bard 的 EndoCinch 系统和 Wilson-Cook 的内镜缝扎系统[11,12]（图 2-27）。该方法是通过内镜在胃食管交界处行组织折叠术。Bard 系统已通过美国 FDA 批准，由经胃镜置入的缝合囊和带有切线功能的线结推进器组成。操作前先放入食管套管，经套管插入缝合囊至胃食管交界处远端。通过负压吸引将胃食管交界处黏膜牵入缝扎囊内，通过体外手柄控制将一个缝合头插入囊内组织，并在距其 1 cm处再插入一个缝合头，在体外做缝结后，通过线结推进器将其推入，结扎被折叠的组织，牵拉线结推进器内的缝线，并将多余缝线切断，通常可在贲门一侧做 2～3 个结或两侧各做结一枚。Wilson-Cook 缝扎系统是将胃食管交界处组织通过内镜负压吸入囊内，用穿刺针穿透囊内组织施结扎后完成。

3. 贲门缩窄术　用于治疗 GERD 的原理是贲门周围的黏膜套扎 3～4 d 后因黏膜坏死脱落，套扎环亦随之脱落，创面会迅速收缩以缩小创面来促进愈合，最终导致贲门

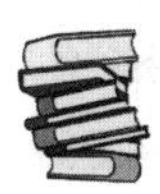

收缩，抗反流力增强，同时黏膜内的迷走神经末梢遭到破坏，迷走神经受体失活，从而减少 TLESR，起到防止胃食管反流的效果[13]（图 2-27）。

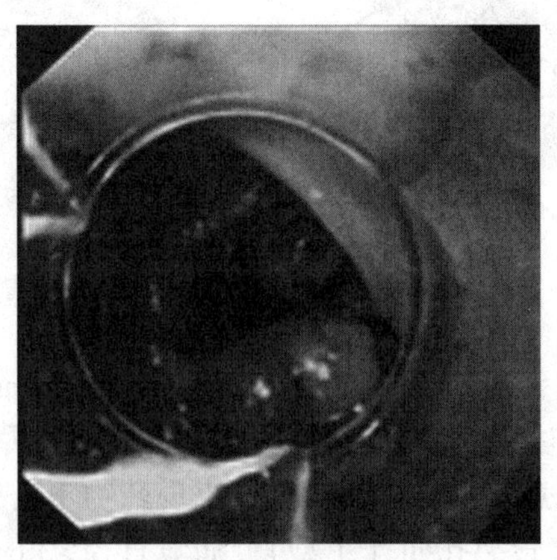

图 2-27　贲门缩窄术

图 2-27
扫码看彩图

（1）手术指征：①药物治疗无效，或出现药物不良反应，胃镜显示贲门中度松弛和轻度食管裂孔疝；②患者自愿接受套扎治疗；③有心肺功能障碍，不能耐受全麻手术者。

（2）手术过程：在胃镜镜身头端安装好套扎器，进镜后倒转胃镜镜头在齿状线下贲门位置环行套扎贲门黏膜，齿状线下第一个层面套扎 3~5 环，根据贲门松弛情况套扎，环绕贲门至少 3/4 周径，保留 His 角，甚或全周，然后在这个层面下方继续套扎 3 环，齿状线上套扎 1~2 环。每次共 5~10 个套扎环。

四、手术治疗

1. 腹腔镜下胃底折叠术　手术抗反流的效果在于降低酸暴露，恢复食管下括约肌的功能，增加胃排空速度和改善受损的食管蠕动功能，从而阻止胃十二指肠内容物反流，防止微吸入和迷走神经反射。

（1）手术方式：主要有 4 种。①Nissen 法（360°全胃底折叠术）：也称为“瓣膜成形术”，是用全胃底包绕食管下段一周，形成一个活瓣，是目前手术治疗 GERD 的金标准术式。此手术能消除食管裂孔疝，使贲门复位，“过度”纠正食管胃角，在括约肌处建立一个活瓣机制（图 2-28）。②Rossetti 法（改良 Nissen 法）：是用胃底的前壁折叠包裹食管下段。③Toupet 法（270°部分胃底折叠术）：是将胃底从食管贲门后方牵拉至食管右侧，包绕食管约 270°，即食管周径的 1/4 无胃底包绕（图 2-29）。④Dor 法（前部 180°胃底折叠术）：是将胃底从食管贲门前方牵拉至食管右侧，包绕食管前方（图 2-30）。

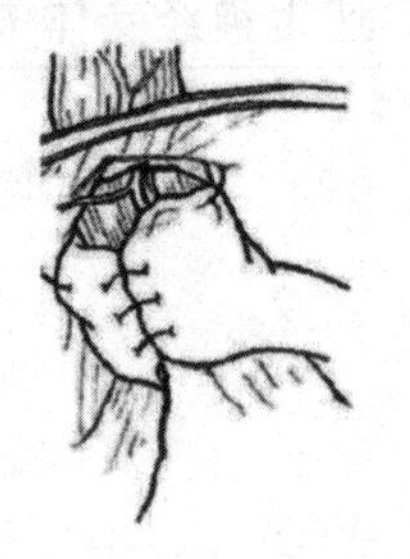
图 2-28 Nissen 胃底折叠术

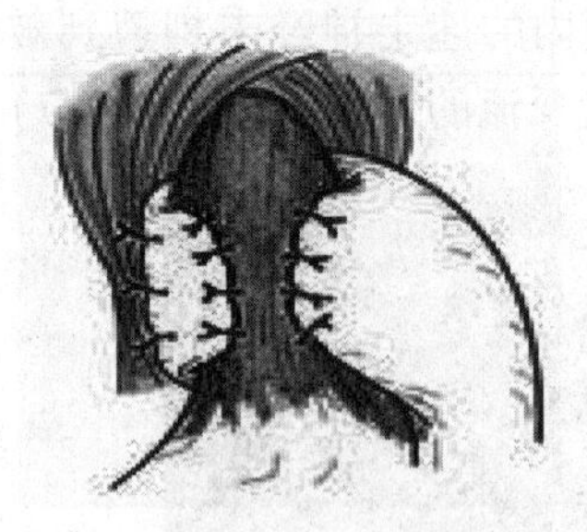
图 2-29 Toupet 折叠术

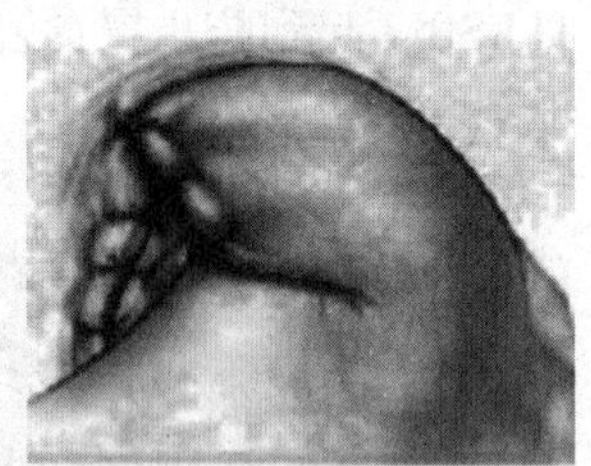
图 2-30 Dor 胃底折叠术

（2）手术指征：美国胃肠内镜外科医师协会（Society American Gastrointestinal Endoscopic Surgeons，SAGES）工作指南[14]中提到的手术指征包括以下 6 个方面。①药物治疗效果不佳或无效者；②不愿意长期维持用药者或出现药物不良反应者；③自愿接受外科治疗者；④伴有滑动性食管裂孔疝（Ⅰ型），疝囊直径>3 cm 者，食管旁型（Ⅱ型）、混合型（Ⅲ型）和巨大型（Ⅳ型）食管裂孔疝；⑤伴有 BE 或食管炎性狭窄的病例；⑥伴有哮喘、咳嗽等严重食管外表现者，或经 24 h 食管 pH 监测证实有重度酸反流者。

（3）手术过程：目前临床上以腹腔镜下 Nissen 全包绕胃底折叠术使用最为广泛。其手术过程为：全麻插管，患者取仰卧双下肢外展体位，头高脚低 30°，术者站于患者的两腿之间。建立气腹，气腹压力为 12～15 mmHg。一般需要在上腹部戳 2 个 1. 0 cm 和 3 个 0. 5 cm 孔置入相应大小的套管针（trocar）。第 1 个 1. 0 cm 孔位于脐与剑突中下 1/3 交界处，放入 30°内镜；第 2 个 1. 0 cm 孔位于左锁骨中线肋缘下 2 cm，为主操作孔，放入超声刀等主要操作器械；第 1 个 0. 5 cm 孔位于左腋前线肋缘下，放入无损伤抓钳等助手所用器械；第 2 个 0. 5 cm 孔位于右锁骨中线肋缘下，为主刀的次操作孔，放入抓钳或分离钳；第 3 个 0. 5 cm 孔位于剑突下，放入巴布科克（babcock）钳抓住食管裂孔上方筋膜托开肝脏，暴露裂孔位置。有食管裂孔疝者先将疝内容物复位，用超声刀逐段离断胃底与脾之间的网膜组织及胃短血管，游离切断胃膈和食管膈韧带，暴露左膈肌脚，用超声刀离断胃小弯侧网膜组织，游离右侧膈肌脚和食管前面腹膜；游离出食管长度约 6 cm，以制造食管后方间隙。用 2-0 丝线间断缝合两侧膈肌脚缩小食管裂孔，若裂孔直径>5 cm，则在裂孔表面放置食管裂孔疝修补补片，用 2-0 丝线将补片边缘缝合固定在膈肌脚上，将胃底自食管后方经右侧拉至食管前方，与食管左侧的胃壁缝合（用 2-0 丝线间断缝合 2～3 针，宽 1. 5 ～2. 0 cm，至少要有 2 针缝于食管肌层），形成 360°的宽松折叠无张力包绕食管下段全周。

自半个世纪前 Rudolf Nissen 开展第一例胃底折叠术以来，经不断的改进，胃底折叠术已成为治疗 GERD 的经典术式，并取得了十分满意的效果，它可以根除近 90% GERD 患者的泛酸和烧心[15,16]。近年来国内外对折叠术治疗 GERD 食管外症状也做了大量的临床研究，如 Hunter[17]报道 87 例 GERD 的食管外症状在行腹腔镜胃底折叠术后，有 76 例（87%）完全缓解或明显改善。笔者团队在对 268 例具有反流性哮喘患者行胃底折叠术，随访 1 年后，256 例（95. 5%）患者的症状有不同程度的缓解[18]。

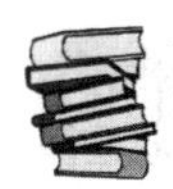

胃底折叠术后短暂的吞咽困难比较常见。此症与术后早期折叠部位水肿等有关，一般都能在2~6周自行缓解。如果吞咽困难较严重，明显影响进食或出现胸痛、呕吐等情况，则须进行内镜检查，内镜的镜身即能起到一定的扩张作用，多数能缓解梗阻症状。如仍无效，可考虑使用球囊或探条进行扩张。其他的并发症如腹胀、腹泻、轻度发热、皮下气肿及纵隔气肿，给予对症治疗观察一段时间后症状均能不同程度缓解。

然而，笔者团队在治疗GERD过程中发现胃底折叠术对胃酸分泌毫无影响。迷走神经能调节胃酸分泌及胃的蠕动，因而对胃酸分泌高者、有反流性呼吸道症状的患者，笔者团队提倡施行胃底折叠术合并高选择性迷走神经切断术，从而在修复贲门的基础上又消除了酸分泌。方法：主要是在腹腔镜下胃底折叠术基础上，用超声刀再在胃小弯鸭爪支上方紧贴胃壁小弯切断迷走神经前、后分支分布至胃底和胃体的分支，向上延伸至胃食管连接部。Bohmer等[19]对106例具有消化道症状的GERD患者施以开放式胃底折叠和高选择性迷走神经切断术，术后症状及测酸值均明显好转。但笔者团队对具有反流性呼吸道症状的患者实行腹腔镜高选择性迷走神经切断联合胃底折叠术，术后约80%患者明显好转。

2. 腹腔镜下食管裂孔疝修补+腹段食管延长+His角重建术　笔者团队在临床上发现，有的患者在术前就存在明显的胃排空障碍或者折叠后因改变局部的解剖结构出现胃排空障碍的症状，而使得术后抗反流效果不尽理想或者出现严重的并发症——气顶综合征，从而限制腹腔镜胃底折叠术的广泛应用。笔者团队认为，抗反流手术成功需要两个前提：①尽可能恢复抗反流屏障的功能；②尽可能最小地影响正常的胃排空功能或者要恢复受损的胃排空功能。于是他们创造了腹腔镜下食管裂孔疝修补+腹段食管延长+His角重建术（图2-31）。此术式抗反流的原理在于通过食管裂孔疝修补恢复正常的解剖结构（食管裂孔疝），通过腹段食管延长+His角重建这两种方式进行解剖结构的微调来弥补已经减弱的食管下括约肌的功能，增加胃排空速度和改善受损的食管蠕动功能，从而阻止胃十二指肠内容物反流。

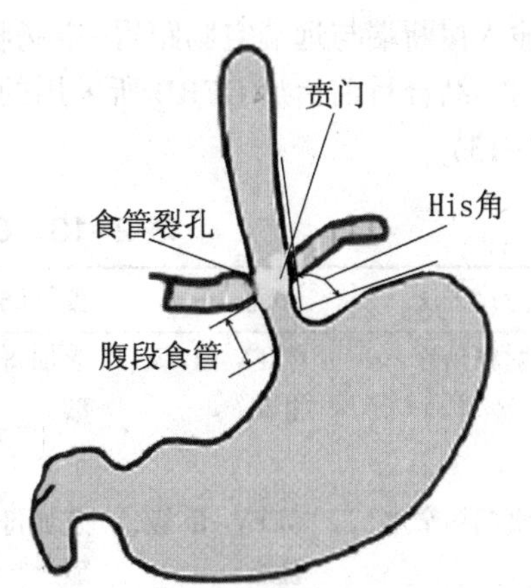

图2-31　食管裂孔疝修补+腹段食管延长+His角重建术

（1）手术指征：同“腹腔镜下胃底折叠术”。

（2）手术过程：腹腔镜下食管裂孔疝修补过程同“腹腔镜下胃底折叠术”。腹段食管延长+His角重建术的过程为：用无损伤抓钳夹持食管下段，用2-0丝线将胃底与左膈脚及食管下段左侧壁缝合固定，加强His角；在食管下段右侧缝合1针，将食管固定在右侧膈肌脚上，使腹段食管长度保持在4 cm以上。

我国是食管癌及胃十二指肠溃疡高发区，十二指肠胃内容物反流是食管胃部分切除食管胃吻合和胃大部切除胃空肠吻合术后常见问题，该反流可引起食管黏膜损伤和呼吸道吸入而导致严重的消化和呼吸道并发症。应用胃黏膜保护剂、促胃肠动力药及胆汁酸结合药物效果往往不佳，笔者团队提倡Roux-en-Y改道术（图2-32），均获得

了良好的抗反流疗效，术后反流症状及反流相关的呼吸道症状消失，并完全停用抗反流药物。手术方式主要包括三种。①食管下段切除胃食管吻合术后 Roux-en-Y 改道：游离十二指肠近端及胃窦。切割闭合器切除胃窦部；距 Treitz 悬韧带远侧 20 cm 切割闭合器切断空肠；远端空肠断端与残胃前壁吻合。近段空肠断端与远端空肠距胃-空肠吻合口 40 cm 处以切割闭合器侧侧吻合。②Billroth Ⅰ胃大部切除术后 Roux-en-Y 改道：于胃十二指肠吻合口近侧切开闭合器切断；距 Treitz 悬韧带远侧 20 cm 切割闭合器切断空肠；远端空肠断端与残胃前壁吻合；近段空肠断端与远端空肠距胃-空肠吻合口 40 cm 处以切割闭合器侧侧吻合。③Billroth Ⅱ胃大部切除术后 Roux-en-Y 改道：Treitz 悬韧带定位空肠输入襻，距胃空肠吻合口远侧 3 cm 切开闭合器切断空肠输入襻；空肠输入襻断端与远端空肠距胃-空肠吻合口 40 cm 处以切割闭合器侧侧吻合。

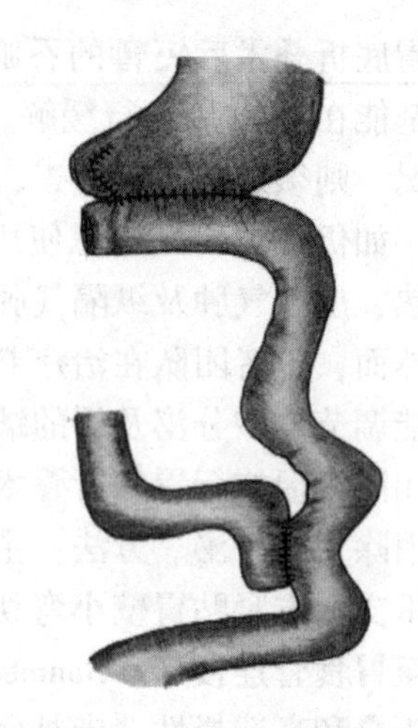

图 2-32　Roux-en-Y 改道术

结合目前治疗 GERD 所采用的技术手段，将各种微创治疗的适应证总结如下（表 2-13）。

表 2-13　GERD 微创治疗技术的适应证

治疗方法	胃镜	食管测压	测酸结果	临床表现	疗效（有效率）
射频治疗	GEFV Ⅰ级、Ⅱ级	芝加哥分类Ⅰ型	轻度反流	轻微消化道症状、任何食管外症状	消化道 85%、食管外 90%
贲门缩窄术	GEFV Ⅱ级、Ⅲ级	芝加哥分类Ⅱ型	轻中度反流	无要求	消化道 90%、食管外 90%
腹腔镜下新型抗反流术	GEFV Ⅲ级、Ⅳ级	芝加哥分类Ⅲ型	中重度反流	无要求	消化道 95%、食管外 90%

参考文献

[1] FACKLER W K, OURS T M, VAEZI M F, et al. Long-term effect of H_2RA therapy on nocturnal gastric acid breakthrough [J]. Gastroenterology, 2002, 122 (3): 625-632.

[2] CHO Y K, CHOI M G, HAN H W, et al. The effect of mosapride on esophageal motility and bolus transit in asymptomatic volunteers [J]. J Clin Gastroenterol, 2006, 40 (4): 286-292.

[3] SCARPELLINI E, VOS R, BLONDEAU K, et al. The effects of itopride on oesophageal motility and lower oesophageal sphincter function in man [J]. Aliment Pharmacol Ther,

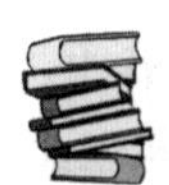

2011，33（1）：99-105.

[4] 汪忠镐，王利营，李震，等．肠系膜上动脉综合征引起十二指肠胃食管喉气管反流两例报道［J］．临床误诊误治杂志，2008，21（10）：1-4.

[5] OLBE L，LUNDELL L. Medical treatment of reflux esophagitis［J］. Hepatogastroenterology，1992，39（4）：322-324.

[6] MASTRONARDE J G，ANTHONISEN N R，CASTRO M，et al. Efficacy of esomeprazole for treatment of poorly controlled asthma［J］. N Engl J Med，2009，360（15）：1487-1499.

[7] COMPARE D，PICA L，ROCCO A，et al. Effects of longterm PPI treatment on producing bowel symptoms and SIBO［J］. Eur J Clin Invest，2011，41（4）：380-386.

[8] DIBAISE J K，BRAND R E，QUIGLEY E M. Endoluminal delivery of radiofrequency energy to the gastroesophageal junction in uncomplicated GERD：efficacy and potential mechanism of action［J］. Am J Gastroenterol，2002，97（4）：833-842.

[9] CIPOLLETTA L，ROTONDANO G，DUGHERA L，et al. Delivery of radiofrequency energy to the gastroesophageal junction（Stretta procedure）for the treatment of gastroesophageal reflux disease［J］. Surg Endosc，2005，19（6）：849-853.

[10] GAO X，WANG Z G，WU J M，et al. Radiofrequency treatment on respiratory symptoms due to gastroesophageal reflux disease［J］. Chin Med J（Engl），2011，124（7）：1006-1009.

[11] SCHWARTZ M P，WELLINK H，GOOSZEN H G，et al. Endoscopic gastroplication for the treatment of gastro-oesophageal reflux disease：a randomised，sham-controlled trial［J］. Gut，2007，56（1）：20-28.

[12] PLESKOW D，ROTHSTEIN R，LO S，et al. Endoscopic full-thickness plication for the treatment of GERD：12-months follow-up for the North American open-label trial［J］. Gastrointest Endosc，2005，61（6）：643-649.

[13] 李治仝，季锋，韩新巍，等．经口内镜下贲门缩窄术治疗胃食管反流病食管外症状的效果观察［J］．中华消化杂志，2019，39（6）：405-406.

[14] SMITH C D. SAGES clinical spotlight review：endoluminal treatments for gastroesophageal reflux disease（GERD）［J］. Surg Endosc，2013，27（8）：2658-2672.

[15] CHUTTANI R，SUD R，SACHDEY G，et al. A novel endoscopic full-thickness plicator for the treatment of GERD：a pilot study［J］. Gastrointest Endosc，2003，58（5）：770-776.

[16] DRAAISMA W A，RIJNHART-DE JONG H G，BROEDERS I A，et al. Five-year subjective and objective results of laparoscopic and conventional Nissen fundoplication［J］. Ann Surg，2006，244（1）：34-41.

[17] HUNTER J G，TRUS T L，BRANUM G D，et al. A physiologic approach to

laparoscopic fundoplication for gastroesophageal reflux disease [J]. Ann Surg, 1996, 223 (6): 673-685.

[18] 胡志伟，汪忠镐，吴继敏，等. 胃食管反流病合并食管裂孔疝及哮喘症状的腹腔镜外科治疗 [J]. 中华疝和腹壁外科杂志，2014，8 (5): 396-402.

[19] BOHMER R D, ROBERTS R H, UTLEY R J. Open Nissen fundoplication and highly selective vagotomy as a treatment for gastroesophageal reflux disease [J]. Aust N Z J Surg, 2000, 70 (1): 22-25.

第三章　胃食管反流病食管外综合征的研究进展

第一节　国外相关的临床和基础研究

一、胃食管反流与耳鼻喉科疾病

胃内容物经食管反流后首先累及咽喉部，反流可致咽喉部疾病，常见的有慢性咽炎，声带 Reink 水肿和息肉、溃疡、肉芽肿，咽喉、声门下狭窄及喉癌等。喉镜检查可发现杓间区充血、水肿、咽喉溃疡等[1]。1968 年，Cherry 等首次描述了伴有咽炎的胃食管反流病（GERD），3 例 GERD 患者存在咽喉部溃疡。此后，GERD 与咽喉部疾病的关系引起广泛的关注。2002 年，“咽喉反流疾病”这个名词正式被美国耳鼻咽喉头颈外科学会采用。Wong 等[2]调查表明，4%～10%的耳鼻咽喉科门诊患者与 GERD 相关，除咽喉炎外，尚有接触性溃疡、肉芽肿、喉气管狭窄、咽异物感、喉痉挛、喉癌及睡眠呼吸暂停综合征等。

（一）胃食管反流与咽喉炎

近 30 年来，对 GERD 与咽喉部疾病的研究表明，相当一部分咽喉部疾病是 GERD 的食管外表现，其中最常见的是咽喉炎。

胃食管反流引起咽喉炎的发病机制有以下两方面

1. 反流物直接刺激咽喉部黏膜引起组织损伤　食管下括约肌（LES）压力降低，使滞留在食管近端的胃内酸性内容物溢入咽部，直接刺激、损伤咽喉部所致。Shaker 等[3]采用三极（下咽部、近端食管、远端食管）喉—食管 pH 监测仪比较正常对照组与有后壁喉炎之 GERD 患者的反流情况，发现研究组中喉部胃酸反流明显，而且食管近端酸反流时间与远端酸反流时间比值明显增加。这些研究证实，患者咽喉症状与胃酸喉部反流密切相关。Ylitalo 等[4]监测了 26 例后部喉炎、17 例喉部正常但可疑 GERD 患者和 19 例健康人咽喉部的 pH 值，69.23%的后部喉炎患者有咽食管反流，而健康志愿者中只有 26.32%存在咽食管反流，提示胃酸-胃蛋白酶对咽喉黏膜的直接接触是引起此病的重要损伤因素。

2. 食管远端酸反流刺激管壁引起迷走神经反射而产生咽喉部不适[5]　咽喉、食管、胃、十二指肠均分布有迷走神经，炎症及疾病均可通过迷走神经反射引起咽喉部不适。

（二）胃食管反流与咽喉癌及癌前病变

多年来，GERD 被怀疑是咽喉部癌症的一个危险因素，但它们之间的联系尚缺乏确

凿的证据，目前仍缺乏前瞻性研究。Mercante 等[6]调查了 274 例口腔、咽部、喉部癌症，发现胃食管反流的发生率明显高于健康对照组，提示胃食管反流可能是上呼吸道、上消化道癌症的一个促进因素。Qadeer 等[7]报道，咽喉反流阳性的患者，经 PPI 治疗后咽喉部的癌前病变表现（如声带白斑）能得以改善甚至恢复正常，认为可防止喉癌前病变发展及减少喉癌的复发。Pignatari 等[8]研究显示，近端胃食管反流显著增加喉部乳头状瘤的复发率。

（三）胃食管反流与呼吸睡眠暂停

睡眠呼吸暂停患者常合并胃食管反流。Heinemann 等[9]研究证实，睡眠呼吸暂停患者约 70%有病理性胃食管反流。Kerr 等[10]研究表明，睡眠呼吸暂停患者中大的躯体活动、觉醒及吞咽在时间上与胃食管反流相关性最强。但至今两者之间究竟有无因果关系仍待阐明[11]。有研究认为，呼吸睡眠暂停可诱发和加重 GERD。Green 等[12]认为，睡眠呼吸暂停患者有较频繁的夜间胃食管反流症状，并与睡眠呼吸暂停严重程度相关，已证实睡眠呼吸暂停患者较健康人群有更多的反流事件及更长的食管 pH <4. 0 的持续时间；对睡眠呼吸暂停合并胃食管反流症状的患者进行正压通气治疗，治疗后反流症状明显改善，而对照组则无改善。

呼吸睡眠暂停对 GERD 的影响机制可能为：①在呼吸睡眠暂停疾病中，为了克服阻塞的上呼吸道，患者需连续吸气，不仅导致胸内压降低，而且还引起横膈压力上升，可引起胃内容物反流至食管，并减慢食管对反流物的清除，这些都会引起 GERD[13]。②在呼吸睡眠暂停中吞咽反射常常被削弱，暗示呼吸睡眠暂停可能会影响吞咽时吸气、呼气的转换，导致 GERD[14]。③呼吸睡眠暂停患者的夜间觉醒次数增加与睡眠效率的降低都可触发一过性食管下括约肌松弛（TLESR），引起 GERD[15]。④研究表明，仰卧位时会延长食管的清除率而致 GERD[16]。

胃食管反流亦可引起呼吸睡眠暂停。有研究[17]证明，胃食管反流可能是引起呼吸睡眠暂停的触发因素。Bortolotti[18]报道，呼吸睡眠暂停合并 GERD 的患者经过奥美拉唑治疗 6 周后，呼吸睡眠暂停的发作频率降低约 73%，提示胃食管反流可能是呼吸睡眠暂停的病因之一。胃食管反流可能通过以下两方面对呼吸睡眠暂停患者造成影响：①胃食管反流可引起气道痉挛，一定程度上加重呼吸睡眠暂停患者的呼吸暂停和缺氧程度[13]。②胃食管反流可引起反流性咽喉炎，导致局部组织充血水肿甚至肥厚，加重上呼吸道狭窄而引起或加重呼吸睡眠暂停[19]。

亦有研究认为，呼吸睡眠暂停患者的严重程度与夜间咽喉反流存在相关性[11]。Eskiizmir 和 Kezirian[20]提出了恶性循环假说，认为因对抗上气道阻塞而呼吸努力产生的胸腔内压超出了 LES 的正常工作压力，致使胃内容物（胃酸、胃蛋白酶等）反流入喉咽产生炎症反应，可通过以下两种途径影响呼吸睡眠暂停：①炎症引起的组织增生和肥厚直接导致上气道狭窄；②炎症导致的组织损伤和感觉损伤使维持上气道通畅的神经反射功能失常。

（四）胃食管反流与慢性鼻-鼻窦炎

Contencin[21]最早提出胃食管反流与慢性鼻-鼻窦炎有关，他是在对有胃酸反流症状儿童的鼻咽部 pH 监测中发现的。DiBaise 等[22]而后阐述了成人胃食管反流与慢性鼻-

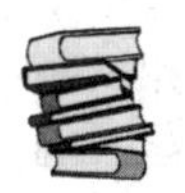

鼻窦炎间的联系，他在19例慢性鼻窦炎的病例中，发现了典型反流症状的存在及异常的食管pH值。随后的大样本研究[23]也发现了类似现象。在针对GERD的诊断性治疗对慢性鼻-鼻窦炎的影响研究中，Kleemann等[24]对79例鼻内镜手术术后症状无改善的研究，其中66例有GERD症状，60例患者在质子泵抑制剂治疗后鼻窦炎明显好转，据此推测，胃食管反流与慢性鼻-鼻窦炎之间确实存在着十分密切的联系。

胃食管反流引起慢性鼻-鼻窦炎的机制主要有以下两方面。

1. 反流物对鼻窦黏膜的直接损害　反流物中的胃酸、胆汁和胃蛋白酶等，导致黏膜炎症、水肿、黏液纤毛功能失调，最终导致鼻窦窦口阻塞和感染[25]。Phipps等[26]应用双通道pH记录仪监测慢性鼻-鼻窦炎儿童24 h食管和鼻咽的pH值。结果发现，63%（19/30）的患儿在食管记录到异常胃酸，其中6人同时在鼻咽部记录到异常胃酸。Ozmen等[27]对33例鼻内手术后的患者进行24 h双探头pH监测，并进行鼻灌流液胃蛋白酶含量的分析。结果发现，在慢性鼻-鼻窦炎患者中反流事件的发生率为88%(29/33)，明显高于对照组（11/20，55%）；而胃蛋白酶分析结果亦与监测结果一致，其敏感性和特异性分别为11%和92.5%。因此，鼻腔灌流液检测胃蛋白酶是一种无创的诊断慢性鼻窦炎患者中是否存在胃液反流的可行方法。

2. 胃食管反流致自主神经系统的高反应性　进一步导致鼻窦黏膜水肿，进而影响鼻窦引流并导致分泌物淤滞和继发性感染[28]。神经联系在鼻腔和鼻窦被适当地放大是在鼻炎患者中形成神经源性鼻窦炎症的基础。有研究[29]发现电刺激鼻腔的交感神经可以引起鼻腔气道阻力降低，而刺激副交感神经会引起鼻腔阻力的增加。Loehrl等[30]将慢性鼻窦炎、慢性鼻窦炎合并GERD的患者与年龄、性别均一致的对照组进行比较，发现慢性鼻窦炎组与慢性鼻窦炎合并GERD组患者的自主神经系统功能障碍明显多于对照组，而尤以慢性鼻窦炎合并GERD组明显，说明这与肾上腺素增多引起的胆碱能兴奋有关。

（五）胃食管反流与中耳炎

目前认为，胃食管反流导致中耳炎的可能机制为反流后胃酸的渗透作用、胆汁酸的毒性，尤其是胃蛋白酶的水解破坏造成的黏膜炎症，幽门螺杆菌也可能参与其中。当前研究的重点主要包括以下几个方面。

1. 胃蛋白酶和胃蛋白酶原　Tasker等[31]测定了65例已行鼓膜切开置管术的患儿中耳渗出液中的胃蛋白酶和胃蛋白酶原水平，结果显示59名患儿中耳渗液有胃蛋白酶和胃蛋白酶原存在，且胃蛋白酶的浓度高于血清中生理浓度的1 000倍，说明中耳渗液不是来源于血清漏出液。因此推测反流的胃内容物可能经鼻咽部从咽鼓管进入中耳并导致积液。O' Reilly等[32]检测了509例（893只耳样本）有中耳炎病史的鼓膜置管术患者与64例（74只耳样本）无中耳炎病史的耳蜗植入术患者的中耳渗出液中的胃蛋白酶或胃蛋白酶原含量，并将两者相互比较，结果显示研究组病例胃蛋白酶检测阳性率20%（耳样本阳性率14%）要显著高于对照组阳性率为1.4%（耳样本阳性率1.5%），证实胃蛋白酶是中耳炎发病的一个独立危险因素。此外，年龄在1岁以内患儿发生化脓性渗出及检出胃蛋白酶率较高。

2. 胆汁酸　Klokkenburg等[33]认为如果GERD导致中耳炎的发生，那么它不仅仅

可导致中耳中胃蛋白酶检测阳性，中耳积液中也可检测出其他种类的反流物。他们通过中耳置管术收集了 38 例患儿的 63 份中耳渗出液样品（大多数样品已被蛋白稀释），检测其中的胆汁酸，同时抽取患儿血液样品并测定其中胆汁酸浓度作为参照。结果发现 32%（20/63）的样品及 42%（16/38）的患儿检测结果为阳性；有 12 份溶解良好的中耳渗出液样品的胆汁酸浓度为 5.9~40.9 mol/L，与血清浓度相比呈 3.1~19.7 倍增高；有 4 份血清样品未检测出胆汁酸，故认为胆汁酸存在于一部分中耳炎患儿的中耳积液中；考虑到存在样品稀释现象，可能实际存在胆汁酸的比例比上述检测结果更多，而胆汁酸可能较胃蛋白酶对中耳危害性更大，并参与中耳炎的形成与进展。

3. 胃酸　Abd-Ei-Fattah 等[34]证实中耳分泌物中胃蛋白酶和胃蛋白酶原浓度与 pH 监控仪监测到的酸反流次数呈显著正相关，同时指出控制咽喉部酸反流是成功治疗儿童分泌性中耳炎的重要部分。Keles[35]等搜集了 25 名慢性中耳炎患儿作为实验组，12 名健康儿童作为对照组，均使用对偶电极进行 24 h 食管 pH 监测，结果发现实验组咽部及胃食管反流率分别为 48%及 64%，而对照组分别为 8.3%及 25%，两者之间存在显著性差异。这意味着咽部及食管反流机制可能在中耳炎的发病机制中意义重大。

4. 幽门螺杆菌　Karlidag 等[36]研究了幽门螺杆菌在腺样体及中耳渗出液中的存在情况，并将中耳炎患者的结果与患腺样体肥大不伴中耳炎的患者相比较。所有病例均给予适当的外科处理，如鼓膜切开术、置管术和（或）腺样体切除术。采集标本后提取 DNA，扩增幽门螺杆菌 23 S 核糖体 RNA 基因，并进行反转录聚合酶链反应（reverse transcription polymerase chain reaction，PT-PCR）检测，结果显示在实验组 18 个病例取得的 34 份渗出液样品中，12 个病例（67%）、16 份样品（47%）检测结果为阳性；对照组中仅有 1 个病例的腺样体组织中存在阳性反应，故得出结论：中耳炎患儿的中耳中存在幽门螺杆菌。幽门螺杆菌参与了中耳炎的发病机制，且腺样体中不能蓄积幽门螺杆菌。

（六）胃食管反流与喉痉挛

Poelmans 等[25]对 35 例有阵发性喉痉挛（laryngospasm，LS）但声带活动度健全的成年患者进行前瞻性研究，检查这些患者是否同时存在胃食管反流病。其中有 19 例患者自诉为频发 LS（发作超过 3 次/周）（freguent LS，FLS），另外 16 例为偶发 LS（occasional LS，OLS）。所有的患者均接受了全面的耳鼻喉科检查、胃镜检查、24 h 双通道食管 pH 监测及食管测压。此外，1 个 LS 患者亚组还接受了动态十二指肠胃食管反流（duodenogastroesophageal reflux，DGER）监测。LS 每日发作的患者，在 pH 监控期间，使用症状标记提示每次 LS 发作。所有的 FLS 患者以及 14 例 OLS 患者（87%）诊断为 GERD。只有 10 例患者（29%）曾有烧心和（或）反胃症状。与 OLS 患者相比，FLS 患者通常患有更严重的 GERD，表现为：食管裂孔疝发病率较高，远端和近端食管酸暴露时间较长，以及更高的 DGER 值。在 6 例 FLS 患者中，21 次 LS 发作（91%）与酸反流同时发生，提示 LS 与胃食管反流之间的相关性。通过抗反流治疗（奥美拉唑 20 mg/次，2 次/d 或兰索拉唑 30 mg/次，1 次/d，并调整生活方式），所有患者的 LS 发作均在 6 周内停止。本研究证明了胃食管反流在 LS 发病中的作用及抗反流治疗的有效性，并进一步提出声带活动度健全的成年患者的 LS 可以作为胃食管反流

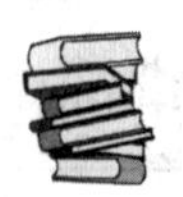

典型的上段食管征象。Maceri 等[37]报道 8 例与 GERD 有关的喉痉挛和晕厥患者，其中 6 例在喉痉挛加重时，出现危及生命的晕厥，PPI 治疗有效。可见，喉痉挛是重度 GERD 的一个不典型表现。

二、胃食管反流与口腔疾病

胃食管反流与口腔疾病的关系在国外文献有少量报道。GERD 的口腔表现多种多样，牙侵蚀被认为是最主要的口腔表现，其他如唾液流率和唾液缓冲能力的改变、味觉的改变、口腔黏膜的损害等也被报道过。Howden[38]在 1971 年最早提出胃液反流可能导致牙侵蚀。

各种资料报道 GERD 病患者牙侵蚀的患病率差别较大，多数认为在 20% ~40%，有些学者甚至认为高达 65%[39]。胃食管反流发生时，大部分反流物会通过食管蠕动收缩得以及时清除，剩余物由唾液缓慢中和。当唾液中的钙、磷离子处于非饱和状态且口腔唾液的 pH< 5. 5 时，釉质中的羟磷灰石晶体会被溶解、脱矿并最终造成牙结构的破坏[38]。若口腔的 pH>5. 5，唾液中富含钙离子和磷酸盐，牙体硬组织将被再矿化。另外，唾液的缓冲能力和流速也对牙侵蚀的发生起着至关重要的作用。GERD 患者的唾液缓冲能力的下降降低了其直接清除和刺激食管蠕动的能力，从而增加了酸在口腔内与牙接触的时间，就有发生牙侵蚀的可能。Eckley 等[40]在试验中证实：胃食管反流患者的唾液 pH 值、唾液缓冲能力相对于对照组有所降低。

三、胃食管反流与呼吸系统疾病

研究发现，GERD 是肺部疾病的发病因素之一。许多呼吸道的症状和疾病，如慢性咳嗽、支气管炎、慢性阻塞性肺病、支气管哮喘、阻塞性睡眠呼吸暂停综合征、反复发作的肺炎、支气管扩张、肺纤维化等都与 GERD 相关。2006 年 GERD 蒙特利尔国际共识意见的最新定义[17]将 GERD 的呼吸道症状归纳为食管外综合征，包括确立与胃食管反流相关的反流性咳嗽综合征、反流性哮喘综合征。

（一）胃食管反流与慢性咳嗽

临床上常将咳嗽作为唯一症状或主要症状、咳嗽时间超过 8 周、X 线胸片无明显异常者称为不明原因慢性咳嗽（简称慢性咳嗽）。国外研究表明，引发慢性咳嗽的前三位病因分别是鼻后滴漏综合征、支气管哮喘（常为咳嗽变异型哮喘）、胃食管反流，其中胃食管反流占 20%~30%[41]，称之为胃食管反流性咳嗽（gastroesophageal reflux cough，GERC）。在 GERC 中，部分患者除咳嗽外没有其他任何临床表现[42]。目前认为胃食管反流诱发或加重慢性咳嗽的机制是：①胃反流发生时，反流物刺激食管下段的迷走神经末梢，引起气管、支气管咳嗽反射[43]。②反流物被误吸入气管，直接刺激气管黏膜导致咳嗽[44]。

但要确诊慢性咳嗽由胃食管反流所致比较困难，因大部分患者并不具有烧心、泛酸等典型反流症状，且内镜下反流性食管炎的阳性率较低，24 h 食管 pH 监测被认为是诊断 GERC 的金标准[45]。该检查不仅可检测到食管内酸反流的情况，还能通过症状指数在反流与咳嗽之间构建联系的桥梁[46]，从而判断咳嗽发生与反流的关系。国外有学者对 GERC 的临床特征进行了研究，Irwin 等[47]发现，GERC 者直立位、清醒状态下更容易反流。Freidin 等[48]的研究发现，直立位的反流次数、pH<4 的总百分时间明显高于卧位。24 h 食管 pH 监测只是针对胃食管反流的检查，只能证实有无胃食管反流，并不能证明咳嗽为胃食管反流引起。有学者试图通过气道分泌物的检测来诊断 GERC，发现 GERC 患者的支气管肺泡灌洗液中肥大细胞、淋巴细胞及中性粒细胞增高[49]。Jatakanon 等[50]研究发现，非哮喘性慢性咳嗽患者的诱导痰中性粒细胞增高达1 倍以上。在没有检查设备或患者拒绝检查的情况下，排除哮喘、鼻后滴漏综合征等常见原因后，可试用 PPI 做诊断性治疗。研究表明，使用 PPI（奥美拉唑 40 mg/次，2 次/d）2 周可使咳嗽症状缓解[51]。非对照研究显示，药物治疗无效的患者采取抗反流手术治疗后 80%以上患者有显著效果。Irwin[43]对 8 例药物疗效不佳的患者行胃底折叠术，咳嗽症状显著缓解。

（二）胃食管反流与支气管哮喘

早在 19 世纪初，Osler 就正式提出胃食管反流与哮喘有关，近年来，两者关系的研究取得了较大进展。哮喘是近年来被认为是受胃食管反流影响较大的疾病之一，Havemann 等[52]发现，59.2%（30% ~90%）的哮喘患者有反流症状，哮喘患者发生胃食管反流症状的风险是健康对照者的 1.8 倍。

很多专家认为 GERD 是诱发和加重哮喘的可能因素之一，而哮喘也可致 GERD，两者的因果关系尚无定论。胃食管反流导致支气管哮喘的机制如下。

1. 迷走神经介导的反射　气管与食管均起源中胚层，远端的食管是由胚胎时期的肺芽发育而来，所以两者具有共同的神经通路，均由迷走神经支配[53]。远端食管酸化时，酸刺激食管的化学感受器触发迷走神经反射，引起支气管收缩[54]。Field 等[55]分析了 312 例哮喘患者的资料后发现，当有胃食管反流症状时，FEV_1、呼气流量峰值（PEF）和气道阻力变化分别为 3%，35%和 42%，这些变化通常可部分被阿托品阻断。可见迷走神经介导的反射在胃食管反流导致哮喘过程中起着主要的作用。

2. 支气管高反应性　食管内酸可以增强支气管对刺激物的高反应性。Tuchman 等[56]在猫实验中观察到 10 mL 酸在食管内使总肺阻力增加 1.5 倍。在对人体的研究结果显示，食管内酸可以使哮喘患者 PEF 下降 8 L/min[57]。Wu 等[58]将 7 例自愿受试的哮喘患者分别用 0.1%的盐酸和生理盐水进行食管内灌注，然后用乙酰胆碱诱发哮喘导致呼吸功能的改变来评价气道的反应性，结果发现，盐酸灌注组使 FEV_1 下降 35%的乙酰胆碱浓度明显低于生理盐水灌注组。

3. 气道微吸入　胃内容物反流微量吸入气道可直接刺激呼吸道黏膜产生炎症，引起咳嗽、哮喘[59]。动物实验证实，气管酸化导致的呼吸道阻力增加较食管酸化高数倍。有学者[60]在成体动物猫观察到，食管内 10 mL 的酸可以引起总肺阻力增加 1.5 倍，而气管内 0.5 mL 的酸可以使总肺阻力增加 5 倍。

哮喘也可导致胃食管反流发生。哮喘发作时气道阻塞会增加胸腔内的负压，从而增加横膈的压力梯度，易发生食管反流；气道阻塞又可使膈肌变平，减弱其抗反流能力；应用茶碱类药物治疗哮喘患者时可增加胃酸分泌并降低 LES 压力，诱发患者出现反流或使反流症状加重。Ekstrom[61]等发现，经茶碱治疗后，反流时间增加了 24%，反

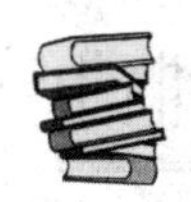

流症状增加了3倍。同样，系统应用 β_2 肾上腺素能受体激动剂也能降低LES压力，但在非哮喘患者中却没有显示这种作用。哮喘患者常同时伴有迷走神经高反应性的自主调节障碍，这种自主调节障碍导致LES压力降低和频发短暂的LES松弛，从而引起反流发生。

（三）胃食管反流与肺炎

国外研究多数认为胃食管反流可通过气道吸入引起肺炎。Kumar[62]对41例反复肺炎发作的患者研究发现，12例为胃食管反流引起的吸入性肺炎。Abdel-Gawad[63]对24例呼吸机相关性肺炎的患者研究发现，全部患者存在胃食管反流，其中50%为碱反流，12.5%为酸反流，37.5%为混合性反流，酸反流与患者死亡明显相关。胃食管反流引起肺炎的机制包括：①迷走神经介导的反射[43]；②气道微吸入[44]。

（四）胃食管反流与慢性支气管炎、慢性阻塞性肺病

国外多项研究证实慢性支气管炎、慢性阻塞性肺病患者中胃食管反流的患病率较正常人群明显升高。Roka[64]对299例GERD受试者行上消化道内镜检查、24 h食管pH监控和症状分析，发现19%（56/299）的患者出现慢性呼吸道症状或疾病，其中慢性支气管炎为21%（12/56）。Niklasson等[65]关于胃食管反流与慢性阻塞性肺病相关性的研究发现，62%的慢性阻塞性肺病患者有胃食管反流，24 h食管pH监测发现伴酸反流的慢性阻塞性肺病患者肺活量明显下降，提示慢性阻塞性肺病与胃食管反流密切相关。胃食管反流引起慢性支气管炎、慢性阻塞性肺病的机制包括：①迷走神经介导的反射[43]；②气道微吸入[44]。

（五）胃食管反流与支气管扩张

国外多项研究证实支气管扩张与胃食管反流存在密切的联系。Koh[66]发现58例支气管扩张患者中15例存在胃食管反流，15例中只有4例存在反流症状，合并胃食管反流的支气管扩张和支气管炎程度较不合并胃食管反流的明显增高。提示胃食管反流可能是引起或加重支气管扩张的一个因素。一多中心荟萃研究[67]发现抑酸治疗后支气管扩张患者症状得到明显改善，证实支气管扩张与胃食管反流相关。胃食管反流引起支气管扩张的机制尚不清楚，可能与胃食管反流造成的支气管慢性炎症有关。

（六）胃食管反流与肺纤维化

大量临床和动物实验研究显示，胃酸可能是肺纤维化的一种病因性的有害物质。1976年，Mays等[68]第一次报道了临床上GERD与肺纤维化的相关性。他将131例肺纤维化患者中有X线影像证据但是未找到常见发病依据的48例患者作为研究组，用上胃肠道摄影术来确定患者中胃食管反流的发生率。结果发现研究组中GERD发生率超过54%，而在270名年龄与生理条件相仿的正常对照组中GERD发生率只有8.5%。由此Mays推断肺纤维化可能与GERD有关。Raghu[69]进行了类似的研究，他对65例肺纤维化患者进行24 h食管pH监测和食管压力测定，证实异常酸反流的发生率为87%，其中76%有异常的远端食管酸暴露，63%有异常的近端食管酸暴露，但其中只有47%的患者有典型的反流症状，19例患者在进行24 h食管pH监测同时接受标准剂量的PPI治疗，其中12例仍有食管异常的酸暴露。此外，他还发现，肺纤维化的严重度与反流的严重度之间无关联。异常的酸反流在肺纤维化患者中发生率很高，且临床表现隐匿，但目

前尚缺乏有力的证据证实二者之间的病因学联系。胃食管反流导致肺纤维化的机制尚不清楚，可能与气道酸吸入或迷走神经反射引起的气道炎症有关。

四、胃食管反流与循环系统疾病

（一）胃食管反流与冠心病

胸痛是临床常见症状，尤多见于冠心病患者，但很多以胸痛为主诉入院的患者最后却发现没有冠状动脉疾病。有报道显示，以急性胸痛急诊就诊的患者，81%~86%最后诊断是非心源性胸痛，即有心绞痛类似疼痛但检查结果均未显示冠状动脉病变[70]。非心源性胸痛包括胸壁病变、呼吸系统疾病、食管疾病、胸腺疾病、纵隔疾病及肩关节及其周围组织疾病，腹部脏器疾病等多种原因。食管疾病是常见的引起非心源性胸痛的病因，而GERD在食管疾病中发病率最高，并且比其他食管病更易引起胸痛，而成为非心源性胸痛最主要病因。胃食管反流引起的胸痛，多表现为胸骨后或剑突下疼痛，严重时可放射至后背、肩部及颈部，酷似心绞痛，容易误诊为冠心病。误诊的原因主要是因为心脏和食管存在相同的痛觉传入神经——迷走神经，且丘脑的腹尾核被认为是接收这两者并引起胸痛的相同区域[71]。

胃食管反流与冠心病的关系非常密切，两者的关系表现为以下几个方面。

1. 胃食管反流能引起冠心病的胸痛发作　Bortolotti等[72]对18例冠心病患者监测食管pH值，发现78%的患者有病理性酸反流。Lux等[73]对有胸痛发作的冠心病患者，监测食管24 h pH值和心电图，26%的胸痛发作与异常食管的反流相关，且40%的患者中食管异常与心电图ST段改变相关。Meth等[74]的研究也显示，24例冠心病患者中，38%的有病理性酸反流，50%的胸痛发作与反流相关，8%的胃食管反流伴有心电图ST段的改变。综合以上研究，胃食管反流不仅是引起非心源性胸痛的原因，也可以引起冠心病患者的胸痛发作。质子泵抑制剂等抑酸药物能很好地控制胃食管反流，从而可能减少冠心病患者中因反流引起的胸痛的次数和程度。

2. 胃食管反流引起冠心病患者冠状动脉血流动力学改变　Chauhan等[75,76]监测食管24 h pH值和冠状动脉血流发现，在心脏X综合征的患者和冠脉造影确诊为冠心病的患者中，心肌血流在酸刺激食管后有明显降低。Chauhan等[76]还发现心肌血流的这种改变不会出现在心脏移植的患者中，因心脏移植术切断了迷走神经，阻断了迷走神经介导的心食管反射，进一步证明了心食管反射的存在和反流通过神经反射影响心肌血流。

（二）胃食管反流与心律失常

医学界最早发现与消化道有关的心律失常为吞咽性心律失常，即吞咽时出现的心律失常，目前认为部分与食管疾病有关，绝大多数因胃镜和上消化道造影未见异常，推测与食管无关。有研究发现[77]吞咽食品时食管内温度的迅速上升或下降，可直接诱发心房的自律性增高。Suarez[78]报告他们采用食管气囊充气膨胀做激发实验，发现食管内相当广泛的部位均可引起心律失常，用机械方法刺激食管壁的任何部位亦出现相同现象。Shimazu[79]发现心房颤动与胃食管反流明显相关。因为食管和心脏解剖上的相关性，使两者相互影响，其中主要的机制之一是心食管反射。迷走神经同时支配心脏

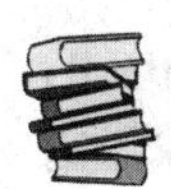

和食管的内脏感觉及内脏运动，食管的机械刺激和化学刺激通过迷走神经反射，影响心脏的各种生理参数。

参考文献

[1] NOORDZIJ J P, KHIDR A, DESPER E, et al. Correlation of pH probe-measured laryngopharyngeal reflux with symptoms and signs of reflux laryngitis [J]. Laryngoscope, 2002, 112 (12): 2192-2195.

[2] WONG R K, HANSON D G, WARING P J, et al. ENT manifestations of gastroesophageal reflux [J]. Am J Gastroenterol, 2000, 95 (suppl 8): S15-22.

[3] SHAKER R, MILBRATH M, REN J, et al. Esophagopharyngeal distribution of refluxed gastric acid in patients with reflux laryngitis [J]. Gastroenterology, 1995, 109 (5): 1575-1582.

[4] YLITALO R, LINDESTAD P A, RAMEL S. Symptoms, laryngeal findings, and 24-hour pH monitoring in patients with suspected gastroesophago-pharyngeal reflux [J]. Laryngoscope, 2001, 111 (10): 1735-1741.

[5] AKMAN C, RIVIELLO J J, MADSEN J R, et al. Pharyngeal dysesthesia in refractory complex partial epilepsy: new seizure or adverse effect of vagal nerve stimulation? [J] Epilepsia, 2003, 44 (6): 855-857.

[6] MERCANTE G, BACCIU A, FERRI T, et al. Gastroesophageal reflux as a possible co-promoting factor in the development of the squamous-cell carcinoma of the oral cavity, of the larynx and of the pharynx [J]. Acta Otorhinolaryngol Belg, 2003, 57 (2): 113-117.

[7] QADEER M A, LOPEZ R, WOOD B G, et al. Does acid suppressive therapy reduce the risk of laryngeal cancer recurrence? [J]. Laryngoscope, 2005, 115 (10): 1877-1881.

[8] PIGNATARI S S, LIRIANO R Y, AVELINO M A, et al. Gastroesophageal reflux in patients with recurrent laryngeal papillomatosis [J]. Braz J Otorhinolaryngol, 2007, 73 (2): 210-214.

[9] HEINEMANN S, GRAF K I, KARAUS M, et al. Ocurrence of obstructive sleep related respiratory disorder in conjunction with gastroesophageal reflux [J]. Pneumologie, 1995, 49 (Supp 1): 139-141.

[10] KERR P, SHOENUT J P, MITLAR T, et al. Nasal CPAP reduces gastroesophageal reflux in obstruction sleep apnea syndrome [J]. Chest, 1992, 101 (6): 1539-1544.

[11] SUZUKI M, SAIGUSA H, KUROGI R, et al. Arousals in obstructive sleep apnea patients with laryngopharyngeal and gastroesophageal reflux [J]. Sleep Med, 2010, 11 (4): 356-360.

[12] Green B T, Broughton W A, O'Connor J B. Marked improvement in nocturnal

gastroesophageal reflux in a large cohort of patients with obstructive sleep apnea treated with continuous positive airway pressure [J]. Arch Intern Med, 2003, 163 (1): 41-45.

[13] SAMELSON C F. Gastroesophageal reflux and obstructive sleep apnea [J]. Sleep, 1989, 12 (5): 475-476.

[14] Stein M R. Advances in the approach to gastroesophageal reflux (GER) and asthma [J]. J Asthma, 1999, 36 (4): 309-314.

[15] DEMETER P, PAP A. The relationship between gastroesophageal reflux disease and obstructive sleep apnea [J]. J Gastmenterol, 2004, 39 (9): 815-820.

[16] PENZEL T, BECKER H F, BRANDENBURG U, et al. Arousal in patients with gastro-oesophageal reflux and sleep apnoea [J]. Eur Respir J, 1999, 14 (6): 1266-1270.

[17] VAKIL N, VAN ZANTEN SV, KAHRILAS P, et al. The Montreal definition and classification of gastroesophageal reflux disease: a global evidence-based consensus [J]. Am J Gastroenterol, 2006, 101 (8): 1900-1920.

[18] BORTOLOTTI M, GENTILINI L, MORSELLI C, et al. Obstructive sleep apnoea is improved by a prolonged treatment of gastrooesophageal reflux with omeprazole [J]. Dig Liver Dis, 2006, 38 (2): 78-81.

[19] MIZUTA Y, TAKESHIMA F, SHIKUWA S. Is there a specific linkage between obstructive sleep apnea syndrome and gastroesophageal reflux disease? [J]. Digestive Endoscopy, 2006, 18 (2): 88-97.

[20] ESKIIZMIR G, KEZIRIAN E. Is there a vicious cycle between obstructive sleep apnea and laryngopharyngeal reflux disease? [J]. Med Hypotheses, 2009, 73 (5): 706-708.

[21] CONTENCIN P, NARCY P. Nasopharyngeal pH monitoring in infants and children with chronic rhinopharyngitis [J]. Int J Pediatr Otorhinolaryngol, 1991, 22 (3): 249-256.

[22] DIBAISE J K, HUERTER J V, QUIGLEY E M. Sinusitis and gastroesophageal reflux disease [J]. Ann Intern Med, 1998, 129 (12): 1078.

[23] EL-SERAG H B, GILGER M, KUEBELER M, et al. Extraesophageal associations of gastroesophageal reflux disease in children without neurological defects [J]. Gastroenterology, 2001, 121 (6): 1294-1299.

[24] KLEEMANN D, NOFZ S, PLANK I, et al. Prolonged healing process after endonasal nasal sinus surgery. Gastroe-sophageal reflux as a cause? [J].HNO, 2005, 53 (4): 333-336.

[25] POELMANS J, TACK J. Extraoesophageal manifestations of gastro oesophageal reflux [J]. Gut, 2005, 54 (10): 1492-1499.

[26] PHIPPS C D, WOOD W E, GIBSON W S, et al. Gastroesophageal reflux contributing

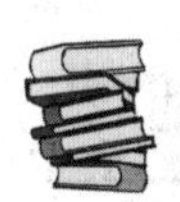

to chronic sinus disease in children: a prospective analysis [J]. Arch Otolaryngol Head Neck Surg, 2000, 126 (7): 831-836.

[27] OZMEN S, YUCEL O T, SINICI I, et al. Nasal pepsin assay and pH monitoring in chronic rhinosinusitis [J]. Laryngoscope, 2008, 118 (5): 890-894.

[28] LAL D, COREY J P. Vasomotor rhinitis update [J]. Curr Opin Otolaryngol Head Neck Surg, 2004, 12 (3): 243-247.

[29] WILDE A D, COOK J A, JONES A S. The nasal response to isometric exercise in non-eosinophilic intrinsic rhinitis [J]. Clin Otolaryngol Allied Sci, 1996, 21 (1): 84-86.

[30] LOEHRL T A, SMITH T L, DARLING R J, et al. Autonomic dysfunction, vasomotor rhinitis, and extraesophageal manifestations of gastroesophageal reflux [J]. Otolaryngol Head Neck Surg, 2002, 126 (4): 382-387.

[31] TASKER A, DETTMAR P W, PANETTI M, et al. Is gastric reflux a cause of otitis media with effusion in children? [J]. Laryngoscope, 2002, 112 (11): 1930-1934.

[32] O'REILLY R C, HE Z, BLOEDON E, et al. The role of extraesophageal reflux in otitis media in infants and children [J]. Laryngoscope, 2008, 118 (suppl 116): 1-9.

[33] KLOKKENBURG J J, HOEVE H L, FRANCKE J, et al. Bile acids identified in middle ear effusions of children with otitis media with effusion [J]. Laryngoscope, 2009, 119 (2): 396-400.

[34] ABD-EI-FATTAH A M, ABDUL MAKSOUD G A, RAMADAN AS, et al. Pepsin assay: a marker for reflux in pediatric glue ear [J]. Otolaryngol Head Neck Surg, 2007, 136 (3): 464-470.

[35] KELES B, OZTURK K, GUNEL E, et al. Pharyngeal reflux in children with chronic otitis media with effusion [J]. Acta Otolaryngol, 2004, 124 (10): 1178-1181.

[36] KARLIDAG T, BULUT Y, KELES E, et al. Detection of Helicobacter pylori in children with otitis media with effusion: a preliminary report [J]. Laryngoscope, 2005, 115 (7): 1262-1265.

[37] MACERI D R, ZIM S. Laryngospasm: an atypical manifestation of severe gastroesophageal reflux disease (GERD) [J]. Laryngoscope, 2001, 111 (11 Pt 1): 1976-1979.

[38] HOWDEN G F. Erosion as the presenting symptom in hiatushernia [J]. Br Dent J, 1971, 131 (10): 455-456.

[39] CENGIZ S, CENGIZ M I, SARAC Y S. Dental erosion caused by gastroesophageal reflux disease: A case report [J]. Cases J, 2009, 2: 8018.

[40] ECKLEY C A, COSTA H O. Comparative study of salivary pH and volume in adults with chronic laryngopharyngitis by gastroesophageal reflux disease before and after treatment [J]. Braz J Otorhinolaryngol, 2006, 72 (1): 55-60.

[41] IRWIN R S, MADISON J M. The diagnosis and treatment of cough [J]. N Engl J

Med, 2000, 343 (23): 1715-1721.

[42] PRATTER M R. Overview of common causes of chronic cough: ACCP evidence-based clinical practice guidelines [J]. Chest, 2006, 129 (Suppl 1): 59S-62S.

[43] IRWIN R S. Chronic cough due to gastroesophageal reflux disease: ACCP evidence-based clinical practice guidelines [J]. Chest, 2006, 129 (Suppl 1): 80S-94S.

[44] GALMICHE J P, ZERBIB F, Bruley des Varannes S. Review article: respiratory manifestations of gastroesophageal reflux disease [J]. Aliment Pharmacol Ther, 2008, 27 (6): 449-464.

[45] SMITH J, WOODCOCK A, HOUGHTON L. New developments in reflux associated cough [J]. Lung, 2010, 188 (Suppl 1): S81-86.

[46] KIM G H. How to interpret ambulatory 24 hr esophageal pH monitoring [J]. J Neurogastroenterol Motil, 2010, 16 (2): 207-210.

[47] IRWIN R S, ZAWACKI J K, CURLEY F J, et al. Chronic cough as the sole presenting manifestation of gastroesophageal reflux [J]. Am Rev Respir Dis, 1989, 140 (5): 1294-1300.

[48] FREIDIN N, MITTAL R K, MCCALLUM RW. Does body posture affect the incidence and mechanism of gastro-oesophageal reflux? [J]. Gut, 1991, 32 (2): 133-136.

[49] LEE S Y, CHO J Y, SHIM J J, et al. Airway in flammation as an assessment of chronic nonproductive cough [J]. Chest, 2001, 120 (4): 1114- 1120.

[50] JATAKANON A, LALLOO U G, LIM S, et al. Increased neu trophils and cytokines, TNF-alpha and IL-8, in induced sputum of non-asthmatic patients with chronic dry cough [J]. Thorax, 1999, 54 (3): 234-237.

[51] OURS T M, KAVURU M S, SCHILZ R J, et al. A prospective evaluation of esophageal testing and a double-blind, randomized study of omeprazole in a diagnostic and thera peutic algorithm for chronic cough [J]. Am J Gastroenterol, 1999, 94 (11): 3131-3138.

[52] HAVEMANN B D, HENDERSON C A, EL-SERAG H B. The association between gastro-oesophageal reflux disease and asthma: a systematic review [J]. Gut, 2007, 56 (12): 1654-1664.

[53] CRISERA C A, CONNELLY P R, MARMUREANU A R, et al. TNF-1 and HNF-3β in the developing tracheoesophageal fistula: further evidence for the respiratory origin of the distal esophagus [J]. J Pediatr Surg, 1999, 34 (9): 1322-1326.

[54] HARDING S M, SONTAG S J. Asthma and gastroesophageal reflux [J]. Am J Gastroenterol, 2000, 95 (Suppl 8): S23-32.

[55] FIELD S K. A critical review of the studies of the effects of simulated or real gastroesophageal reflux on pulmonary function in asthmatic adults [J]. Chest, 1999, 115 (3): 848-856.

[56] TUCHMAN D N, BOYLE J T, PACK A I, et al. Comparison of airway responses

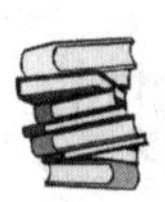

following tracheal or esophageal acidification in the cat [J]. Gastroenterology, 1984, 87 (4): 872-881.
[57] JACK C I, CALVERLEY P M, DONNELLY R J, et al. Simultaneous tracheal and oesophageal pH measurements in asthmatic patients with gastro-oesophageal reflux [J]. Thorax, 1995, 50 (2): 201-204.
[58] WU D N, TANIFUJI Y, KOBAYASHI H, et al. Effects of esophageal acid perfusion on airway hyperresponsiveness in patients with bronchial asthma [J]. Chest, 2000, 118 (6): 1553-1556.
[59] LEE S D, KEUM B, CHUN H J, et al. How is the autonomic nerve function different between gastroesophageal reflux disease alone and gastroesophageal reflux disease with diabetes mellitus neuropathy? [J]. J Neurogastroenterol Motil, 2011, 17 (4): 432-433.
[60] SOPO S M, RADZIK D, CALVANI M. Does treatment with proton pump inhibitors for gastroesophageal reflux disease (GERD) improve asthma symptoms in children with asthma and GERD? A systematic review [J]. J Investig Allergol Clin Immunol, 2009, 19 (1): 1-5.
[61] EKSTROM T, TIBBLING L. Influence of theophylline on gastro-oesophageal reflux and asthma [J]. Eur J Clin Pharmacol, 1988, 35 (4): 353-356.
[62] KUMAR M, BISWAL N, BHUVANESWARI V, et al. Persistent pneumonia: Underlying cause and outcome [J]. Indian J Pediatr, 2009, 76 (12): 1223-1226.
[63] ABDEL-GAWAD T A, EL-HODHOD M A, IBRAHIM H M, et al. Gastroesophageal reflux in mechanically ventilated pediatric patients and its relation to ventilator-associated pneumonia [J]. Crit Care, 2009, 13 (5): R164.
[64] ROKA R, ROSZTOCZY A, IZBEKI F, et al. Prevalence of respiratory symptoms and diseases associated with gastroesophageal reflux disease [J]. Digestion, 2005, 71 (2): 92-96.
[65] NIKLASSON A, STRID H, SIMREN M, et al. Prevalence of gastrointestinal symptoms in patients with chronic obstructive pulmonary disease [J]. Eur J Gastroenterol Hepatol, 2008, 20 (4): 335-341.
[66] KOH W J, LEE J H, KWON Y S, et al. Prevalence of gastroesophageal reflux disease in patients with nontuberculous mycobacterial lung disease [J]. Chest, 2007, 131 (6): 1825-1830.
[67] FIELD S K, FIELD T S, COWIE R L. Extraesophageal manifestations of gastroesophageal reflux [J]. Minerva Gastroenterol Dietol, 2001, 47 (3): 137-150.
[68] MAYS E E, DUBOIS J J, HAMILTON G B. Pulmonary fibrosis associated with tracheobronchial aspiration. A study of the frequency of hiatal hernia and gastroesophageal reflux in interstitial pulmonary fibrosis of obscure etiology [J]. Chest, 1976, 69 (4):

512-515.

[69] RAGHU G, FREUDENBERGER T D, YANG S, et al. High prevalence of abnormal acid gastro-oesophageal reflux in idiopathic pulmonary fibrosis [J]. Eur Respir J, 2006, 27 (1): 136-142.

[70] UDELSON J E, BESHANSKY J R, BALLIN D S, et al. Myocardial perfusion imaging fore valuation and triage of patients with suspected acute cardiac ischemia: a randomized controlled trial [J]. JAMA, 2002, 288 (21): 2693-2700.

[71] HOLLERBACH S, BULAT R, MAY A, et al. Abnormal cerebral processing of oesophageal stimuli in patients with noncardiac chest pain (NCCP) [J]. Neurogastroenterol Motil, 2000, 12 (6): 555-565.

[72] BORTOLOTTI M, MARZOCCHI A, BACCHELLI S, et al. The esophagus as a possible cause of chest pain in patients with and without angina pectoris [J]. Hepatogastroenterology, 1990, 37 (3): 316-318.

[73] LUX G, VAN ELS J, THE G S, et al. Ambulatory oesophageal pressure, pH, and ECG recordings in patients with normal and pathological coronary angiography and intermittent chest pain [J]. Neurogastroenterol Motil, 1995, 7 (1): 23-30.

[74] METH A J, DE CAESTECKER J S, CAMM A J, et al. Gastro-oesophageal reflux in patients with coronary artery disease: how common is it and does it matter? [J]. Eur J Gastroenterol Hepatol, 1996, 8 (10): 973-938.

[75] CHAUHAN A, PETCH M C, SCHOFIELD P M. Cardio-esophageal reflex in humans as a mechanism for "linked angina". Eur Heart J, 1996, 17 (3): 407-413.

[76] CHAUHAN A, MULLINS P A, TAYLOR G, et al. Cardioesophageal reflex: amechanism for "linked angina" in patients with angiographically proven coronary artery disease [J]. J Am Coll Cardiol, 1996, 27 (7): 1621-1628.

[77] GREENSPON A J, VOLOSIN K J. Swallowing - induced artrail tachycardia: Electrophysiologic and pharmacologic observations [J]. Pacing Clin Electrophysiol, 1988, 11 (11 pt 1): 1566-1570.

[78] SUAREZ L D, CHIOZZA M A, FOYE R, et al. Swallowing - dependent atrial tachyarrhythmias. Their mechanism [J]. J Electrocardiol, 1980, 13 (3): 301-305.

[79] SHIMAZU H, NAKAJI G, FUKATA M, et al. Relationship between atrial fibrillation and gastroesophageal reflux disease: a multicenter questionnaire survey [J]. Cardiology, 2011, 119 (4): 217-223.

第二节　国内相关的临床和基础研究

一、胃食管反流与耳鼻喉科疾病

近40年来对胃食管反流与咽喉部疾病的研究表明，相当一部分咽喉部疾病是胃食

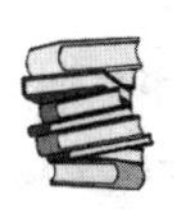

管反流的食管外表现，常见胃食管反流相关性咽喉病有：咽后壁炎、声门炎、咽喉炎、声带任克（Reink）水肿和息肉，声带溃疡和肉芽肿，咽喉、声门下狭窄及喉癌等，其中最常见的是咽喉炎。其中有酸性胃内容物经食管反流至咽喉部而致声音嘶哑、慢性喉炎、声带炎、气管炎及杓状软骨炎等表现，临床称之为Delahunty综合征[1]。

（一）胃食管反流与咽喉炎

国内龚齐等[2]报道对130例顽固性慢性咽喉炎患者进行胃镜检查或24 h食管pH监测研究表明，患GERD高达34.6%，其中相当一部分患者表现为非典型症状。汪菁峰等[3]研究了一组GERD与慢性咽喉炎的关系，发现76例中38例食管pH异常（占50%）。

1. 发病机制[4]

（1）反流物直接刺激咽喉部黏膜引起组织损伤。食管下括约肌压力降低，使滞留在食管近端的胃内酸性内容物溢入咽部，直接刺激、损伤咽喉部所致。

（2）食管远端酸反流刺激食管壁引起迷走神经反射，从而产生咽喉部不适。

（3）咽喉、食管、胃、十二指肠均分布有迷走神经，炎症及疾病均可通过迷走神经反射引起咽喉部不适。

2. 临床表现

（1）症状：胃食管反流相关性慢性咽喉炎亦称反流性咽喉炎。反流性咽喉炎咽喉部的症状主要有：咽部不适、咽部烧灼感、咽干、咽痒、咽痛、间歇性声音嘶哑、咽部异物感、反复清嗓、慢性咳嗽和吞咽困难。并不是所有的反流性咽喉炎患者都有典型的烧心、反流症状，部分患者可仅有咽喉部不适而就诊于耳鼻咽喉科[2]。

（2）体征：反流性咽喉炎予常规间接喉镜检查，常可发现以下变化[5]。

1）黏膜红斑：最为常见，多位于后壁，主要累及杓间区和后连合。随病变进展，将发生肥厚水肿，甚至结痂、脱屑，称为肥厚性喉炎。此外，部分患者还可观察到喉部有过多的黏稠液体，可能是局部炎症组织黏液腺分泌增多的结果。

2）声带结节：由慢性炎症病变所致，多位于两侧声带前、中1/3交点的游离缘，两侧对称性凸起。早期柔软呈红色，有水肿。病程长者呈半透明苍白色，表面仍光滑。若未经治疗可发展成息肉样变性。

3）声带Reink水肿和息肉：在声带膜部边缘、上皮下的潜在间隙（Reink间隙）中组织液积聚，出现局部水肿，即Reink水肿。渐多的渗液和水肿可纵贯声带，继而逐渐呈苍白水肿样半透明玻璃样变性或纤维增生，形成息肉，多位于一侧声带前、中1/3部，可分为广基型和窄基型。

4）接触性溃疡和肉芽肿：多发生在杓状软骨附着声带的声带凸处。由于声带凸的后部易受后壁喉炎的影响而发生溃疡，故会并发软骨膜炎，而后引起肉芽肿。

5）喉部狭窄：因插管等致喉部创伤的患者若合并GERD，则最易发展成喉部狭窄。常发部位为后连合和声门下，是反流性咽喉炎较严重的结果。

（二）胃食管反流与咽喉癌及癌前病变

多年来，GERD被怀疑是咽喉部癌症的一个危险因素，但它们之间的联系尚缺乏确凿的证据，目前仍缺乏前瞻性研究。张立红等[6]报道一组癌前病变和喉癌患者，咽喉

pH 监测阳性率为 53.85%，食管 pH 监测阳性率为 61.53%，较正常人群明显升高，提示胃食管反流可能是癌前病变的高危因素。

（三）胃食管反流与呼吸睡眠暂停

呼吸睡眠暂停表现为睡眠打鼾并伴有呼吸暂停和呼吸表浅，夜间反复发生低氧血症、高碳酸血症和睡眠结构紊乱，从而导致白天嗜睡，心、脑、肺血管并发症乃至多脏器损害，严重影响患者生存质量和寿命。近年来越来越多的研究证实呼吸睡眠暂停与 GERD 之间存在潜在联系，但二者之间是因果关系还是伴随关系，目前尚无统一定论。

有研究认为呼吸睡眠暂停可诱发和加重 GERD。郭兮钧等[7]研究发现，35 例 GERD 中合并呼吸睡眠暂停 12 例（34.3%），表现以卧位发生胃食管反流为主，占 24 h 总胃食管反流次数的 69.4%。最长反流持续时间多发于睡眠呼吸暂停最频繁时期，内镜检查食管黏膜病变较单纯 GERD 严重，认为呼吸睡眠暂停与胃食管反流病的发生关系密切，特别是夜间胃食管反流症状突出的患者，睡眠呼吸暂停是一个重要诱因。徐镶怀等[8]在 119 例睡眠呼吸暂停综合征患者中发现有 52 例合并胃食管反流典型症状（43.7%），同时发现胃食管反流严重程度与睡眠呼吸紊乱严重程度相关。钟旭等[9]对 16 例临床诊断为呼吸睡眠暂停和 GERD 的患者进行食管 pH、压力及多导睡眠同步监测，结论是阻塞性睡眠呼吸暂停综合征是夜间 GERD 的高危因素，呼吸暂停、躯体活动、吞咽及觉醒反应与胃食管反流病的发生密切相关。亦有研究认为，呼吸睡眠暂停患者的严重程度与夜间咽喉反流存在相关性，呼吸睡眠暂停病情的严重程度与咽喉反流发生的概率呈正相关[10]。呼吸睡眠暂停对 GERD 的影响机制[11]可能有：①在呼吸睡眠暂停疾病中，为了克服阻塞的上呼吸道，患者需连续吸气，不仅导致胸内压降低，而且还引起横膈压力上升，这些都会引起 GERD。②呼吸睡眠暂停患者的夜间觉醒次数增加与睡眠效率的降低都可触发一过性食管下括约肌松弛，引起胃酸反流。③动物实验的研究表明，上呼吸道阻塞可能会引起胸腹腔呼气末压力梯度变化而发生 GERD。④在呼吸道阻塞中，经常由于吸气产生咳嗽会增加腹内压，也会引起 GERD。⑤在呼吸睡眠暂停中吞咽反射常常被削弱，暗示呼吸睡眠暂停可能会影响吞咽时吸气呼气的转换，导致 GERD 的产生。⑥研究表明仰卧位时会延长食管的清除率而致 GERD。

胃食管反流亦可引起呼吸睡眠暂停。肖高辉等[12]研究表明，在胃食管反流期间发生呼吸暂停和（或）低通气比未发生胃食管反流出现呼吸暂停和（或）低通气明显增多；发生胃食管反流前和发生胃食管反流后食管体部压的变化说明，胃食管反流是引起呼吸暂停和（或）低通气的一个重要因素。在抗反流治疗后的食管体部基础压、食管体部有效蠕动得到了显著改善，且食管动力改善的同时，睡眠呼吸暂停明显减轻，说明 GERD 可能是引起呼吸睡眠暂停的原因之一。胃食管反流可能通过以下几方面对呼吸睡眠暂停患者造成影响：①胃食管反流可引起气道痉挛，一定程度上加重呼吸睡眠暂停患者的呼吸暂停和缺氧程度。②呼吸睡眠暂停患者由于夜间出现呼吸暂停而引起频繁的微觉醒，微觉醒的出现可终止呼吸暂停事件但同时导致睡眠片段化，深睡眠减少从而出现日间嗜睡症状。夜间胃食管反流可能通过增加呼吸睡眠暂停患者微觉醒而加重患者的日间嗜睡症状[13]。③胃食管反流还可能通过其他的机制在呼吸睡眠暂停

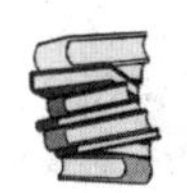

中起作用，如胃食管反流可引起反流性咽喉炎，导致局部组织充血水肿，加重上呼吸道狭窄而引起或加重呼吸睡眠暂停[11]。

由于呼吸睡眠暂停患者的 GERD 难以通过常规体格检查发现，故需进行多导睡眠监测和 24 h 食管 pH 监测或联合阻抗监测才能得以了解。GERD 和呼吸睡眠暂停发病因素相似，如肥胖、吸烟和饮酒等。目前多数研究提示，两者可互相影响，使病情变得比较复杂。只要中止一个环节，则另一个环节引起的症状可减轻。两者本身及同时并存时对其他系统功能的影响有待于进一步的研究。

（四）胃食管反流与鼻炎、鼻窦炎

国内对胃食管反流与鼻炎、鼻窦炎的关系研究较少，目前仅限于病例报告和综述，多数学者认为 GERD 与两者之间确实存在着十分密切的联系，然而也有学者认为它们之间是否存在因果关系仍有待进一步研究。李士新等[14]发现 50 例 GERD 小儿中有 1 例表现为鼻窦炎。宁雅婵等[15]发现 3 例 GERD 患者表现为慢性鼻炎，并经抗反流手术后获得缓解。其相应的机制主要有两点：一是反流物对鼻窦黏膜的直接损害作用，导致黏膜炎症、水肿、黏液纤毛功能失调，最终导致鼻窦窦口阻塞和感染。鼻窦黏膜不同于食管黏膜，不具有抗反流清除能力，因此即使是微量的胃酸反流也会引起损伤；二是反流诱导的自主神经高反应性导致鼻窦水肿，影响鼻窦引流，使分泌物淤积发生感染[16]。当没有其他因素存在或传统治疗无效时，可以考虑把胃食管反流作为慢性鼻窦炎的一个可能的发病因素或促发因素，加用抑酸药来治疗。

（五）胃食管反流与中耳炎

国内对胃食管反流与中耳炎关系的研究仅限于病例报告和综述。陈洁等[17]发现 104 例 GERD 小儿中有 1 例表现为中耳炎。

胃食管反流导致中耳炎可能归因于反流后酸性环境下的黏膜炎症、胆汁酸的毒性以及酸的渗透作用，尤其是胃蛋白酶的水解破坏，这一系列反应都受蛋白水解活性调节[18]。

（六）胃食管反流与喉痉挛

国内对胃食管反流与喉痉挛关系的研究也仅限于病例报告和综述。袁林林等[19]报道 30 例成人特发性喉痉挛患者行 24 h 食管 pH 监测发现 6 例合并胃食管反流，并经抑酸治疗后缓解。宁雅婵等[15]发现 3 例 GERD 患者表现为喉痉挛发作，并经抗反流手术后获得缓解。目前认为，阵发性喉痉挛是迷走神经介导的喉部对伤害性刺激产生的一种反应，其中刺激物可能包括胃酸。二者之间具体关联目前还缺乏大宗病例的前瞻性研究。

二、胃食管反流与口腔疾病

GERD 的口腔表现多种多样，其中包括口腔烧灼感、舌感觉异常和牙侵蚀，严重者出现咬合垂直距离丧失和面部美学缺陷等，而牙侵蚀是其最主要的口腔表现；此外，尚有唾液流速和唾液缓冲能力下降、味觉改变、口腔黏膜损害等。GERD 的口腔症状在国内目前很少报道。周明等[20]对 4 876 例老年人胃病和牙周炎的发病情况进行流行病学调查，结果显示胃病组和非胃病组的牙周炎发病率分别为 80.8%和 44.6%，两组之间有明显差异。郑创益等[21]研究发现 GERD 组牙周炎的患病率 67.8%要明显高于健康对照组的患病率 52.8%。Wang 等[22]研究发现胃食管反流病组患者牙齿侵蚀症的患病率为 47.6%，明显高于健康对照组 13.89%。

牙侵蚀开始于浅表牙釉质的脱矿，当唾液中的钙、磷离子处于非饱和状态并且口腔唾液的 pH<5.5 时，牙体硬组织钙磷离子就会被溶解，脱矿可以造成牙齿最终的结构破坏。最初往往仅有感觉过敏，以后逐渐产生实质缺损。胃食管反流引起牙侵蚀的可能机制有以下 5 个方面[23]：反流物冲出咽部进入口腔时容易冲向上前牙腭侧面；上前牙腭侧面远离唾液腺腺体，反流物不能及时有效地被唾液缓冲，使酸性物质长时间滞留在牙面上。相反，上下颌磨牙因为距离腮腺导管口较近，腮腺分泌物可以及时缓冲稀释反流的酸性物质，正是因为腮腺的保护作用才使得磨牙和前磨牙受损的时间较晚、程度较轻；舌的运动可以帮助清除牙面上的反流物，但是舌运动时接触较多的是下颌前牙，导致上颌前牙牙面上的有害物质不能被及时清除；胃食管反流常发生在夜间唾液分泌较少时。不少研究发现患者平躺时反流物容易突破食道上括约肌进入口腔，夜间口腔更易被反流物侵犯。

三、胃食管反流与呼吸系统疾病

1/3 的 GERD 患者可有食管外表现，如哮喘、咳嗽等[24]。潘国宗等[25]在北京及上海地区对普通人群进行的随机分层调查发现，有反流症状的人群更易有气道症状。

（一）胃食管反流与慢性咳嗽

临床上常将咳嗽作为唯一症状或主要症状、咳嗽时间超过 8 周、X 线胸片无明显异常者称为不明原因慢性咳嗽（简称慢性咳嗽）。目前认为 GERD、鼻后滴漏综合征和哮喘是慢性咳嗽最常见原因[26]。

部分胃食管反流相关咳嗽患者伴随有胸骨后烧灼样感、嗳气、泛酸等症状，但大部分患者缺乏反流症状，咳嗽是其唯一临床表现[27]。

程荣墀[28]报道 27 例以呼吸道症状为突出表现的 GERD 患者，其中 23 例以慢性咳嗽为主（85%），经胃镜检查及 24 h 食管 pH 监测证实为 GERD，抗反流治疗后咳嗽得以控制。据统计高达 75%的反流相关咳嗽患者并没有 GERD 症状。目前认为 GERD 诱发或加重慢性咳嗽的机制是[4]：①食管远端的反流物刺激管壁迷走神经引起气管、支气管咳嗽反射。②胃酸、胆汁等反流物被误吸入气管，直接刺激气管黏膜导致咳嗽。

要确诊慢性咳嗽是由 GERD 所致比较困难，大部分患者并不具有烧灼感、泛酸等典型反流症状，且内镜下反流性食管炎的阳性率偏低，24 h 食管 pH 联合阻抗监测是诊断胃食管反流性咳嗽（GERC）的金标准[27]。刘春丽等[29]研究发现进食相关性咳嗽对 GERC 的诊断有重要价值。24 h 食管 pH 监测结果显示，GERC 以餐后反流及立位反流为主。

24 h 食管 pH 联合阻抗监测只是针对胃食管反流的检查，只能证实有无胃食管反流，并不能证明咳嗽为胃食管反流引起。因而刘春丽等[30]试图通过气道分泌物的检测来诊断 GERC，发现 GERC 患者中性粒细胞百分率为（63.43±30.89）%较健康对照组（35.53±20.19）%明显增高，提示 GERC 患者气道存在明显的中性粒细胞性炎症；同时

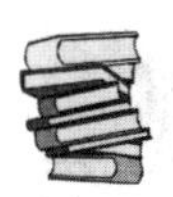

发现[31]GERC 患者气道存在明显的神经源性炎症，治疗后神经肽趋于正常，提示神经源性炎症与 GERC 的发病密切相关。

而王宇等[32]发现 GERC 组诱导痰中细胞总数及细胞分类计数和正常对照组无明显差别，但诱导痰中肥大细胞类胃蛋白酶、P 物质和前列腺素 E2 水平明显高于无咳嗽 GERD，提示 GERC 的机制为气道的神经源性炎症，除气道神经肽外，肥大细胞在下气道的激活可能是 GERC 的机制之一。目前国内对 GERC 气道炎性物质的研究尚存在争议，但起码提供了一个很好的研究方向，气道炎性物质的研究或许能揭示 GERC 的机制。

在没有检查设备或患者拒绝检查的情况下，排除哮喘、鼻后滴漏综合征等常见原因后，可试用质子泵抑制剂做诊断性治疗。资料显示，正确评估和治疗能使 78.6% GERC 患者的症状缓解[27]。

（二）胃食管反流与支气管哮喘

GERD 与支气管哮喘早已为人们所熟知，但两者的关系多年来并未引起人们的足够重视。程荣墀等[33]在国内较早报道 15 例 GERD 患者表现为哮喘发作，经抗反流药物治疗后哮喘症状得到明显改善。以后相关的病例报道有很多，但国内呼吸界并没有引起足够的重视，仅有为数不多的医生关注这方面的研究。目前普遍接受的观点是支气管哮喘是由多种原因引起的一种炎症性疾病，胃食管反流是支气管哮喘的一个诱因或加重的因素，支气管哮喘也可导致胃食管反流的发生，两者的因果关系尚无定论。胃食管反流导致支气管哮喘的机制如下。

1. 迷走神经介导的反射　气管与食管均起源中胚层（前肠），远端的食管是由胚胎时期的肺芽发育而来，也就是从呼吸系统发育而来，所以两者具有共同的神经通路，均由迷走神经支配[2]。

研究表明，多次盐酸灌注哮喘豚鼠食管，可能通过迷走神经介导的食管-气管反射，引起气管神经激肽 A（neurokin A，NKA）等神经肽的释放，增加哮喘模型豚鼠气管的 NKA 水平，表明 NKA 参与气管的神经源性炎症，从而参与了胃食管反流相关哮喘的病理生理过程[34]。韦永芳等[35]证实多次盐酸灌注豚鼠食管可造成豚鼠食管、气管黏膜和肺组织的损伤。

2. 气道微吸入　胃内容物反流吸入气管可直接刺激呼吸道黏膜，引起呛咳、哮喘[36]。动物实验证实，大鼠胃内容物反流可进入口鼻腔及喉气管[37]。

GERD 的反流液包括胃液和十二指肠液，反流液中的胃酸和胆汁等酸碱双重攻击因子是直接致病因素[38]，对黏膜的损害最为严重，反流液可直接通过酸、碱或酶的作用损害肺血管内皮细胞（vascular endothelial cell，VEC）的膜脂质双分子结构，引起细胞变性、坏死。VEC 也可主动合成、释放多种生物活性物质，影响血管的通透性，使大分子物质和炎性介质等渗出血管外，形成渗透性肺水肿。后者的损害可使肺泡表面活性物质的合成和释放减少，致肺水肿和肺不张发生及微循环障碍，可使肺泡通气血流比例失调，可以引起呼气流量峰值下降。

3. 气道高反应性　食管内酸反流可以增强支气管对其他刺激物如乙酰胆碱的高反应性。国内实验研究[39]发现，食管酸灌注可以诱导呼吸道神经源性炎症。研究证实，在豚鼠模型中，食管内酸可激活局部的轴索反射，即食管内酸通过局部神经反射引起支气管黏膜释放炎症性物质，引起神经源性炎症，从而导致气道炎症。李芹子等[40]研究发现豚鼠食管持续酸灌注能引起气道反应性增高，并产生速发相和迟发相双相哮喘反应。江山平等[41]发现抗反流治疗可改善伴有 GERD 的支气管哮喘患者的肺通气功能，并能降低其非特异性气道高反应性。韦永芳等[35]发现以豚鼠为实验模型胃食管反流组的病理变化为食管鳞状上皮、气管纤毛柱状上皮和肺泡上皮增生，炎症细胞浸润，毛细血管扩张、充血。电镜可见食管角质层细胞连接少见，食管和气管的细胞核异染色质边集，线粒体肿胀或空泡化，基底膜增厚，胞质空泡变性；肺泡Ⅱ型细胞增生，细胞内板层体疏松，肺泡间隔增宽。

长期哮喘发作也可导致胃食管反流发生。哮喘患者发病时气道阻塞会增加胸腔内的负压，从而增加横膈的压力梯度，易发生食管反流。此外，气道阻塞又可使膈肌变平，减弱其抗反流能力；应用茶碱类药物治疗哮喘患者时可以增加胃酸分泌并降低食管下括约肌压力，诱发患者出现反流或使反流症状加重。是胃食管反流诱发的哮喘，还是哮喘引起的胃食管反流，两者的因果关系尚无定论，目前国内开展针对气道分泌物的研究试图从分子生物学层面区分两者。胃食管酸灌注后冲洗肺泡灌洗液发现支气管肺泡灌洗液中的细胞总数及嗜酸性粒细胞增加[39]。来运钢等[42]发现胃食管反流源性哮喘诱导痰中以中性粒细胞浸润为主，伴随白细胞介素-8（interleukin-8，IL-8）表达水平升高，而过敏性哮喘以嗜酸性粒细胞浸润为主，IL-8 表达水平与健康对照组对照无明显升高。各种报道结论不一，可能与胃食管反流引起哮喘的机制比较复杂，或是在研究中无法真正将引起哮喘的其他因素完全排除有关。

笔者在临床中发现部分过敏性哮喘患者在抗反流治疗后哮喘也能得到有效控制甚至治愈，因此表现为过敏性哮喘发作的典型患者也不能完全排除胃食管反流因素的作用。胃食管反流可能从以下几个方面引起或加重过敏反应：①GERD 是消化道的炎症性疾病，长期的慢性炎症会造成食管、胃肠黏膜屏障作用减弱，食物抗原易侵入引起机体的免疫应答——抗原抗体反应，导致过敏；②GERD 是胃肠功能紊乱性疾病，其背后的原因为自主神经功能紊乱，长期的自主神经功能紊乱会影响机体的免疫功能，从而诱发或加重机体的过敏反应；③胃食管反流造成的气道微吸入，吸入物对于机体来说亦可能是抗原；④胃食管反流造成的气道炎症，势必会破坏气道黏膜的屏障作用，外界的物质侵入气道黏膜产生过敏反应。以上理论目前仅是假想，需要进一步研究予以证实。

（三）胃食管反流与肺炎

国内对胃食管反流与肺炎关系的研究较少。陈洁等[17]发现 104 例 GERD 小儿中有 40 例表现为迁延性肺炎和吸入性肺炎。汪琪等[43]发现吸入性肺炎患者肺血管内皮细胞改变为空泡变性，表现为胞质中散布圆形或不规则形大泡，大小不一，电子密度消失。线粒体肿胀，嵴变短或消失。同时，肺血管内皮细胞外基膜增厚。胃食管反流引起肺炎的机制包括：①迷走神经介导的反射[34]；②气道微吸入[36]。

（四）胃食管反流与慢性支气管炎、慢性阻塞性肺病

国内对胃食管反流与慢性支气管炎、慢性阻塞性肺病关系的研究较少[44]。范毕

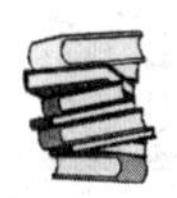

辉[45]发现67例GERD引起的呼吸系统并发症中有11例表现为反复发作性支气管炎。王利营等[46]发现GERD致慢性阻塞性肺病1例。朱晓红等[47]报道胃食管反流使慢性阻塞性肺疾病患者气道炎性反应更明显，胃食管反流可能是促进慢性阻塞性肺疾病发生发展的重要因素。胃食管反流引起慢性支气管炎、慢性阻塞性肺病的机制包括：①迷走神经介导的反射[34]；②气道微吸入[36]。

（五）胃食管反流与支气管扩张

国内对胃食管反流与支气管扩张关系的研究也仅限于病例报告[48]和综述[49]。胃食管反流引起支气管扩张的机制尚不清楚，可能与胃食管反流造成的支气管慢性炎症有关。

（六）胃食管反流与肺纤维化

国内鲜有胃食管反流与肺纤维化关系的报道。胃食管反流导致肺纤维化的机制尚不清楚，可能与气道酸吸入有关[50]。有人推测胃食管反流引起肺炎反复发作，也可能会出现肺间质纤维化[51]。

四、胃食管反流与循环系统疾病

（一）胃食管反流与冠心病

近年来胸痛作为GERD的常见症状已被临床重视[52]。非心源性胸痛包括胸壁病变、呼吸系统疾病、食管疾病、胸腺疾病、纵隔疾病及肩关节及其周围组织疾病，腹部脏器疾病等多种原因。柯美云等[53]对52例非心源性心绞痛样胸痛的研究表明，80%患者的胸痛是由于GERD引起的。

胃食管反流与冠心病的关系非常密切，两者的关系表现为以下3个方面。

1. 胃食管反流与冠心病容易混淆　缺血性心脏病的胸痛与食管源性胸痛有许多类似之处，疼痛症状均可为硝酸甘油所缓解，均于饱餐、睡眠或情绪激动时加重，两者难以从疼痛定位进行鉴别，食管与心脏感觉神经纤维在体壁和皮肤上的投射定位相互重叠，如食管为$C_8 \sim T_{10}$，心脏为$T_{1\sim4}$，故食管源性胸痛酷似缺血性心脏病的心绞痛发作。

2. 胃食管反流能引起冠心病患者的胸痛发作　食管和心脏解剖上的相关性，使两者相互影响，如吞咽会诱发室上性心动过速，球囊扩张食管会引起心动过缓。其中主要的机制之一是心食管反射。迷走神经同时支配心脏和食管的内脏感觉和内脏运动，食管的机械刺激和化学刺激通过迷走神经反射，影响心脏的各种生理参数。胃食管反流发生时可通过神经反射引起冠状动脉痉挛收缩，在原有冠状动脉狭窄的基础上进一步加重缺血引起心绞痛发作。

3. 胃食管反流可能是冠心病的诱因或加重因素　冠心病发病机制包括脂肪代谢紊乱、神经血管功能失调、血管内皮损伤等。胃食管反流通过迷走神经反射造成冠状动脉的血管功能失调，引起冠状动脉的血流动力学改变，易发生脂质沉积；胃食管反流通过迷走神经反射引起冠状动脉舒缩功能紊乱，反复收缩、扩张会造成血管内皮损伤而易发生脂质沉积。

（二）胃食管反流与心律失常

食管和心脏解剖上的相关性，使两者相互影响，如吞咽会诱发室上性心动过速，球囊扩张食管会引起心动过缓。其中主要的机制之一是心食管反射。迷走神经同时支配心脏和食管的内脏感觉和内脏运动，食管的机械刺激和化学刺激通过迷走神经反射，影响心脏的各种生理参数。有学者[54]报道胃食管反流引起频发室性早搏，经抗反流治疗后心律失常明显改善。

（三）胃食管反流与高血压病

国内对胃食管反流与高血压病关系的研究几乎为空白。有个案报道称胃大部切除术后高血压病得以缓解，提示高血压病与胃肠疾病有关。郑伯仁等[55]发现胃食管反流通过影响一氧化氮、内皮素水平来影响高血压合并胃食管反流患者的血压变化，提示胃食管反流与高血压病有关。

笔者在临床中发现胃食管反流合并高血压病的患者经抗反流手术后高血压得以有效控制甚至治愈，提示部分高血压的发病机制有胃食管反流因素的参与甚至是唯一致病因素。交感神经功能亢进是引起高血压的重要机制之一：激活的交感神经能增加外周血管抵抗，血液再分布，以及增加心脏交感神经的正性变时、变力作用，交感神经对肾脏、肾素血管紧张素、血管的扩张、渗透性、动脉压力感受器反射均有影响。GERD是胃肠功能紊乱性疾病，其背后隐藏着内脏自主神经功能紊乱。其中的交感神经亦会发生功能失调，这或许是引起高血压的原因之一。

（四）胃食管反流与脑血管疾病

目前国内对胃食管反流与脑血管疾病的关系认识几乎为零，笔者在GERD治疗中发现部分患者表现为头痛、头晕，一直按神经性头痛、偏头痛、血管紧张性头痛、高血压性头痛、脑血管狭窄或阻塞甚至脑血管病后遗症治疗，这些患者经抗反流治疗后头痛、头晕症状明显改善甚至消失，考虑胃食管反流可能与部分脑血管疾病有关。胃食管反流可引起冠状动脉痉挛亦可能引起脑血管痉挛，胃食管反流通过影响自主神经功能既而造成神经血管功能失调或许是造成脑血管痉挛的原因。

参考文献

[1] 沙文阁．胃食管反流性疾病引起的呼吸系统并发症［J］．中国实用内科杂志，1999，9（1）：19-20.

[2] 龚齐，周康年．反流性咽喉炎与食管反流病的关系研究［J］．临床耳鼻咽喉科杂志，2001，15（12）：548-549.

[3] 汪菁峰，袁耀宗，许斌，等．胃食管反流病食管外症状—咽喉炎的临床研究［J］．中华消化杂志，2006，26（1）：6-9.

[4] 刘杰，张亚敏，刘立思．胃食管反流病与耳鼻咽喉科疾病［J］．中国耳鼻咽喉颅底外科杂志，2009，1（15）：77-80.

[5] 曹芝君，莫剑忠．胃-食管反流病的咽喉部表现［J］．国外医学，1999，2（19）：67-69.

[6] 张立红，郑宏伟，余力生，等．咽喉反流及胃食管反流在喉癌前病变及喉癌发生

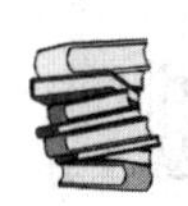

中的作用 [J]. 中国耳鼻咽喉头颈外科, 2009, 16 (8): 434-435.
[7] 郭兮钧, 郭兮华, 俞亚琴, 等. 胃食管反流病与阻塞性睡眠呼吸暂停综合征 [J]. 中华消化杂志, 1998, 18 (4): 256.
[8] 徐镶怀, 梁四维. 阻塞性睡眠呼吸暂停低通气综合征与胃食管反流病的关系探讨 [J]. 中国现代药物应用, 2011, 11 (5): 19-20.
[9] 钟旭, 王智凤, 黄席珍, 等. 睡眠呼吸暂停与胃食管反流的关系及持续正压通气的疗效 [J]. 中华内科杂志, 1998, 37 (4): 231.
[10] 王晓晔, 韩德民, 叶京英. 阻塞性睡眠呼吸暂停低通气综合征与夜间咽喉反流的相关性研究 [J]. 中华耳鼻咽喉头颈外科杂志, 2008, 43 (2): 163-168.
[11] 车晓文, 许伟华. 阻塞性睡眠呼吸暂停低通气综合征与胃食管反流病 [J]. 医学综述, 2011, 15 (17): 2350-2352.
[12] 肖高辉, 王智凤, 柯美云, 等. 阻塞性睡眠呼吸暂停与胃食管反流的关系及对抗反流治疗的效果 [J]. 中华内科杂志, 1999, 38 (1): 33-36.
[13] 殷善开, 易红良, 曹振宇. 阻塞性睡眠呼吸暂停低通气综合征 [J]. 科学技术文献出版社, 2006: 13-14.
[14] 李士新, 白选登, 庞随军, 等. 50 例小儿胃食管反流病的临床分析 [J]. 延安大学学报, 2005, 2 (3): 22-23.
[15] 宁雅婵, 汪忠镐, 吴继敏, 等. 胃食管反流病 1014 例住院患者的诊治分析 [J]. 中华普外科手术学杂志 (电子版), 2010, 3 (4): 264-269.
[16] 高刚, 周长华, 孙建军. 慢性鼻-鼻窦炎与胃食管反流疾病 [J]. 中国耳鼻咽喉颅底外科杂志, 2010, 1 (16): 77-80.
[17] 陈洁, 黄晓磊, 周雪莲, 等. 小儿胃食管反流病 104 例分析 [J]. 中国实用儿科杂志, 2002, 2 (17): 101-102.
[18] 周长华, 高刚, 孙建军. 胃食管反流疾病与分泌性中耳炎 [J]. 听力学及言语疾病杂志, 2010, 2 (18): 200-202.
[19] 袁林林, 娄卫华, 桑建中, 等. 成人特发性喉痉挛 30 例临床诊治分析 [J]. 医药论坛杂志, 2011, 21 (32): 77-81.
[20] 周明, 林松杉, 王峰, 等. 老年人牙周炎和胃病发病相关性调查研究及机理探讨 [J]. 中华老年口腔医学杂志, 2007, 5 (2): 75-76.
[21] 郑创益, 法永红, 蔡兴伟, 等. 胃食管反流病患者与正常人牙周健康状况对比性研究 [J]. 华西医学, 2010, 25 (2): 249-252.
[22] WANG G R, ZHANG H, WANG Z G, et al. Relationship between dental erosion and respiratory symptoms in patients with gastro-oesophageal reflux disease [J]. J Dent, 2010, 38 (11): 892-898.
[23] 王亚锋, 法永红, 李志韧. 胃食管反流病和口腔相关疾病的研究 [J]. 胃肠病学和肝病学杂志, 2008, 5 (17): 429-430.
[24] 陈芷珉, 方秀才, 柯美云. 胃食管反流病的食管外表现及其识别和处理 [J]. 中国实用内科杂志, 2010, 8 (30): 755-757.

[25] 潘国宗，许国铭，郭慧平，等．北京上海胃食管反流症状的流行病学调查［J］．中华消化杂志，1999，1：223-225.
[26] 赖克方，陈荣昌，钟南山．慢性咳嗽的病因诊断—呼吸系统疾病［J］．新医学，2005，36（12）：722-724.
[27] 季锋，汪忠镐，李震，等．埃索美拉唑治疗胃食管反流性咳嗽的临床研究［J］．中华消化杂志，2012，12（32）：32-33.
[28] 程荣墀，翁雪建．以呼吸道症状为突出表现的胃食管反流病［J］．中华消化杂志，2000，6（20）：406-407.
[29] 刘春丽，赖克方，陈如冲，等．胃食管反流性咳嗽的临床特征与诊断探讨［J］．中华内科杂志，2005，6（44）：438-441.
[30] 刘春丽，赖克方，陈如冲，等．胃食管反流性咳嗽患者气道黏膜与分泌物中神经肽含量的变化［J］．中华结核和呼吸杂志，2005，8（28）：520-524.
[31] 刘春丽，罗炜，陈如冲，等．胃食管反流性咳嗽的诱导痰细胞及介质特征分析［J］．广东医学，2008，2（29）：235-237.
[32] 王宇，余莉，吕寒静，等．胃食管反流性咳嗽患者诱导痰中肥大细胞相关介质的改变及其意义［J］．同济大学学报，2010，4（31）：55-61.
[33] 程荣墀，叶军．以呼吸道症状为突出表现的胃食管反流病［J］．基础医学与临床，1995，12：13.
[34] 姚卫民，赖克芳，刘春丽，等．多次食管酸灌注多哮喘豚鼠气管神经肽含量的影响［J］．广东医学，2009，30（8）：1066-1069.
[35] 韦永芳，戴丽军，刘寒英，等．胃食管反流性疾病豚鼠呼吸道的病理变化［J］．广东医学，2008，3（29）：395-396.
[36] 汪忠镐，刘建军，陈秀，等．胃食管喉气管综合征（GELTS）的发现与命名——Stretta 射频治疗胃食管反流病 200 例［J］．临床误诊误治，2007，5（20）：1-4.
[37] 来运钢，汪忠镐，吴继敏，等．动物实验探讨胃食管喉气管反流［J］．中华实验外科杂志，2008，10（25）：1352-1353.
[38] 鲍永波，元熙哲，金花．胃食管反流病与支气管哮喘的相关性研究进展［J］．实用儿科临床杂志，2012，9（27）：712-715.
[39] 刘春丽，赖克方，陈如冲，等．迷走神经在盐酸灌注食管诱导的气道神经源性炎症中的作用［J］．广东医学，2007，7（28）：1027-1029.
[40] 李芹子，孔灵飞，张殊娜，等．食管灌注盐酸建立气道高反应性的豚鼠模型［J］．中国病理生理杂志，2009，25（5）：1038-1040.
[41] 江山平，刘启良，梁永康．抗反流治疗对伴有胃食管反流病的支气管哮喘患者气道反应性的影响［J］．中国实用内科杂志，1999，2（19）：107-108.
[42] 来运钢，汪忠镐，吴继敏，等．胃食管反流源性哮喘诱导痰中细胞及细胞因子分析［J］．中华实验外科杂志，2010，27（10）：1476-1479.
[43] 汪琪，崔琳，郑世民．DGER 所致吸入性肺炎时肺血管内皮细胞的超微病理学变化［J］．中国微循环，2002，6（4）：206-207.

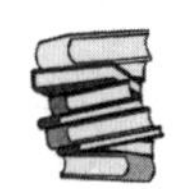

[44] 余贤恩．胃食管反流病［J］．新消化病学杂志，1997，5（10）：665-666.

[45] 范毕辉．胃食管反流病引起的呼吸系统并发症 67 例临床分析［J］．医学临床研究，2002，4（19）：280-281.

[46] 王利营，汪忠镐，刘建军，等．胃食管反流病致慢性阻塞性肺病长期误诊一例［J］．临床误诊误治，2008，1（21）：32.

[47] 朱晓红，高蔚．慢性阻塞性肺疾病合并胃食管反流患者诱导痰 IL-17 水平和炎性反应细胞的分析［J］．吉林医学，2011，36（32）：7707-7709.

[48] 汪忠镐，宁雅婵，吴继敏，等．反流引起的呼吸道表现：胃食管气道反流及其误诊误治［J］．临床误诊误治，2011，3（24）：1-4.

[49] 梁小燕，高青．胃食管反流病的食管外表现及其临床进展［J］．世界华人消化杂志，2006，14（35）：3387-3390.

[50] 陈石，张德平．酸吸入致大鼠肺纤维化初步探索［J］．中国实验动物学报，2010，4（18）：335-340.

[51] 汪忠镐．胃食管反流病不容忽视——谈中老年胃食管反流病［J］．临床误诊治，2006，5（19）：1-2.

[52] 周会勤，胡晓晨．胃食管反流病误诊为冠心病心绞痛 12 例临床分析［J］．临床荟萃，2001，15（16）：720.

[53] 柯美云，王子时，邓芙蓉，等．52 例心绞痛样胸痛的诊断和治疗［J］．中华内科杂志，1993，32（5）：295-297.

[54] JI F，WANG Z G，WU J M，et al. The Stretta procedure eliminates arrhythmia due to gastroesophageal reflux disease［J］. Gastroenterology Nursing，2010，33（5）：344-346.

[55] 郑伯仁，余福玲．高血压合并胃食管反流患者一氧化氮内皮素含量对血压的影响［J］．心血管康复医学杂志，2005，5（14）：450-451.

第四章　笔者对食管外综合征的研究和体会

第一节　咽喷嘴在食管反流中的作用机制及其临床意义

一、咽喷嘴理论的建构

喷嘴（nozzle）在理论上和实际生活中常成为某物的一个关键部分，以达到所需或合适程度的喷淋、喷洒和雾化等目的，包括医疗上的各种喷雾剂或喉用喷滴装置。任何管道的开口只是将在管道中的内容流出，并不改变流速。但若将这个开口变成喷嘴，根据有关流体力学中的阻力定律，在喷嘴口的口径十分小，使其阻力十分之大，喷出物体的流速随之被极大地放大，从而出现喷嘴现象。

在相关的动物实验中发现了一些现象[1]，结合人体实际笔者可以在经咽反流中联想到反流物量少并在低压情况下经咽喷嘴引起的溢出或小口淤出时，患者表现为泛酸或吐苦水，如反流物为气体则是嗳气和呃逆。当反流物量多并在高压情况下经咽喷嘴反流时，患者常称反流物“直顶上腭”或呕出甚至是喷射性呕吐时咽喷嘴被一时性打开（图4-1）。因为常可引起人们的警觉、防范和及时反应，所以这种反流罕有引起严重后果者，尽管偶有发生在酒后而引起窒息和致命者。严重问题在于介于溢出与呕出之间的经咽喷嘴而发生的喷洒或喷射现象，形成这个过程所需要的反流物量和压力在前二者之间，量不多的反流物经咽喷嘴喷出了无数的飞粒或雾状物或微滴，很易弥漫性地喷入或飞入口鼻腔和喉气管，后者在吸气时更多地进入气管树。可明确观察到咽部鸟嘴、经咽喷洒及喷洒呈雾状物进入喉腔和气管（图4-2），则更进一步证明了此种喷洒现象。结合临床可以推断，尽管泛酸也是高位反流，但其速度低，只是形成了经咽溢出。嗳气、呃逆也是高位反流，但其基本不含液性物。呕吐或由颅内高压引起的喷射性呕吐时，咽喷嘴被一过性扩张而在刹那间消失。

从本组实验推测人类的咽喷嘴在不同程度的食管反流状况下也可引起类似的溢出（spilling）、喷洒或近似喷雾（spraying）及呕出（spurting）现象，即“3S”征象。其中喷洒或近似喷雾则是重中之重，临床意义在于其可导致以咽喉部为中心的上、下气道的刺激和损害，从而引起轻重不等乃至致命的咽喉和上、下气道临床表现，如哮喘、鼻炎甚至慢性阻塞性肺疾病[2]。

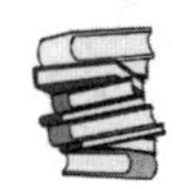

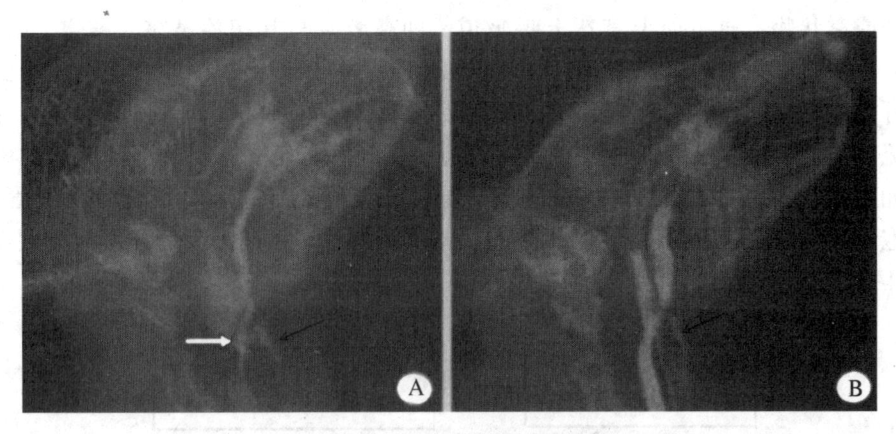

图 4-1　大耳白兔食管反流时造影咽喷嘴喷射迹象

A. 大耳白兔出现食管反流时形成的咽喷嘴隐约可见（白箭头），经此引起喷射至口腔、鼻腔和喉腔，少量造影剂已进入气管上端（黑箭头）；B. 压力增高时，喷嘴一时性消失，更多造影剂进入口鼻咽喉腔

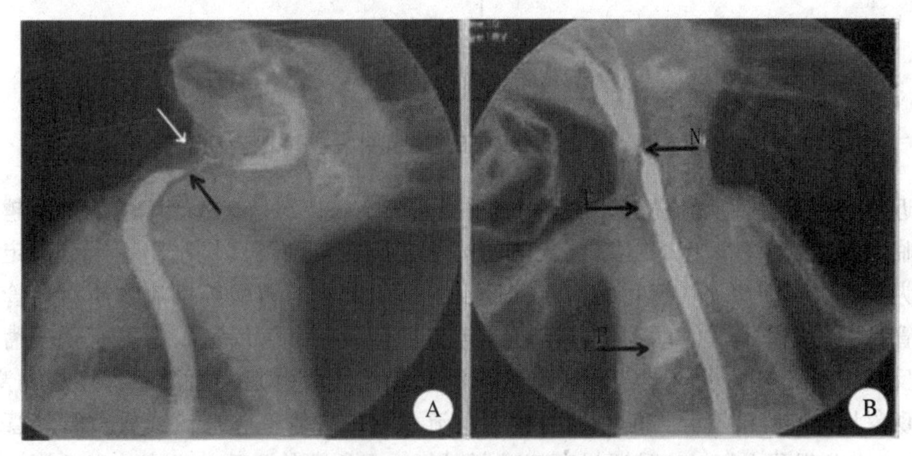

图 4-2　大耳白兔食管反流时造影咽喷嘴及喉气管上端雾状物迹象

A. 大耳白兔在食管反见咽喷嘴（黑箭头）及喉气管上端雾状物；B. N 为咽喷嘴，反流物被喷入气管（T），并延续到左下肺（P）

二、咽喷嘴与食管反流及其呼吸道症状

在发病过程中，食管远端的反流由贲门部松弛为主的病变所引起，包括食管裂孔疝等，其临床表现以胃灼热、泛酸、胸痛等为主，较易为人们所注意。但是涉及食管近端或其咽部的反流则可引起食管上表现。贲门为引起反流的首要部位；随之反流到咽部，引起局部刺激，临床上表现为咽喉部症状，如咽痛、咽异物感、癔球、喉部发痒、声音嘶哑、呛咳等；反流经咽后，才引起咽上反流。如果是少量胃液反流可以表现为泛酸或吐苦水，若为气体则表现为嗳气和呃逆，如反流的胃内容物较多则引起呕吐，此时突然扩张了咽部，使这个咽喷嘴暂时不存在，从而罕有引起严重后果者。但当含气液体反流物的量不多且流速一般时则反而会引起咽部喷洒或喷雾，从而形成细

微颗粒或雾状物，自下而上直达上呼吸道，即鼻腔及与其相关鼻窦、鼻道、咽鼓管、中耳、鼻泪管等并引起临床表现，如流涕或鼻塞、鼻后滴流、喷嚏、流泪、鼻源性头痛、耳痛、耳痒、耳鸣、听力下降、嗅觉减退以及牙腐蚀、口臭等口腔表现。此种经咽反流或喷洒、喷雾最终则是经喉到达气道、支气管以至肺，引起下呼吸道的多种表现，如咳嗽、喘息、咳痰、憋气、胸闷、呛咳、夜间憋醒、肺纤维化、支气管扩张、肺大泡、气胸以至肺毁损等[3,4]。上述胃食管反流所致一系列呼吸道并发症的假设行径见图 4-3。

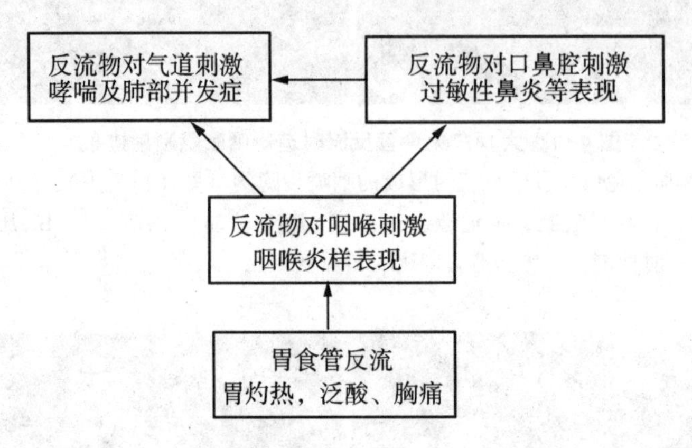

图 4-3　胃食管反流所致呼吸道并发症假设行径

近年来，胃食管反流病（GERD）与呼吸系统疾病特别是支气管哮喘的关系越来越受到临床医生的重视。但 GERD 与支气管哮喘之间的关系及其机制仍不十分确定，多数认为是由于贲门与支气管间的迷走神经反射所引起，与胃酸等反流物质对食管黏膜和气管黏膜的损害有关。动物实验验证了笔者的假设：食管反流状态下有咽喷嘴的存在和反流物经此引发了向上、下气道的喷洒现象，其可引起气道激惹、痉挛和窒息，这种现象显然与哮喘有异，是一种由食管反流引起的食管气管反流或胃食管气管综合征[5,6]。由此提醒人们对这种通过咽喷嘴所引起的现象及其严重并发症加以重视，从而做到早期预防、及时发现，阻止其发展，治疗时则针对反流物经咽喷洒这个环节。无论采用什么方法，只要达到反流频率减少和反流平面的降低，也就是设法阻断咽喷洒的恶性循环，就有可能缓解甚至消除由反流引起的呼吸和耳鼻咽喉病变。

第二节　胃食管喉气管反流及其综合征

胃食管反流病（GERD）即胃、十二指肠内容物反流入食管，导致食管组织损害引起泛酸、胃灼热、反食、嗳气等症状。咽喉反流（laryngopharyngeal reflux，LPR）为胃内容物反流至咽喉部，引起慢性咽喉炎、声音嘶哑、咽异物感、频繁清嗓、慢性咳嗽、吞咽困难等临床表现。

所谓 LPR，本身就是胃食管反流的一种食管上或食管外表现，其发生部位仍在贲门。因食管上括约肌（UES）松弛，抗反流防御功能下降，胃内容物由食管贲门端反

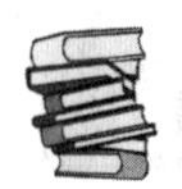

流至食管上端，并通过 UES 入咽喉部，引起咽喉损伤。生理状态下的食管咽部对反流物来说呈鸟嘴状并且向上有约 3 cm 长的生理性关闭（图 4-4）。当液体或气体反流物压力达到一定程度时（高于 UES 的正常压力 50～100 mmHg），便可经咽溢出或淤出（spilling）、涌出或呕出（spurting）和喷射或气雾（spraying），或可归纳为“3S”现象。喷射所引起的雾状反流物对口、鼻腔、喉和气道均可带来严重刺激，从而造成喉气管、咽、鼻窦、咽鼓管等部位的损伤，重者可引起喉、气管甚至肺部的严重损伤。笔者已经通过动物实验证实胃内容物（亚甲蓝溶液）可经咽反流至喉、气管甚至肺脏[1]。新近尚发现少量高能反流物更易引起喷射。因此，临床上确实存在与 GERD 相关的胃食管喉气管症候群。必须重视 GERD 引起的呼吸道或喉气管黏膜的持续和严重的刺激和损伤，也即由 GERD 引起的胃内容物自下向上的经咽部的喷射[5,7,8]，它是导致哮喘或喉痉挛的直接因素。这些患者病程长，反流胃液长期经咽部喷射，刺激了咽喉部和气管[2]，逐步形成喉气管甚至整个呼吸道的炎症、激惹、肺大泡、气肿和肺纤维化等严重器质性损害。因此，正确诊断十分重要，治疗消化道的病变才是解决 GERD 源“哮喘”的根本之策。

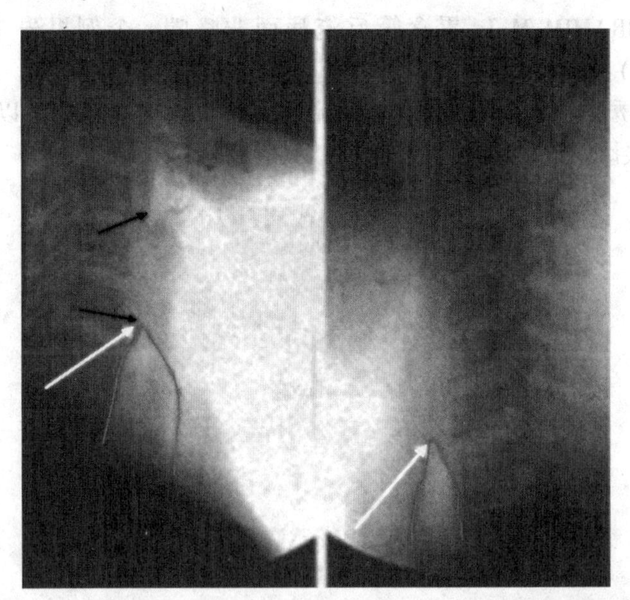

图 4-4　X 线胸片示生理状态下的咽部远端对反流物来说呈鸟嘴样

白箭头所示线条勾勒了鸟嘴形态边缘，向上有约 3 cm 长的关闭（如黑箭头所示）

笔者由此提出胃食管喉气管反流（gastroesophago-laryngotracheal reflux，GELTR）的概念。GELTR 指的是发自贲门部，以咽喉部为反应中心，以气道表现尤其是哮喘、喉气道激惹为突出点，涉及呼吸、消化两大系统及耳鼻口腔的反流性疾病，即以胃食管交接处为启动器、以咽为反应器、以口鼻为效应器，以喉气道为喘息发生器的一种临床症候群——胃食管喉气管综合征（gastroesophago-laryngotracheal syndrome，GELTS），可表现为严重“哮喘”、喉部发紧、咳嗽、咳痰和声音嘶哑、听力障碍等症状体征。此类患者多长期误诊，一旦得到正确诊断，即能得到希望乃至新生。

参考文献

[1] 汪忠镐，高翔，来运钢，等. 咽喷嘴及3S现象：胃食管气道反流的实验研究［J］. 临床误诊误治，2011，3（24）：5-7.

[2] 王利营，汪忠镐，刘建军，等. 胃食管反流病致慢性阻塞性肺病长期误诊一例［J］. 临床误诊误治，2008，21（1）：32.

[3] 汪忠镐. 食管反流与呼吸道疾病［M］. 北京：人民卫生出版社，2010：2-6.

[4] 汪忠镐，吴继敏，刘建军，等. 并发严重肺毁损的胃食管喉气管综合征一例纠误挽治［J］. 临床误诊误治，2007，20（9）：1-2.

[5] WANG Z G. It is gastroesophageal reflux disease，but not asthma：a case report［J］. Chin Med Sci J，2006，21（3）：189-193.

[6] WANG Z G，WU J M，LIU J J，et al. Respiratory distress resulting from gastroesophageal reflux is not asthma，but laryngotracheal irritation，spasm，even suffocation［J］. Chin Med Sci J，2009，24（2）：112-114.

[7] 汪忠镐，IBRAHIM M I. 胃食管反流病而非哮喘：个例报告［J］. 美中医学，2006，3（4）：50-54.

[8] 汪忠镐，陈秀，韩冰，等. 胃食管反流病引起“顽固性哮喘”以致气胸一例报告［J］. 临床误诊误治，2006，19（11）：8-9.

第五章　胃食管反流并发食管内外病症的临床案例

第一节　胃食管反流与消化道疾病

胃食管反流病（GERD）是一种胃食管动力障碍性疾病，是由于食管下括约肌（LES）松弛、压力降低所致。功能性肠病是一种症状源于中、下消化道的功能性胃肠病，该病是一组肠道无结构异常或生化异常的肠道症状群，其患病率较高。目前国内外多项研究发现 GERD 与功能性肠道疾病常合并存在[1,2]，提示二者可能存在共同的发病机制及危险因素。但其具体机制尚不清楚，有学者猜测可能是 GERD 的食管、胃动力异常引起了整个消化道的动力异常，从而使 GERD 患者同时有不同程度的肠道症状，如腹胀、腹痛、便秘和腹泻等，这可能与食管、胃动力异常引起与胃肠道的神经调控失调及胃肠激素分泌紊乱有关。何子彬等[3]研究发现 GERD 与肠易激综合征的重叠率为 29.63%，且 GERD 症状越严重则肠易激综合征的发生率越高。

（季　锋）

参考文献

[1] MöNNIKES H，SCHWAN T，VAN RENSBURG C，et al. Randomised clinical trial：sustained response to PPI treatment of symptoms resembling functional dyspepsia and irritable bowel syndrome in patients suffering from an overlap with erosive gastro－oesophageal reflux disease［J］. Aliment Pharmacol Ther，2012，35（11）：1279－1289.

[2] MöNNIKES H，HEADING R C，SCHMITT H，et al. Influence of irritable bowel syndrome on treatment outcome in gastroesophageal reflux disease. World J Gastroenterol［J］. 2011，17（27）：3235－3241.

[3] 何子彬，杨清强，周骥，等．胃食管反流合并功能性肠病患者的临床特点研究［J］. 安徽医药，2015，19（5）：929－931.

附一　胃食管反流致胆汁反流性胃炎案例

该病例长期上腹胀痛，反复胃镜检查示胆汁反流性胃炎，药物治疗效果不佳，经查确诊 GERD+食管裂孔疝，行腹腔镜抗反流手术治疗后获得痊愈。

【病例报告】

患者，男，55 岁。10 年前无明显诱因出现上腹痛，为胀痛，空腹明显，进食后可减轻，进食过多加重，近 5 年腹痛加重，影响每天睡眠，夜间因腹痛觉醒。每年行胃镜检查 1 次，其中 5 次示胆汁反流性胃炎，4 次显示慢性浅表性胃炎，针对胆汁反流性胃炎和慢性胃炎药物治疗，效果不佳。近期胃镜显示慢性食管炎、食管裂孔疝。无过敏和家族性相关病史，无不良嗜好。

体格检查：身高 169 cm，体重 70 kg，左上腹压痛，无反跳痛。食管测压示：LES 压力低于正常，食管裂孔疝；24 h 食管 pH+阻抗监测显示酸反流和弱酸反流次数多于正常，DeMeester 评分 11. 6 分。患者诊断为 GERD、食管裂孔疝、胆汁反流性胃炎。于 2018 年 5 月 15 日行腹腔镜食管裂孔疝修补+腹段食管延长+His 角重建术。

结果：顺利实施腹腔镜抗反流手术，治疗后 1 年随访，症状完全缓解。胃镜示慢性浅表性胃炎；24 h 食管 pH+阻抗监测未见病理性反流，DeMeester 评分 2. 8 分。

讨论

胆汁反流性胃炎是指由于幽门括约肌功能失调或胃幽门手术等原因[1]造成含有胆汁、胰液等十二指肠内容物流入胃，使胃黏膜产生炎症、糜烂和出血，减弱胃黏膜的屏障功能，引起 H^+ 弥散增加，从而导致胃黏膜慢性病变，既而增加胃泌素释放，影响胃、十二指肠动力，导致胃—幽门—十二指肠协调运动失调，引起十二指肠逆蠕动增加、幽门关闭功能减弱、胃排空延迟，使得十二指肠内容物进一步过量反流入胃。

GERD 的发病机制非常复杂。随着研究的不断深入，胆汁成为酸之外重要的致病因子之一，十二指肠—胃—食管反流在 GERD 发病机制中的作用日益受到关注。Xu 等[2]针对 95 例 GERD 患者进行研究发现，通过 24 h 食管 pH 联合胆汁监测发现，酸反流与十二指肠—胃—食管反流并存者在反流性食管炎组为 58. 8%，在非糜烂性 GERD 组为 29. 5%。反流性食管炎组和非糜烂性 GERD 组单一十二指肠—胃—食管反流的发生率则分别为 11. 8% 和 18. 2%；且十二指肠-胃-食管反流的发生率与食管炎严重程度呈正相关，提示胆汁反流与胃酸反流均是引起 GERD 的重要机制，同时提示 GERD 本身亦是造成胆汁反流的诱因。GERD 除通过影响胃肠激素分泌导致胆汁反流以外，解剖因素也是重要的机制：食管为胸腔脏器，食管内压为负压，而腹腔内为正压，对于正常人来说，胸腹腔的压力梯度由抗反流屏障来对抗，而对于 GERD 来说，抗反流屏障功能减弱或丧失导致腹腔正压压迫胃肠内容物向上逆流至胃、食管，从而发生持续不断的胆汁反流。

本例按照传统思路治疗胆汁反流性胃炎无任何效果，但是在 GERD 控制后患者的症状获缓解，提示 GERD 是导致患者胆汁反流的主要病因，与以上研究结果一致，证实部分患者的胆汁反流性胃炎与 GERD 相关。临床上遇到经久不愈的功能性胃肠道疾病患者，经消化内镜检查未见明显异常，应拓宽思路、结合病史综合分析，要想到 GERD 的可能，不要盲目对症治疗，以免造成误诊。

腹腔镜抗反流手术是治疗 GERD 的经典术式，对腹腔镜胃底折叠术后 20 年随访发现仍有接近 80%的 GERD 患者未再出现泛酸、烧心[3]。手术抗反流的效果在于降低酸

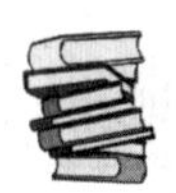

暴露，恢复 LES 的功能，增加胃排空速度和改善受损的食管蠕动功能，从而阻止胃、十二指肠内容物反流。本例患者经腹腔镜抗反流手术后症状完全缓解亦证实此结论，说明此术式控制 GERD 的胆汁反流安全有效。

总之，认识 GERD 中的胆汁反流是十分重要的。要注意内科对相关系统其他疾病的排查，若无器质性疾病或明显诱因，要注意 GERD 可能。对胆汁反流的对症治疗，可缓解症状，但治疗 GERD 则为根本。腹腔镜抗反流手术是一种非常有效的治疗方式，可以缓解 GERD 的相关症状和提高患者的生活质量。

（季　锋）

参考文献

[1] 吕宾. 胆汁反流的成因与机制 [J]. 中华消化杂志，2016，2019，28（6）：689-692.

[2] XU X R，LI Z S，ZOU D W，et al. Role of duodenogastroesophageal reflux in the pathogenesis of esophageal mucosal injury and gastroesophageal reflux symptoms [J]. Can J Gastroenterol，2006，20（2）：91-94.

[3] 季锋，汪忠镐，韩新巍，等. 胃底折叠术治疗胃食管反流病对阻塞性睡眠呼吸暂停综合征的影响 [J]. 中华普通外科杂志，2016，10（31）：824-827.

附二　胃食管反流病并发食管狭窄案例

该患者为 GERD 合并食管狭窄反复进食困难，多次行“内镜下探条扩张”，效果不佳。经 DSA 下食管球囊扩张术，再次行腹腔镜下抗反流手术后，患者进食哽噎感消失，随访至今食管狭窄未再发作。

【病例报告】

患者，男，14 岁。6 年前无明显诱因出现进食哽噎感，进流质食物顺利，无泛酸、烧心、胃胀、打嗝，不伴恶心、呕吐。多次于外院行“内镜下探条扩张术”，治疗后进半流质饮食顺利，今上述症状再次发作，无有毒、有害物质接触史，家族无患者类似病史，无家族遗传病史。

体格检查：身高 160 cm，体重 39 kg，体形消瘦。外院胃镜示：①反流性食管炎；②食管狭窄；③食管裂孔疝。术前行上消化道钡餐造影示服用钡剂见通过食管中下段狭窄，钡剂通过困难，食管狭窄上段食管扩张见大量潴留液，并可见食管裂孔疝的存在（图 5-1）。球囊扩张术后复查造影示，吞入钡剂见通过食管顺利，食管上段管腔扩张消失。患者诊断为 GERD 伴食管炎、食管狭窄、食管裂孔疝。择期全麻下再次行腹腔镜食管裂孔疝修补术并胃底折叠术。术后患者哽噎感消失，给予饮食指导（半流质饮食过渡至普食）及药物治疗（铝碳酸镁片、莫沙必利片）。1 个月后患者进食哽噎感再次出现，行 DSA 下食管造影示食管下段狭窄，长度约 2 cm，给予 12 mm×40 mm 球囊扩张行一期扩张，术后哽噎症状较前缓解；3 d 后于 DSA 下使用 16 mm×40 mm 球囊行二期扩张术，术后哽噎感缓解，予以饮食指导、口服药物治疗（铝碳酸镁片、莫沙必利片）1个月后停药，术后跟踪回访6个月体重增至45 kg，未再次出现进食哽噎感，生活质量明显提高。

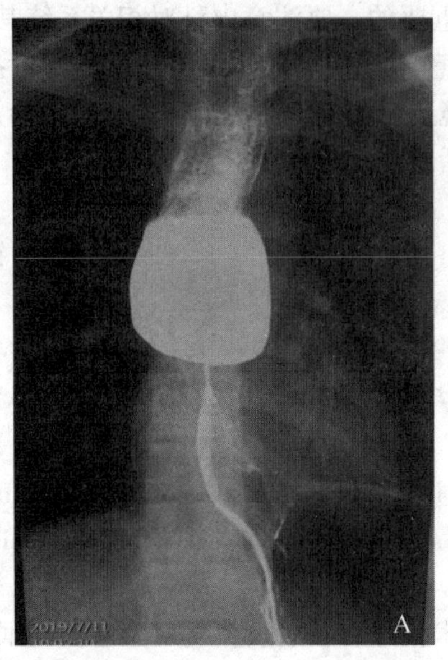

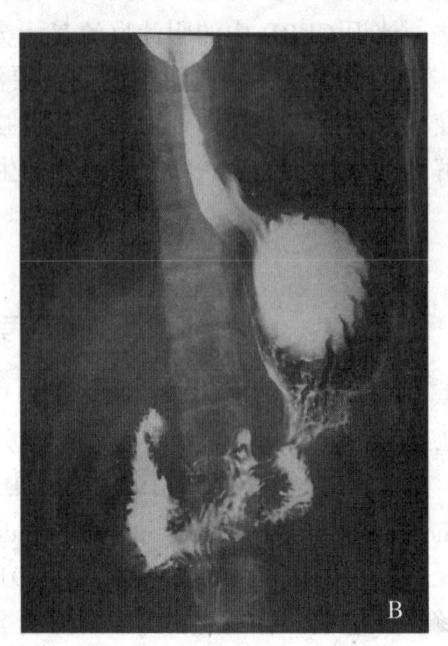

图 5-1　食管下段狭窄

A. 狭窄上段食管扩张图　B. 存在食管裂孔疝

讨论

GERD是一种常见病，最常见的典型症状为泛酸、烧心，胸痛、上腹痛、上腹烧灼感、嗳气等为不典型症状。根据2006年GERD蒙特利尔国际共识意见认为食管症状包括症状综合征、伴食管损伤的综合征，症状综合征包括典型反流综合征、反流胸痛综合征；伴食管损伤综合征包括反流性食管炎、反流性狭窄、Barrett食管与食管腺癌[1]。本例患者以诊断为食管狭窄行多次内镜下探条扩张，治疗效果不佳，诊断食管裂孔疝行疝修补术+抗反流术后得以康复。

目前认为良性食管狭窄有多种可能：①GERD长期反流造成反复慢性炎症，致局部食管纤维组织环形增生，导致食管狭窄，并逐步加重；②胃切除术后吻合口瘢痕（最常见），另有贲门失弛缓术后、胃底静脉曲张术后等；③感染，如结核、念珠菌等；④理化因素，如食管腐蚀性损伤（强酸、强碱）、异物损伤、烧伤等；⑤运动性障碍，如贲门失弛缓、硬皮病等；⑥免疫性。本例患者行DSA下球囊扩张术后，再次行腹腔镜下抗反流手术，哽噎感明显缓解，随访至今食管狭窄未再复发，再次证实胃食管反流与食管狭窄密切相关。

本例采用抗反流手术的目的在于降低酸暴露，减轻食管局部刺激，恢复LES功能，阻止胃内容物进入反流。抗反流手术后GERD造成的食管炎症得到有效缓解，辅以球囊扩张使食管内腔恢复原有生理功能，使症状得到缓解，减少复发概率。

目前国内尚无相关文献报道GERD致食管狭窄，这给诊断带来困难，很多临床医师往往因食管狭窄症状明显而过于关注食管狭窄，而忽视食管裂孔疝致食管炎性狭窄，

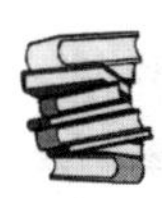

故易漏诊。目前尚缺乏客观的GERD致食管狭窄的相关判断指征，多依赖于临床医师的诊断经验，所以主观性较大。对于食管狭窄合并食管裂孔疝患者，反复多次扩张无效者，应考虑为GERD致食管狭窄可能。总之，提高对于GERD相关疾病的认识，针对其相关发病机制进行相关系统性研究是势在必行的。

（李成栋）

参考文献

[1] VAKIL N, VAN ZANTEN S V, KAHRILAS P, et al. Global Consensus Group. The Montreal definition and classification of gastro-esophageal reflux disease: a global evidence-based consensus [J]. Am J Gastroenterol, 2006, 101 (8): 1900-1920.

第二节　胃食管反流与呼吸疾病

一、胃食管反流与慢性咳嗽

胃食管反流被认为是引起慢性咳嗽常见的病因之一。有统计报道，胃食管反流所引起的咳嗽占临床慢性咳嗽的20%~41%[1,2]。高岩等[3]通过对以慢性咳嗽为主要表现的胃食管反流病（GERD）患者行高分辨食管内压力-阻抗联合测定（multichannel intraluminal impedance and high-resolutaion manometry，MII-HRM）及24 h多通道腔内阻抗-pH联合监测（multichannel intraluminal impedance combined pH，MII-pH）发现：其LES静息压力减低，卧位酸及非酸反流、近端反流的增多，以及食管清除功能障碍密切相关。汪忠镐[4]认为：GERD引起强烈咳嗽的基本原理为：强力胃酸和胃酶为消化食物之根本，唯有胃黏膜才具备特有的抗胃酸和胃酶功能，而食管黏膜却不能承受胃酸刺激，胃酸反流可立即引起胃灼热；至于喉、气管、支气管等呼吸道黏膜对胃酸则更无抵御能力可言，一旦接触胃酸，立刻会引起呼吸道平滑肌强烈收缩（呼吸困难）、黏膜大量分泌物（痰）及反射性剧烈咳嗽（排痰）。现有资料显示，用抗酸药物治疗和改变生活方式能使70%或更多的酸相关性慢性咳嗽患者的症状缓解，研究表明，使用质子泵抑制剂（奥美拉唑40 mg/次，2次/d）2周可使咳嗽症状缓解[5]，非对照研究显示，药物治疗无效的患者采取抗反流手术治疗后80%以上患者有显著效果。Irwin等[6]对8例药物疗效不佳的患者行胃底折叠术，咳嗽症状显著缓解。

咳嗽性晕厥是指由于剧烈咳嗽引起的一过性意识丧失临床综合征。其发病机制是剧咳时胸腔压力突然升高，静脉回心血量减少，心排出量减少，导致脑缺血而晕厥。多见于中年男性，常伴有慢性肺部疾病史，如慢性支气管肺炎、肺气肿等。胃食管反流是引起慢性咳嗽常见的病因之一，因此对于咳嗽性晕厥的患者在排除其他致病因素的情况要注意筛查胃食管反流这一因素，如果证实为胃食管反流引起，在控制胃食管反流后，因咳嗽改善或缓解，晕厥就消失了[7]。

二、胃食管反流与哮喘

2006年GERD蒙特利尔国际共识意见指出GERD与哮喘显著相关并将其列为加重因素[8]。美国对2 397名青少年的调查研究[9]显示，患哮喘学生中GERD发生率(19.3%)明显高于无哮喘者(2.5%)。Kiljander等[10]报道，在90例哮喘患者中，有典型反流症状的为52%，其中51%有异常的酸反流。在GERD伴哮喘患者用奥美拉唑、泮托拉唑治疗均可使哮喘明显好转[11,12]。在难治性哮喘患者中，Wong等[13]发现，GERD患病率为56.7%，用兰索拉唑治疗8周(30 mg/次，1次/d)，75%的GERD患者哮喘症状评分得到明显改善，而最大呼气流速和呼气量无明显改变。值得注意的是，相当比例的支气管哮喘合并GERD患者没有烧心、泛酸等典型症状，即无反流症状的GERD(寂静反流)。

三、胃食管反流与慢性阻塞性肺病

慢性阻塞性肺病(chronic obstructive pulmonary disease，COPD)是以持续的不可逆的气流受限及气道慢性炎症为特征的慢性呼吸系统疾病，典型临床表现为反复咳嗽、咳痰、喘息等。近年来，COPD患病率逐渐升高，其危险因素主要包括遗传、年龄、吸烟、空气污染、气候等。COPD发病机制尚未完全清楚，目前认为与炎症反应、蛋白酶-抗蛋白酶系统失衡及氧化应激等相关。近年来不断有临床发现及研究证实，COPD患者GERD发生率明显高于普通人群，二者之间关系的研究成为热点，临床上COPD并GERD的患者尤其老年患者，常有典型COPD症状如反复咳嗽、咳痰、憋喘等而无GERD典型症状像泛酸、烧心、嗳气等，常常使得呼吸科医师忽视GERD的存在，表现为患者接受COPD治疗后收获不了满意效果，一定程度上延误了治疗时机。以下就近年来COPD与GERD相关研究进展简要叙述。

众多研究结果显示COPD与GERD之间虽存在一定差异，但多数结果表明COPD人群中GERD患病率高于正常人群。Lee等[14]采用24 h食管pH监测观察了COPD患者中GERD的发病情况，结果发现其GERD患病率明显高于对照组，通过检测COPD患者组肺组织内胃蛋白酶含量，发现33%的COPD患者肺部存在胃蛋白酶，且比例远高于正常人群。目前认为GERD主要通过促进疾病进展和病情加重、降低患者生活质量和加重患者疾病经济负担等影响COPD。Rogha等[15]研究发现，并GERD的COPD患者病情进展更重、住院时间更长且药物治疗策略更复杂。同时一项关于COPD患者承担医疗费用的回顾性研究发现，并GERD的COPD患者人群每年医疗花费增加36%，增加的医疗费用可能与这些COPD患者急性发作而再入院治疗的次数增多有关。现认为GERD加重COPD的可能机制如下：①少量反流物误吸进入呼吸道直接刺激呼吸道黏膜，导致气道炎症发生，或经神经反射引起气道痉挛、阻塞；②反流物直接刺激食管黏膜内神经末梢(化学和机械感受器)，通过迷走神经介导的食管-支气管反射，使气道痉挛[16]。亦有部分学者认为在气道气流受限基础上，定植于消化道的细菌随反流物进入气道，在机体体抗力低下状态，引起呼吸道感染，使COPD加重。

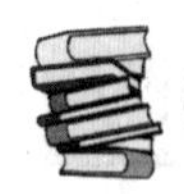

四、胃食管反流与特发性肺纤维化

大量临床和临床前的研究显示，胃酸可能是特发性肺纤维化（idiopathic pulmonary fibrosis，IPF）的一种病因性的有害物质。在动物模型中，逐渐灌注酸性物质可以导致吸入性肺损伤，在猪的模型中引起了肺纤维化[17]。Raghu 等[18]对 65 例 IPF 患者进行 24 h食管 pH 监测和食管压力测定，证实异常酸反流的发生率为 87%，其中 76% 有异常的远端食管酸暴露，63% 有异常的近端食管酸暴露。但其中只有 47% 的患者有典型的反流症状，19 例患者在进行 24 h 食管 pH 监测同时接受标准剂量的 PPI 治疗，其中 12 例仍有食管异常的酸暴露，此外，他们还发现，IPF 的严重度与反流的 IPF 的严重度之间无关联，异常的酸反流在 IPF 患者中发病率很高，且临床表现隐匿，但目前尚缺乏有力的证据证实二者之间的病因学联系。

五、胃食管反流与支气管扩张

多项研究证实支气管扩张与胃食管反流存在密切的联系。刘伟等[19]对 380 例女性支气管扩张患者采用 GerdQ 问卷评分，症状不典型者采用食道下段 pH 监测的方法，共筛选出 48 例（12.6%）患者同时合并有 GERD，GERD 症状不明显者为 8 例(16.7%)，症状明显者 40 例（83.3%），这些患者针对 GERD 治疗后呼吸道症状明显改善。一多中心荟萃研究[20]发现抑酸治疗后支气管扩张患者症状得到明显改善，证实支气管扩张与胃食管反流相关。胃食管反流引起支气管扩张的机制尚不清楚，可能与胃食管反流造成的支气管慢性炎症有关。

六、胃食管反流与肺炎

吴旻等[21]采用便携式 24 h 食管 pH 动态监测仪观察 68 例年龄>60 岁的老年肺炎患者，胃食管反流的检出率高达 79.4%（54/68），但有症状仅占 8 例，发生率为 14.8%（8/54）。Kumar 等[22]对 41 例反复肺炎发作的患者研究发现，12 例为胃食管反流引起的吸入性肺炎。胃食管反流引起肺炎的机制包括：①迷走神经介导的反射[23]。②气道微吸入[24]。

（季　锋）

参考文献

[1] POELMANS J，TACK J. Extraoesophageal manifestations of gastro-oesophageal reflux [J]. Gut，2005，54（10）：1492-1499.

[2] CHANG A B，LASSERSON T J，GAFFNEY J，et al. Gastro-oesophageal reflux treatment for prolonged non-specific cough in children and adults [J]. Cochrane Database Syst Rev，2011，19（1）：CD004823.

[3] 高岩，尚占民，黄晥农，等. 以慢性咳嗽为主要表现的胃食管反流病患者的食管功能及反流特点 [J]. 中华内科杂志，2011，50（11）：931-934.

[4] 汪忠镐. 充分重视胃食管反流病 [J]. 中华医学信息导报, 2006, 21 (10): 12-13.

[5] OURS T M, KAVURU M S, SCHILZ R J, et al. A prospective evaluation of esophageal testing and a double-blind, randomized study of omeprazole in a diagnostic and therapeutic algorithm for chronic cough [J]. Am J Gastroenterol, 1999, 94 (11): 3131-3138.

[6] IRWIN R S, MADISON J M. The diagnosis and treatment of cough [J]. N Engl J Med, 2000, 343 (23): 1715-1721.

[7] KUSUYAMA T, IIDA H, KINO N, et al. Cough syncope induced by gastroesophageal reflux disease [J]. J Cardiol, 2009, 54 (2): 300-303.

[8] VAKIL N, VAN ZANTEN S V, KAHRILAS P, et al. The Montreal definition and classification of gastroesophageal reflux disease: a global evidence-based consensus [J]. Am J Gastroenterol, 2006, 101 (8): 1900-1920.

[9] DEBLEY J S, CARTER E R, REDDING G J. Prevalence and impact of gastroesophageal reflux in adolescents with asthma: a population-based study [J]. Pediatr Pulmonol, 2006, 41 (5): 475-481.

[10] KILJANDER T O, LAITINEN J O. The prevalence of gastroesophageal reflux disease in adult asthmatics [J]. Chest, 2004, 126 (5): 1490-1494.

[11] CALABRESE C, FABBRI A, ARENI A, et al. Asthma and gastroesophageal reflux disease: effect of long-term pantoprazole therapy [J]. World J Gastroenterol, 2005, 11 (48): 7657-7660.

[12] JIANG S P, LIANG R Y, ZENG Z Y, et al. Effects of antireflux treatment on bronchial hyper-responsiveness and lung function in asthmatic patients with gastroesophageal reflux disease [J]. World J Gastroenterol, 2003, 9 (5): 1123-1125.

[13] WONG C H, CHUA C J, LIAM C K, et al. Gastro-oesophageal reflux disease in 'difficult-to-control' asthma: prevalence and response to treatment with acid suppressive therapy [J]. Aliment Pharmacol Ther, 2006, 23 (9): 1321-1327.

[14] LEE A L, GOLDSTEIN R S. Gastroesophageal reflux disease in COPD: links and risks [J]. Int J Chron Obstruct Pulmon Dis, 2015, 10: 1935-1949.

[15] LIANG B, WANG M, YI Q, et al. Association of gastroesophageal reflux disease risk with exacerbations of chronic obstructive pulmonary disease [J]. Diseases of the esophagus, 2013, 26 (6): 557-560.

[16] TUCHMAN D N, BOYLE J T, PACK A I, et al. Comparison of airway response following tracheal or esophageal acidification in the cat [J]. Gastroenterology, 1984, 87 (4): 872.

[17] RAGHU G. The role of gastroesophageal reflux in idiopathic pulmonary fibrosis [J]. Am J Med, 2003, 115 (Suppl 3A): 60S-64S.

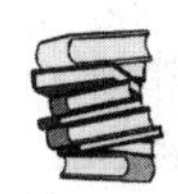

[18] RAGHU G, FREUDENBERGER T D, YANG S, et al. High prevalence of abnormal acid gastro-oesophageal reflux in idiopathic pulmonary fibrosis [J]. Eur Respir J, 2006, 27 (1): 136-142.
[19] 刘伟，吕晓红，丁会．女性支气管扩张并发胃食管反流病 380 例问卷调查分析 [J]. 中国妇幼保健，2012，27 (30): 4766-4767.
[20] FIELD S K, FIELD T S, COWIE R L. Extraesophageal manifestations of gastroesophageal reflux [J]. Minerva Gastroenterol Dietol, 2001, 47 (3): 137-150.
[21] 吴旻，厉朝喜，管小娟．老年肺炎与胃食管反流的关系探讨 [J]. 医学研究杂志，2011，40 (5): 111-114.
[22] KUMAR M, BISWAL N, BHUVANESWARI V, et al. Persistent pneumonia: underlying cause and outcome [J]. Indian J Pediatr, 2009, 76 (12): 1223-1226.
[23] IRWIN R S. Chronic cough due to gastroesophageal reflux disease: ACCP evidence-based clinical practice guidelines [J]. Chest, 2006, 129 (Suppl 1): 80S-94S.
[24] GALMICHE J P, ZERBIB F, DES VARANNES S B. Review article: respiratory manifestations of gastroesophageal reflux disease [J]. Aliment Pharmacol Ther, 2008, 27 (6): 449-464.

附一　胃食管反流病致慢性咳嗽案例

该病例为慢性咳嗽致多次喉痉挛发作，最后诊断为 GERD，给予腹腔镜下抗反流治疗，症状消失。

【病例报告】

患者，女，52 岁。间断咳嗽 8 年，有时持续剧烈干咳，夜间较重。每次发病，咽喉部发紧，总感觉有东西在来回移动，那种难受很难形容，就像在喉咙里“跳大绳”。起初由于症状并不是很重，也未引起重视，以为多休息，慢慢就会好转。近 1 年来症状加重，一次饮食过饱后感觉有一股气体从胃内往上涌的感觉，接着出现喉部痉挛，呼吸困难，经过 3 h 多的急诊抢救，才转危为安。1 年内间断发作过 3 次。在家人的陪同下，先后辗转省内数十家大医院，找过数十位知名大专家，从耳鼻喉、扁桃体、肺部、心脏等多个部位一一进行了详细检查，都没有找到真正病因。后来怀疑是哮喘、支气管炎，用了些药暂时有些缓解，但病情仍然反复发作。经详细询问病史，患者长期不时有胃胀、烧心、口苦等症状，建议先做胃镜，胃镜显示反流性食管炎（LA-C 级）。24 h 食管 pH 监测结果示：DeMeester 评分 34.5（正常<14.72）。食管压力测定结果示 LES 静息压力 1.5 mmHg（正常 10～30 mmHg）、食管裂孔疝。经过检查被确诊为 GERD、食管裂孔疝。既往体健无高血压、心脏病及脑血管疾病史。无不良生活史。

入院后体格检查：生命体征平稳，双肺呼吸音粗，未闻及干湿啰音。腹部软，无压痛及反跳痛，肝脾肋下未及。上消化道造影示胃食管反流。心脏检查未见明显异常。鉴于患者病史，检查确定为 GERD、食管裂孔疝。遂全麻下行腹腔镜下胃底折叠术并食管裂孔疝修补术，术后无不适症状出院，随访半年患者咳嗽、喉痉挛症状未再发作。

讨论

GERD 是胃内容物反流引起的一系列症候群，常常与呼吸道症状并存，很多患者表现为食管外刺激症状，如咳嗽、咳痰、胸痛、喘息、咽部异物感、喉部发紧，甚至窒息等呼吸道症状。

GERD 造成咳嗽、喉痉挛的机制可能是由于 GERD 形成食管高位反流，突破食管上括约肌高压带构成的咽喷嘴，由其引起溢出、喷洒和喷出（spilling，spraying，spurting）组成的 3S 现象，造成食管—气管反流或反流物喷入或微吸入，导致呼吸道即刻激惹和后继高敏状态[1]。

抗反流手术通过重建胃食管交界处的抗反流屏障，降低反流时间、频率、量和高度等，只要任何一个反流参数改善，其相应反流症状就会得到一定改善，从胃食管反流产生机制上消除反流。本组患者长期咳嗽、喉痉挛症状发作，经检查确定有 GERD 及食管裂孔疝，药物疗效差。遂行腹腔镜下胃底折叠术合并食管裂孔疝修补术。术后 6 个月随访，咳嗽症状及喉痉挛症状再无发作。

由于食管外症状与 GERD 关系的隐秘性，临床医师容易忽视该疾病。对于临床表现和检查提示与 GERD 明显相关的难治性呼吸道疾病，采取积极抗反流治疗，往往收到意想不到的疗效。

（李治仝）

参考文献

[1] 汪忠镐，高翔，来运钢，等．咽喷嘴及 3S 现象：胃食管气道反流的实验研究［J］．临床误诊误治，2011，24（3）：5-7.

附二　胃食管反流致咳嗽晕厥综合征案例

该病例为 GERD 合并咳嗽晕厥综合征，经腹腔镜抗反流手术治疗后获得痊愈。

【病例报告】

患者，男，67 岁。1 个月前无明显诱因出现咳嗽，为刺激性干咳，咳嗽剧烈时出现晕厥，每天发作 20 余次，夜间亦会出现。一次晕厥后摔伤头部出现颅底骨折。在呼吸科、心内科和耳鼻喉科反复就诊，无明确诊断。无过敏和家族性相关病史，无不良嗜好。

体格检查：身高 167 cm，体重 75 kg，双肺呼吸音粗，未闻及干湿啰音。胸部 CT 示慢性支气管炎、肺气肿；肺功能示轻度限制性中度阻塞性肺通气功能障碍；胃镜示反流性食管炎、Barrett 食管、胆汁反流，24 h 食管 pH+阻抗监测显示弱酸反流次数多于正常，DeMeester 评分 0.5 分，咳嗽与反流症状相关指数 91.9。患者诊断为 GERD、咳嗽晕厥综合征。先给予饮食、生活调理和抗反流药物治疗，奥美拉唑 20 mg/次、1 次/d，铝碳酸镁 1.0 g/次、3 次/d，莫沙比利 5 mg/次、3 次/d，治疗 1 周，咳嗽无缓

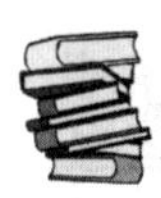

解，于 2018 年 7 月 25 日行腹腔镜食管裂孔疝修补+腹段食管延长+His 角重建术。

结果：顺利实施腹腔镜抗反流手术，治疗后 1 年随访，症状完全缓解。胃镜示慢性浅表性胃炎；24 h 食管 pH+阻抗监测未见病理性反流，DeMeester 评分 1.6 分。

讨论

咳嗽是呼吸系统疾病的常见症状，通常把持续 8 周以上的咳嗽称为慢性咳嗽。以咳嗽为主要临床表现的 GERD 称为胃食管反流性咳嗽（GERC），蒙特利尔国际共识意见将之称为反流性咳嗽综合征[1]。GERD 的典型表现为胸骨后烧灼感、泛酸等，临床上也不乏没有反流症状的胃食管反流性咳嗽患者，咳嗽是其唯一的临床表现，多表现为干咳或咳少量白色黏痰，给临床诊断带来很多困难。目前认为胃食管反流诱发或加重慢性咳嗽的机制是：①胃反流发生时，反流物刺激食管下段的迷走神经末梢，引起气管、支气管咳嗽反射[2]。②反流物被误吸入气管，直接刺激气管黏膜导致咳嗽[3]。咳嗽性晕厥综合征是指由于剧烈咳嗽引起的一过性意识丧失的临床综合征，其发病机制是剧咳时胸腔压力突然升高，静脉回心血量减少，心排出量减少，导致脑缺血而晕厥。多见于中年男性，常伴有慢性肺部疾病史，如慢支、肺气肿等。胃食管反流是引起慢性咳嗽常见的病因之一，因此对于咳嗽性晕厥的患者，在排除其他致病因素的情况下要注意筛查胃食管反流这一因素，如果证实为胃食管反流引起，在控制胃食管反流后，因咳嗽改善或缓解，晕厥就消失了[4]。

本例表现为慢性咳嗽和剧烈咳嗽后出现晕厥，虽无慢性支气管炎、肺气肿表现，但肺功能和胸部 CT 证实此患者合并无症状的慢性支气管炎、肺气肿，比较符合咳嗽性晕厥综合征的特点，所以诊断咳嗽晕厥综合征明确，但对症治疗后症状无改善。经胃镜和 24 h 食管 pH+阻抗监测证实为 GERD 并抗反流手术治疗后症状缓解，证实此例为 GERD 引起的咳嗽晕厥综合征。除剧烈咳嗽易引起晕厥外，胃食管反流本身可引起自主神经功能紊乱，表现为迷走神经张力增高而交感神经张力降低，两者达到极点亦会引起血管扩张血压下降出现晕厥[5]。

本例按照传统思路治疗和纠正呼吸道疾病无任何效果，但是在胃食管反流病控制后患者的症状获缓解，提示胃食管反流是导致患者症状的主要甚或唯一病因，与以上研究结果一致，证实部分患者的咳嗽晕厥综合征与 GERD 相关。临床上遇到慢性咳嗽的患者，经胸部 X 线检查未见明显异常时，应拓宽思路、结合病史综合分析，要想到 GERD 的可能，不要盲目抗感染治疗，以免造成误诊。具有以下症状者应高度怀疑胃食管反流性咳嗽：咳嗽持续时间超过 8 周，无明显季节性；咳嗽多与体位或进食有关，夜间症状明显，以刺激性干咳为主；咳嗽同时伴有胸骨后烧灼感、泛酸、嗳气等症状。对于高度怀疑的胃食管反流性咳嗽患者，应做胃镜或上消化道造影检查，但阳性率不高[6]，如果临床医生对 GERD 认识不足，对胃镜阴性的患者容易造成漏诊。这时行24 h 食管 pH-阻抗检测系统监测，可大大提高诊断率。

腹腔镜抗反流手术是治疗 GERD 的经典术式，术后胃食管反流相关呼吸道疾病包括慢性咳嗽、支气管炎、哮喘[7,8]疗效显著。手术抗反流的效果在于降低酸暴露，恢复 LES 的功能，增加胃排空速度和改善受损的食管蠕动功能，从而阻止胃、十二指肠内容物反流[8]。抗反流手术治疗 GERD 食管外疾病的机制在于防止微吸入和减弱迷走神经反射[8]。本例患者经腹腔镜抗反流手术后咳嗽晕厥完全缓解亦证实此结论，说明此术式控制 GERD 食管外疾病安全有效。

总之，认识 GERD 食管外表现是十分重要的。要注意内科对相关系统其他疾病的排查，若无器质性疾病或明显诱因，要注意 GERD 可能。对食管外症状的对症治疗，可缓解症状，但治疗 GERD 则为根本。腹腔镜抗反流手术是一种非常有效的治疗方式，可以缓解 GERD 的食管外症状和提高患者的生活质量。

（季　锋）

参考文献

[1] VAKIL N, VAN ZANTEN S V, KAHRILAS P, et al. The Montreal definition and classification of gastroesophageal reflux disease: a global evidence-based consensus [J]. Am J Gastroenterol, 2006, 101 (8): 1900-1920.

[2] IRWIN R S. Chronic cough due to gastroesophageal reflux disease: ACCP evidence-based clinical practice guidelines [J]. Chest, 2006, 129 (suppl 1): 80S-94S.

[3] GALMICHE J P, ZERBIB F, DES VARANNES S B. Review article: respiratory manifestations of gastroesophageal reflux disease [J]. Aliment Pharmacol Ther, 2008, 27 (6): 449-464.

[4] KUSUYAMA T, IIDA H, KINO N, et al. Cough syncope induced by gastroesophageal reflux disease [J]. J Cardiol, 2009, 54 (2): 300-303.

[5] MICHAUD L, LAMBLIN MD, CARPENTIER C, et al. Gastroesophageal reflux and esophageal motility disorders in infants with vagal hyperreflectivity presenting severe syncope [J]. Arch Pediatr, 1997, 4 (2): 133-139.

[6] 季锋，汪忠镐，李震，等．埃索美拉唑治疗胃食管反流性咳嗽的临床研究 [J]. 中华消化杂志，2012，32 (12)：852-853.

[7] 李治仝，汪忠镐，季锋，等．以呼吸道症状为主的胃食管反流病的诊治 [J]. 中国普通外科杂志，2013，22 (1)：75-78.

[8] 季锋，沙红，韩新巍，等．腹腔镜 Nissen 胃底折叠术联合高选择性迷走神经切断术治疗胃食管反流病 [J]. 中华普通外科杂志，2014，29 (6)：485-486.

附三　胃食管反流病合并支气管哮喘案例

该病例患者因“咳嗽、咳痰、喘息”，先后按“支气管炎、支气管哮喘”“GERD、食管裂孔疝”药物治疗无效，终行食管裂孔疝修补手术而获痊愈。

【病例报告】

患者马某，男，51 岁，四川南充市人。因“咳嗽、咳痰、喘息、腹胀 2 年，加重 1 年”入院。2017 年 7 月无明显诱因出现咳嗽、咳痰，以早上 5：00-7：00 症状较重，由于身在国外（当时在印度尼西亚从事耐火材料相关工作），未诊治，症状无缓解趋

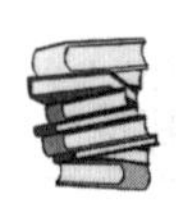

势，当时考虑有可能与工作性质有关，遂放弃工作于2017年9月回国修养。咳嗽、咳痰症状并没有什么改善，又出现喘气的症状，在某市人民医院呼吸科就诊，胸部CT检查未见明显异常，给予“孟鲁司特、百令胶囊”，服用1周症状好转后停药，停药1周后症状又再次出现，之后间断服药，咳嗽、咳痰、喘气症状反复发作，且逐渐加重。先后在天津、上海多家三级甲医院等国内知名的呼吸科就诊，医生诊断为“支气管炎、支气管哮喘”，给予口服药物治疗，效果欠佳，用药量逐渐增大，效果越来越差。2018年5月出现胃部不适症状，在当地县人民医院就诊，胃镜检查示：浅表性胃炎，给予口服药物治疗，症状没有明显改善。2018年8月，咳嗽、喘气症状加重，到某医学院附属医院就诊，诊断为“慢性阻塞性肺病、支气管炎、哮喘”，住院1周后，症状稍有缓解，停药后症状反复，尚可生活自理。2018年11月，症状再次加重，到某省中医院呼吸科就诊，住院治疗1周，症状缓解后出院，出院后还是咳嗽、喘气，靠口服药物症状可稍减轻。2019年4月，出现喘症状加重，伴濒死感，呼叫“120”，再次被送至某省中医院，治疗后喘憋症状好转。之后因为胃部不适，在某市中医院胸外科就诊，做了钡餐、CT、胃镜检查，诊断为GERD、食管裂孔疝，医生建议回家静养，给予口服药物治疗，胃部症状并未改善，咳嗽、咳痰、气喘症状依然存在。于2019年8月8日到郑州陇海医院胃食管反流科就诊，因咳嗽、气喘症状较重（活动5 m后就需要站立休息），无法耐受检查及治疗，给予止咳平喘等对症治疗，症状好转后完善相关检查，检查结果示食管裂孔疝，轻度胃食管反流，于2019年8月19日行食管裂孔疝修补手术治疗，术后第一天就感觉症状好转，术后第二天少量进食感觉症状基本消失，术后1周，活动自如，咳嗽、咳痰、喘气没有发作过，痊愈出院。

讨论

GERD是一种常见疾病，由胃、十二指肠内容物反流入食管引起的食管内症状和(或)其他并发症[1]。其典型症状为泛酸、烧心、反食、胃灼热、腹胀等消化道症状，但是同时可能还存在消化道以外的并发症[2]。本例患者长期就诊于各个医院，被诊断为支气管哮喘并给予哮喘对症治疗，症状未见明显改善。最终在笔者院被诊断为GERD并行手术治疗后，哮喘症状明显改善，至今未有哮喘症状发作。

过敏性哮喘的症状很容易与GERD引起的支气管哮喘相混淆。过敏性哮喘常见病因：一是遗传因素，目前认为过敏性哮喘有明显家族聚集倾向，与多基因遗传有关。二是变应原，①室内外变应原，如尘螨、宠物、蟑螂、花粉、草粉等；②职业性变应原，如油漆、活性染料、面粉、饲料、木材等；③食物变应原，如牛奶、蛋类、鱼、虾、蟹等。三是促发因素，如运动、冷空气、环境污染、吸烟、药物（如阿司匹林等）、精神及心理因素等。

对于GERD引起支气管哮喘的发病机制，有多种假设：①胃内容物反流入气管，胃酸直接刺激气管和支气管黏膜引起炎症及支气管痉挛[2]；②由于远端食管由胚胎时期的肺组织发育而来，远端食管黏膜受胃酸的侵袭，可引起反射性咳嗽、支气管分泌(咳痰)[3]。本例经手术治疗后哮喘明显缓解，再次证实哮喘与GERD相关。

GERD的典型症状为泛酸、反食、胃灼热、腹胀等消化道症状，但是提醒广大临床医师（尤其是年轻的临床医师），如果一个患者以咳嗽、咳痰、喘憋、咽异物感、胸痛为主诉就诊，一定不要忽视胃食管反流也是引起这些症状的一个常见原因。正确的诊断是治疗一个疾病的首要条件，作为一名临床医师不能放过任何一个可能导致疾病的原因。

(王 凯 赵鑫磊 钱 隆)

参考文献

[1] KATZ P O, GERSON L B, VELA M F. Guidelines for the diagnosis and management of gastroesophageal reflux disease [J]. Am J Gastroenterol, 2013, 108 (3): 308-328.

[2] DERBAKM, BOLDIZHAR O, SIRCHAK Y, et al. Combined course of bronchial asthma and gastroesophageal reflux disease: its clinical, functional peculiarities, and mechanisms of its correction [J]. Georgian Med News, 2017, (272): 69-74.

[3] AMARASIRI D L, PATHMESWARAN A, DE SILVA H J, et al. Response of the airways and autonomic nervous system to acid perfusion of the esophagus in patients with asthma: a laboratory study [J]. BMC Pulm Med, 2013, 2 (13): 33.

附四 胃食管反流病致慢性阻塞性肺疾病案例

GERD 与哮喘、慢性咳嗽的相关性已经被报道和证实[1,2]。但在临床诊治过程中仍有很多不典型 GERD 表现的患者常常被误诊误治。该患者因常年胸闷、憋喘而被误诊为 COPD，经腹腔镜下抗反流手术后症状明显好转。

【病例报告】

患者，男，65 岁。主因胸闷、气喘 15 年，加重 3 年。闻及油烟味后症状发作，休息后缓解，未予治疗。3 年前胸闷、气喘反复发作，多于接触异味及步行超过 50 m 后出现呼吸困难，仰卧后症状加重。长期应用沙丁胺醇等 β_2 受体激动剂和茶碱类药物控制症状。追问病史，患者自诉 50 年前出现过泛酸、烧心症状，自己饮食调节，症状缓解，近十几年来未予重视。无吸烟史及灰尘接触史。

入院体格检查：吸气时胸骨上窝及双锁骨上窝凹陷，呈“三凹征”；胸廓膨胀，前后径增大，呈桶状胸。双肺呼吸音减低，呼气相延长，可闻及干啰音。血气分析示：pH 7.398，PCO_2 47.4 mmHg，PO_2 83.7 mmHg。肺功能第 1 秒用力呼气容积（forced expiratory volume in first second，FEV_1）占预测值的百分比为 26.8%（COPD 时，<70%），FEV_1 与用力肺活量（forced vital capacity，FVC）的比值（FEV_1/FVC%）为 43.42%。24 h 食管 pH 监测结果示食管未见病理性酸反流，但酸反流次数 65 次（正常 <55 次）。食管压力测定结果示 LES 静息压力为-2 mmHg（正常 10~30 mmHg）。胸部 CT 为肺气肿、肺炎表现（图 5-2、图 5-3）。上消化道造影表现为胃食管反流、食管裂孔疝。

给予口服奥美拉唑 20 mg/次、2 次/d，莫沙必利 5mg/次、3 次/d 治疗，胸闷、气喘症状明显缓解，自诉能行走 150 m，但无法停药，遂在全麻下行腹腔镜 Toupet 胃底折

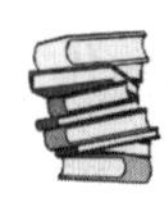

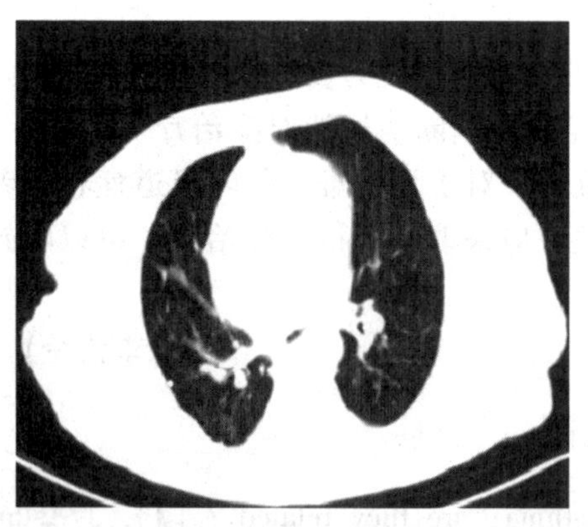

图 5-2　肺野透亮度增高，肺纹理增多、紊乱

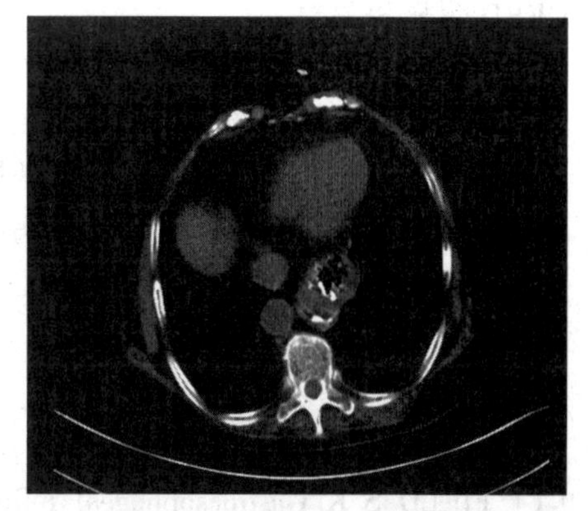

图 5-3　胸腔前后径增宽，部分胃底疝入胸腔

叠术并食管裂孔疝修补术。术后第二天即感觉呼吸通畅，并能仰卧休息。术后 3 d 即出院，1 个月后患者已经停用沙丁胺醇，自诉能行走 300 m，复查肺功能 FEV_1 为53.2%，FEV_1/FVC% 为 68.43%。1 年后随访自诉能行走 1~2 km。

讨论

GERD 是胃肠内容物反流引起的一系列症候群，涉及消化系统、呼吸系统、耳鼻喉系统及心血管系统等。GERD 常常与呼吸道症状并存，很多 GERD 患者表现为食管外刺激症状，如咳嗽、咳痰、胸痛、喘息、咽部异物感、喉部发紧甚至窒息等呼吸道症状。2006 年 GERD 蒙特利尔国际共识意见[3]认为，反流性咳嗽综合征、反流性喉炎综合征、反流性哮喘综合征和反流性牙侵蚀综合征与 GERD 明确相关。COPD 是一种以不完全可逆的气流受限为特点的慢性肺部疾病，具有气流阻塞特征的慢性支气管炎和（或）肺气肿，严重者发展为肺心病和呼吸衰竭。与一般人群相比，GERD 在 COPD 中发生更频繁[4,5]。

本例患者主要表现为胸闷、憋气、喘息等 COPD 症状，尽管 24 h 食管 pH 监测阴性，但患者反流次数增多。既往患者有 GERD 史，平躺时憋气症状加重，给予 PPI 药物治疗，症状好转。在对患者施行抗反流手术中见到滑动性食管裂孔疝，因此可推断本患者 COPD 的发生是或最可能是由 GERD 引起的。

GERD 造成 COPD 的机制可能是由于 GERD 形成食管高位反流，长期通过食管-气道反流或反流物喷入或微吸入，导致呼吸道持续应激反应和高敏状态，引起呼吸道疾病的发生[6]，食管裂孔疝的存在能加重反流及呼吸道症状[7]。本例患者 50 年前开始出现的 GERD 史，通过一种或多种机制持久刺激呼吸道，造成不完全可逆的气流受限，继而形成 COPD。

腹腔镜下胃底折叠术是治疗药物难治的 GERD 的经典术式。有文献报道具有典型反流症状的 GERD 通过腹腔镜下胃底折叠术后呼吸道症状改善 65%~75%[7]，长期结果达到 70%[8]。笔者既往诊治的结果也显示腹腔镜下抗反流手术能显著改善反流及反流相关症状[9]。本例患者经 PPI 治疗后好转，停药后症状再次发作，遂行腹腔镜下胃底折叠术并食管裂孔疝修补手术。术后 1 个月 FEV_1 较术前明显好转，自诉能行走 300 m。术后 1 年随访自诉能行走 1~2 km，更加验证了 COPD 症状的发生与

GERD 明显相关。

GERD 引起的典型症状容易确诊，但往往很多患者表现为食管外症状，临床医师容易忽视症状发生的本质，只能根据临床症状经验性判断。虽然对症治疗可暂缓症状，若不能采取最佳的治疗方案，疾病是持续加重的。对于那些难治的呼吸道症状患者且临床表现和检查提示与胃食管反流病明显相关，应采取积极抗反流治疗，可以收到意想不到的疗效。

（李治仝）

参考文献

[1] FIELD S K. Gastroesophageal reflux and asthma：are they related ?［J］. J Asthma，1999，36（8）：631-644.

[2] HAVEMANN B D，HENDERSON C A，EL-SERAG H B. The association between gastro-oesophageal reflux disease and asthma：a systematic review［J］. Gut，2007，56（12）：1654-1664.

[3] VAKIL N，VAN ZANTEN S V，KAHRILAS P，et al. The Montreal Definition and Classification of Gastro - esophageal Reflux Disease：A Global Evidence - based Consensus［J］. Am J Gastroenterol，2006，101（8）：1900-1920.

[4] MOKHLESI B，MORRIS A L，HUANG C F，et al. Increased prevalence of gastroesophageal reflux symptoms in patients with COPD［J］. Chest，2001，119：1043-1048.

[5] RASCON-AGUILAR I E，PAMER M，WLUDYKA P，et al. Role of gastroesophageal reflux symptoms in exacerbations of COPD［J］. Chest，2006，130：1096-101.

[6] 汪忠镐，高翔，来运钢，等. 咽喷嘴及 3S 现象：胃食管气道反流的实验研究［J］. 临床误诊误治，2011，24（3）：5-7.

[7] BOOTH M I，JONES L，STRATFORD J，et al. Results of laparoscopic Nissen fundoplication at 2-8 years after surgery［J］. Br J Surg，2002，89（4）：476-481.

[8] KAUFMAN J A，HOUGHLAND J E，QUIROGA M，et al. Long-term outcomes of laparoscopic antireflux surgery for gastroesophageal reflux disease（GERD）-related airway disorders［J］. Surg Endosc，2006，20（12）：1824-1830.

[9] 李治仝，汪忠镐，吴继敏，等．食管裂孔疝与呼吸道症状临床相关性研究［J］. 中华普通外科杂志，2013，1，28（1）：56-58.

附五　胃食管反流合并肺间质纤维化案例

该病例患者以“间断咳嗽、咳痰、喘息 2 年”长期按照 PIF、肺部感染、肺结核治疗，经 LES 射频控温热凝治疗术后获得明显好转。

【病例报告】

患者，男，66 岁。患者于 2 年前因无明显诱因出现咳嗽、咳痰症状，痰为白色黏

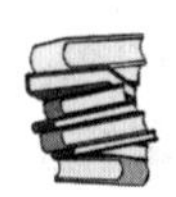

稠痰，不易咳出，伴胸闷、气喘等症状，半年来病情逐渐加重，夜间无法平卧。结核菌素试验阳性，胸部CT示肺部感染、空洞形成，诊断肺结核、结核空洞，抗结核治疗2个月，症状无缓解。后修正诊断为“肺结核、PIF、肺气肿、肺大疱”，给予抗结核、激素、止咳化痰药物后症状仍无明显改善。血清风湿因子阳性，诊断风湿引起PIF，给予血浆置换疗法，症状无改善。既往“冠心病”10余年，3年前行“冠脉支架植入术”，平素间断腹胀、嗳气。吸烟30年，现已戒烟，无饮酒嗜好，无过敏和家族相关病史，无不良嗜好。

体格检查：身高170 cm，体重50 kg，结核菌素试验阳性，抗结核治疗2个月。胸部CT示慢性支气管炎肺气肿，两肺间质性炎症并部分纤维化；胃镜示霉菌性食管炎、贲门松弛。患者诊断为GERD、霉菌性食管炎、PIF。于2018年7月19日行胃镜引导食管下括约肌射频控温热凝治疗。

结果：顺利实施胃镜引导下食管微量射频治疗，治疗后5个月随访，主诉症状消失，夜间可平卧睡眠；胸部CT平扫示：两中下肺及左上肺间质性炎症并纤维化较5个月前片对比明显好转。上消化道造影示上消化道造影未见明显器质性病变。

讨论

GERD是一种常见的疾病或综合征，典型症状泛酸、烧心发病率约为10%。其食管外表现为咳嗽、哮喘和肺纤维化，此类型反流并不少见，因缺乏典型症状而容易误诊，且有很高的致残性乃至致死性，从而使GERD及其食管外症状成为一重大公共卫生问题，医务人员及公众对GERD及其食管外症状的认知率有待进一步提高。GERD及其食管外反流的临床表现、检查结果及对治疗反应性的多样而表现出高度的异质性，多学科诊治模式的建立及加强学科间的交流与协作势在必行。本例诊断以肺结核、肺部感染和PIF多次对症治疗效果均不佳，诊断为GERD并施予内镜引导下食管微量射频治疗，获得满意疗效，证实患者的主诉症状和PIF均为GERD的食管外表现，而肺结核可能为长期的肺部慢性炎症，气道的防御能力下降导致结核杆菌感染。对于GERD导致PIF的机制尚不清楚，可能与气道酸吸入或迷走神经反射引起的气道炎症有关[1]。

研究表明，50% GERD患者仅有食管外症状，本例亦无明显的典型症状，这给GERD的诊断带来困难。因此，对于长期具有慢性咳嗽、哮喘、胸痛、咽炎等表现且常规治疗无效者，要考虑GERD食管外症状的可能性；另外，GERD是涉及多系统、多器官疾病，目前对它的认识还尚待提高，加强相关专业的协作是必由之路。

总之，GERD患病率很高，危害极大，已成为常见消化道慢性疾病，另外，GERD食管外症状致残性及致死性极高且易误诊漏诊，可以说GERD是一重大公共卫生问题，应引起重视。对于慢性乃至严重性咳嗽、哮喘、肺纤维化等呼吸系统症状或疾病，应给予充分的GERD评估。由于GERD及其食管外反流可防可治，故只有得到正确的诊断和治疗，才可能进一步达到最佳的疗效。

（刘艳歌　亢晓红）

参考文献

[1] 陈石，张德平．酸吸入致大鼠肺纤维化初步探索［J］．中国实验动物学报，2010，

4（18）：335-340.

（题外话：此患者为某医院前任院长，深耕医疗行业40余年，掌握着河南省很多优质医疗资源，其子为继任院长，在河南属最早支持胃食管反流事业者之一。笔者早在其发病初期就给他诊断GERD，四个依据：①慢性鼻炎；②反复咳嗽，有轻微肺纤维化；③心脏放置支架后症状改善不明显；④排便不畅。但他非常排斥笔者的理念，认为笔者提出的百种疾病与反流有关的理论是歪理邪说，没有接受进一步检查和治疗，以致于后来病情进展迅速，抗结核治疗2个月不仅无效且病情加重，夜间无法平卧，激素冲击治疗2个月仍无效，血浆置换疗法中途患者自行放弃，其间曾准备交代后世。北京协和医院专家会诊意见其只有3年的寿命，除非行肺移植。其子在他治疗过程中反复提醒他看看GERD，他骂他儿子神经病。最后按照他的思路各种尝试无效后，其子建议去美国看病，他的心气已降至冰点，无奈地要求按照笔者的思路治疗，奇迹又发生了……）

附六　胃食管反流合并支气管扩张案例

该病例患者以间断咳嗽、咳痰8年，伴泛酸、烧心4年，长期按照慢性支气管炎和肺气肿治疗无效，经腹腔镜食管裂孔疝修补+腹段食管延长术+HIS角重建术治疗后症状缓解。

【病例报告】

患者，男，53岁。8年前无明显诱因出现咳嗽、咳痰，为黄色脓痰，诊断慢性支气管炎和肺气肿，给予对症治疗有效，但停药后症状反复。4年前上述症状加重，伴泛酸、烧心、咽部异物感，诊断不详，给予对症治疗，效果欠佳，此后上述症状反复发作，且发作次数及程度逐渐加重。无过敏和家族相关病史，无不良嗜好。

体格检查：身高172 cm，体重53 kg，胸部CT示支气管扩张并感染；胃镜示食管裂孔疝、浅表性胃炎；食管测压示LES压力低于正常，食管裂孔疝；24 h食管pH+阻抗监测显示弱酸反流和非酸反流次数多于正常。诊断为GERD、食管裂孔疝、慢性浅表性胃炎、胃多发息肉、支气管扩张。于2019年4月30日行腹腔镜食管裂孔疝修补+腹段食管延长+His角重建术。

结果：顺利实施经腹腔镜食管裂孔疝修补+腹段食管延长+His角重建术治疗后6个月随访，咳嗽、咳痰症状完全缓解；胸部CT示支气管扩张，较前范围缩小；胃镜示浅表性胃炎；食管测压示LES压力正常；24 h食管pH+阻抗监测显示未见病理性反流。

讨论

GERD是消化科常见病之一，随着生活水平的提高，肥胖、缺乏运动、高脂饮食的生活方式使GERD的发病率呈上升趋势。GERD严重影响了患者的生活质量[1]。GERD常常与呼吸道疾病并存，很多GERD患者表现为食管外症状，而没有典型症状，给诊断带来困难。本例诊断并以慢性支气管炎伴肺气肿对症治疗无好转，诊断为GERD并施予手术治疗，获得满意疗效，证实患者的症状与GERD有关，支气管扩张可能是其

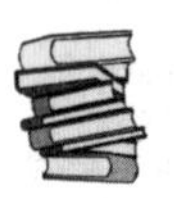

食管外表现。对于GERD引起支气管扩张的发病机制，有多种假设：①酸性胃内容物吸入气道后，刺激支配气道的迷走神经，反射性引起气道痉挛；②气管和食管有共同的支配神经[2]，食管的酸反流会直接反射性引起气道痉挛；③气道高反应，胃酸反流通过气管、食管的共同支配神经使气道敏感性增高，并表现出对其他外部刺激反应性增高；④气道炎症，GERD在反流发作时，反流物刺激食管内的迷走神经感受器，通过轴索或外周神经反射直接诱导肺内炎症反应。

本例经抗反流手术治疗后主诉症状完全缓解，术后6个月复查24 h食管pH+阻抗监测未发现病理性反流，说明GERD已控制。患者按照传统思路治疗和纠正呼吸道疾病无任何效果，但是在GERD控制后患者的症状均获缓解，提示GERD是导致患者症状的主要甚或唯一病因，与以上研究结果一致，证实部分患者的支气管扩张与GERD相关。经腹腔镜抗反流手术后GERD典型症状和相关呼吸道症状均消失，说明此术式控制GERD食管内外疾病安全有效。

综上所述，GERD是引起或加重支气管扩张的一个重要诱因，对于支气管扩张常规治疗无效的患者要考虑GERD的可能性。但胃食管反流GERD病与支气管扩张及其他呼吸道疾病之间的关系需要进一步深入研究。

（王　凯　赵鑫磊　钱　隆）

参考文献

[1] FLOOK N W, WIKLUND I. Accounting for the effect of GERD symptoms on patients' health-related quality of life: supporting optimal disease management by primary care physicians [J]. Int J Clin Pract, 2007, 61: 2071-2078.

[2] 靳富有，谢灿茂．胃食管反流性疾病的研究进展［J］．国外医学，内科学分册，1995，22（12）：519.

附七　胃食管反流致反复肺炎发作案例

该病例患者以咳嗽、咳痰为主诉，长期按照肺炎治疗效果不佳，经腹腔镜抗反流手术治疗后获得痊愈。

【病例报告】

患者，男，65岁。30年前出现咳嗽、咳痰，反复以肺炎抗感染治疗能改善，但反复发作。半年前出现嗳气，行胃镜示非萎缩性胃炎伴糜烂，自服奥美拉唑1个月，无效。无过敏和家族性相关病史，无不良嗜好。

体格检查：身高167 cm，体重65 kg，双肺呼吸音粗，可闻及少许湿啰音。支气管镜示双侧支气管炎，可见脓性分泌物；胸部CT示双肺局部支气管扩张并感染、双肺炎性结节、左肺上叶炎性占位、双肺炎症、双侧胸膜增厚；胃镜示非萎缩性胃炎伴糜烂；食管测压示食管下括约肌压力低于正常，食管裂孔疝；24 h食管pH+阻抗监测显示弱酸反流次数多于正常，DeMeester评分1.7分。诊断为GERD、食管裂孔疝、肺炎。

结果：于2019年4月27日顺利实施腹腔镜食管裂孔疝修补+腹段食管延长+His角重建术。治疗后5个月随访，症状完全缓解。

讨论

GERD是一种临床常见病，泛酸、烧心为其典型症状，但部分患者仅表现为食管外症状或者以食管外症状为首发表现，在若干年后才暴露出典型症状，给临床诊断带来很多困难。如何提高临床医生对此病的认识和重视度是解决此问题的关键。

患者抗感染治疗肺炎病情反复，但是在针对GERD治疗后患者的症状获缓解，提示胃食管反流是导致患者肺炎的主要甚或唯一病因，与以上研究结果一致，证实部分患者的肺炎和GERD相关。

腹腔镜抗反流手术是治疗胃食管反流病的经典术式，术后胃食管反流相关呼吸道疾病包括慢性咳嗽、支气管炎、哮喘等[1,2]。手术抗反流的效果在于降低酸暴露，恢复LES的功能，增加胃排空速度和改善受损的食管蠕动功能，从而阻止胃、十二指肠内容物反流[2]。抗反流手术治疗GERD食管外疾病的机制在于防止微吸入和减弱迷走神经反射[3]。本例患者经腹腔镜胃底折叠术后食管外症状完全缓解亦证实此结论，说明此术式控制GERD食管外疾病安全有效。

研究表明，50%GERD患者仅有食管外症状[4]，本例以呼吸道症状为首发表现，始终没有出现GERD的典型表现，这给GERD的诊断带来困难。因此，对于长期具有慢性咳嗽、哮喘、反复肺炎等表现且常规治疗无效者，要考虑GERD食管外症状的可能性；另外，GERD是涉及多系统、多器官疾病，目前对它的认识还尚待提高，加强相关专业的协作是必由之路。

总之，认识GERD食管外表现是十分重要的。要注意内科对相关系统其他疾病的排查，若无器质性疾病或明显诱因，要注意GERD的可能。对食管外症状的对症治疗，可缓解症状，但治疗GERD则为根本。腹腔镜抗反流手术是一种非常有效的治疗方式，可以缓解GERD的食管内外症状和提高患者的生活和生命质量。

（季　锋）

参考文献

[1] 李治仝，汪忠镐，季锋，等. 以呼吸道症状为主的胃食管反流病的诊治［J］. 中国普通外科杂志，2013，22（1）：75-78.

[2] 季锋，沙红，韩新巍，等. 腹腔镜Nissen胃底折叠术联合高选择性迷走神经切断术治疗胃食管反流病［J］. 中华普通外科杂志，2014，29（6）：485-486.

[3] 季锋，汪忠镐，韩新巍，等. 胃底折叠术治疗胃食管反流病对阻塞性睡眠呼吸暂停综合征的影响［J］. 中华普通外科杂志，2016，31（10）：824-827.

[4] 孙晓红，柯美云，王智凤. GERD患者自主神经功能与反流症状及食管动力的关系［J］. 基础医学与临床，2006，26（9）：967-970.

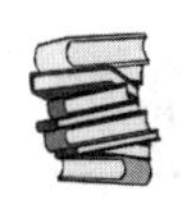

第三节　胃食管反流与耳鼻咽喉部疾病

El-Serag 等[1]对 101 366 例食管炎患者进行研究，结果显示，喉炎及喉狭窄与食管炎关系最为密切，其余依次为失声症、鼻窦炎、哮喘、咽炎等。

一、胃食管反流与咽喉反流性疾病

咽喉反流（laryngopharyngeal reflux，LPR）是指胃内容物反流至食管上括约肌（UES）以上部位，包括鼻咽、口咽、喉咽和喉等部位。胃内容物每反流至 UES 以上部位 1 次，就定义为 1 次 LPR 事件。LPR 疾病（LPR disease，LPRD）是指胃内容物反流至 UES 以上部位，引起一系列症状和体征的总称，临床表现为声嘶（或发音障碍）、咽喉疼痛、咽喉部异物感、持续清嗓、慢性长期咳嗽、呼吸困难、喉痉挛、哮喘等症状，以及声带后连合区域黏膜增生、肥厚，声带弥漫性充血水肿，严重时出现肉芽肿、喉室消失、声门下狭窄等喉部体征。这些症状和体征可诊断为慢性咽炎、慢性喉炎、喉接触性肉芽肿、喉痉挛及哮喘等疾病，因此，LPRD 不是某一种疾病，将其称为 LPR 综合征更合适。目前认为，与 LPR 有关的疾病有慢性咽炎、慢性喉炎、喉接触性肉芽肿、阵发性喉痉挛、任克间隙水肿、声带白斑、声门型喉癌、慢性咳嗽、哮喘、儿童声门下狭窄、儿童分泌性中耳炎及鼻窦炎等[2]。

另有研究显示，以咽喉部症状为主的反流多发生在白天、直立位，而引起食管炎和 GERD 典型症状的反流多发生在夜间、平卧位时[3]。反流性咽喉炎无烧灼感、泛酸等典型症状者并不少见。

LPRD 主要发病机制是 UES 功能异常[4]，胃内容物经功能异常的 UES 进入咽、喉、气管等上气道部位，引起黏膜损伤。研究表明喉黏膜缺乏碳酸酐酶，不能产生中和胃酸的碳酸盐，因此上气道黏膜缺乏抗酸功能，在胃酸和胃蛋白酶暴露时容易引起损伤，而发生 LPR 疾病[5]。

GERD 的诊断和治疗有了明确的诊疗指南，但是 LPRD 由于症状复杂，缺乏特异性，目前尚无明确的诊断标准，临床常用 Belafsky 研究制定的反流症状指数量表（reflux symptom index，RSI）和反流体征计分量表（reflux finding score，RFS）作为筛查疑似患者，用质子泵抑制剂（PPI）进行试验性治疗[6]。RSI 和 RFS 作为 LPRD 的初筛指标，尽管在临床上得到多数学者的肯定，但是也有相当一部分学者认为 RSI 包括的症状不够全面，RFS 各项指标如假性声带沟、声带或喉黏膜红肿、后连合黏膜增生等缺乏特异性，这些症状和体征也可能是其他因素所致，而且有研究表明健康人也可出现假性声带沟、后连合黏膜增生的喉镜表现，不同喉科医师之间对同一喉镜图片 RFS 评分的差异较大，带有一定主观性，可靠性较差[7]，喉镜的观察角度和距离也影响喉镜图片上的体征表现[8]。Park 等[9]对 57 例咽异感症患者按 pH 监测结果分成阳性和阴性 2 组，发现 2 组间 RFS 和 RSI 无统计学差异，两者的特异性也很低，对单纯应用 RFS 和 RSI 诊断 LPRD 的价值提出了质疑。

24 h 喉咽食管 pH 监测可判定反流到食管和咽喉部的次数，被认为是诊断 LPRD 的

"金标准"，但是越来越多的研究表明此"金标准"存在诸多问题。首先，24 h喉咽食管 pH 监测结果与咽喉症状相关性很差；其次其敏感性仅为 50%~80%，假阴性率也比较高，12%的患者不能耐受此检查；再者，其价格昂贵，没有普及[10]；研究还发现电极放置位置对结果影响很大，电极位置变化 1 cm，结果差异就很大。尽管一直应用喉咽部 pH<4 的次数和时间百分比作为判定参数，但是目前仍缺乏喉咽部 pH 监测的正常值，而且把 pH<4 还是 pH<5 作为临界值也有很大争议[11]。重要的一点还有 24 h pH 监测不能监测到非酸性反流，非酸性反流也可能是 LPRD 的重要致病因素。因此，24 h pH 监测远没有达到理想的作为诊断"金标准"的要求。

近年来，众多研究发现与 pH 监测对比，痰液胃蛋白酶阳性诊断 LPR 的敏感性和特异性分别为 100%和 89%，因此认为检测痰液中的胃蛋白酶是一种敏感、无创、客观的诊断 LPR 的方法[12,13]。收集何时的痰标本做检测更合适，这一问题尚未明确，各学者的取样时间也不同，有学者认为症状发作时的痰液和（或）唾液的胃蛋白酶检测敏感性更高；其次，由于健康志愿者中也有一部分可在痰中检测到胃蛋白酶[14]，胃蛋白酶检测阳性只能明确有 LPR 的存在，而这种 LPR 并不是都足以引起症状。

PPI 一直据医师经验应用于 LPRD 的治疗，尽管临床应用普遍，并取得了良好的治疗效果，但是仍有大量研究质疑其治疗效果。随机对照研究表明，PPI 并不比单纯改善生活方式和安慰剂有效。Steward 等[15]进行的一项小样本双盲随机对照研究，在症状改善和喉镜表现方面，PPI 2 个月的治疗效果并不比单纯改善生活方式组的好。Qadeer 等[16]进行了一项荟萃分析研究，对 8 篇随机对照研究的文章进行分析，接受 PPI 治疗的患者 195 例，安慰剂治疗的 149 例，PPI 组和安慰剂组的绝对有效率分别为 50%和 41%，两组间无统计学差异，也许 PPI 用于 LPRD 的治疗是一种过度治疗。PPI 治疗效果不佳的可能原因有药物剂量和应用时间不够，对药物的抵抗，非酸性反流的存在，以及误诊为 LPRD。一般认为对改善生活方式和药物治疗效果不佳的患者或年轻患者适宜外科手术治疗，常用的方法是腹腔镜下胃底折叠术和食管下段射频治疗，其目的是增强 LES 的抗反流作用，缓解症状，减少抑酸剂的使用，提高患者生活质量。有研究发现，胃底折叠术对药物无效或部分有效的患者能完全或部分消除症状，而且手术效果持续时间长，多数患者不需要再用药物治疗，反流症状明显改善，患者满意率在 95%左右[17,18]。一些学者质疑手术效果，Swoger 等[19]进行了一项前瞻性对照研究，对 72 例疑似 LPRD 患者进行了 4 个月的 PPI 治疗，25 例患者咽喉症状和喉镜体征改善不足 50%，10 例行胃底折叠术，15 例继续 PPI 治疗，随访 1 年，两组患者中各有 1 例患者喉部症状改善。而治疗非反流因素，手术组 2 例症状改善，药物组 10 例症状改善。对 PPI 治疗无效的患者，胃底折叠术并不能改善咽喉部症状，因此不推荐手术治疗。

LPRD 诊断和治疗存在的问题提示，仍需进行无倾向性的、随机对照的、多中心多学科的大样本研究，寻找有效、可靠的诊断方法，明确 PPI 治疗是否有效，探索药物和手术治疗的适应证及预测预后的有效指标。

（王彬伟）

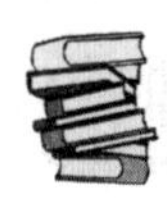

二、胃食管反流相关性鼻窦炎、中耳炎

最初由 Contencin 等[20]提出 GERD 与慢性鼻窦炎（chronic sinusitis）有关。其在对有胃酸反流症状儿童的鼻咽部 pH 监测中发现，患有慢性鼻-鼻窦炎（chronic rhinosinusitis，CRS）的患儿鼻咽部中 pH 值明显低于对照组。El-Serag 等[21]对 1 980 例胃 GERD 患儿和 7 920 例对照儿童进行了比较。结果显示，GERD 患儿较对照组更易患有鼻窦炎。在针对 GERD 的诊断性治疗对 CRS 的影响研究中，Kleemann 等[22]对 79 例鼻内镜手术术后症状无改善的患者进行研究，其中 66 例有 GERD 症状，60 例患者在 PPI 治疗后鼻窦炎明显好转。Bothwell 等[23]与 Phipps 等[24]报道的 CRS 患儿在抑酸治疗后大部分症状改善，并可避免手术治疗。Pincus 等[25]对 31 例慢性鼻窦炎进行食管 pH 监测，其中 25 例证实有 GERD，经 PPI 治疗至少 1 个月后随访，15 例资料齐全的患者中 14 例鼻窦炎症状不同程度减轻，故认为抗反流治疗可能在慢性顽固性鼻窦炎治疗方面发挥一定作用。尽管诸多研究提示 GERD 与慢性鼻窦炎有密切关系，然而也有学者认为 GERD 与慢性鼻窦炎之间是否存在因果关系，仍有待进一步研究。Dinis 等[26]的一项研究中，对一组（15 例）CRS 患者的窦内病变组织进行胃蛋白酶和胃蛋白酶原 I 的浓度测定，与对照组（5 例）相比，胃蛋白酶和胃蛋白酶原 I 的浓度无明显差异。有学者推测[27]，GERD 与慢性鼻窦炎的发病可能是由于胃食管反流物反流入鼻腔引起鼻塞，妨碍鼻窦引流，造成鼻窦慢性炎性反应引起。

分泌性中耳炎是儿童常见疾病，也是造成儿童听力下降的最常见原因之一。Poelmans等[28]做了一系列对分泌性中耳炎的研究，其在大量分泌性中耳炎患儿的中耳分泌物中发现远高于血清浓度的胃蛋白酶。在用胃镜和 pH 监测检查慢性分泌性中耳炎患者，显示所有患者有 GERD 证据。采用 PPI 治疗后，约 3 个月中耳炎症状明显改善。由此可见，GERD 可能直接引起或诱发儿童及成人中耳慢性疾病的发生。Lieu 等[29]对 36 例中耳炎反复发作或慢性中耳炎伴积液的患儿进行研究，采集了其中 22 例的中耳积液标本，检测胃蛋白酶显示，有 70%患者胃蛋白酶阳性。Poelmans 等[27]报道 65 例儿童分泌性中耳炎，59 例中耳分泌物中存在高浓度胃蛋白酶或胃蛋白酶原 I（高达血清浓度的 1 000 倍），由此认为胃液反流入中耳是分泌性中耳炎发病的重要原因。Abd-El-Fattah 等[30]同样证实中耳分泌物中胃蛋白酶或胃蛋白酶原 I 浓度与 pH 监控仪监测到的胃食管反流次数呈显著正相关，同时指出控制咽喉部反流是成功治疗儿童分泌性中耳炎的重要部分。有学者采用胃镜和 24 h 食管 pH 监测对慢性分泌性中耳炎进行研究，结果显示所有患者都存在胃食管反流的证据（如食管炎、pH 值异常等），使用 PPI 进行抑酸治疗，平均 11 周可停止中耳引流[31]。

（季　锋）

三、胃食管反流与喉癌的相关性

Gabriel 和 Jones[32] 1960 年报道了 10 例喉部良性病变患者因反流发展为鳞状细胞癌，并提出了胃食管反流是咽喉鳞状细胞癌发病的危险因素。1976 年，Glanz 和

Kleinsasser[33]报道35例慢性肥厚性喉炎发展为喉癌时首次提出炎症性疾病亦可发生癌变。1983年，Olson[34]首次报道胃食管反流与喉癌相关，并附5例喉癌（嗜烟酒者）患者伴严重的反流症状。Morrison[35]做了20年的回顾研究，报道48%的喉癌患者存在反流症状，而一组戒烟10年以上患者有16%存在反流症状。他还描述了6例从未吸烟的T1级喉癌患者，他们在病史、体格检查、影像学表现等方面也支持存在反流。他的研究也支持非吸烟者的咽喉反流、咽喉炎症与喉癌之间存在着因果联系。1989年，Wiener等[36]首次证实在喉癌患者的上气道、消化道部位存在酸暴露。1991年，Koufman[37]首次提出咽喉反流是与胃食管反流完全不同的、独立的反流性疾病，他调查了225例患有不同咽喉疾病的患者与胃食管反流性疾病的关系，31例原位癌或T1、T2级喉癌患者中，24 h食管pH监测结果显示71%的患者pH值异常，而且喉癌患者的泛酸程度比咽喉炎者重。1995年Koufman和Burke[38]为咽喉反流与喉癌的关系提出强有力证据，他们研究了50例T1级喉癌患者，所有患者做了双极24 h pH监测和食管钡餐造影检查，结果66%被证实咽喉pH值异常。Freije等[39]回顾分析了23例非吸烟喉癌患者，其中9例通过放射检查提示存在反流，其余至少存在反流症状或反流治疗史。Smit等[40]使用双极24 h pH监测发现82%喉全切除术患者存在病理性反流。Copper等[41]使用便携式双极24 h pH监测头颈肿瘤患者咽喉反流发病情况，发现83%的患者存在反流。Qadeer等[42]研究发现，喉癌患者手术后或放化疗后行抑酸治疗，能够明显降低喉癌的复发率，提示抑酸治疗对喉癌的复发有保护效应。

（袁莉莉）

参考文献

[1] EL-SERAG H B，SONNENBERG A. comorbid Occurrence of laryngeal or pulmonary disease with esophagitis in United States military veteans［J］. Gastroenterology，1997，113（3）：755-760.

[2] 李进让．咽喉反流性疾病的诊断和治疗［J］．中华耳鼻咽喉头颈外科杂志，2009，2（44）：172-176.

[3] POWITZKY E S，KHAITAN L，GARRETT C G，et al. symptoms，quality of life，videolarynngoscopy，and twenty-four-hour triple-probe pH monitoring in patients with typical and extreasophageal reflux［J］. Ann Otol Rhinol Laryngol，2003，112（10）：859-865.

[4] KOUFMAN J A. Laryngopharygeal reflux is different from classic gastroesophageal reflux disease［J］. Ear Nose Throat J，2002，81（9 suppl 2）：7-9.

[5] JOHNSTON N，KNIGHT J，DETTMAR P W，et al. Pepsin and carbonic anhydrase isoenzyme Ⅲ as diagnostic markers for laryngopharyngeal reflux disease［J］. Laryngoscope，2004，114（12）：2129-2134.

[6] 张立红，李娜，郑宏伟，等．咽喉反流的初步诊断［J］．中华耳鼻咽喉头颈外科杂志，2009，2（44）：105-108.

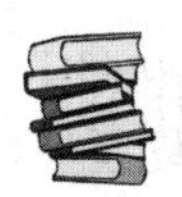

[7] BRANSKI R C, BHATTACHARYYA N, SHAPIRO J. The reliability of the assessment of endoscopic laryngeal findings associated with laryngopharyngeal reflux disease [J]. Laryngoscope, 2002, 112 (6): 1019-1024.

[8] KOTBY M N, HASSAN O, EL-MAKHZANGY A M, et al. Gastroesophageal reflux/laryngopharyngeal reflux disease: a critical analysis of the literature [J]. Eur Arch Otorhinolaryngol, 2010, 267 (2): 171-179.

[9] PARK K H, CHOI S M, KWON S U, et al. Diagnosis of laryngopharyngeal reflux among globus patients [J]. Otolaryngol Head Neck Surg, 2006, 134 (1): 81-85.

[10] GUPTA R, SATALOFF R T. Laryngopharyngeal reflux: current concepts and question [J]. Curr Opin Otolaryngol Head Neck Surg, 2009, 17 (3): 143-148.

[11] REICHEL O, ISSING W J. Impact of different pH threshold for 24-hour dual probe pH monitoring in patients with suspected laryngopharyngeal reflux [J]. J Laryngol Otol, 2008, 122 (5): 485-489.

[12] KNIGHT J, LIVELY M O, JOHNSTON N, et al. Sensitive pepsin immunoassay for detection of laryngopharyngeal reflux [J]. Laryngoscope, 2005, 115 (8): 1473-1478.

[13] KIM T H, LEE K J, YEO M, et al. Pepsin detection in the sputum/saliva for the diagnosis of gastroesophageal reflux disease in patients with clinically suspected atypical gastroesophageal reflux disease symptoms [J]. Digestion, 2008, 77 (3-4): 201-216.

[14] 李湘平，陈顺金，王路，等．唾液中胃蛋白酶检测对咽喉反流的诊断价值 [J]. 中华耳鼻咽喉头颈外科杂志，2009，44 (2): 99-104.

[15] STEWARD D L, WILSON K M, KELLY D H, et al. Proton pump inhibitor therapy for chronic laryngo-pharyngitis: a randomized placebo-control trial [J]. Otolaryngol Head Neck Surg, 2004, 131 (4): 243-350.

[16] QADEER M A, PHILLIPS C O, LOPEZ A R, et al. Proton pump inhibitor therapy for suspected GERD-related chronic laryngitis: a meta analysis of randomized controlled trial [J]. Am J Gastroenterol, 2006, 101 (11): 2646-2654.

[17] CATANIA R A, KAVIC S M, ROTH J S, et al. Laparoscopic Nissen fundoplication effectively relieves symptoms in patients with laryngopharyngeal reflux [J]. J Gastrointest Surg, 2007, 11 (12): 1579-1587.

[18] SALA E, SALMINEN P, SIMBERG S, et al. Laryngophayngeal reflux disease treated with laparoscopic fundoplication [J]. Dig Dis Sci, 2008, 53 (9): 2397-2404.

[19] SWOGER J, PONSKY J, HICKS D M, et al. Surgical fundoplication in laryngeal reflux unresponsive to aggressive acid suppression: a controlled study [J]. Clin Gastroenterol Hepatol, 2006, 4 (4): 433-441.

[20] CONTENCIN P, NARCY P. Nasopharyngeal pH monitoring in infants and children with chronic rhinopharyngitis [J]. Int J Pediatr Otorhinolaryngol, 1991, 22 (3): 249-

256.

[21] EL-SERAG H B, GILGER M, KUEBELER M, et al. Extraesephageal asseciations of gastroesophageal reflux disease in children without neurologic defects [J]. Gastroenterology, 2001, 121 (6): 1294-1299.

[22] KLEEMANN D, NOFZ S, PIANK I, et al. Prolonged healing process after endonasal nasal sinus surgery. Gastroe-sophageal reflux as a cause? [J]. HNO, 2005, 53 (4): 333-336.

[23] BOTHWELL M R, PARSONS D S, TALBOT A, et al. Outcome of reflux therapy on pediatric chronic sinusitis [J]. Otolaryngol Head Neck Surg, 1999, 121 (3): 255-262.

[24] PHIPPS C D, WOOD W E, GIBSON WS, et al. Gastroe - sephageal reflux contributing to chronic sinus disease in children: a prospective analysis [J]. Arch Otolaryngol Head Neck Surg, 2000, 126 (7): 831-836.

[25] PINCUS R L, KIM H H, SILVERS S, et al. A study of the link between gastric reflux and chonic sinusitis in adults [J]. Ear Nose Throat J, 2006, 85 (3): 174-178.

[26] DINIS P B, SUBTIL J. Helicobecter pylori and laryngopharyngeal reflux in chronic rhinosinusitis [J]. Otolaryngol Head Neck Surg, 2006, 134 (1): 67-72.

[27] POELMANS J, TACK J. Extraoesophageal manifestations of gastro-oesophageal reflux [J]. Gut, 2005, 54 (10): 1492-1499.

[28] POELMANS J, TACK J, FEENSNA L. Prospective study on the incidence of chronic ear complaints related to gastreesophageal reflux and on the outcome of antireflux therapy [J]. Ann Otol Rhinol laryngol, 2002, 111 (10): 933-938.

[29] LIEU J E, MUTHAPPAN P G, UPPALURI R. Association of reflux with otitis media in children [J]. Otolaryngol Head Neck Surg, 2005, 133 (3): 357-361.

[30] ABD-EL-FATTAH A M, ABDUL MAKSOUD C A, RAMADAN AS, et al. Pepsin assay: a marker for reflux in pediatric glue ear [J]. Otolaryngol Head Neck Surg, 2007, 136 (3): 464-470.

[31] POELMANS J, TACK J, FEENSNA L. Chronic middle ear disease gastroesophageal refkux disease: a causaJ relation? [J]. Otol Neurotol, 2001, 22 (4): 447-450.

[32] GABRIEL C E, JONES D G. The importance of chronic laryngitis [J]. J Laryngol Otol, 1960, 74: 349-357.

[33] GLANZ H, KLEINSASSER O. Chronic laryngitis and carcinoma [J]. Arch Otolaryngol, 1976, 212 (1): 57-75.

[34] OLSON N R. Effects of stomach acid on the larynx [J]. Proc Am Laryngol Assoc, 1983, 104: 108-112.

[35] MORRISON M D. Is chronic gastroesophageal reflux a causative factor in glottic carcinoma? [J]. Otolaryngol Head Neck Surg, 1988, 99 (4): 370-373.

[36] WIENER G J, KOUFMAN J A, WU W C, et al. Chronic hoarseness secondary to

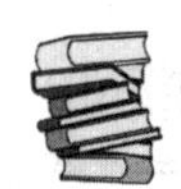

gastroesophageal reflux disease: documentation with 24 h ambulatory pH monitoring [J]. Am J Gastroenterol, 1989, 84 (12): 1503-1508.

[37] KOUFMAN J A. The otolaryngologic manifestations of gastroesophageal reflux disease (GERD): a clinical investigation of 225 patients using ambulatory 24-hour pH monitoring and an experimental investigation of the role of acid and pepsin in the development of laryngeal injury [J]. Laryngoscope, 1991, 101 (4 Pt 2 Suppl 53): 1-78.

[38] KOUFMAN J A, BURKE A J. The etiology and pathogenesis of laryngeal carcinoma [J]. Otolaryngol Clin North Am, 1997, 30 (1): 1-19.

[39] FREIJE J E, BEATTY T W, Campbell B H, et al. Carcinoma of the larynx in patients with gastroesophageal reflux [J]. Am J Otolaryngol, 1996, 17 (6): 386-390.

[40] SMIT C F, TAN J, MATHUS-VLIEGEN L M, et al. High incidence of gastropharyngeal and gastroesophageal reflux after total laryngectomy [J]. Head Neck, 1998, 20 (7): 619-622.

[41] COPPER M P, SMIT C F, STANOJCIC L D, et al. High incidence of laryngopharyngeal reflux in patients with head and neck cancer [J]. Laryngoscope, 2000, 110 (6): 1007-1011.

[42] QADEER M A, LOPEZ R, WOOD B G, et al. Does acid suppressive therapy reduce the risk of laryngeal cancer recurencel [J]. Laryngoscope, 2005, 115 (10): 1877-1881.

附一　胃食管反流致慢性咽炎案例

该例患者长期胃食管反流引起全身多种症状，药物治疗效果差，给予腹腔镜下抗反流手术后，症状缓解或消失。

【病例报告】

患者李××，男，50岁。5年前无明显诱因出现上腹痛、泛酸、烧心、打嗝伴咽干、咽部异物感、胸痛，无咳嗽、发热，无恶心、呕吐，无呕血、黑便等症状，至当地医院行胃镜示慢性浅表性胃炎，给予“奥美拉唑肠溶胶囊”等抑酸、保护胃黏膜药物对症治疗后症状减轻。之后上述症状反复发作，偶伴腹胀，自服上述抑酸药无效，多次至省市级医院就诊，以“慢性浅表性胃炎、胆汁反流性胃炎、胃食管反流病”为诊断给予“埃索美拉唑肠溶片、枸橼酸莫沙必利片”等药物对症治疗，服药后效果差，症状无明显缓解。于2019年8月入住笔者科室。

入院查体未见明显异常。行胃镜示：①反流性食管炎 LA-B 级；②食管裂孔疝；③胆汁反流性胃炎。行食管压力测定示：LES 压力为-2 mmHg（正常值13~43 mmHg）、食管裂孔疝2.1 cm。行24 h 食管 pH+阻抗监测示：DeMeester 评分15.7分（正常值<14.72），为轻度病理性酸反流。经完善入院检查，明确患者诊断：①GERD 伴食管炎；②食管裂孔疝；③胆汁反流性胃炎。鉴于患者长期药物治疗效果欠佳，遂于2019年7

月2日在笔者医院行经腹腔镜食管裂孔疝修补术及贲门成形术，术后给予铝碳酸镁咀嚼片、枸橼酸莫沙必利胶囊等药物及生活饮食指导，1周后患者上腹痛、泛酸、烧心、打嗝、胸痛症状基本消失，咽干、咽部异物感症状明显减轻，痊愈出院。2个月后回访无明显不适。

讨论

GERD蒙特利尔国际共识意见认为反流性咳嗽综合征、反流性喉炎综合征、反流性哮喘综合征和反流性牙侵蚀综合征与GERD明确相关[1]。GERD引起咽喉炎的发病机制有以下两方面[2,3]：①反流物直接刺激咽喉部黏膜引起组织损伤；②食管远端酸反流刺激管壁引起迷走神经反射，从而产生咽喉部不适。国内龚齐等[4]报道对130例顽固性慢性咽喉炎患者进行胃镜检查或24 h食管pH监测研究表明，患GERD高达34.6%，其中相当一部分患者表现为非典型症状。本例诊断为GERD并行腹腔镜抗反流手术后主诉症状包括咽部症状消失，亦证实以上研究结果，GERD是引起慢性咽炎的重要原因。

腹腔镜抗反流手术是治疗GERD的经典术式，术后胃食管反流相关耳鼻喉疾病包括慢性咽炎、睡眠呼吸暂停综合征[5,6]疗效显著。手术抗反流的效果在于降低酸暴露，恢复LES的功能，增加胃排空速度和改善受损的食管蠕动功能，从而阻止胃、十二指肠内容物反流[6]。抗反流手术治疗GERD食管外疾病的机制在于防止微吸入和减弱迷走神经反射[6]。本例患者经腹腔镜抗反流手术后主诉症状完全缓解亦证实此结论，说明此术式控制GERD相关性咽炎安全有效。

总之，认识GERD食管外表现是十分重要的。要注意内科对相关系统其他疾病的排查，若无器质性疾病或明显诱因，要注意GERD的可能。对食管外症状的对症治疗，可缓解症状，但治疗GERD则为根本。腹腔镜抗反流手术是一种非常有效的治疗方式，可以缓解GERD的食管内外症状和提高患者的生活质量。

（王彬伟）

参考文献

［1］SAWAYA R A，MACGILL A，PARKMAN H P，et al. Use of the Montreal global definition as an assessment of quality of life in reflux disease［J］. Dis Esophagus，2012，25（6）：477-483.

［2］刘杰，张亚敏，刘立思．胃食管反流病与耳鼻咽喉科疾病［J］．中国耳鼻咽喉颅底外科杂志，2009，1（15）：77-80.

［3］AKMAN C，RIVIELLO J J，MADSEN J R，et al. Pharyngeal dysesthesia in refractory complex partial epilepsy：new seizure or adverse effect of vagal nerve stimulation?［J］. Epilepsia，2003，44（6）：855-857.

［4］龚齐，周康年．反流性咽喉炎与食管反流病的关系研究［J］．临床耳鼻咽喉科杂志，2001，15（12）：548-549.

［5］李治仝，汪忠镐，季锋，等．以呼吸道症状为主的胃食管反流病的诊治［J］．中

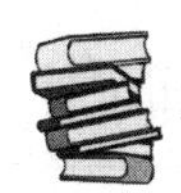

国普通外科杂志，2013，22（1）：75-78.
[6] 季锋，汪忠镐，韩新巍，等．胃底折叠术治疗胃食管反流病对阻塞性睡眠呼吸暂停综合征的影响［J］．中华普通外科杂志，2016，31（10）：824-827.

附二　胃食管反流致反复中耳炎案例

该病例患者以双耳听力下降伴耳闷为主诉诊为中耳炎，反复发作，经胃镜下贲门缩窄术治疗后症状明显改善。

【病例报告】

患者，女，56 岁。10 年前无明显诱因出现双耳听力下降伴耳闷，伴耳鸣，行右耳置管术治疗后缓解。2 年前症状复发，再次行双耳鼓膜切开置管术后缓解。1 年前再次发作，行左耳鼓膜切开置管术后缓解。2 个月症状再次出现，行左耳鼓膜切开置管术后转入笔者所在科。无泛酸、烧心，无过敏和家族性相关病史，无不良嗜好。

体格检查：身高 160 cm，体重 60 kg。耳镜示左耳鼓膜塌陷，有积液；胃镜示反流性食管炎、糜烂性胃炎；食管测压示 LES 压力低于正常；24 h 食管 pH+阻抗监测显示弱酸反流次数多于正常，DeMeester 评分 0. 5 分。

结果：于 2019 年 3 月 16 日顺利实施胃镜下贲门缩窄术。治疗后 6 个月随访，症状明显改善。

讨论

GERD 是一种临床常见病，但部分患者仅表现为食管外症状或者以食管外症状为首发表现，给临床诊断带来很多困难，本例即为表现不典型者。2006 年 GERD 蒙特利尔国际共识意见认为咽炎、鼻窦炎、特发性肺纤维化和复发性中耳炎与之可能相关[1]。Keles[2] 等搜集了 25 名慢性中耳炎患儿作为实验组，12 名健康儿童作为对照组，均使用对偶电极进行 24 h 食管 pH 监测，结果发现实验组咽部及胃食管反流率分别为 48% 及 64%，而对照组分别为 8. 3%及 25%，两者之间存在显著性差异。胃食管反流导致中耳炎可能归因于反流至中耳后酸性环境下的黏膜炎症、胆汁酸的毒性及酸的渗透作用，尤其是胃蛋白酶的水解破坏[3]。

本例表现为反复中耳炎发作，经对症治疗仅能暂时缓解。经胃镜和 24 h 食管 pH+阻抗监测证实为 GERD 并抗反流治疗后症状明显改善，证实此例为 GERD 引起的中耳炎。提示 GERD 是导致患者中耳炎发作的主要病因，与以上研究结果一致，证实部分患者的中耳炎与 GERD 相关，尤以反复发作的中耳炎为甚。临床上遇到反复发作的中耳炎患者，应拓宽思路、结合病史综合分析，要想到 GERD 的可能，不要盲目手术治疗，以免造成误诊。

贲门缩窄术是近年来开展的一项新技术，将套扎器安装于胃镜前端，直视下在齿状线上下方套扎固定黏膜及部分肌层形成皱襞，瘢痕形成，使贲门缩窄、LES 压力升高以减轻反流发生。这种方法具有操作简便、创伤小、疗效显著特点[4]。国内令狐恩强等[5] 首次开展贲门缩窄术治疗 GERD，取得很好的临床效果，但主要是治疗典型消化道症状患者。笔者针对 52 例难治性 GERD 施行贲门缩窄术，发现不仅能改善消化道症

状，也明显降低了食管外症状的发生率，治疗效果显著高于文献报道[6]。本例患者经腹腔镜胃底折叠术后食管外症状完全缓解亦证实此结论，说明此术式控制 GERD 食管外疾病安全有效。

总之，认识 GERD 食管外表现是十分重要的。要注意内科对相关系统其他疾病的排查，若无器质性疾病或明显诱因，要注意 GERD 的可能。对食管外症状的对症治疗，可缓解症状，但治疗 GERD 则为根本。腹腔镜抗反流手术是一种非常有效的治疗方式，可以缓解 GERD 的食管外症状和提高患者的生活质量。

（季　锋）

参考文献

［1］SAWAYA R A，MACGILL A，PARKMAN H P，et al. Use of the Montreal global definition as an assessment of quality of life in reflux disease［J］. Dis Esophagus. 2012，25（6）：477-483.

［2］KELES B，OZTURK K，GUNEL E，et al. Pharyngeal reflux in children with chronic otitis media with effusion［J］. Acta Otolaryngol，2004，124（10）：1178-1181.

［3］周长华，高刚，孙建军．胃食管反流疾病与分泌性中耳炎．听力学及言语疾病杂志［J］，2010，2（18）：200-202.

［4］李雪，张晓彬，胡海清，等．内镜下贲门缩窄术治疗胃食管反流病安全性分析［J］．中华消化内镜杂志，2017，34（3）：194-196.

［5］令狐恩强，王宇菲，王潇潇．内镜下贲门缩窄术治疗胃食管反流病的报道一例［J/CD］．中华腔镜外科杂志（电子版），2013，6（6）：468-469.

［6］李治仝，季锋，韩新巍，等. 经口内镜下贲门缩窄术治疗胃食管反流病食管外症状的效果观察［J］. 中华消化杂志，2019，39（6）：405-406.

附三　胃食管反流致喉部高级别上皮内瘤变案例

该病例患者以胃食管反流食管内症状及食管外表现为主，病史长达 20 年，咽喉镜示喉部癌前病变，经行腹腔镜食管裂孔疝修补+腹段食管延长+His 角重建术，症状得以控制。

【病例报告】

患者，中年男性。于 2019 年 1 月 26 日以“咽部不适 20 年，泛酸伴呕吐 10 年”为主诉收入郑州大学第一附属医院。回顾病史，患者临床表现：咽部不适 20 年，泛酸、呕吐、咽痒，偶伴胸闷、气短，病程 10 年，一般情况可，患者感受生活质量差；10 年前开始一直口服质子泵抑制剂（PPI）治疗，无法停药。2017 年 12 月 2 日外院行胃镜示：①食管黏膜正常；②慢性浅表性胃炎伴糜烂；③十二指肠球部溃疡（A1 期）。2018 年 11 月因咽痒就诊于外院查喉镜示黏膜白斑，于 2018 年 12 月 13 日行喉镜下喉肿物取活检+切除术，术后病理示：（右侧声带）考虑鳞状上皮重度不典型增生，并可

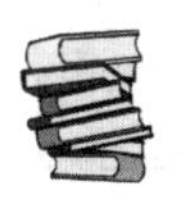

见挖空细胞，提示病毒感染可能。后至河南省抗癌协会会诊病理示：高级别上皮内瘤变。于2018年12月31日全麻下行低温等离子下右侧声带切除术，手术顺利，术后病理诊断：（右侧声带）高级别鳞状上皮内瘤变，黏膜下可见个别异型鳞状上皮巢团，浸润待排除，必要时建议再活检；患者因泛酸、呕吐症状较前加重于2019年1月26日查上消化道钡餐造影示胃食管反流，食管测压示LES静息压力平均值3.0 mmHg，食管裂孔疝；24 h食管pH+阻抗监测示病理性酸反流，DeMeester评分1.7分。于2019年1月28日全麻下行腹腔镜食管裂孔疝修补+腹段食管延长+His角重建术，过程顺利，无明显并发症。术后半年随访，患者呕吐、胸闷、气短症状消失，泛酸、咽痒症状偶尔出现，偶尔口服奥美拉唑治疗，症状控制佳。

讨论

GERD是由胃内容物反流至食管或以上部位，进入口腔（包括咽部）或肺部引起一系列症状或并发症的一种疾病[1]。其临床表现可分为食管内症候群和食管外症候群，前者包括泛酸、胃灼热感、嗳气、胸痛等，后者包括慢性咳嗽、咽部不适、声音嘶哑等。咽喉反流是指胃内容物反流入咽喉并损伤咽喉黏膜，是一种反流相关性疾病，临床发现其与后部喉炎、喉痉挛、声带接触性肉芽肿、声带白斑、喉癌等疾病有着密切的联系[2,3]，因此被认为是喉癌前病变和喉鳞状细胞癌的危险因素之一。已知胃食管反流与食管黏膜不典型增生及食管黏膜癌症发生密切相关，而咽喉黏膜几乎缺乏对反流的防御结构，故胃食管反流可能会造成咽喉黏膜不典型增生，发生高级别上皮内瘤变等癌前病变，甚至导致喉癌的发生与发展。本例患者经24 h食管pH+阻抗监测证实存在胃食管反流，药物治疗虽然能控制泛酸、烧心，但药物仅能将强酸反流控制为弱酸反流，弱酸反流对咽喉或其他脏器仍然产生影响，此患者反流典型症状出现10年后发现喉部癌前病变，考虑与反流刺激有关。行胃食管反流手术治疗后效果显著，提示胃食管反流可能在患者喉癌前病变的发生、发展中起一定的作用。胃食管反流与喉癌前病变及喉癌的关系，目前仍缺乏多样本、前瞻性研究，结合本例患者临床特点，临床中对喉癌前病变及喉癌患者甚至耳鼻喉相关疾病患者应行GERD相关检测，从而避免忽视胃食管反流作为相关疾病发生发展的唯一或加重的危险因素。

（袁莉莉）

参考文献

[1] VAKIL N，VAN ZANTEN S V，KAHRILAS P，et al. The Montreal definition and classification of gastroesophageal reflux disease：a global evidence-based consensus [J]. Am J Gastroenterol 2006，(101)：1900-1920.

[2] KOUFMAN J A. The otolaryngologic manifestations of gastroesophageal reflux disease (GERD)：a clinical investigation of 225 patients using ambulatory 24-hour pH monitoring and experiental investigation of the role of acid and pepsin in the development of laryngeal injury [J]. Laryngoscope，1991，101 (Suppl 53)：1-78.

[3] 张立红，李娜，冯桂建，等．咽喉反流的初步诊断 [J]. 中华耳鼻喉头颈外科，

2009，44：105-108.

第四节 胃食管反流与口腔疾病

Howden[1]于1971年提及并证实反流物与牙侵蚀症之间的关系，随后越来越多的学者展开了对二者间关系的深入研究。2006年蒙特利尔国际共识意见把反流性牙侵蚀综合征确定为GERD分类中食管外综合征的明确相关疾病，证据级别为高级。Mate等[2]证实GERD可以损坏牙体硬组织，且不易修复。Pace等[3]进行荟萃分析证实，GERD组牙侵蚀症发病率均高于健康对照组，提示牙侵蚀症和GERD正相关。Bartlett等[4]发现，牙腭面侵蚀与GERD有关。Eckley等[5]也在试验中证实：胃食管反流患者的唾液pH值、唾液缓冲能力相对于对照组有所降低。诸多GERD患者尤其是老年患者因为用药而造成口干症，以及慢性乙醇中毒和嗜酒患者因乙醇的脱水作用，均可出现唾液流速减慢，从而影响其口腔中酸性物质的清除效率，并最终导致牙侵蚀症[6]。陈俊等[7]对140名门诊牙酸蚀症患者进行GERD知识横断面调查，结果34.5%牙酸蚀症患者存在GERD症状，仅有9.5%患者知晓GERD是牙酸蚀症的病因，被口腔科医师建议去消化科就诊的患者只有7.8%，提示口腔科医师对GERD认识不足。黄鹤等[6]主张，由于GERD是引起牙侵蚀症的病因，对GERD的治疗应放在重要位置，应该在胃食管反流病症状控制后再行牙外观和功能的修复治疗；口腔科医师需要与消化科医师协作，在遇到不明病因的牙侵蚀症时，应该提请消化科医师行关于GERD可能存在的检查；同时，消化科医师有必要观察GERD患者的口腔情况，以便为口腔医师对牙侵蚀症后期的修复治疗提供帮助。

（季　锋）

参考文献

[1] HOWDEN G F. Erosion as the presenting symptom in hiatus hernia：a case report [J]. Br Dent J，1971，131（10）：455-456.

[2] MATE J，GABOR V，ZSUZSANNA T. Destuctive and protective factors in the development of tooth-wear [J]. Fogorv Sz，2006，99（6）：223.

[3] PACE F，PALLOTTA S，TONINI M，et al. Systematic review：gastro-oesophageal reflux disease and dental lesions [J]. Aliment Pharmacol Ther，2008，27（12）：1179-1186.

[4] BARTLETT D W，EVANS D F，ANGGIANSAH A，et al. A studyof the association between gastro-oesophageal reflux and palatal dental erosion [J]. Br Dent J，1996，181（4）：125-131.

[5] ECKLEY C A，COSTA H O. Comparative study of salivary pH and volume in adults with chronic laryngopharyngitis by gastroesophageal reflux disease before and after treatment

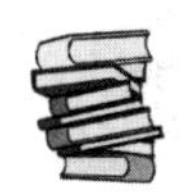

[J]. Braz J Otorhinolaryngol, 2006, 72 (1): 55-60.
[6] 黄鹤. 牙侵蚀与胃食管反流病间的关系 [J]. 国际口腔医学杂志, 2012, 39 (3): 357-364.
[7] 陈俊, 余贻汉. 牙酸蚀症患者胃食管反流病相关知识横断面调查 [J]. 临床消化病杂志, 2012, 1 (24): 29-31.

第五节 胃食管反流与心血管疾病

一、胃食管反流与冠心病

冠心病与胃食管反流发病率有相关性。冠心病患者常会伴有异常胃食管反流。国外很多研究发现发生冠心病患者的胸痛发作有很大比例是胃食管反流诱发的，发生胃食管反流时也有很大比例会出现心电图的异常改变。由此可见，食管反流不仅是引起非心源性胸痛的原因，也可能引起心源性胸痛发作。解剖上的相关性，使食管和心脏之间相互影响，如吞咽会诱发室上性心动过速，球囊扩张食管会引起心动过缓。其中主要的机制之一是心食管反射。迷走神经同时支配心脏和食管的内脏感觉和内脏运动，食管的机械刺激和化学刺激通过迷走神经反射，影响心脏的各种生理参数。洪森等[1]对 38 例以胸痛为主要表现的老年患者进行冠心病和 GERD 的相关检查，冠状动脉均存在轻至中度的狭窄，其中 31 例合并 T 波改变和 ST-T 段低平，30 例胃镜发现有反流性食管炎，针对抗反流药物治疗后胸痛均得到缓解，提示冠心病患者的胸痛发作可由胃食管反流诱发。窦存芳[2]发现 6 例反复胸痛患者，4 例诊断为心肌梗死，2 例诊断心绞痛，4 例行冠状动脉支架置入，2 例扩冠治疗均无效，胃镜发现反流性食管炎 5 例，针对 GERD 治疗症状均获缓解，亦提示胃食管反流是诱发胸痛的重要原因。

二、胃食管反流与血管迷走神经性晕厥

Michaud 等[3]发现胃食管反流和食管动力异常的婴幼儿，如果合并迷走神经高反应性会表现为严重的晕厥，提示胃食管反流与血管迷走神经性晕厥相关。GERD 引起血管迷走神经性晕厥的发病机制为胃食管反流引起自主神经功能紊乱，表现为迷走神经张力增高而交感神经张力降低，两者达到极点而出现晕厥。

三、胃食管反流与心律失常

食管和心脏解剖上的相关性，使两者相互影响，其主要机制之一是心食管反射。迷走神经同时支配心脏和食管的内脏感觉和内脏运动，食管的机械刺激和化学刺激通过迷走神经反射影响心脏的各种生理参数。笔者[4]报道胃食管反流引起频发室性早搏，经抗反流治疗后心律失常明显改善。Shimazu 等[5]发现心房颤动与胃食管反流明显相关。

四、胃食管反流与原发性高血压

郑伯仁等[6]发现胃食管反流通过影响一氧化氮、内皮素水平来影响高血压合并胃

食管反流患者的血压变化，提示胃食管反流与高血压病有关。笔者[7]报道胃食管反流合并高血压病的患者经抗反流手术后高血压得以有效控制甚至治愈，提示部分高血压的发病机制有胃食管反流因素的参与甚至是唯一致病因素。交感神经功能亢进是引起高血压的重要机制之一：激活的交感神经能增加外周血管抵抗，血液再分布，以及增加心脏交感神经的正性变时、变力作用，交感神经对肾脏、肾素血管紧张素、血管的扩张、渗透性、动脉压力感受器反射均有影响。GERD是胃肠功能紊乱性疾病，其背后隐藏着内脏自主神经功能紊乱。其中的交感神经亦会发生功能失调，这或许是引起高血压的原因之一。

（季　锋）

参考文献

[1] 洪森，陈崧，郑春英．以胸痛为主要症状的老年胃食管反流病误诊分析［J］．福建医药杂志，2014，36（3）：47-48.

[2] 窦存芳．合并冠心病的胃食管反流病六例误诊剖析［J］．临床误诊误治，2012，25（9）：18-19.

[3] MICHAUD L，LAMBLIN M D，Carpentier C，et al. Gastroesophageal reflux and esophageal motility disorders in infants with vagal hyperreflectivity presenting severe syncope［J］.Arch Pediatr，1997，4（2）：133-139.

[4] JI F，WNG Z G，Wu J M，et al. The Stretta procedure eliminates arrhythmia due to gastroesophageal reflux disease［J］．Gastroenterology Nursing，2010，33（5）：344-346.

[5] SHIMAZU H，NAKAJI G，FUKATA M，et al. Relationship between atrial fibrillation and gastroesophageal reflux disease：a multicenter questionnaire survey［J］．Cardiology，2011，119（4）：217-223.

[6] 郑伯仁，余福玲．高血压合并胃食管反流患者一氧化氮内皮素含量对血压的影响［J］．心血管康复医学杂志，2005，5（14）：450-451.

[7] 季锋，汪忠镐，韩新巍，等．胃底折叠术治疗胃食管反流病对高血压的影响［J］．临床消化病杂志，2015，27（2）：98-101.

附一　胃食管反流致冠心病心绞痛发作和心律失常案例

该病例患者以胸痛、胸闷、心悸、全身无力和血压升高为主诉，空腹血糖11.14 mmol/L，长期按照冠心病、心律失常、高血压、糖尿病和重症肌无力治疗未能见效，经腹腔镜食管裂孔疝修补+腹段食管延长+His角重建术治疗后主诉症状消失，血糖下降。

【病例报告】

患者，男，51岁。2年前出现胸闷、胸痛、心悸伴血压、血糖升高，在武汉某医

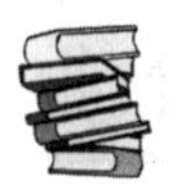

院诊断高血压病、冠心病、心律失常、糖尿病和重症肌无力，曾在心内科放置 2 枚冠状动脉支架，给予降压、降糖、扩冠、抗心律失常和胆碱酯酶抑制剂药物治疗，症状无缓解。1 年前出现泛酸、烧心，未正规治疗。24 h 食管 pH+阻抗监测发现食管病理性酸反流，轻度。

体格检查：身高 165 cm，体重 70 kg，心率 67 次/min，心律不齐。查空腹血糖 11. 14 mmol/L；动态心电图示室性早搏 1 699 次；胃镜示慢性浅表性胃炎；上消化道造影示食管裂孔疝；食管测压示 LES 压力低于正常，食管裂孔疝；24 h 食管 pH+阻抗监测显示病理性酸反流，DeMeester 评分 15. 3 分，患者诊断为 GERD、食管裂孔疝、高血压病、冠心病、心律失常、糖尿病和重症肌无力。

结果：于 2018 年 11 月 28 日顺利实施腹腔镜食管裂孔疝修补+腹段食管延长+His 角重建术，治疗后 6 个月随访，主诉症状消失，空腹血糖 8. 0 mmol/L，停用格列美脲和胰岛素，阿卡波糖由 50 mg/次、3 次/d 减为 50 mg/次、1 次/d。动态心电图正常；上消化道造影未见异常；食管测压示 LES 压力正常；24 h 食管 pH+阻抗监测未见病理性反流，DeMeester 评分 2. 6 分。

讨论

GERD 是一种临床常见病，泛酸、烧心为其典型症状，但部分患者仅表现为食管外症状或者以食管外症状为首发表现，在若干年后才暴露出典型症状，给临床诊断带来很多困难，如果临床医生没有跨学科的思维，也很难意识到其为食管外症状，采取的治疗方案仅限于对症处理，给患者带来疾病反复发作的困扰、经济上的负担，而且疾病还在不断进展。如何提高临床医生对此病的认识和重视度是解决此问题的关键。胃食管反流与冠心病的关系非常密切，两者的关系表现为以下几个方面：①胃食管反流能引起冠心病的胸痛发作；②胃食管反流引起冠心病患者冠状动脉血流动力学改变。Lux 等[1]对有胸痛发作的冠心病患者，监测 24 h 食管 pH 值和心电图，26%的胸痛发作与食管异常反流相关，且 40%的患者中食管异常与心电图 ST 段改变相关。Chauhan 等[2,3]监测 24 h 食管 pH 值和冠状动脉血流发现，在心脏 X 综合征的患者和冠脉造影确诊为冠心病的患者中，心肌血流在酸刺激食管后有明显降低。Shimazu[4]发现心房颤动与胃食管反流明显相关。其中主要的机制之一是心食管反射。迷走神经同时支配心脏和食管的内脏感觉和内脏运动，食管的机械刺激和化学刺激通过迷走神经反射，影响心脏的各种生理参数。

本例诊断并以高血压病、冠心病、心律失常、糖尿病和重症肌无力对症治疗，甚至放置 2 枚冠状动脉支架也无好转，而诊断为 GERD 并施予手术治疗，获得满意疗效，证实患者的主诉症状均为 GERD 的食管外表现。对于 GERD 引起重症肌无力和血糖升高的机制目前并无相关研究，可能为 GERD 造成的自主神经功能紊乱通过神经反射导致躯体神经功能异常，神经肌肉接头功能异常引起重症肌无力；GERD 造成的自主神经功能紊乱及反流刺激释放的炎症因子均可造成胰岛素抵抗诱发血糖升高。

腹腔镜抗反流手术是治疗 GERD 的经典术式，术后胃食管反流相关呼吸道疾病(包括慢性咳嗽、支气管炎、哮喘)[5]，耳鼻喉疾病包括睡眠呼吸暂停综合征[6]，心血管疾病如高血压[7]疗效显著。手术抗反流的效果在于降低酸暴露，恢复 LES 的功能，增加胃排空速度和改善受损的食管蠕动功能，从而阻止胃十二指肠内容物反流。抗反流手术治疗 GERD 食管外疾病的机制在于防止微吸入和减弱迷走神经反射[8]。本例患者经腹腔镜抗反流手术后主诉症状完全缓解亦证实此结论，说明此术式控制 GERD 食管外疾病安全有效。

对于长期具有慢性咳嗽、哮喘、胸痛、心律失常、血压升高等表现且常规治疗无效者，要考虑 GERD 食管外症状的可能性；另外，GERD 是涉及多系统、多器官疾病，目前对它的认识还尚待提高，加强相关专业的协作是必由之路。

总之，认识 GERD 食管外表现是十分重要的。要注意内科对相关系统其他疾病的排查，若无器质性疾病或明显诱因，要注意 GERD 可能。对食管外症状的对症治疗，可缓解症状，但治疗 GERD 则为根本。腹腔镜抗反流手术是一种非常有效的治疗方式，可以缓解 GERD 的食管内外症状和提高患者的生活质量。

（季　锋）

参考文献

[1] LUX G，VAN ELS J，THE G S，et al. Ambulatory oesophageal pressure，pH，and ECG recordings in patients with normal and pathological coronary angiography and intermittent chest pain［J］. Neurogastroenterol Motil，1995，7（1）：23-30.

[2] CHAUHAN A，PETCH M C，SCHOFIELD P M. Cardio-esophageal reflex in humans as a mechanism for“linked angina”［J］. Eur Heart J，1996，17（3）：407-413.

[3] CHAUHAN A，MULLINS P A，TAYLOR G，et al. Cardioesophageal reflex：amechanism for“linked angina”in patients with angiographically proven coronary artery disease［J］. J Am Coll Cardiol，1996，27（7）：1621-1628.

[4] SHIMAZU H，NAKAJI G，FUKATA M，et al. Relationship between atrial fibrillation and gastroesophageal reflux disease：a multicenter questionnaire survey［J］. Cardiology，2011，119（4）：217-223.

[5] 李治仝，汪忠镐，季锋，等．以呼吸道症状为主的胃食管反流病的诊治［J］．中国普通外科杂志，2013，22（1）：75-78.

[6] 季锋，汪忠镐，韩新巍，等．胃底折叠术治疗胃食管反流病对阻塞性睡眠呼吸暂停综合征的影响［J］．中华普通外科杂志，2016，31（10）：824-827.

[7] 季锋，汪忠镐，韩新巍，等．胃底折叠术治疗胃食管反流病对高血压的影响［J］．临床消化病杂志，2015，27（2）：98-101.

[8] 季锋，沙红，韩新巍，等．腹腔镜 Nissen 胃底折叠术联合高选择性迷走神经切断术治疗胃食管反流病［J］．中华普通外科杂志，2014，29（6）：485-486.

附二　胃食管反流致血管迷走神经性晕厥和慢性支气管炎案例

该病例患者，长期按照冠心病、脑血管病和慢性支气管炎治疗无效，经腹腔镜食

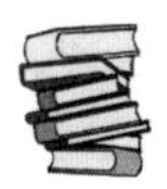

管裂孔疝修补+胃底折叠术治疗后获得痊愈。

【病例报告】

患者，女，79 岁。40 年前出现胸闷、胸痛，20 年前又出现头晕，严重时晕厥，持续几秒至几分钟不等，自行缓解。3 年前出现泛酸、烧心、腹胀。2 年前出现咳嗽、憋喘，近半年加重，夜间无法平卧。无过敏和家族性相关病史，无不良嗜好。

体格检查：身高 146 cm，体重 47 kg，双肺呼吸音粗，可闻及散在喘鸣音。直立倾斜试验阳性；胸部 CT 示慢性支气管炎、肺气肿、双肺多发肺大疱；肺功能未见异常；颈动脉彩超示双侧颈总动脉内中膜增厚，双侧颈总动脉及左侧颈内动脉粥样硬化斑块形成；胃镜示糜烂性胃炎；上消化道造影未见明显异常；食管测压示 LES 压力低于正常，食管裂孔疝；24 h 食管 pH+阻抗监测显示弱酸反流和非酸反流次数多于正常，DeMeester 评分 9.2 分。患者诊断为 GERD、食管裂孔疝、慢性支气管炎和血管迷走神经性晕厥。于 2014 年 6 月 3 日行腹腔镜食管裂孔疝修补+胃底折叠术。

结果：顺利实施腹腔镜食管裂孔疝修补+胃底折叠术，治疗后 1 年随访，症状完全缓解。胸部 CT 与术前比较无改变；肺功能未见异常；上消化道造影示胃底折叠术后改变；食管测压示 LES 压力正常；24 h 食管 pH+阻抗监测未见病理性反流，DeMeester 评分 1.8 分。

讨论

GERD 是一种临床常见病，泛酸、烧心为其典型症状，表现为典型症状者临床上并不难诊断，但部分患者仅表现为食管外症状或者以食管外症状为首发表现，在若干年后才暴露出典型症状，给临床诊断带来很多困难，如果临床医生没有跨学科的思维和知识的话极易造成患者误诊，采取的治疗方案仅限于对症处理，给患者带来疾病反复发作的困扰、经济上的负担，而且疾病还在不断进展。如何提高临床医生对此病的认识和重视度是解决此问题的关键。2006 年 GERD 蒙特利尔国际共识意见认为反流性咳嗽综合征、反流性喉炎综合征、反流性哮喘综合征和反流性牙侵蚀综合征与 GERD 明确相关，而咽炎、鼻窦炎、特发性肺纤维化（IPE）和复发性中耳炎与之可能相关[1]。Hasegawa 等[2]发现胃食管反流会加重慢性支气管炎的症状，证实胃食管反流与慢性支气管炎相关。Michaud 等[3]发现胃食管反流和食管动力异常的婴幼儿，如果合并迷走神经高反应性会表现为严重的晕厥，提示胃食管反流与血管迷走神经性晕厥相关。本例诊断并以冠心病、脑血管病和慢性支气管炎对症治疗无好转，诊断为 GERD 并施予手术治疗，获得满意疗效，证实患者的胸痛、血管迷走神经性晕厥和慢性支气管炎均为 GERD 的食管外表现。对于 GERD 引起慢性支气管炎的发病机制，有多种假设：①少量反流物误吸进入呼吸道直接刺激呼吸道黏膜，导致气道炎症发生，或经神经反射引起气道痉挛、阻塞；②反流物直接刺激食管黏膜内神经末梢（化学和机械感受器），通过迷走神经介导的食管-支气管反射，使气道痉挛[4]。亦有部分学者认为在气道气流受限基础上，定植于消化道的细菌随反流物进入气道，在机体体抗力低下状态，引起呼吸道感染，使支气管炎加重。而对于 GERD 引起血管迷走神经性晕厥的发病机制则是胃食管反流引起自主神经功能紊乱，表现为迷走神经张力增高而交感神经张力降低，两者达到极点而出现晕厥[3]。

本例经抗反流手术治疗后主诉症状完全缓解，术后 1 年复查 24 h 食管 pH+阻抗监测未发现病理性反流，说明 GERD 已控制。患者按照传统思路治疗和纠正呼吸道和心脑血管疾病无任何效果，但是在 GERD 控制后患者的症状均获缓解，提示胃食管反流是导致患者症状的主要甚或唯一病因，与以上研究结果一致，证实部分患者的慢性支气管炎和血管迷走神经性晕厥与 GERD 相关。此患者同时合并三个系统疾病，包括呼吸系统、循环系统和消化系统，其中 GERD 是自主神经功能紊乱导致的疾病，表现为迷走神经兴奋性增强[5]，而慢性支气管炎和血管迷走神经性晕厥均表现为迷走神经功能亢进[2,6]，三种疾病的病理机制相同，抗反流治疗成功后，后两者消失，提示胃食管反流通过迷走神经反射影响食管外脏器，且以迷走神经功能亢进为机制，亦提示当患者同时有多个系统疾病的时候，要考虑 GERD 的可能，特别是同样病理机制的疾病。

腹腔镜胃底折叠术是治疗 GERD 的经典术式，术后胃食管反流相关呼吸道疾病包括慢性咳嗽、支气管炎、哮喘[7]，耳鼻喉疾病包括睡眠呼吸暂停综合征[8]，心血管疾病如高血压[9]疗效显著。手术抗反流的效果在于降低酸暴露，恢复 LES 的功能，增加胃排空速度和改善受损的食管蠕动功能，从而阻止胃十二指肠内容物反流。抗反流手术治疗 GERD 食管外疾病的机制在于防止微吸入和减弱迷走神经反射[10]。本例患者经腹腔镜胃底折叠术后食管外症状完全缓解亦证实此结论，说明此术式控制 GERD 食管外疾病安全有效。

本例多数食管外症状为首发表现，间隔几十年后才出现典型 GERD 症状，这给 GERD 的诊断带来困难。因此，对于长期具有慢性咳嗽、哮喘、胸痛、晕厥等表现且常规治疗无效者，要考虑 GERD 食管外症状的可能性；另外，GERD 是涉及多系统、多器官疾病，目前对它的认识还尚待提高，加强相关专业的协作是必由之路。

总之，认识 GERD 食管外表现是十分重要的。要注意内科对相关系统其他疾病的排查，若无器质性疾病或明显诱因，要注意 GERD 的可能。对食管外症状的对症治疗，可缓解症状，但治疗 GERD 则为根本。腹腔镜胃底折叠术是一种非常有效的治疗方式，可以缓解 GERD 的食管内外症状和提高患者的生活和生命质量。

（季　锋）

参考文献

[1] SAWAYA R A，MACGILL A，PARKMAN H P，et al. Use of the Montreal global definition as an assessment of quality of life in reflux disease [J]. Dis Esophagus. 2012，25 (6)：477-483.

[2] HASEGAWA K，SATO S，TANIMURA K，et al. Gastroesophageal reflux symptoms and nasal symptoms affect the severity of bronchitis symptoms in patients with chronic obstructive pulmonary disease [J]. Respir Investig，2018，56 (3)：230-237.

[3] MICHAUD L，LAMBLIN M D，CARPENTIER C，et al. Gastroesophageal reflux and esophageal motility disorders in infants with vagal hyperreflectivity presenting severe syncope [J]. Arch Pediatr，1997，4 (2)：133-139.

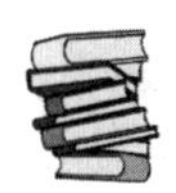

[4] TUCHMAN D N, BOYLE J T, PACK A I, et al. Comparison of airway response following tracheal or esophageal acidification in the cat [J]. Gastroenterology, 1984, 87 (4): 872.
[5] 孙晓红，柯美云，王智凤. GERD 患者自主神经功能与反流症状及食管动力的关系 [J]. 基础医学与临床，2006，26 (9): 967-970.
[6] 阎敬初，余松涛，黄淑英. 副交感神经功能和慢性支气管炎发病关系的研究 [J]. 中华结核和呼吸系疾病杂志，1978，1 (1): 6-12.
[7] 李治仝，汪忠镐，季锋，等. 以呼吸道症状为主的胃食管反流病的诊治 [J]. 中国普通外科杂志，2013，22 (1): 75-78.
[8] 季锋，汪忠镐，韩新巍，等. 胃底折叠术治疗胃食管反流病对阻塞性睡眠呼吸暂停综合征的影响 [J]. 中华普通外科杂志，2016，31 (10): 824-827.
[9] 季锋，汪忠镐，韩新巍，等. 胃底折叠术治疗胃食管反流病对高血压的影响 [J]. 临床消化病杂志，2015，27 (2): 98-101.
[10] 季锋，沙红，韩新巍，等. 腹腔镜 Nissen 胃底折叠术联合高选择性迷走神经切断术治疗胃食管反流病 [J]. 中华普通外科杂志，2014，29 (6): 485-486.

附三　胃食管反流致心房颤动和支气管哮喘案例

该病例患者以胸闷、咳嗽、憋喘和心悸为主诉，长期按支气管哮喘和心房颤动对症药物治疗，无法减量，经胃镜下贲门缩窄术治疗后获得痊愈。

【病例报告】

患者，男，54 岁。10 年前出现咳嗽、胸闷、憋喘，诊断支气管哮喘，每天使用舒利迭控制哮喘发作，无法减量。4 年前又出现心悸，行心电图示心房颤动，口服胺碘酮后恢复窦性心律，无法减量。无泛酸、烧心，无腹胀、嗳气。无过敏和家族性相关病史，无不良嗜好。

体格检查：身高 168 cm，体重 75 kg，双肺呼吸音粗，未闻及干湿啰音。胸部 CT 示慢支、肺气肿；肺功能未见异常；胃镜示糜烂性胃炎；食管测压示 LES 压力低于正常；24 h 食管 pH+阻抗监测显示弱酸反流次数多于正常，DeMeester 评分 19. 2 分。患者诊断为 GERD、心房颤动和支气管哮喘。于 2019 年 2 月 23 日行胃镜下贲门缩窄术。

结果：顺利实施胃镜下贲门缩窄术，治疗后 6 个月随访，症状完全缓解，治疗后当天即停用舒利迭和胺碘酮。食管测压示 LES 压力正常；24 h 食管 pH+阻抗监测未见病理性反流，DeMeester 评分 10. 8 分。

讨论

GERD 是一种临床常见病，典型症状为泛酸、烧心，但部分患者仅表现为食管外症状或者以食管外症状为首发表现，给临床诊断带来很多困难，如果临床医生没有跨学科思维的话极易造成误诊，采取的治疗措施仅限于对症处理，使得疾病迁延不愈，且疾病还在不断进展。2006 年 GERD 蒙特利尔国际共识意见认为反流性咳嗽综合征、反流性喉炎综合征、反流性哮喘综合征和反流性牙侵蚀综合征与 GERD 明确相关[1]。本例诊断并以心房颤动和支气管哮喘对症治疗仅能控制，但诊断为GERD并施予抗反流治疗，获得满意疗效，证实患者的心房颤动和支气管哮喘均为GERD的食管外表现。对于GERD引起支气管哮喘的发病机制可能与以下有关[2]：反流物的微量吸入进入气管，直接刺激气管黏膜内迷走神经感受器引起支气管痉挛；通过反流物作用于食管壁分布的迷走神经末梢反射性的引起支气管痉挛，气道阻力增加；反流物进入气管直接引起气道黏膜损伤和炎症；反流通过炎性物质、迷走神经反射和神经源性炎症等导致气道高反应性。而对于GERD引起心房颤动的发病机制[3]则是心食管反射，迷走神经同时支配心脏和食管的内脏感觉和内脏运动，胃食管反流发生时，食管遭受的机械刺激和化学刺激通过迷走神经反射，影响心脏的各种生理参数。

本例经胃镜下贲门缩窄术治疗后主诉症状完全缓解，停用舒利迭和胺碘酮。术后6个月复查24 h食管pH+阻抗监测未发现病理性反流，说明GERD已控制。患者按照传统思路治疗和纠正呼吸道和心血管疾病无任何效果，但是在GERD控制后患者的症状均获缓解，提示胃食管反流是导致患者症状的主要甚或唯一病因，与以上研究结果一致，证实部分患者的心房颤动和支气管哮喘与GERD相关。

贲门缩窄术是近年来开展的一项新技术，将套扎器安装于胃镜前端，直视下在齿状线上下方套扎固定黏膜及部分肌层形成皱褶，瘢痕形成，使贲门缩窄、LES压力升高以减轻反流发生。这种方法具有操作简便、创伤小、疗效显著的特点[4]。国内令狐恩强等[5]首次开展贲门缩窄术治疗GERD，取得很好的临床效果，但主要是治疗典型消化道症状患者。笔者[6]针对52例难治性GERD施行贲门缩窄术，发现不仅能改善消化道症状，也明显降低了食管外症状的发生率，治疗效果显著高于文献报道。本例患者经此治疗后食管外症状完全缓解亦证实此结论，说明此术式控制GERD食管外疾病安全有效。

本例仅表现为食管外症状，这给GERD的诊断带来困难。因此，对于长期具有慢性咳嗽、哮喘、胸痛、心律失常等表现且常规治疗无效者，要考虑GERD食管外症状的可能性；另外，GERD是涉及多系统、多器官疾病，目前对它的认识还尚待提高，加强相关专业的协作是必由之路。

总之，认识GERD食管外表现是十分重要的。要注意内科对相关系统其他疾病的排查，若无器质性疾病或明显诱因，要注意GERD的可能。对食管外症状的对症治疗，可缓解症状，但治疗GERD则为根本。贲门缩窄术是一种非常有效的治疗方法，对于诊断明确的GERD食管外症状疗效确切。

（季　锋）

参考文献

[1] Sawaya R A，Macgill A，Parkman H P，et al. Use of the Montreal global definition as an assessment of quality of life in reflux disease [J]. Dis Esophagus，2012，25 (6)：477-483.

[2] 崔西玉，陈曼彤，吴穗清．胃食管反流病与哮喘关系初探 [J]. 现代消化及介入

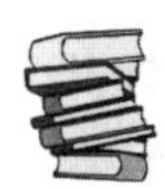

诊疗杂志，2005，10（2）：76-78.

［3］Shimazu H，Nakaji G，Fukata M，et al. Relationship between atrial fibrillation and gastroesophageal reflux disease：a multicenter questionnaire survey［J］. Cardiology，2011，119（4）：217-223.

［4］李雪，张晓彬，胡海清，等．内镜下贲门缩窄术治疗胃食管反流病安全性分析［J］. 中华消化内镜杂志，2017，34（3）：194-196.

［5］令狐恩强，王宇菲，王潇潇．内镜下贲门缩窄术治疗胃食管反流病的报道一例［J/CD］．中华腔镜外科杂志（电子版），2013，6（6）：468-469.

［6］李治仝，季锋，韩新巍，等．经口内镜下贲门缩术治疗胃食管反流病食管外症状的效果观察［J］. 中华消化杂志，2019，39（6）：405-406.

附四　胃食管反流病与高血压临床相关性案例

该例患者长期泛酸、烧心、血压高，药物治疗效果欠佳，经行腹腔镜下抗反流手术治疗，症状消失，血压也恢复正常。

【病例报告】

患者，男，55岁，主因泛酸、烧心10年，加重1个月。10年前患者进食辛辣刺激食物或饮食过饱后出现泛酸、烧心症状，口服奥美拉唑等治疗，症状缓解，间断发作。期间在当地胃镜检查自诉为反流性食管炎、慢性浅表性胃炎。1个月前上述症状加重，当地行胃镜报告示“反流性食管炎（B级）、食管裂孔疝”（图5-4、图5-5），给予泮托拉唑、莫沙必利、达喜等治疗，效果欠佳。患者高血压病史10年，最高血压155/95 mmHg，素服美托洛尔、氨氯地平，血压控制在（120～140）/（60～90）mmHg。无心脏病及肾脏病史，无家族高血压遗传病史。

体格检查：血压142/68 mmHg，中等身材，腹型肥胖，体重指数23 kg/m^2（正常18.5～24），心肺检查正常。上消化道造影回报示“胃食管反流、食管裂孔疝”。24 h食管pH监测结果示：DeMeester评分为46.5（正常<14.72）。食管压力测定结果示LES静息压力1.3 mmHg（正常10～30 mmHg）、食管裂孔疝。

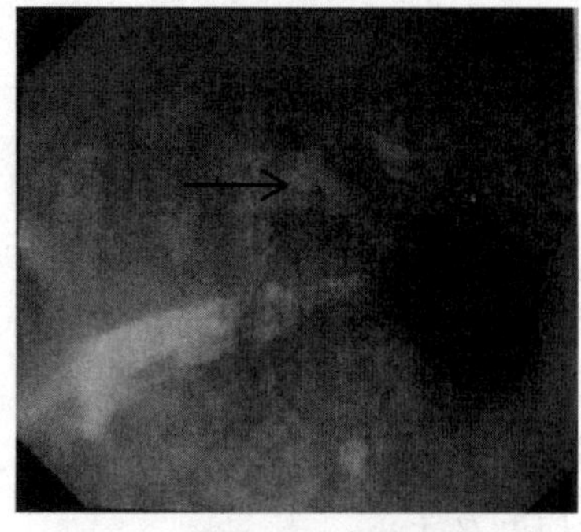

图5-4　胃镜可见食管黏膜片状发红、糜烂

图5-4
扫码看彩图

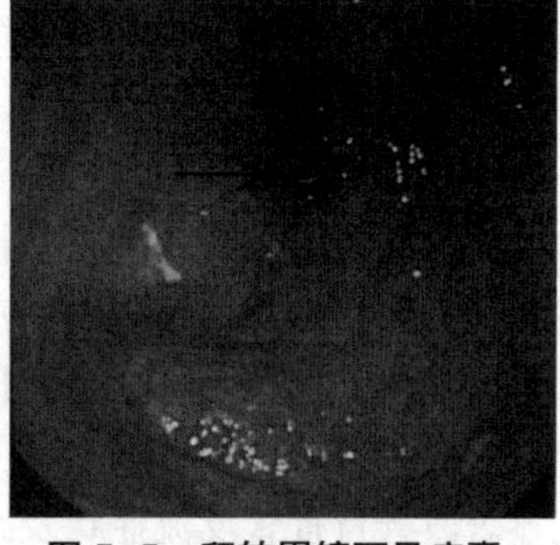

图5-5　翻转胃镜可见疝囊、贲门口松弛

图5-5
扫码看彩图

鉴于患者长期药物治疗效果欠佳，且患者有食管裂孔疝，遂择期在全麻下行腹腔镜 Toupet 胃底折叠术合并食管裂孔疝修补术。术后第二天即感觉泛酸、烧心症状明显缓解，意外发现在没有口服任何降压药的情况下血压正常。术后 4 d 即出院，术后 1 个月随访反流症状明显缓解，只口服氨氯地平一种降压药物即能控制血压，术后半年反流症状消失，血压恢复正常，停用降压药。

讨论

GERD 是胃肠内容物反流引起食管及食管外症状的一种常见疾病。GERD 的发生与机体自主神经功能紊乱、内脏敏感性增高和防御机制的削弱等有关[1]。原发性高血压也为临床常见的慢性病，它的发生机制尚不十分清楚。目前研究发现，原发性高血压病的发生同缩血管物质分泌增多或活性增强，舒血管物质分泌减少或活性减弱有关，血压的相对稳定或变化是血管紧张素Ⅱ、内皮素、一氧化氮及心钠素等血管活性物质间相互作用、相互调节的结果[2]。GERD 与高血压都是临床常见的疾病，有共同的危险因素。有报道显示 GERD 能增加高血压病的发生[3]，但另一研究报道合并 GERD 患者较未合并者有更低的高血压病发生率[4]。先前笔者通过对 GERD 合并原发性高血压患者施行 24 h 动态血压监测并同时 24 h 食管 pH 联合阻抗监测，发现 GERD 与部分原发性高血压密切相关，通过有效的诊断及积极的治疗，能显著改善胃食管反流及相关性高血压[5]。

本例患者中因患者长期药物抗反流治疗胃食管反流病 GERD 无效，且合并食管裂孔疝，在施行腹腔镜食管裂孔疝修补+胃底折叠术后 1 个月随访反流症状明显缓解，只口服一种降压药物就能控制血压，术后半年反流症状消失，无任何降压药物下血压正常。因此可以判断，此患者高血压的发生与 GERD 明显相关。

高血压病与 GERD 共同的危险因素可能是二者有相关性的原因之一。GERD 与心血管系统疾病常高发于老年、吸烟及肥胖患者，本患者中年男性，体重指数正常，可能不是两者相关性的危险因素。但也有研究也显示，24 h 血压的变化与腹型肥胖明显相关，与体重指数无关[6]。该患者体重指数正常，但是腹型肥胖，这可能是两者相关性的危险因素之一。β 受体阻滞剂和钙通道阻滞剂常用于治疗高血压病，但它们能降低 LES 压力，增加反流机会。该患者长期口服美托洛尔、氨氯地平片控制血压，这可能是两者常伴发的原因。另外的可能原因为食管与心血管之间的神经反射系统，即反流性胸部疼痛引起交感神经兴奋造成高血压。最近一个新的理论认为，在整个复杂反射弧的控制下，心肺和消化系统反射活动被相同的刺激激活，其中最显著的是高碳酸血症和食欲，这可能是高血压病与 GERD 共同存在的原因[7]。

综上所述，部分原发性高血压病与 GERD 可能密切相关，针对二者相关性的研究有可能揭示部分原发性高血压病的发病机制。对于有 GERD 的原发性高血压病患者，降压药物联合治疗效果仍较差时，要警惕胃食管反流相关性高血压病的存在。及时的诊断和治疗能显著改善胃食管反流症状及减少相关性高血压的发生。

（李治仝）

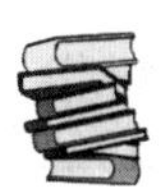

参考文献

[1] 侯艳红，张林，张琨鹏，等．老年胃食管反流病患者心理状态及自主神经功能紊乱的研究［J］. 中华保健医学杂志，2012，14（6）：433-435.

[2] 王先梅，杨丽霞．原发性高血压发病机制的研究进展［J］. 西南国防医药，2005，15（1）：98-100.

[3] GUDLAUGSDOTTIR S，VERSCHUREN W，DEES J，et al. Hypertension is frequently present in patients with reflux esophagitis or Barrett's esophagus but not in those with non-ulcer dyspepsia［J］. Eur J Intern Med，2002，13（6）：369.

[4] SARNELLI G，SANTONICOLA A，D'ANIELLO R，et al. GERD is a protective risk factor for hypertension［J］. Abstracts of the 18th National Congress of Digestive Diseases / Digestive and Liver Disease，2012，44（2）：S219.

[5] 李治仝，季锋，韩新巍，等．胃食管反流病与高血压病的临床相关性研究［J］. 临床误诊误治杂志，2017，30（7）：53-56.

[6] 刘桂新，杜娟，于静，等. 不同肥胖类型的中青年原发性高血压患者血压水平及血压控制率与踝臂指数的关系分析［J］. 中国心血管病研究，2016，14（7）：612-616.

[7] DEAN J B. Theory of gastric CO_2 ventilation and its control during respiratory acidosis：implications for central chemosensitivity，pH regulation，and diseases causing chronic CO_2 retention［J］. Respir Physiol Neurobiol，2011，175（2）：189-209.

第六节　胃食管反流与精神心理疾病

精神心理问题与GERD的发生、发展密切相关。关于GERD与心理疾病的因果关系有两种解释，一种认为反流诱发焦虑抑郁而后者加重反流症状，焦虑抑郁者反流症状更重；另一种解释认为精神心理异常使GERD发病率增加。多个针对GERD与精神心理因素异常相关性的研究证明，与正常人群或其他器质性胃肠道疾病的患者相比，GERD患者精神心理问题发生率高。精神心理因素参与了GERD的发生、发展，加重患者对胃食管反流症状的感受，影响患者的睡眠、心情、情绪、日常 生活和工作，影响手术和抑酸治疗的效果；而另一方面，GERD患者常常易于发生焦虑、抑郁等心理障碍，GERD能引起或加重焦虑抑郁病情。两者呈双向的相关性，GERD被认为是一种多因素的心身疾病。

随着医学模式的转变，身心疾病的研究日益受到重视，众多研究证实[1-5]：GERD患者伴有焦虑、抑郁等负面情绪，生活环境改变、频率较快、离异、上夜班等因素造成心理压力较大，易引起GERD症状的发生。基础研究证实：情感中枢与支配消化道运动的自主神经中枢、内分泌调节中枢处于同一解剖位置，不同的情绪状态影响着胃黏膜的分泌、血管的充盈及胃壁运动节律，并由此引起消化系统的紊乱和疾病。

Baker[6]等对GERD患者行精神心理评估发现，GERD患者在抑郁、躯体化、焦虑等方面与对照组相比存在明显差异，心理因素可明显影响胃食管反流病的临床症状。研究表明[7]，心理因素通过脑—肠轴引起食管内脏的高敏感性，从而导致轻微刺激就会引起烧心的症状。Nunez-Rodriguez等[8]认为精神心理因素通过促肾上腺皮质激素的释放，从而介导下丘脑—垂体—肾上腺轴的激活，从而导致GERD患者症状加重或疗效不显著。Koloaki等[9]认为心理行为因素是影响患者症状严重程度和就诊频率的重要因素，不良的心理因素导致或加重了患者的反流症状，不适症状又加重了患者的焦虑、抑郁情绪，两者互相影响、互为因果，导致患者的生活质量降低。

陈小泳[10]对比反流性食管炎和非糜烂性食管病患者的精神心理异常率，发现后者抑郁、焦虑评分明显高于前者。郝丽萍等[11]将非糜烂性食管炎的胃食管反流病患者分别运用奥美拉唑、奥美拉唑+氟哌噻吨美利曲辛治疗，并对治疗前后的烧心、泛酸、胸骨后疼痛症状积分变化对比观察，观察结果：奥美拉唑组有效率60.1%，奥美拉唑+氟哌噻吨美利曲辛组90.0%。对部分临床上久治不愈、反复求医的患者，应仔细询问病史，分析病因制订合理的治疗方案，尤其对伴有精神心理疾病的患者除常规治疗外，应加强心理疏导，给予神经调节治疗，最终达到满意疗效，最大程度提高患者生存质量，改善患者身心健康。

参考文献

[1] 梁小燕，高青．胃食管反流病的食管外表现及研究进展［J］．世界华人消化杂志，2006，14（35）：3387-3390.

[2] VAKIL N，VAN ZANTEN S V，KAHRILAS P，et al. The Montreal definition and classification of gastroesophageal reflux disease：a global evidence-based consensus［J］. Am J Gastroenterol，2006，101（8）：1900-1920.

[3] LIM L G，HO K Y. Gastroesophageal reflux disease at the turn of millennium［J］. World J Gastroenterol，2003，9（10）：2135-2136.

[4] 孙士杰．2000—2009年国内胃食管反流病误诊文献回顾分析［J］．医学与哲学（临床决策论坛版），2010，（3）：31-32.

[5] 夏志伟，段卓洋，张莉，等．精神心理因素与不同亚型胃食管反流病的相关性研究［J］．中华消化杂志，2007，27（7）：447-449.

[6] BAKER L H，LIEBERMAN D，OELHKE M. Psychological distress in patients with gastroesophageal reflux disease［J］. Am J Gastroenterol，1995，90（10）：1797-1803.

[7] 黄红梅，陈洪．非糜烂性胃食管反流病研究进展［J］．现代医学，2010，38（2）：196-200.

[8] NUNEZ-RODRIGUEZ M H，SIVELO A M. Psychological factors in gastroesophageal reflux disease measured by scl-90-R questionnaire［J］. Dig Dis Sci，2008，53（12）：3071-3075.

[9] KOLOAKI N A，TALLEY N J，BOYCE M. Predictors of health care seeking for irritable

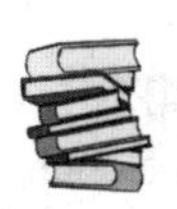

bowel syndrome and nonulcer dyspepsia：a critical review of the literature on symptom and psychological factors [J]. Gastroenterol，2001，96（5）：1340-1349.
[10] 陈小泳．精神心理因素与胃食管反流病临床观察 [J]．中国现代药物应用，2012，6（6）：8-9.
[11] 郝丽萍，赖洁莹．抗焦虑抑郁药物与奥美拉唑联合治疗非糜烂性反流病的临床观察 [J]．实用医学杂志，2011，27（6）：1072-1074.

附　胃食管反流合并精神心理问题案例

该病例患者因间断腹胀、恶心、呕吐、泛酸、烧心呈现严重颓废状态，明显的严重彼得潘综合征（Peter Pan syndrome），经腹腔镜食管裂孔疝修补术+心理疏导治疗后获得痊愈。

【病例资料】

患者，男，50 岁。1 年前出现腹胀、恶心、呕吐，呕吐物为胃内容物，症状多于进食 15 min 后出现，以“食管炎、糖尿病胃轻瘫”为诊断给予对症治疗后症状可缓解，之后上诉症状间断发作，间断服药治疗。2 个月前患者上述症状再发加重伴泛酸、烧心，食入即吐，不能进食，卧床、鼻饲饮食。患者长期生活不规律，缺少社会交流活动，10 年间昼夜颠倒、熬夜、玩游戏，饮食不规律，三餐不定时，吸烟史 20 年，40 支/d，戒烟 1 年，饮酒史 20 年，250 mL/次，2~3 次/周。

体格检查：轮椅推入病房，身高 170 cm，体重 66 kg，胸廓正常，双肺呼吸音清，未闻及干湿啰音，心前区无隆起，无凹陷，心脏相对浊音界正常；上消化道造影示：①考虑滑动性食管裂孔疝；②胃蠕动偏弱；③左侧胸腔积液。胃镜示反流性食管炎，D 级，食管裂孔疝。食管压力测定示 LES 压力低于正常。24 h 食管 pH+阻抗监测显示食管病理性酸反流，DeMeester 评分 19.8 分。血生化示：碱性磷酸酶（alkaline phosphatase，ALP）20 U/L，总蛋白（total protein，TP）55 g/L，白蛋白（albumin，ALB）28 g/L，血糖（blood glucose，GLU）8.28 mmol/L，肌酐（creatinine，CRE）-J 121.3 μmol/L，N 末端 B 型利钠肽原（N-terminal pro-B-type natriuretic peptide，NT-proBNPN）10 690.7 pg/mL。心理量表测验结果：呈现严重颓废状态，明显的严重彼得潘综合征。患者诊断为 GERD、食管裂孔疝、慢性心力衰竭、2 型糖尿病、胃轻瘫、糖尿病肾病、轻度贫血、电解质紊乱、低蛋白血症、高血压病 3 级（重度）。入院后评估患者病情时发现患者持续鼻饲饮食，鼻饲过程中无明显呕吐、反食，查看鼻饲管深度约 58 cm，患者自诉经口饮食或停鼻饲后半小时即呕吐食物或清水，考虑呕吐与精神心理因素相关，请心理咨询师行心理评估，诊断为彼得潘综合征。

结果：行心理疏导和营养支持对症治疗。于入院 5 d 后拔除鼻饲管，患者可经口进食，病情稳定后于 2019 年 7 月 10 日成功实施腹腔镜食管裂孔疝修补术。术后第二天，血压平稳，收缩压 130~150 mmHg，舒张压 70~90 mmHg，血糖降至正常范围，停用降糖药。自觉口水较多，考虑术后胃肠功能未完全恢复引起的消化液分泌增多，建议患者通过吞咽解决，患者在吞咽过程中表情僵硬，动作生硬。患者突发意识丧失，呼吸骤停，给予插入口咽通气道，人工辅助呼吸，3 min 后恢复自主呼吸和意识，考虑心理因素造成咽部神经功能异常，吞咽动作不协调，误咽入气道引起窒息。继续给予心理疏导，后基本康复出院。治疗后1个月随访，呕吐症状完全缓解，无明显泛酸、烧心，自诉进食顺利，自觉口水较多，余未诉不适。患者糖尿病肾病、心力衰竭指标较高，建议泌尿科、心内科相关科室治疗随访。

讨论

GERD 是一种临床常见病，泛酸、烧心为其典型症状，表现为典型症状者临床上并不难诊断，但部分患者仅表现为食管外症状或者以食管外症状为首发表现，在若干年后才暴露出典型症状，给临床诊断带来很多困难，如果临床医生对此病没有认识极易造成误诊，采取的治疗方案仅限于对症处理，使得疾病反复发作且不断进展，极易造成精神心理问题，使得疾病治疗更加复杂和棘手。如何提高临床医生对此病的认识和重视度是解决此问题的关键。

彼得潘综合征是"个体社会化[1]"失败的产物，行为的幼稚化其实只是思想幼稚化的表象，要追其原因还要到其成长过程中寻找。这部分"大小孩"基本都是独生子女或者是子女中最受宠爱的那一个。上学时，"望子成龙"的家长包办了他们学习生活以外的几乎全部事情，助长了孩子们衣来伸手、饭来张口以及百依百顺的习气；结婚后，这些"大小孩"因为没机会学习生活技能，心理成熟度不足，依旧沉迷于父母的过分"爱护"，不能适应社会，难以承受失败。付出的感情没有呼应就不再付出，没有坚持长时间付出得到回报的心态。他们从小到大总是受到父母的百般呵护，缺乏独立意识，以至于他们在精神上始终没有"断奶"，适应社会的能力较差，缺乏家庭和社会责任感，害怕承担责任[2]。针对此例是玩游戏玩地整个人虚拟化了。没人管就随便。从来没有养活自己的概念。决定一个人啃不啃老，社会功能废掉的最主要的因素并不是谋生能力或知识准备不足的问题。真正决定一个人是否能摆脱对原生家庭依赖的，其实是一个人的人格心理成熟度，或者说精神状态是否成人。而孩子的精神状态，则基本上是由父母的教育理念、教养方式、教育态度和培养方式所决定。成年幼稚病之所以形成的主要责任在于父母在家庭社会化方面的失误，家长包办一切造就成人幼稚病，是父母的教育方式和态度塑造了这样一批"啃老族"。传统理念，在这方面无疑也起了推波助澜的作用。中国传统家庭文化导致代际间联系紧密，很多父母通过经济纽带加强和子女间的联系，甚至越过子女生活的边线，控制子女的生活细节，这往往导致年轻人对父母的依赖脱离不了。"成人幼稚病"就是心理发展不健全的一种极端表现。"70后"里很典型的"成年幼稚病"患者较少，此案例为典型的现实呈现。"成人幼稚病"对患者的人际关系产生重大影响，这种病症难以用药物治愈，唯一的办法是接受心理治疗。俗话说"江山易改本性难移"，多年养成的生活习惯和人生观不是单靠说教就能改变的，应由心理专家来进行专业的长期的干预治疗，针对他对于生活没有积极的社会意义，提出建议、方向和方法。要迫使他面对现实。

本例诊断"食管炎、糖尿病胃轻瘫"前期内科治疗有效，后期内科治疗无好转，诊断为 GERD、食管裂孔疝、彼得潘综合征并施予手术治疗+心理疏导，获得满意疗效。

本例经抗反流手术治疗+心理疏导后主诉症状完全缓解，术后1个月回访病情无反

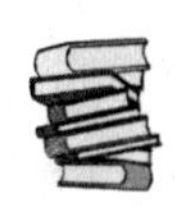

复，说明 GERD 已控制。患者按照传统思路治疗效果差，但是在综合评估病情针对心理和抗反流手术干预后获得满意疗效，术后血压及血糖均下降。腹腔镜抗反流手术是治疗 GERD 的经典术式，手术抗反流的效果在于降低酸暴露，恢复 LES 的功能，增加胃排空速度和改善受损的食管蠕动功能，从而阻止胃十二指肠内容物反流[11]。本例患者经腹腔镜抗反流手术后食管内外症状明显改善亦证实此结论，说明此术式控制 GERD 安全有效。

研究表明，GERD 作为消化系统的常见疾病，明显影响了患者的生活质量，可致患者饮食摄入不均衡及临床营养不良。联合调整饮食治疗及关注患者精神心理问题可能比单一的药物治疗更有效[3]。GERD 是涉及多系统、多器官疾病，目前对它的认识还尚待提高，加强相关专业的协作是必由之路。

总之，认识 GERD 合并精神心理问题导致的躯体化症状是十分重要的。要注意对相关系统其他疾病的排查，若无器质性疾病或明显诱因，要注意胃食管反流病可能。对精神心理问题导致的躯体化症状的对症治疗，可缓解症状，但治疗 GERD 则为根本。腹腔镜抗反流手术+心理疏导是一种非常有效的治疗方式，可以缓解 GERD 合并精神心理问题的临床症状和提高患者的生活和生命质量。

（王彬伟）

参考文献

[1] 闫旭蕾．个体社会化之管窥——身体社会学视角［J］．教育研究与实验，2008，(4)：22-26.

[2] 徐敏．彼得潘综合征［J］．新西部（上），2015，8：86.

[3] 宋明伟．饮食和精神因素与胃食管反流病患者症状、营养状态的关系研究［D］．天津：天津医科大学，2013.

第六章 胃食管反流病的“多米诺骨牌效应”

人类对于胃食管反流病（GERD）的认识现在还处于探索和初级阶段，所以很多人对其并没有全面和深刻的认知，其中不仅包括患者，还包括多数医务工作者。患者由于对 GERD 的理论闻所未闻，不明白咳嗽、哮喘、咽炎、中耳炎、牙侵蚀，甚至胸痛、心慌、高血压等原本属于呼吸科、心脑血管科、耳鼻喉科的疾病怎么会都与胃有关，面对 GERD 的新理论和技术，犹豫不决，不敢贸然尝试，甚至放弃；有些同行医生对新的与主流医学相悖的 GERD 理论直接持反对意见。面对各方压力和阻力，关于 GERD 的理论研究和实践依然在坚持。“实践出真知”，在疾病面前，疗效是检验对疾病认知理论与治疗技术是否科学的主要标准。GERD 专业的发展依靠的就是患者的疗效和口碑效应。每治好一个 GERD 患者，这个患者就会把 GERD 的概念和理念传递给他的家人、亲戚、同事、朋友，以及和他有过交集的人，然后到 GERD 专科就诊的患者就越来越多，这就是 GERD 的“多米诺骨牌效应”。第一张骨牌很难推倒，一旦推倒就会发生连锁反应，一发不可收拾。下面通过三个连锁反应来阐述这一现象。

李某某，男，51 岁，湖北武汉人。自 2016 年开始出现胸痛、胸闷、早搏、全身无力、血压升高，在武汉同济医院诊断高血压病、冠心病和重症肌无力，曾在心内科放置 2 枚支架，症状无缓解。2017 年又出现血糖升高，诊断糖尿病。2017 年底出现泛酸、烧心，诊断胃食管反流病。2018 年 11 月 21 日入笔者医院检查治疗。平时服用 20 余种药物，降压药包括雅施达、倍他乐克、络活喜，冠心病药物包括万爽力、阿司匹林、阿托伐他汀、扶正化瘀胶囊，重症肌无力药物包括溴吡斯的明、弥可保、洛索洛芬、百令胶囊、胸腺肽，降糖药包括阿卡波糖、格列美脲和胰岛素，GERD 药物泮托拉唑，腹痛时口服阿托品。2018 年 9 月笔者在本院介入科组织的全国门脉系统疾病研讨会上做了一个关于 GERD 的报告，讲者无心，听者有意，武汉协和医院介入科的一位教授听了报告后回到武汉就把这个患者叫到医院做了一个上消化道造影，结果发现了食管裂孔疝，于是推荐他来笔者医院就诊。行动态心电图示频发室性早搏，胃镜未见明显异常，但食管测压与外院上消化道造影结果一致，24 h 食管 pH+阻抗监测发现食管病理性酸反流，轻度。于 2018 年 11 月 28 日行腹腔镜抗反流手术治疗。术后第二天血压、心律恢复正常，血糖下降，肌力有改善，停降压药、治冠心病药和胰岛素，溴吡斯的明减量，由一天 2 次，改为一天 1 次，另外，仅上午口服阿卡波糖 1 片。术后 4 个月停溴吡斯的明。术后 10 个月，血压正常，重症肌无力和冠心病症状缓解，相关药物停用，仅因糖尿病上午口服阿卡波糖 1 片。

李某某术后 1 个月将其邻居陈某介绍来笔者医院：女，51 岁。自 2017 年开始出现

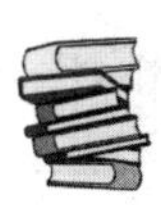

胸闷、胸痛，爬楼时易发，爬至二楼即出现症状而无法继续行走。在武汉协和医院诊断为冠心病，曾行冠状动脉造影检查显示前降支完全闭塞，因导丝无法通过放弃支架置入。给予瑞舒伐他汀、雅施达、阿司匹林、波利维等药物治疗，效果不佳。于2018年12月25日入笔者医院，食管测压发现食管裂孔疝，24 h食管pH+阻抗监测发现食管病理性酸反流，轻度，弱酸反流次数多于正常。于2019年1月2日行腹腔镜抗反流手术治疗。术后第二天血压恢复正常，术后第四天爬楼至四层，胸闷、胸痛未发作。术后半年随访，一直未用降压药，血压正常，胸闷、胸痛缓解，恢复正常生活状态。

陈某住院期间将其姐姐介绍入院检查：女，55岁。于1年前出现嗳气，半年前出现胸闷，在武汉协和医院诊断为冠心病，曾行冠状动脉造影检查显示冠状动脉多处狭窄，最窄处70%，给予瑞舒伐他汀、雅施达、阿司匹林等药物治疗，效果不佳。于2018年12月31日入笔者医院，食管测压发现LES压力低于正常，24 h食管pH+阻抗监测发现弱酸反流次数多于正常。拟行胃镜下贲门缩窄术，患者自认为不需要腹腔镜手术的GERD不严重，要求保守治疗。目前随访症状用药后有缓解，但停药后病情仍发作。

李某某术后5个月将其姐夫陈某某介绍到笔者医院诊治：男，65岁。30年前开始出现咳嗽，间断发热、喘憋，近2个月出现嗳气。在当地多家医院呼吸科诊断为慢性支气管炎、肺炎、支气管扩张，抗感染、扩张气管药物对症治疗暂时缓解，仍反复发作，2个月前因嗳气行胃镜示糜烂性胃炎，口服奥美拉唑2个月无效。于2019年4月23日入笔者医院，食管测压发现食管裂孔疝，24 h食管pH+阻抗监测发现弱酸反流次数多于正常。胸部CT示支气管扩张并感染、左肺上叶占位、双肺类结节、双肺炎症、双侧胸膜局限性增厚，进一步强化CT左肺上叶占位考虑为炎症。于2019年4月27日行腹腔镜抗反流手术治疗。术后咳嗽明显减轻。术后3个月随访，咳嗽未再发作，恢复正常生活状态。(图6-1)

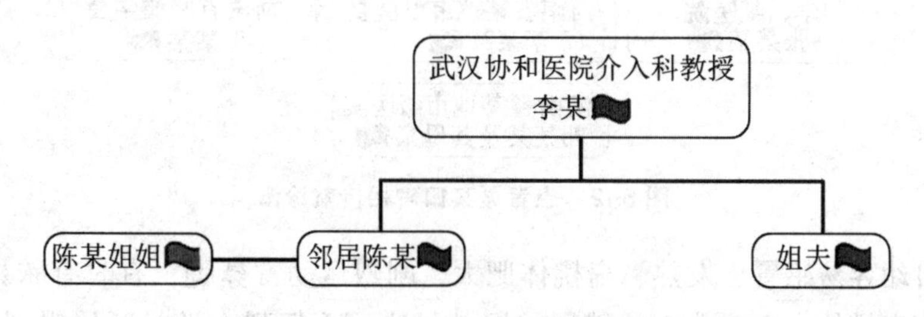

图6-1　患者李某口碑相传就诊谱

河南省卫健委聂某鼻炎、口水多、饮酒后憋气无法平卧，行胃镜检查示食管裂孔疝，于2015年行腹腔镜抗反流手术治疗，术后完全康复。

聂某介绍其大学师弟河南某地市卫健委李某某入院治疗：哮喘10年，一直使用舒利迭，心房颤动4年，一直口服胺碘酮，曾去北京安贞医院咨询心脏射频消融术，得到答复是40%的有效率，遂放弃。3年前聂某即提醒他是GERD，但他在思想上并不接受，受周围他人的反复影响若干年之后于2019年2月22日他接受了胃镜下抗反流手术治疗，治疗后胸闷、咳嗽症状缓解，当天即停用舒利迭和胺碘酮，1个月后复查心电图恢复窦性心律，随访半年效果依旧。

李某某又介绍河南省某地市级医院郭某某前来就诊：外院诊断为睡眠呼吸暂停和心房颤动，曾行咽成形术和心脏射频消融术，睡眠呼吸暂停有改善，但心房颤动无缓解，既往高血压病史 3 年。郭某某带其母亲冯某某一同就诊，其母哮喘 10 年。因郭某某工作繁忙，先安排其母冯某某住院检查。行食管测压示食管裂孔疝，24 h 食管 pH+阻抗监测发现弱酸反流次数多于正常。于 2019 年 3 月 27 日行腹腔镜抗反流手术治疗。术后 5 个月随访，哮喘未再发作，恢复正常生活状态。郭某某行胃镜示食管裂孔疝，笔者于 2019 年 5 月 4 日前往其单位为其行腹腔镜抗反流手术治疗。术后 4 个月随访，睡眠呼吸暂停进一步改善，心房颤动消失，大量饮酒后血压升高，不饮酒后几天血压自行降至正常。

聂某又介绍河南省肿瘤学会王某某就诊：在笔者医院呼吸科诊断为睡眠呼吸暂停给予呼吸机治疗，前 3 年有效，近 1 年效果不佳，因聂某在国内医疗界有很多朋友，王某某遂联系聂某想通过其联系北京、上海的口腔科和耳鼻喉科的专家看能否通过手术解决睡眠呼吸暂停，聂某给他的诊断是 GERD，遂推荐就诊于笔者。行食管测压发现 LES 压力低于正常，24 h 食管 pH+阻抗监测发现弱酸和非酸反流次数多于正常，于 2019 年 1 月 22 日行胃镜下贲门缩窄术。术后 1 个半月去除呼吸机。

聂某又介绍其大学同学某医院张某某前来就诊：胸痛、泛酸 10 余年，曾行冠状动脉造影未见明显异常，每天口服奥美拉唑控制病情，湿疹多年，每年入夏出现，持续 2~3 个月。胃镜示食管裂孔疝，于 2019 年 5 月 4 日行腹腔镜抗反流手术治疗。术后胸痛、泛酸症状缓解，湿疹未再出现。（图 6–2）

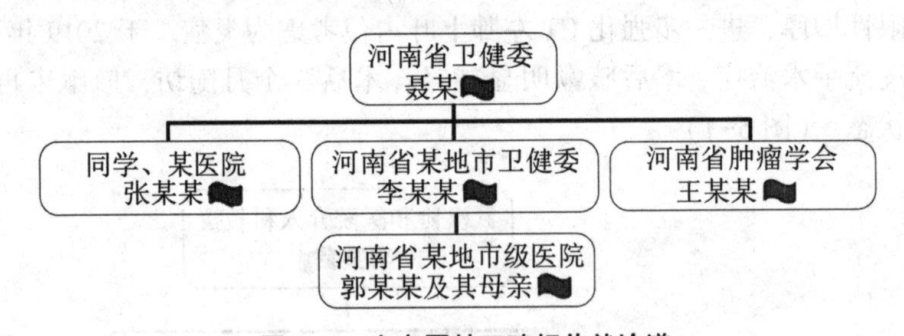

图 6–2　患者聂某口碑相传就诊谱

笔者自幼容易感冒、发热、扁桃体肥大，剧烈运动常鼻衄，有时有脓鼻涕，医生曾建议切除扁桃体。至初中时，感冒情况就极少了。但到大学时开始出现遇冷流涕，后来加重，每年夏天发作，冷热空气交替易发。至最后严重时发作没有季节性。剧烈运动后感觉胃痉挛、胃气上逆，既而咳嗽，为干咳。后来出现间断胃胀、嗳气，胃胀严重时鼻炎即会发作，2016 年底进食后坐位即可出现鼻炎发作，直立位或平卧位可缓解。于 2016 年 12 月 31 日行内镜下微量射频治疗，胃镜可见咽部充血、水肿，咳嗽估计与反流性咽炎有关，治疗后鼻炎症状改善 90%，进食后可坐位，饮酒过多或进食不适仍会鼻炎发作。2018 年开始咽炎症状加重，饭后咽异物感明显，分别于 2018 年 10 月 4 日、2018 年 12 月 28 日和 2019 年 5 月 3 日行胃镜下贲门缩窄术。目前鼻炎和咽炎偶有发作。笔者父亲表现为鼻炎，他年轻时每天早上起床后就不断地发作，50 岁左右

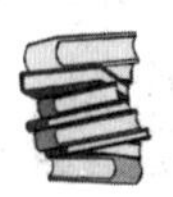

自行缓解。打鼾20余年，近3年出现腹胀，腹胀明显时鼻炎再次发作，经常耳痒。于2019年4月3日行胃镜发现反流性食管炎、胃黏膜异位症，行胃镜下贲门缩窄术。术后鼻炎、耳痒症状消失，打鼾明显减轻。笔者姐姐与笔者症状相似，表现为鼻炎、咽炎，夜间经常出现咽干、咽痛而觉醒。于2019年8月3日行胃镜下贲门缩窄术，术后症状缓解。笔者外甥小时候经常感冒、发热、咳嗽，有时候还同时伴有腹痛，在儿童医院检查发现肠系膜淋巴结炎，反复抗感染治疗，孩子很受罪，家长也不消停。后来打电话咨询笔者，考虑小儿积食（GERD），建议管控好孩子的饮食，间断服用治疗积食的药物七星茶，病情明显改善。笔者祖父年轻时即有胃病，曾发生胃穿孔，保守治疗治愈。50多岁开始出现咳嗽、憋喘，从慢性支气管炎逐步发展为阻塞性肺病、肺心病，平时经常烧心，每天口服胃铋治、茶碱等。后于2004年因呼吸衰竭病故。笔者祖母60岁开始反复口腔溃疡，使用很多口含片均无效。70岁开始出现咳嗽、憋喘，每个月发作1次，每次持续7 d左右，每个月均要输液抗感染治疗至少7 d。笔者认为祖母的病情与胃食管反流有关，给予奥美拉唑20 mg/次，1次/周，1个月后呼吸道症状消失，感冒也极少发生。目前奥美拉唑加大剂量，隔日服用，已90岁高龄。笔者三叔3个月前出现胃胀、打喷嚏、流涕，进食后明显，针对胃食管反流的药物治疗后症状缓解。笔者母亲因食管癌离世，母亲年轻时一直表现为低血压，平时经常自服补中益气丸，用药后血压升至正常，停药即反弹，补中益气丸亦有治疗胃食管反流的作用，笔者猜测母亲的食管癌可能与胃食管反流有一定的关系。笔者母亲的亲侄女自2013年开始出现咽部不适伴咳嗽，在当地医院查支原体一直是阳性，反复抗感染治疗，效果不佳，联系笔者之后，因为母亲家族有食管癌家族史，建议她做胃镜，她半信半疑，但在笔者坚持下还是做了胃镜，胃镜发现反流性食管炎，口服奥美拉唑1个月，咳嗽缓解。但之后咽部总是感觉不适，她担心还有胃食管反流，时间久了容易导致食管癌，再次胃镜检查，发现贲门松弛明显，怀疑有食管裂孔疝，建议她手术治疗。可住院后进行的常规检查、胸部CT和上消化道造影均未发现食管裂孔疝，在笔者坚持下做了手术，术中证实有食管裂孔疝，只是她的食管裂孔疝比较小，所以常规检查没有发现。术后症状逐渐改善，随访6个月，症状消失。笔者的另一个表姐看到此效果后也主动联系，她也表现为鼻炎、咽炎、胃部不适，做胃镜示胃炎，抗反流药物治疗2个月症状基本消失。但无法停药，于2020年5月手术治疗，现完全缓解。笔者二婶（与笔者母亲同一祖父）2009年出现咳嗽，咳嗽半年之久，用了各种止咳药，效果均不理想，笔者认为她是肥胖引起的胃食管反流，反流引起的咳嗽，建议她减肥，同时口服奥美拉唑，她坚持通过减肥不吃药的方法解决，3个月后体重下降12.5 kg，症状消失。后来她母亲卧床需要子女照顾，她劳累加情绪波动后症状复发，而且出现憋喘，这次她口服了奥美拉唑症状得以缓解，后期自我调整，疾病未再发作。笔者二婶的亲姐（笔者称之表姑）哮喘20多年，一直服用偏方控制，笔者7年前就提醒她哮喘可能与胃食管反流有关，但她不接受笔者的观点，自认为是过敏，因为她接触灰尘哮喘就会发作，后来她的哮喘越来越重，已经无法行走，在她女儿的坚持下做了检查，行食管测压示食管裂孔疝，24 h食管pH+阻抗监测发现病理性酸反流，轻度。2015年行腹腔镜抗反流手术治疗。目前手术后4年，仍口服平喘药物，但生活能处理，能做家务，可以正

常行走。笔者表姑的女儿自幼癫痫，2011 年曾在北京天坛医院、北京宣武医院经检查发现病情较轻，给予药物治疗，自觉癫痫发作与经期有关，中医建议服用艾附暖宫丸治疗，效果显著。近 3 个月自觉症状加重，而且发作前会伴随胃胀、嗳气，艾附暖宫丸效果不佳，行食管测压发现 LES 压力低于正常，24 h 食管 pH+阻抗监测发现弱酸和非酸反流次数多于正常，于 2019 年 8 月 22 日行胃镜下贲门缩窄术。治疗后癫痫一直未发作，口臭缓解，停艾附暖宫丸。笔者祖母的亲侄子表现为活动后胸骨后不适伴胸闷，合并高血压（祖母家系高血压发病率很高，认为遗传）开始一直按冠心病治疗，效果不佳，给予雷尼替丁治疗后症状缓解，后一直坚持服药，2 年后药效减弱，改服奥美拉唑，半年后奥美拉唑效果也开始变差，遂胃镜检查示反流性食管炎，上消化道造影示食管裂孔疝，测压示食管裂孔疝，24 h 食管 pH+阻抗监测发现病理性酸反流，轻度。2017 年行腹腔镜抗反流手术治疗。术后症状消失，目前偶有血压升高，极少口服降压药。笔者祖母的亲侄女表现为背痛、胸闷，既往高血压病史，经常半夜发病，诊断为冠心病，曾有一次诊断为心肌梗死，口服心血管药物无效，笔者考虑其乃肥胖引起的胃食管反流，反流造成的冠状动脉痉挛，建议她减肥、饮食节制，口服雷尼替丁，半年后复诊反馈信息，药物有效但无法停药，用药后血压正常，停降压药。笔者二叔高血压 20 余年，烧心 5 年，鼻炎 3 个月，一直服用北京降压 0 号，近期血压控制不理想，收缩压经常在 160 mmHg，口服奥美拉唑4 年，20 mg/d，无法停药。近 3 个月出现打喷嚏、流鼻涕，夜间因鼻塞憋醒，在山东省级医院按照过敏性鼻炎治疗无效。笔者父亲和姐姐均提醒他是胃食管反流引起的鼻炎，他不接受。后来他看到他爱人的亲外甥女的治疗效果后，方才接受。于 2019 年 10 月2 日入院，行胃镜和食管测压均发现有食管裂孔疝，因北京降压 0 号对麻醉有影响，停用后改氨氯地平和缬沙坦控制血压，收缩压控制在 150 mmHg。于 10 月 9 日行腹腔镜抗反流手术。术后未再烧心，鼻炎症状缓解，目前仅口服氨氯地平，收缩压控制在150 mmHg。

无论是患者还是笔者，为什么能作为第一张骨牌，呈辐射状影响周围的人产生 GERD 的“多米诺骨牌效应”？影响的人并不都是典型 GERD 的表现，而多数人是呼吸系统、循环系统、神经系统和五官的表现，且多数人同时累及多个系统，为什么按照 GERD 的思路屡试不爽？

中国最早的医学典籍《黄帝内经》，是我国劳动人民长期与疾病做斗争的经验总结，书中指出“脾为后天之本，气血生化之源”“五脏者皆禀气于胃，胃者五脏之本也”。金代著名医家李杲（字东垣）在代表著作《脾胃论》中指出：“内伤脾胃，百病由生。”他认为，脾胃内伤是人们最重要的致病因素。

现代医学认为，胃肠道中蕴藏着除大脑以外广泛的自主神经网络。这些自主神经除了支配消化系统，包括胃肠的正常蠕动、分泌消化液，肝脏分泌胆汁、胆道对胆汁的贮存和排泄，胰腺的内分泌（胰岛素和胰高血糖素的分泌）和外分泌（胰液），也会把自身支配器官反馈来的信号传递给大脑，如果胃肠道出现问题，必然会影响自主神经功能，既而直接影响肝胆、胰腺，出现胆汁淤积、胆道痉挛、胆石症、胆道炎症、血糖异常（低血糖或是糖尿病）、胰腺炎；自主神经功能异常，反馈给大脑的信号错误，那么必然会影响大脑的功能而发出错误的指令，进而影响消化道以外器官的功能。

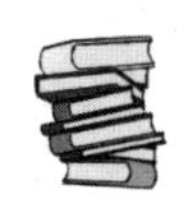

GERD 与上百种疾病相关的现象，说明人类后天所患的绝大多数疾病与自主神经功能紊乱有关。

“治病必求于本”，只重表象，不知病源，焉能愈疾。在呼吸系统、循环系统、神经系统和五官表现的表象之下，找到胃肠道的根源——胃食管反流，采取正确的治疗方法，病焉能不愈？难治之症迎刃而解，这便是 GERD 产生“多米诺骨牌效应”的原因。

（季　锋）

附录一　已发表的中文相关文章

一、充分重视胃食管反流病

汪忠镐

随着我国国民经济的飞速发展，人民生活水平蒸蒸日上，人们的视野逐步开阔、知识逐渐更新，健康愉悦和绚丽舒适的生活质量已成为人们的时尚追求。然而，曾几何时，有多少人在进餐后以及非进餐时出现过烧心和泛酸；又有多少人在餐后、餐中、睡眠或晨起时发生恼人的剧烈咳嗽、咳痰（包括所谓“晨湿”），甚至哮喘样发作（有的曾被认为是支气管哮喘进行了长期的治疗）；多少人长期被不同程度的咽部异物感所困扰，甚至夜间被咳嗽、咳痰和呼吸不畅所惊醒，被迫居于端坐或直立位；还有多少人因反流物喷射至咽喉部和呼吸道，导致喉、气管、支气管炎症和重度呼吸困难，甚至窒息。

这一切现象的发生，皆源于一个人们既熟悉而又陌生、似知晓却乏于了解的疾病——胃食管反流病（gastroesophageal reflux disease，GERD）。GERD 是一种胃、十二指肠内容物反流入食管所引起的疾病，它可导致食管黏膜炎症、溃疡，乃至癌变。

在西方人群中，有7%~15%的人患有胃食管反流病。而美国约有 1 900 万成人患有此病，其中大部分需内科治疗，每年有 10 万人因此病而入院治疗。美国每年用于治疗 GERD 的费用达 19 亿美元。

GERD 的发病率随年龄增长而增加，40~60 岁为发病高峰年龄。目前，人们认为我国该病的发病率明显低于国外，其原因可能与医务界对此病的认识和重视不足有关，或只注意到其典型症状，如胃灼热和反流，而没意识到相当数量的患者所表现的咳嗽、咳痰、气短，以及“哮喘”“冠心病”等一系列症状竟也由该病引起。在此要特别提出，国内潘国宗等曾于 1999 年报道了在北京、上海两地进行的 GERD 流行病学调查研究，发现 GERD 的发病率为 8. 97%；经内镜或 24 h 食管 pH 监测证实是 GERD 者为 5. 77%；经内镜证实有反流性食管炎者为 1. 92%。

GERD 的特殊之处在于胃、十二指肠内容物反流至咽部时，可形成细微颗粒或雾状物而被喷入喉头，吸入气管、支气管和肺部，导致严重的咳嗽、咳痰和呼吸困难。GERD 可继发癌前病变（所谓 Barrett 食管），是发生食管腺癌的危险因素。由其所引发的消化不良综合征则不言而喻。因而，在诊断该病时，除应将烧心和泛酸现象列为其

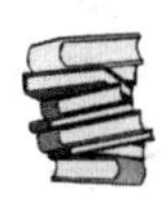

典型症状外，还应寻求其不典型的表现，即所谓食管外症状，如慢性咳嗽、声音嘶哑、咽部异物感、打鼾、夜间窒息和（或）进食不当诱发的发作性呼吸困难及哮喘样发作等表现。

诊断 GERD 的精确方法包括：食管动力测定法——可以明确食管下端（也包括上端）括约肌是否松弛和食管蠕动功能是否低下；24 h 食管酸度连续监测法——可以明确在直立和仰卧位时反流的次数（pH<4 的次数），最长反流时间和该反流确切的发生时间（夜间某时）以及评分结果；胃镜检查——可以明确是否有食管炎及其严重程度，并除外或发现胃肿瘤、胃溃疡和膈疝等病变；多频道腔内阻抗（multichannel intraluminal impedance，MII）检查结合食管酸度测定——可发现一种更难诊断和治疗的非酸性食管反流病。

治疗 GERD 的目的在于控制患者的症状、治愈食管炎，减少复发和防止一系列严重的并发症。

在生活方式的改变方面包括为减少夜间和卧位时所发生的反流，可取斜坡位（仅垫高头部是不够的）或适当抬高床头；进食要慢，要少量多餐，餐后切忌立即卧床，至少 2 h 后才可取卧位；减少导致腹压增高的因素，如不要紧束腰带，避免便秘和控制体重等；尽量不食用高脂肪食物、巧克力、咖啡、浓茶，并戒烟、禁酒。

GERD 的药物治疗包括促胃肠动力药（如多潘立酮）、胃黏膜保护剂、H_2 受体拮抗剂（如西咪替丁等）和质子泵抑制剂（proton pump inhibitor，PPI）（如埃索美拉唑、奥美拉唑、兰索拉唑等）。上述药物对缓解 GERD 的症状颇为有效。当患者有呼吸道并发症时，必须有相应的治疗，如用缓释茶碱，酌情吸入富马酸福莫特罗粉吸入剂（奥克斯都保），布地奈德气雾剂（普米克都保）或短效的硫酸沙丁胺醇气雾剂（沙丁胺醇）和沙美特罗替卡松干粉剂（舒利迭），以及抗生素的适当应用等。尽管药物治疗 GERD 有效，但停药后的复发率较高，故长期治疗在所难免。患者不仅要承受由药物引起的某些并发症所带来的痛苦（如胃酸减少引起的消化不良或腹胀，更甚者则是白细胞的减少），而且也要接受病变给生活带来诸多不便的事实。此外，抗酸药物对非酸性食管反流患者无效。在食管括约肌（尤其伴有上括约肌）松弛时，反流物可直喷喉部，这显然已属机械性病变。此时，需以超声射频（Stretta）法、内镜腔内胃成形法、生物聚合物增补法、全层折叠法和丛状体植入法等特殊治疗方法对食管下段进行微创治疗，通过形成抗反流的瓣膜来治疗 GERD。上述新技术为 GERD 的治疗带来了更为简洁和微创的优点，而且有望在对 GERD 患者施行胃镜诊断的过程中同时完成该类治疗。尽管每种方法的近期疗效较好，但远期疗效尚需观察。

对于以上治疗效果不佳或病情加重或呼吸道并发症严重（如哮喘样或窒息性发作）而不能控制者，需通过腹腔镜或开腹或偶有开胸施行胃底折叠术，在食管下段形成一抗反流瓣膜，实现控制或减少反流的目的。比利时 Dallemegne 报道在腹腔镜下施行 Nissen 手术者，术后 10 年无反流率达 93.3%；Toupet 手术（部分胃底折叠术）则为 81.18%。如采用后者，则术后尚需配合上述药物治疗，但药物剂量可明显减少；必要时可加上述射频等微创治疗。在少数由 Barrett 食管并发食管癌者及食管穿孔者，则须考虑行食管切除和结肠代食管术（少数切除范围广泛者）。

目前，欧美等国家已普遍发现在哮喘样发作的患者中，GERD 十分常见。而且人们也注意到，随着对该病认识的提高，无论是在小儿还是成年哮喘患者中，GERD 的发病率不断上升。国外有相当多的资料证实，在施行了抗反流药物治疗或手术治疗后，不少哮喘或哮喘样发作患者的症状明显减轻甚至消失，说明了 GERD 与呼吸道病变的关系密切。国内的资料也发现无论在小儿或成人哮喘患者中 GERD 发病率都较高。其中，宋晓波对 42 例支气管哮喘患儿和 30 例正常患儿进行 24 h 食管 pH 监测，发现哮喘患儿的 GERD 检出率为 38.1%，对照组为 6.7%，差异有统计学意义。在抗酸抗反流治疗后，经 6~24 个月的随访，除 1 例仍有哮喘外，其余均有明显疗效。朱礼星等则对 26 例经哮喘常规治疗后仍有顽固性咳嗽等症状的成人哮喘患者进行 24 h 食管 pH 监测，发现在中、重度支气管哮喘患者中 GERD 的发生率为 58%；在抗反流治疗后，大多数合并 GERD 的哮喘患者症状得到改善，各项反流指标也同步改善。刘宝元等以 24 h 食管 pH 监测 76 例哮喘患者，发现 51 例异常（67%），其中 6 例患者竟无任何反流症状，占 8%。我因“支气管哮喘急性发作”而连续 4 次急诊住院，也没有胃食管反流症状，但是监测显示其 24 h 的反流达 244 次，总共有 10%的时间在反流，Johnson-DeMeester 反流评分达 84.4 分（正常值<14.72 分），最长连续反流时间达 43 min。在接受了胃底折叠手术后，“哮喘”治愈。

总之，有这样一些患者，通过药物、手术或微创法进行抗反流治疗，既可控制其严重的呼吸道病变，又可治愈或缓解 GERD。因此要提出一个重要的问题：许多哮喘患者经积极治疗哮喘后，为什么仍有顽固性咳嗽和喘息；而用治疗 GERD 的方法能缓解，甚至治愈哮喘呢？是否其中某些患者本来患的就是 GERD，而非哮喘呢？在此特提出，供大家深思和讨论。

基本哲理：强力的胃酸和胃酶为消化食物之根本，唯有胃黏膜才具备特有的抗胃酸和胃酶的功能；而食管黏膜却不能承受胃酸的刺激，胃酸反流可立即引起烧心的感觉；至于喉、气管、支气管等呼吸道黏膜，对胃酸则更无抵御能力可言，一旦接触胃酸，立即会引起呼吸道平滑肌的强烈收缩（呼吸困难）和黏膜的大量分泌（痰），以及反射性的剧烈咳嗽（排痰），此乃哮喘样发作甚至窒息的根本原因所在。

医者的职责：在您的工作岗位以及日常生活中，您是否观察到有哮喘样发作、顽固性咳嗽（伴咳痰）的患者。他们通常是在成年时或成年后发病，在餐中、餐后或夜间入睡时症状发作。他们经过哮喘治疗却不能明显改善症状，而正处于求医问药的过程中。如有这种情况，请加以提醒，他们所患的很可能就是 GERD 的严重的（可致命的）呼吸道并发症。有了正确的诊断与及时合适的治疗，意味着您将为他们带来治愈的希望。

可见，胃食管反流性疾病是同哮喘、高血压、心脏病、糖尿病等常见病一样，严重影响着人们的健康。尤其是那些发生与进食或睡眠有关的咳嗽、咳痰、气短、喘息或呼吸困难者，他们的症状常由 GERD 而不是由支气管哮喘所引起。但迄今为止，国人似乎对此病尚未足够重视。因而，有必要对该病进行深入的调查、积极的研究和广

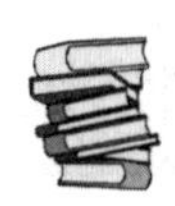

泛的宣传，以提高人们对该病的认识，使胃食管反流病患者（尤其是伴有哮喘样发作的患者）尽早得到正确的诊断和及时有效的治疗。

（此文投稿后，并未得到顺利通过。也许认为GERD并不值得一提，因而被告知希望能有专家推荐。幸亏有裘法祖院士的充分肯定和高度评价，后得以发表。）

（此文已于2006年发表于《中华医学信息导报》第21卷第10期）

评语：這篇文章是作者汪忠鎬院士的親身体会。一年来他经常咳嗽，且有哮喘样发作，先后住院五次，呼吸科专家都认为他患有哮喘病，最后由他自己诊断为"胃食管反流病"。他毅然决定通过腹腔镜行Nissen手术，即胃底折叠术，我赞同。一月前他在美国施行了這个手术，术后一天症状完全消失。正如作者所述："這个既熟悉而又陌生，似知晓却乏于了解的疾病"是一种常见而未被重视的"胃食管反流病"。我认为這是一篇好文章，推荐刊出，以引起广大读者的重视。

裘法祖

2006.4.26.

二、胃食管反流病致喉气管激惹、痉挛、甚至窒息——胃食管反流病1 014例住院患者的诊治分析

宁雅婵　汪忠镐　吴继敏　来运钢　季　锋　高　翔

张成超　李治仝　陈　秀　刘登科

胃食管反流病（GERD）是由胃内容物反流引起的不适症状和（或）并发症的一种疾病[1]。它可导致食管炎和咽、喉、气道等食管以外的组织损害，镜下可表现为食管黏膜糜烂、溃疡等炎症病变，称为反流性食管炎（RE），也有部分患者内镜下可无反流性食管炎表现，这类称为内镜阴性的GERD。笔者将中国人民解放军第二炮兵总医院（2015年更名为中国人民解放军火箭军总医院）GERD中心近年来连续收治的1 014例GERD患者报告分析如下，为全面认识GERD，避免误诊误治提供参考。

（一）资料与方法

1. 资料收集　收集从2006年10月至2009年11月在中国人民解放军第二炮兵总医院GERD中心的GERD患者1 014例。

2. 方法　对患者性别、年龄、地域分布、临床症状及诊治进行描述性分析。

（二）结果

1. 性别　本组1 014例，其中男503例，女511例，男女比例接近。

2. 年龄　本组1 014例，年龄14～84岁，平均49.6岁，以41～60岁为最多，占58.60%（附图1）。

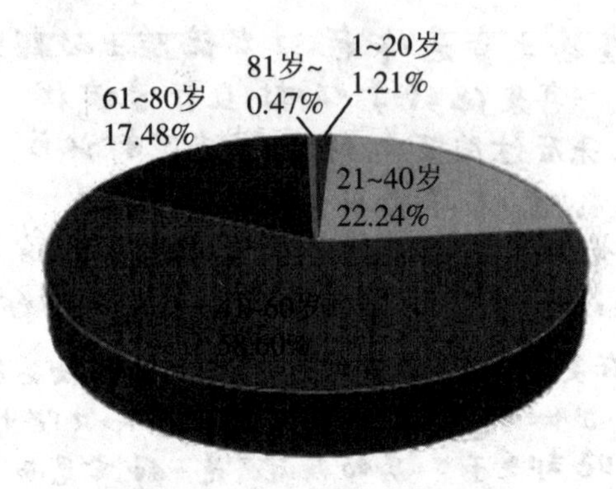

附图1　GERD患者年龄分布

3. 临床表现　临床典型症状248例，占24.5%，主要表现为泛酸、反食、烧心等食管内症状；非典型性症状766例，占75.5%，主要表现为咳嗽、咳痰、喘憋等呼吸道症状（附表1）。

附表1　胃食管反流临床表现资料（n=1 014）

症状	例数（%）	症状	例数（%）	症状	例数（%）
喘息	552（54.4%）	喉部发紧	175（17.3%）	泛酸	529（52.2%）
憋气	572（56.4%）	咽痛	163（16.1%）	烧心	512（50.5%）
咳嗽	485（47.8%）	流涕	285（28.1%）	反食	321（31.7%）
咳痰	310（30.6%）	喷嚏	157（15.5%）	嗳气	184（18.1%）
咽异物感	412（40.6%）	口干、口苦	192（18.9%）	胸痛	327（32.2%）
咽痒	185（18.2%）	吞咽困难	93（9.2%）	腹胀	273（26.9%）

4. 诊断标准　结合胃镜检查和24 h食管pH监测结果，胃镜发现反流性食管炎（RE）和（或）pH监测结果阳性可诊断为GERD，若均为阴性，则试用质子泵抑制剂（PPI）试验[2]：应用双倍剂量PPI 7 d对怀疑GERD的患者进行诊断性治疗，症状好转视为阳性，若阳性仍可诊断为GERD。本组患者入院后均经过上述诊断标准，证实为GERD，其中741例入院前曾在外院就诊（附表2）。

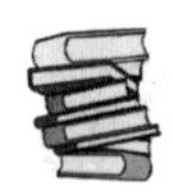

附表2　741例患者入院前外院诊断

入院前诊断	例数	百分比（%）
支气管哮喘	406	54.8
支气管炎	131	17.7
慢性咽炎	84	11.3
慢性胃炎	76	10.3
心绞痛	17	2.3
神经症	3	0.4
自主神经紊乱	2	0.3
上呼吸道感染	7	0.9
慢性鼻炎	3	0.4
慢性阻塞性肺气肿	6	0.8
喉痉挛	3	0.4
神经性呃逆	1	0.1
更年期综合征	1	0.1
上颌窦炎	1	0.1

5. 治疗　本组472例患者经Stretta射频治疗，378例患者经腹腔镜Nissen胃底折叠术治疗，164例患者采用药物治疗。其中，射频治疗320例患者随访24~44个月，其中102例（31.9%）基本痊愈、138例（43.1%）显效、66例（20.6%）有效、14例（4.4%）无效（附图2），总有效率95.6%；腹腔镜Nissen胃底折叠术治疗110例患者随访6~24个月，其中87例（79.1%）疗效满意、15例（13.6%）疗效欠佳。

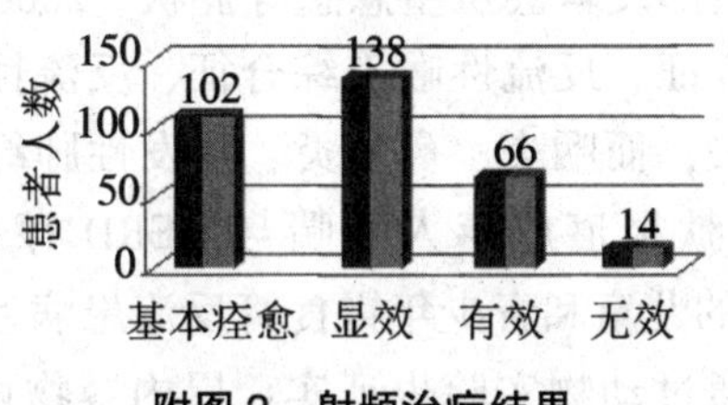

附图2　射频治疗结果

（三）讨论

GERD是一种慢性疾病，是由多种因素造成的消化道动力障碍性疾病。GERD在西方国家十分常见，患病率为7%~14%[3]。美国人中有44 %的人至少每月有1次反流症状，20%的人至少每周有1次反流症状[4]。亚洲国家也曾进行过GERD的流行病学调查，日本学者对1996—2006年的10年间关于胃食管反流症状日本发病率文献进行总结，发现患病率在6.6%~37.6%[5]。在我国，北京、上海、江苏舟山市、西安地区及安徽铜陵地区分别进行过胃食管反流症状在当地发生率的调查，分别为29.3%、7.63%、9.55%、16.98%及14.6%[6-10]。目前我国国内并没有全国范围内关于GERD的流行病学调查，该病在我国的总体患病情况还不是很清楚。本组患者在全国的分布

情况见附表 3。

附表 3　1 014 例 GERD 患者在全国的分布情况

序号	所在省市	病例数	序号	所在省市	病例数
1	广西	1	16	四川	16
2	云南	3	17	湖北	23
3	海南	3	18	陕西	27
4	青海	5	19	江苏	28
5	宁夏	5	20	安徽	29
6	重庆	5	21	浙江	35
7	上海	6	22	吉林	38
8	福建	7	23	辽宁	39
9	贵州	8	24	黑龙江	43
10	天津	11	25	山西	53
11	甘肃	11	26	山东	54
12	新疆	11	27	河南	62
13	广东	12	28	内蒙古	68
14	湖南	13	29	河北	101
15	江西	16	30	北京	281

目前国内外大多数报道认为，反流疾病与性别无显著相关关系[11,12]，本组患者与上述报道结果相符，发病年龄以 41~60 岁为最多，占 58.6%。

GERD 的典型症状包括食管反流症状和食管刺激症状，如泛酸、反食、烧心等，但很多 GERD 患者会表现为不典型食管外刺激症状，如咳嗽、咳痰、喘息、憋气、胸痛、咽部异物感、吞咽困难、喉部发紧甚至窒息感等症状。2006 年 GERD 蒙特利尔国际共识意见认为反流性咳嗽综合征、反流性喉炎综合征、反流性哮喘综合征和反流性牙侵蚀综合征与 GERD 明确相关，而咽炎、鼻窦炎、特发性肺纤维化和复发性中耳炎与之可能相关。近年来很多文献报道成年人哮喘与 GERD 存在明显相关性[13,14]，Molle 等[15]发现存在持续性哮喘的儿童和青少年胃食管反流患病率为 47.3%，患病率显著高于正常儿童青少年。笔者通过动物实验也证实：胃内容物可经咽反流至喉、气管[16]。通过对本组病例的临床资料分析，合并呼吸道症状的患者多达 639 例，占本组 63%，其表现以咳嗽、咳痰、喘息、憋气为主，非典型性症状 766 例（75.5%），以喘息、憋气表现最多，其次分别为咳嗽、咳痰、咽部异物感、咽痛、胸痛等。其中 GERD 引起的喘息、憋气、喉部发紧甚至窒息，极易误诊为支气管哮喘。笔者以自身的患病经历，现身说法，积极向社会呼吁重视 GERD 的诊治，吸引了大量以食管外表现为主的 GERD 患者来中国人民解放军第二炮兵总医院 GERD 中心就诊，并提出胃食管喉气管综合征。这个新概念的提出可能为许多患 GERD、“哮喘”、重症咳嗽、咳痰等常见病和多发病患者带来了希望乃至新生[17]。本组 406 例于外院就诊多年，以支气管哮喘对症治疗，疗效欠佳甚至无效，对此类患者临床医师应该考虑到 GERD 引起哮喘的可能；长期有咽部不适的患者，常规抗炎治疗无效时要考虑到 GERD 的存在，以胸痛表现就诊者要

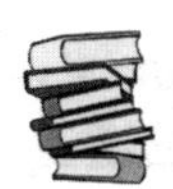

与冠心病鉴别。

GERD 治疗方法包括调整饮食和生活方式、抗酸药、抑酸药如 H_2 受体拮抗剂和质子泵抑制剂（PPI），内镜下射频治疗及腹腔镜胃底折叠术。药物目前仍是 GERD 主要治疗方法，大多数可通过药物治疗得到控制，但要长期缓解症状则需维持治疗，停用抗酸药 1 年内有 50%~80%的 GERD 患者复发[18]。长期的药物使用往往导致高昂的费用，部分患者会出现白细胞下降、肝肾功能损害等不良反应。胃底折叠术是治疗 GERD 的经典术式，已在国外开展 50 余年，被证实治疗效果满意[19,20]。手术抗反流的效果在于降低酸暴露，恢复食管下括约肌的功能，增加胃排空速度和改善受损的食管蠕动功能[21]，从而阻止胃十二指肠内容物反流，防止微吸入和迷走神经反射，这两种因素在改善 GERD 相关性呼吸症状中起作用。因此，可以认为胃底折叠术是一种治疗 GERD 食管内、外症状的有效方式，但手术可能会出现出血、吞咽困难、气胸、皮下气肿和纵隔气肿等手术并发症或再次发作。许多患者往往因为害怕，选择单纯药物治疗。Stretta 射频治疗是一种内镜下的微创治疗，通过热能治疗后增加食管下括约肌厚度，灭活神经末梢，迷走神经受体失活，胶原组织收缩，从而增加食管下括约肌厚度和压力，减少一过性食管下括约肌松弛，起到防止胃食管反流的效果。此操作简捷、安全、创伤小，国外已开展约 10 年，多项研究已经证明其安全性，中远期效果非常满意[22,23]。它对于药物难治性、惧怕手术或者抗反流手术后复发患者是一种有效治疗手段[24]，但是国外仅把该项治疗用于针对泛酸、烧心等消化道症状的治疗，本组接受射频治疗 472 例，其中 336 例患者主要表现为食管外症状，经治疗后大部分获得满意疗效，总有效率达到 95.6%。因此，Stretta 射频治疗 GERD 具有微创、风险低、并发症少和疗效满意的优点，和腹腔镜胃底折叠术及药物治疗互相补充，极大丰富了 GERD 的治疗手段。

由此可见，GERD 虽为一种常见病，但由高位反流引起的食管外表现复杂多样，涉及多个系统、器官，不仅为诊断和治疗带来困难，尚严重影响患者的生活质量，还常危及生命。这就要求临床医师引起充分的重视，全面认识 GERD，避免误诊误治，选择正确的治疗方法，最大限度地解决患者的痛苦。

参考文献

[1] VAKIL N, VAN ZANTEN S V, KAHRILAS P, et al. The Montreal definition and classification of gastroesophageal reflux disease: a global evidence-based consensus [J]. Am J Gastroenterol, 2006, 101 (8): 1900-1920.

[2] TUTUIAN R. Update in the diagnosis of gastroesophageal reflux disease [J]. J Gastrointestin Liver Dis, 2006, 15 (3): 243-247.

[3] MOAYYEDI P, TALLEY N J. Gastro-oesophageal reflux disease [J]. Lancet, 2006, 367 (9528): 2086-2100.

[4] FASS R. Epidemiology and pathophysiology of symptomatic gastro-esophageal reflux disease [J]. Am J Gastroenterol, 2003, 98 (3 Suppl): s2-7.

[5] FUJIWARA Y, ARAKAWA T. Epidemiology and clinical characteristics of GERD in the Japanese population [J]. J Gastroenterol, 2009, 44 (6): 518-534.

[6] 郭慧平，潘国宗，柯美云，等．北京成年人胃食管反流相关症状流行病学调查［J］. 胃肠病学和肝病学杂志，1997，6（2）：122-126.

[7] 汤武亨，陈国光，金海，等．某院门诊患者胃食管反流病临床流行病学调查[J]. 上海预防医学杂志，2006，18（10）：524-525.

[8] 李兆申，许国铭，刘婧，等．上海地区成年人胃食管反流病流行病学调查Ⅰ：胃食管反流症状及相关因素调查［J］. 解放军医学杂志，1997，22（4）：259-262.

[9] 王进海，罗金燕．胃食管反流病流行病学及临床研究［J］. 基础医学与临床，2001，21（增刊）：45.

[10] 瞿国强．安徽省铜陵地区消化门诊胃食管反流病临床流行病学研究［D］. 合肥：安徽医科大学，2009.

[11] WONG B C，KINOSHITA Y. Systematic review on epidemiology of gastroesophageal reflux disease in Asia［J］. Clin Gastroenterol Hepatol，2006，4（4）：398-407.

[12] DENT J，EL-SERAG H B，WALLANDER M A，et al. Epidemiology of gastro-oesophageal reflux disease：a systematic review［J］. Gut，2005，54（5）：710-717.

[13] BISACCIONI C，AUN M V，CAJUELA E，et al. Comorbidities in severe asthma：frequency of rhinitis，nasal polyposis，gastroesophageal reflux disease，vocal cord dysfunction and bronchiectasis［J］. Clinics，2009，64（8）：769-773.

[14] FERRUS J A，ZAPARDIEL J，SOBREVIELA E，et al. Management of gastroesophageal reflux disease in primary care settings in Spain：Sympathy Ⅰ study［J］. Eur J Gastroenterol Hepatol，2009，21（11）：1269-1278.

[15] MOLLE L D，GOLDANI H A，FAGONDES S C，et al. Nocturnal reflux in children and adolescents with persistent asthma and gastroesophageal reflux［J］. J Asthma，2009，46（4）：347-350.

[16] LAI Y G，WANG Z G，JI F，et al. Animal study for airway inflammation triggered by gastroesophageal reflux［J］. Chinese Medical Journal，2009，122（22）：2775-2778.

[17] 汪忠镐，刘建军，陈秀，等．胃食管喉气管综合征（GELTS）的发现与命名——Stretta射频治疗胃食管反流病200例［J］. 临床误诊误治，2007，20（5）：1-4.

[18] OLBE L，LUNDELL L. Medical treatment of reflux esophagitis［J］. Hepatogastroenterol，1992，39（4）：322-324.

[19] WESTCOTT C J，HOPKINS MB，BACH K，et al. Fundoplication for laryngopharyngeal reflux disease［J］. J Am Coll Surg，2004，199（1）：23-30.

[20] LAMB P J，MYERS JC，JAMIESON G G，et al. Long-term outcomes of revisional surgery following laparoscopic fundoplication［J］. Br J Surg，2009，96（4）：391-397.

[21] PACE F，SCARLATA P，CASINI V，et al. Validation of the reflux disease questionnaire for an Italian population of patients with gastroesophageal reflux disease［J］. Eur J Gastroenterol Hepatol，2008，20（3）：187-190.

[22] TRIADAFILOPOULOS G. Changes in GERD symptom scores correlate with improvement in esophageal acid exposure after the Stretta procedure [J]. Surg Endosc, 2004, 18 (7): 1038-1044.

[23] UTLEY D S. The Stretta procedure: device, technique, and preclinical study data [J]. Gastrointest Endosc Clin N Am, 2003, 13 (1): 135-145.

[24] MCCLUSKY D A 3RD, KHAITAN L, SWAFFORD V A, et al. Radiofrequency energy delivery to the lower esophageal sphincter (Stretta procedure) in patients with recurrent reflux after antireflux surgery: can surgery be avoided? [J]. Surg Endosc, 2007, 21 (7): 1207-1211.

(此文已于2010年发表于《中华普外科手术学杂志》第4卷第3期)

三、肠系膜上动脉综合征引起十二指肠胃食管喉气管反流2例报道

汪忠镐 王利营 李 震 吴继敏 刘建军 来运钢
季 锋 卞 策 陈 秀

【摘要】 目的：报道有关诊治胃食管反流工作的进展，①由肠系膜上动脉压迫综合征（SMACS）压迫十二指肠引起的反流；②提出十二指肠—胃食管—喉气管反流及肠系膜上血管压迫综合征（SMVCS）的概念。方法：回顾并分析2例SMACS纠误挽治经过。结果：2例均有胃食管反流表现，一例有咳嗽、咳痰和夜间憋醒，另一例在入院前13 d开始有睡眠中突然咳嗽、憋气、咽喉部发紧。2例除从客观检查和主观分析诊断为胃食管反流外，均经X线上消化道钡剂造影（十二指肠显示“闸门征”）、CT动脉造影（肠系膜上动脉与腹主动球夹角<20°）诊断为SMACS。其中一例经手术证实十二指肠第3段被肠系膜上动脉、静脉及系膜压迫；另一例经保守治疗好转。结论：SMACS可以引起胃食管反流及喉气管反流，随病情加重可出现呼吸窘迫表现，胃食管喉气管气量反流的概念似应扩展为十二指肠—胃食管—喉气管反流，有必要将SMACS更名为SMVCS。由SMACS引起的反流不能用修复贲门的方法治疗。必须从SMACS入手解决问题，呼吁临床医师应引起重视。

【关键词】 肠系膜上动脉压迫综合征；误诊；胃食管反流病；十二指肠胃食管喉气管反流

肠系膜上动脉压迫综合征（SMACS）是一种少见病，是由肠系膜上动脉和腹主动脉间夹角变窄压迫十二指肠第3段引起的临床综合征[1]，具有餐后上腹部疼痛、恶心、呕吐、厌食和体重减轻等特征。SMACS自奥地利人Carl von Rokintansky于1842年首次记述后，引起医学界的注意，但因其发病率低、临床症状与其他消化道疾病多有交叉，所以漏诊或误诊现象文献中屡有报道。近期笔者收治2例以胃食管反流为主要表现的SMACS，经纠正误诊，获得正确治疗。为提高对GERD及SMACS多种临床表现的认

识，现回顾分析2例临床经过如下。

（一）病例资料

例1 患者，女，56岁。主因上腹部胀痛、嗳气13年，胃灼热、胸背烧灼样疼痛、厌食7年，加重伴咳嗽、咳痰和夜间憋醒8个月入院。患者于13年前间断出现餐后上腹部胀痛、嗳气、早饱感，7年前出现餐后上腹部胀痛，嗳气转为持续性并有宿食味，伴严重厌食、胃灼热、胸背部烧灼样疼痛，偶有严重泛酸，多次在外院胃镜检查提示反流性食管炎，口服奥美拉唑、多潘立酮疗效欠佳，近6年每个月在某医院进行静脉营养支持治疗1周。8个月前进食不当后上述症状复发并加重，因胃灼热背部皮肤多次在睡眠中被抓破，伴咳嗽、咳白色泡沫黏痰、憋气，常在凌晨因咳嗽、咳痰憋醒，渐次出现左耳发痒、听力下降、打喷嚏、咽痛、左眼憋胀、视物模糊、排便困难及牙龈肿痛等。在口腔科就诊，诊断为牙侵蚀病，3个月内拔牙7枚。病程中精神欠佳，长期服用安眠药催眠，体重减轻15 kg，曾因不堪病痛折磨自杀2次未遂。既往史：自幼血压偏低，（80~90）/（50~60）mmHg。查体：体温36.4 ℃，血压80/60 mmHg。无力瘦长体形，体重指数18.78。心肺听诊未闻及异常。腹部平软，未见胃肠型和蠕动波。24 h食管pH监测表明有轻度病理性酸反流：pH≤4占总监测时间的4.62%（正常参考值<4.2%），pH≤4的反流共63次（正常参考值<50次），其中4次持续5 min以上（正常参考值<3.4 min），最长反流时间17.95 min（正常参考值<9.2 min），DeMeester评分17.95分（正常参考值<14.72分）。食管括约肌压力测定：LES压力为16.6 mmHg（正常参考值为14~34 mmHg），吞咽时部分松弛。胃镜检查报告：非糜烂性GERD，胆汁反流性胃炎。入院诊断：胃食管反流，胆汁反流性胃炎。入院后反复询问病史，患者诉既往上消化道X线钡剂造影检查曾提示十二指肠淤滞。复查上消化道钡剂造影检查示：十二指肠降段内侧可见2个囊状充钡影，水平部扩张，逆蠕动频繁，“闸门征”阳性（附图3A）。上腹部螺旋CT血管造影（computed tomography angiography，CTA）示：肠系膜上动脉与腹主动脉夹角为10°（附图3B）。修正诊断：SMACS，继发性胃食管反流、十二指肠憩室。经过充分术前准备，在全身麻醉下行剖腹探查术，术中见肠系膜根部及两侧的肠系膜上动脉、静脉压迫于十二指肠下水平部，近侧水平部明显扩张（附图4A）。依次行肠系膜上血管松解、十二指肠部分切除，并在上述血管前方行十二指肠对端吻合术（附图4B），被切除的十二指肠在肠系膜血管后方。术程顺利，麻醉清醒后患者即诉胃灼热及胸背疼痛症状消失，术后第10日出院。1个月后随访，患者饮食恢复正常，除偶有轻微胃灼热和嗳气，术前诸多症状均消失，体重增加3 kg。

例2 患者，男，14岁。因睡眠中突发咳嗽、憋气、喉部发紧13 d入院。患者于入院前13 d夜间睡眠中突然咳嗽、憋气、咽喉部发紧，伴轻度上腹胀痛、呕吐，呕吐物为胃内容物，呃逆及呕吐后症状缓解。发病前1 d晚餐进食过饱。发病后上述症状每夜睡眠中发作3或4次，每次于起床直立后症状逐渐缓解，每次持续20 s~1 min。于当地医院就诊，因呼吸困难收住重症监护病房，诊断为重症上呼吸道感染，给予抗感染等治疗后咳嗽减轻，但仍有憋气发作。后到北京儿童医院就诊，肺功能检查示：肺补呼气量（expiratory reserve volume，ERV）稍减低；肺通气功能正常。耳鼻咽喉内镜检

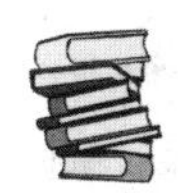

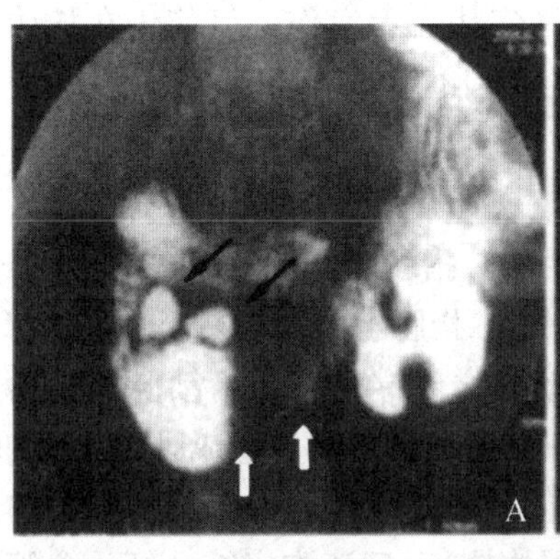
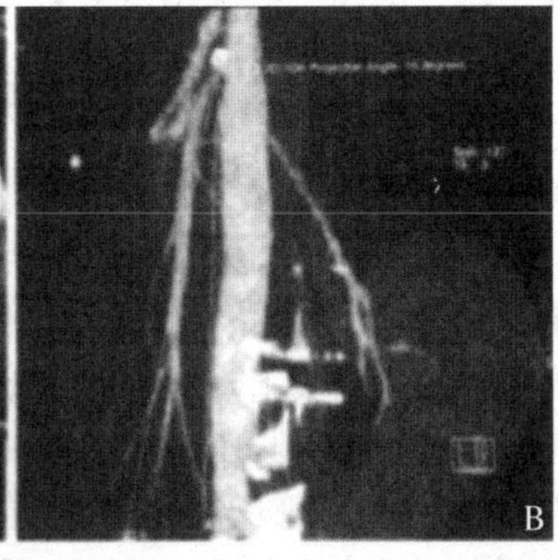

附图 3　上消化道造影"闸门征"

A. 十二指肠近侧水平部扩张，钡剂突然截断，再于椎体左旁隐约再现，两者均呈直线，其间无钡剂，为阳性"闸门征"（白箭头所示）。水平部见两个憩室（黑箭头所示）。B. 螺旋 CT 动脉造影显示肠系膜上动脉与腹主动脉间夹角约为 10°

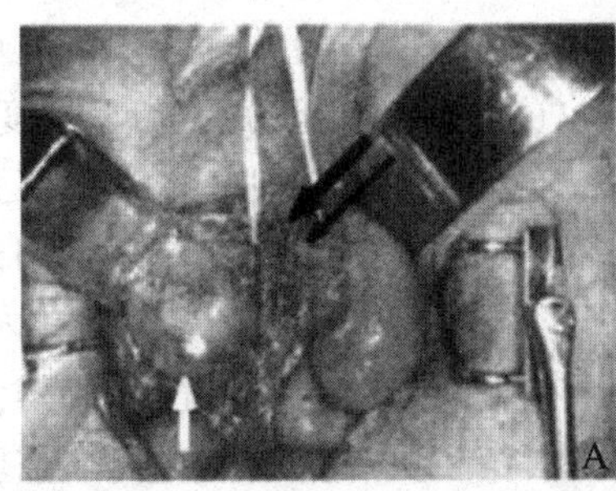
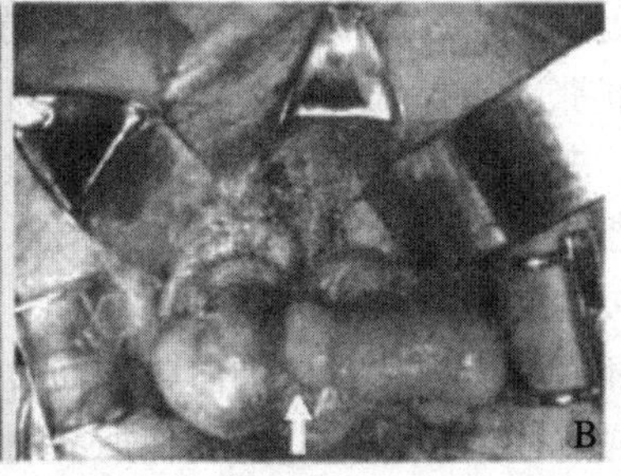

附图 4　肠系膜上动脉压迫综合征术中所见

A. 术中见十二指肠近侧水平部扩张（白箭头所示），以及游离后的肠系膜上动脉（黑细箭头所示）和肠系膜上静脉（黑粗箭头所示）。B. 充分游离肠系膜及其血管后，切断十二指肠，将其提到血管前方施行对端吻合（白箭头所示为吻合口）

查示：左侧下鼻甲肿大，鼻中隔左偏；右侧下鼻甲轻度肿大，腺样体占后鼻孔 1/2。血、尿、粪常规及血生化检查均正常。诊断为鼻中隔偏曲、鼻炎，未治疗。其家长在中国康网见到憋气与胃食管反流的相关资料信息后，来就诊。追问病史，诉幼年时常患扁桃体炎，伴泛酸、嗳气。查体：身高 172 cm，体重 63 kg，可见吸气性呼吸困难，心肺及腹部未见阳性体征。入院诊断：胃食管喉气管反流综合征（GELTS）。入院后行上消化道钡剂造影：未见食管和胃异常，十二指肠扩张，有频繁的逆蠕动和明显钡剂淤积。心电图、腹部 B 超、X 线胸片均未见异常。腹部 CTA 示：肠系膜上动脉与腹主动脉夹角为 16°，与腹主动脉几乎平行，两者间距 9.1 mm，十二指肠第 3 段前壁受压、管腔变窄。修正诊断：SMACS，继发 GELT。准备施行 SMACS 矫正术。在术前准备中，给予禁食、输液等措施，患者憋气症状有所改善，从而取消手术，改为以注意饮食（控制饮食、进易消化食物、少量多餐及细嚼慢咽）、改变体位（俯卧、左侧卧和身体前屈体位以减轻症状）和对症药物为主的内科治疗，此后夜间发作次数减少，程度减轻。出院后1.5个月随访，睡眠中突发憋气症状几无发作，目前仍在随访观察中，一旦病情反复或有所加重，将采取手术治疗，否则继续内科治疗。

（二）讨论

1. 发病机制

（1）SMACS发病机制：该病又名良性十二指肠淤滞症、十二指肠血管压迫综合征、管型石膏夹综合征、Wilkie综合征等。十二指肠上升段从右至左横跨第3腰椎、腹主动脉和椎旁肌，从肠系膜上动脉和腹主动脉之间穿过，当两动脉间夹角过小，就可以使肠系膜上动脉将十二指肠压迫于椎体和腹主动脉之间，造成肠腔狭窄和梗阻[2]。

（2）SMACS形成胃食管反流的机制：近年来逐渐引起临床医师重视的胃食管反流的食管症状包括典型反流综合征（泛酸、胃灼热）、反流胸痛综合征；食管外表现包括反流性哮喘综合征、反流性咳嗽综合征、反流性喉炎综合征和咽炎、鼻窦炎、中耳炎等[3]。在胃食管反流的基础上，笔者已将GERD延伸到GELTS这一概念[4]。SMACS引起反流的可能机制如下：①SMACS形成的高位肠梗阻可造成十二指肠梗阻，其近端肠管内有食物潴留和频繁逆蠕动，自然可逐渐产生十二指肠、胃和食管内压力的增高和顺压力梯度的肠胃内容物反流入食管的结局；②高位肠梗阻的进一步发展可以引起十二指肠和胃扩张，胃扩张后可使食管下括约肌（LES）腹段缩短，LES长度减少，LES静息压降低，其抗反流作用减弱，引起胃食管反流；③已有研究指出胃扩张是诱发一过性食管下括约肌松弛（TLESR）的主要原因，目前已知TLESR是从贲门部发生胃食管反流的主要机制[5]；④SMACS引起的胃、十二指肠反流不同于单纯的胃内容物反流，此种反流物不仅含有胃酸、胃蛋白酶，而且还有胆盐、胰液等碱性反流物，两者共同参与对消化道黏膜的损害[6]，从而使所接触黏膜产生更严重的刺激；⑤临床上发现多数SMACS患者体形瘦长，常合并胃肠动力不足和胃排空延迟的问题，使胃长时间保持充盈状态，从而使胃内压升高和胃扩张，促进反流的发生。通过对此2例SMACS的观察和治疗，笔者推测当SMACS病情进展到一定程度，临床表现日益加重，由血管压迫引起的十二指肠梗阻可使近侧十二指肠、胃和贲门部的压力不断升高，不仅引发胃食管反流和相关症状，严重时还引起十二指肠—胃食管—喉气管反流（duodenogastro-esophagolaryngo-tracheal reflux）。

2. 临床特点　SMACS按临床表现分为急性梗阻型和慢性梗阻型，以后者常见。前者主要表现为急性胃扩张，查体见上腹部膨隆、胃蠕动波，听诊可闻及振水音。后者主要表现为长期间歇性上腹痛、呕吐（呕吐物中常混有胆汁）、厌食等，病史长者可有消瘦、乏力、贫血等营养不良表现，急性发作时表现同急性梗阻型，缓解期常无明显体征，易被误诊为原发性胃食管反流、慢性胃炎、消化性溃疡等疾病。

3. 诊断要点　患者主诉中常有腹胀、嗳气、恶心、呕吐等消化道表现，后期可有胃食管反流甚至咳嗽、咽痛、喉部发紧、夜间无法入睡等表现。但这些仅仅是诊断线索，本病诊断主要依靠影像学检查。X线上消化道钡剂造影检查可见十二指肠近端扩张，频繁逆蠕动，十二指肠近侧水平部扩张甚至胃扩张。例1见钡剂在十二指肠第3段突然截断，再于椎体左旁隐约出现另一截断，两者均呈直线，其间无钡剂充盈，形象和功能均恰似闸门，笔者称其为“闸门征”。临床多以腹部超声、CTA检查测量腹主

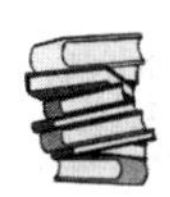

动脉和肠系膜上动脉间的夹角和距离诊断 SMACS，但目前尚无统一标准，国内报道 SMACS 患者的两动脉夹角为 15°~20°（正常人平均 40°~60°）[2]。国外报道两动脉夹角为 7°~22°（正常人平均 25°~60°），两动脉距离为 2~8 mm（正常人 10~28 mm）[7,8]。此 2 例两动脉夹角均<20°，例 2 的两动脉间距仅为 9.1 mm。

4. 纠误挽治经过　此 2 例是由 SMACS 引起的继发性胃食管反流，不能用通常的治疗方法，如质子泵抑制剂（PPI）和修复贲门的射频治疗或胃底折叠术。如果诊断为常见的 GERD 并以上述方法治疗，就属于误诊误治的范畴。例 1 误诊误治多年，尽管该患者病程中始终存在上腹部胀痛、嗳气、厌食、持续而严重的胃灼热和胸背部烧灼痛，后期相继出现属于 GELTS 第 3 期的咳嗽、咽喉炎、牙侵蚀病、中耳炎，以及属于 GELTS 第 4 期的夜间咳嗽、咳痰、憋醒等食管外症状，可这些复杂的临床症状体征均由 SMACS 所导致。

例 2 在两家医院先后误诊为上呼吸道感染导致的呼吸困难和鼻炎，连胃食管反流的食管外表现也未诊断出来，更因接诊医师对 SMACS 缺乏足够的警惕性，没有详细了解到患者平素的泛酸、嗳气症状，对患者的体形瘦长也未加以注意，诊断思维局限，仅肤浅地做出症状诊断，而未探究病因。患者经网络检索来到本中心就诊后，才查找出隐匿在胃食管反流深处的 SMACS，做了施行 SMACS 矫正术的准备，但初始的非手术治疗使病情缓解，故改变了治疗方法，一旦病情反复或有所加重，笔者会考虑行手术治疗。

事实上，2 例均因呼吸窘迫而来本中心就诊，从呼吸困难诊断为胃食管反流，例 1 有客观检查诊断依据；例 2 由于拒绝有痛苦的检查，属于有经验者的主观诊断。似乎笔者已按常规纠正了误诊，但 2 例的情况有所不同，逆向诊断思维的推理使笔者诊断出 SMACS 及由其引起的十二指肠—胃食管—喉气管反流。为此，笔者提出在为呼吸困难患者做出由胃食管反流引起 GELT 的诊断时，还要注意该反流现象可能由 SMAS 所致。

5. 诊断体会　提高对 SMACS 的认识和应用正确的检查手段，是减少误诊的关键。对有食管或食管外表现的胃食管反流患者，尤其是体形瘦弱或短期内迅速增高的青少年，更要考虑到本病的可能性。首选 X 线上消化道钡剂造影检查，进一步检查选择腹部超声和腹部 CTA，结合病史，一般不难确诊。在 X 线上消化道钡剂造影中因腹主动脉和肠系膜上动脉夹闭十二指肠上升段，使钡剂通过受阻，十二指肠近端逆蠕动频繁，引起十二指肠近端和胃扩张。例 1 钡剂突然截断，再于椎体左旁隐约再现，两者呈平行的直线，形同水库闸门，钡剂滞留如同水库蓄水。待患者改变体位后钡剂可部分或全部通过十二指肠上升段到达空肠，类似水闸开启后泄洪。例 1 的这个“闸门”的宽度与术中所见的十二指肠被压部位的宽度完全一致。

6. 治疗体会　一般对于 SMACS 急性发作期先给予非手术治疗，本组例 2 为成功病例。非手术治疗无效时再酌情选择十二指肠空肠吻合术、Treitz 韧带切断松解术、胃空肠吻合术、十二指肠血管前移术等。目前国内外采取十二指肠空肠吻合术较多，第一作者为血管外科医师，对例 1 原定用治疗胡桃夹综合征的方法，即肠系膜上动脉移位术（从十二指肠上方移到下方）以解除十二指肠第 3 段的压迫，但术中还发现了肠系膜上静脉和系膜本身也紧压于十二指肠之上，总宽度在 3 cm 以上（与上消化道造影所见影像相当），于是仔细游离、切断十二指肠，在肠系膜动脉、静脉前方施行十二指肠对端吻合术。术后治疗效果证实此术式似乎更符合人体的生理状态，值得提倡。需要注意的是，吻合口应做得合适或偏大，以防止吻合口狭窄，加强排空功能。

7. 笔者观点

（1）将 SMACS 更名为肠系膜上血管压迫综合征（superior mesenteric vascular compression syndrome，SMVCS）：SMACS 的命名仅突出动脉的作用，可见实际情况中造成十二指肠的狭窄或梗阻并非仅肠系膜上动脉所致，而是动脉、静脉、系膜多重的，达到一定宽度的，甚至被可以称作“闸门”的压迫所致。故将 SMACS 更名为 SMVCS 应该更合乎情理，SMVCS 的命名在指导或决定术式时也可起到重要作用。同时提示胃肠造影中“闸门征”有特征意义。

（2）提出十二指肠—胃食管—喉气管反流的概念：SMACS 典型症状为上腹部胀痛、嗳气、恶心、呕吐伴瘦长体形等，查阅国内外文献未见有反流、胃灼热、胸背痛症状的报道，更未见有呼吸道、耳鼻咽喉、口腔、眼部等消化道外症状的报道，例 1 具有上述各系统的所有表现，例 2 具有典型呼吸道表现。根据 GELTS 的概念，似乎可以推测，由十二指肠、胃内容物反流介导同样可引起 GELTS 的高位反流，进而产生上腹部胀痛、恶心、呕吐和食管内外症状，于是笔者将 GELTS 概念进一步延伸，提出十二指肠—胃食管—喉气管反流的概念，认为但凡发生反流，无论基于何种原因、发生在上消化道哪个部位，均可发生不同程度的胃食管反流症状，病情进展到一定严重程度时就出现食管外表现。SMACS 和胃食管反流显然是不同的疾病，但某些表现却可得到一元化理解，两者到后期均可发生致命的喉气管、支气管，甚至肺部实质性病变。2 例均在本院 GERD 中心就诊患者中发现，经治疗随访恢复良好，也证明了上述分析和推断。

综上所述，由 SMACS 引起的胃食管反流是继发性胃食管反流，不能用通常的 GERD 治疗策略。尽管已经引起继发性胃食管反流，若被肤浅地诊断为原发性胃食管反流而给予 PPI 或射频、胃底折叠术，就属于误诊误治的范畴。笔者在此呼吁临床医师重视由 SMACS 引起的胃食管反流，以期发现更多被误诊误治的病例，纠误挽治，解除患者痛苦。

参考文献

[1] WELSCH T，BÜCHLER M W，KIENLE P. Recalling superior mesenteric artery syndrome [J]. Dig Surg，2007，24（3）：149-156.

[2] 吴蔚然．十二指肠血管压迫综合征［M］//吴阶平，裘法祖．黄家驷外科学．6 版．北京：人民卫生出版社，2000：1061-1062.

[3] VAKIL N，VAN ZANTEN S V，KAHRILAS P，et al. The Montreal definition and classification of gastroesophageal reflux disease：a global evidence-1 based consensus [J]. Am J Gastroenterol，2006，101（8）：1900-1920，1943.

[4] 汪忠镐，刘建军，陈秀，等．胃食管喉气管综合征（GELTS）的发现与命名——

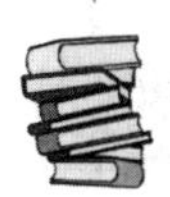

Stretta 射频治疗胃食管反流病 200 例［J］. 临床误诊误治，2007，20（5）：1-4.
［5］刘诗，侯晓华．胃食管反流病的病理生理学［M］//周丽雅，陈曼湖．胃食管反流病．北京：北京大学医学出版社，2007：11-17.
［6］MARTINEZ SD，MALAGON I，GAREWAL H，et al. Nonerosive reflux disease（NERD）is it really just a mild form of gastroesophageal reflux disease（GERD）?［J］. Gastroenterology，2001，120（Suppl 1）：424.
［7］GUSTAFSSON L，FALK A，LUKES P J，et al. Diagnosis and treatment of superior mesenteric artery syndrome［J］. Br J Surg，1984，71（7）：499-501.
［8］MANSBERGER A R JR，HEARN J B，BYERS R M，et al. Vascular compression of the duodenum. Emphasis on accurate diagnosis［J］. Am J Surg，1968，115（1）：89-96.

（此文已于 2008 年发表于《临床误诊误治》第 21 卷第 10 期）

四、胃食管反流病引起“顽固性哮喘”以致气胸 1 例报告

汪忠镐　陈　秀　韩　冰　刘建军　李　震　闫军红　巩　燕　吴继敏　李茂源　隋　波

一例“哮喘”20 年并发生自发性气胸的患者，最终确诊为胃食管反流病（GERD），并经食管下段微创射频治疗后“哮喘”消失，在文献中并无报道，特加以报告，同时探讨 GERD 的消化道外表现及该病的微创射频治疗方法。

（一）病例资料

1. 一般资料　男，53 岁。因突发胸痛、气短 2 h 于 2006 年 4 月 14 日入院。查体：体温 36.5 ℃，脉搏 102 次/min，呼吸 26 次/min，血压 115/85 mmHg。呼吸困难，强迫坐位。面、颈、胸前、腹部、阴囊及大腿根部皮下均有明显捻发感，阴囊肿大，皱褶消失，右肺呼吸音消失，左侧布满哮鸣音。X 线胸片：右侧气胸，肺压缩 90%。30 年前曾患“胃溃疡”行胃大部切除术，“支气管哮喘”病史 20 年，一直口服茶碱缓释片控制哮喘，效果不佳，曾 4 次因哮喘发作住院治疗。

2. 治疗方法　入院后急诊行胸腔闭式引流术，排出大量气体，水封瓶排气不止，间歇性哮喘加剧，患者端坐呼吸，喉部发紧，处于严重呼吸困难状态，病情危重。X 线胸片提示肺部阻塞性病变已多年，双下肺肺泡已极度扩大，可以想象，如再发生呼吸困难，随时有可能发生肺泡破裂而引起致命性的气胸。经吸氧及对症治疗，3 周后胸腔漏气停止（附图 5），拔除胸腔闭式引流管。但患者支气管哮喘依旧，虽间断使用硫酸特布他林气雾剂，但效果并不明显，影响患者正常生活。根据本文第一作者的亲身体验[1-3]，认为该患者所有临床表现均可由 GERD 引起。立即行 24 h 食管 pH 监测，发现总反流时间 12 %（正常参考值<4.2%），反流周期次数 132/24 h（正常参考值<50/24 h），长反流周期 8/24 h（正常参考值<4/24 h），DeMeeter 评分 45.79（正常参考值<14.72）。食管测压显示食管体部收缩压力正常，但 LES 静息压低。确

诊为胃食管反流病。次日给予食管胃交界处微量射频治疗，达到立竿见影的效果(附图6)。术后患者一般体力活动恢复，能上三层楼，能骑单车外出，无哮喘发作，也不需要药物维持，生活质量明显提高。

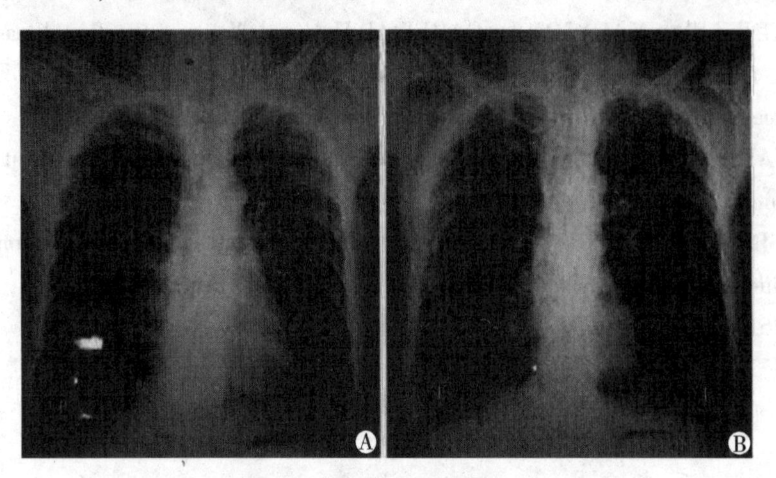

附图5　引流术前后胸部X片

A. 入院时胸部X片示右胸明显气胸（P）；

B. 拔除胸腔引流管前，可见双下肺严重肺气肿

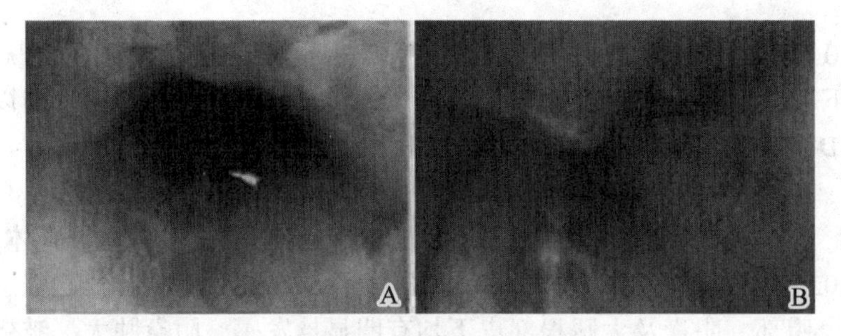

附图6　射频治疗前后食管下端的变化

A. 治疗前，胃镜可见食管下端开口松弛；

B. Strotta射频治疗后食管下端开口收紧，白点由治疗引起

附图6

扫码看彩图

（二）讨论

1. GERD及致消化道外症状的发病机制　GERD是由于LES功能障碍引起胃内容物反流导致的一系列症状和食管黏膜损害。典型临床表现为胃灼热、泛酸、反食等，其不典型的消化道外表现常被忽略[1,4]，如反复发作的难治性哮喘、慢性咳嗽、胸闷，不典型胸骨后疼痛、咽部不适和异物感，甚至出现抑郁、焦虑等精神症状。曾有多宗被误诊为支气管哮喘、慢性支气管炎、冠心病、慢性咽炎、慢性声带炎、鼻窦炎、中耳炎、抑郁症的报道。对于消化道外症状的发病机制，有多种假设：①胃内容物反流入气管，胃酸直接刺激气管和支气管黏膜引起炎症及支气管痉挛，导致支气管哮喘经久不愈。②治疗哮喘时所用的茶碱、拟肾上腺素类药物，经长期应用后降低了LES张力，使反流加重。③夜间卧床时食管喉反流使咽喉直接与胃液接触，从而引起咽喉部强烈

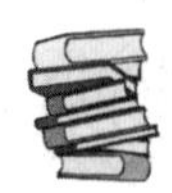

反应或水肿和炎症[5-7]。④由于气管支气管树和远端食管均由胚胎时期的肺芽发育而来[8]，远端食管黏膜受胃酸的侵袭，可引起反射性咳嗽、支气管分泌（咳痰）和非心源性胸骨后疼痛。⑤迷走神经高反应性的自主调节障碍，导致 LES 压力降低和频发的短暂以至永久的松弛，使胃酸容易反流发病。关于 GERD 可引起呼吸道症状和哮喘样发作已有报道，但罕有“是 GERD 而不是哮喘”那样直截了当的报道；更未见本例这样由 GERD 引起的哮喘，并由喉痉挛导致的肺内压力升高且长期剧烈咳嗽，造成自发性气胸的报道。

2. Stretta 微量射频仪治疗机制　射频能量可对局部组织进行升温、切割或凝固组织，这一技术发展多年，已应用于多种疾病的治疗，如心律失常、实体肿瘤、睡眠呼吸暂停综合征等。通过电极针发射射频能量，使食管平滑肌组织内温度达到 85 ℃，而冲洗系统产生的冷水使食管黏膜层温度维持在 50 ℃以下。其防止胃食管反流的机制是射频能量破坏了食管肌层内迷走神经节，阻断一过性食管下括约肌松弛（TLESR）的诱发。TLESR 是正常人生理性胃食管反流的主要原因。动物模型和对患者的研究都表明射频可以减少 TLESR 的发生[9-11]。

3. Stretta 微量射频治疗方法　该法采用美国 Stretta 微量射频治疗仪，它由射频发生器和能量传递导管组成。后者又由以下几个部分构成：①尖端柔软的导丝；②远端有网篮状装置的导管，可以充气膨胀成直径 3 cm 的球囊；③4 个电极放射状排列在球囊周围。在静脉诱导麻醉下通过胃镜经导丝置入导管，分别于齿状线上 1 cm、0. 5 cm，齿状线、齿状线下 0. 5 cm 为治疗平面，每个平面治疗点数为 8 个共 32 个点数。于贲门口进行两个治疗平面（气囊充气 25 mL 和 22 mL），每个平面治疗 3 次计 24 个点数，两个平面共 56 个点[9,10,12,13]（附图 7）。最后通过胃镜评价治疗情况。

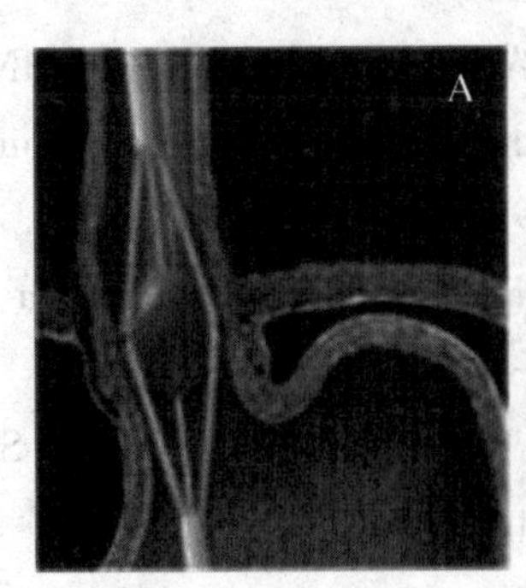

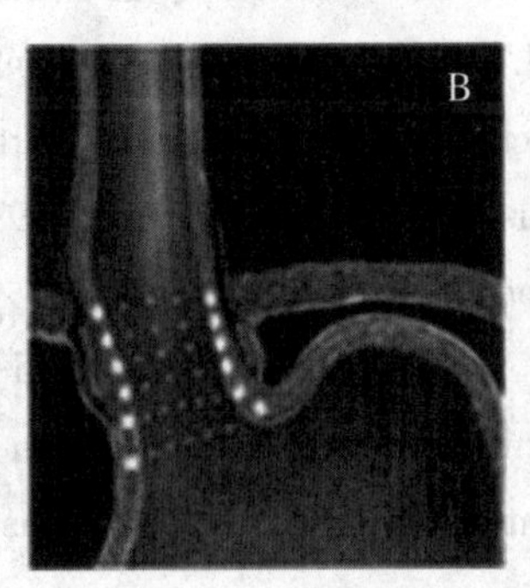

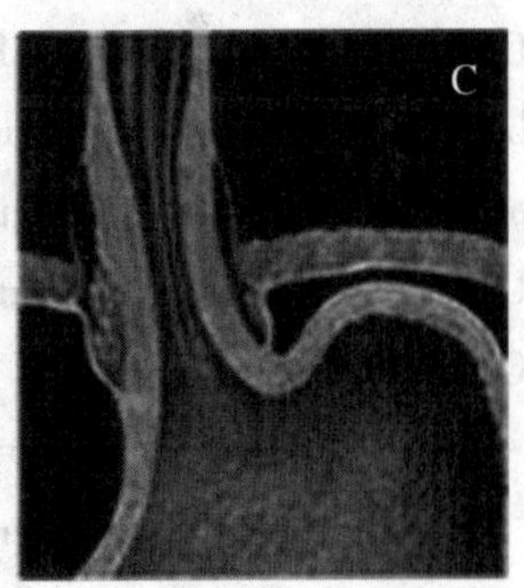

附图 7　Stretta 射频治疗原理

A. 导管至贲门；B. 在胃食管交接处射频治疗（6 个平面）；C. 治疗后食管下括约肌得以收紧

4. 诊治体会　GERD 消化道外表现由于不为人们所熟知，从而易导致误诊误治。当患有反复发作的难治性哮喘时，要考虑 GERD 的存在。食管造影检查、24 h 食管 pH 监测、食管压力测定和胃镜检查可明确诊断。本例哮喘并发气胸，使患者危在旦夕，正确诊断是治疗的前提。本例以第一作者的亲身经历，为 20 年“哮喘”病史患者的正确诊断奠定了基础。从本例附图 5A 所见，这个由 GERD 引起的呼吸道并发

附图 7
扫码看彩图

症，双下肺气肿之严重，并引起气胸，实在令人惊讶，提示认识 GERD 的胃食管外表现（尤其是哮喘）的重要性，这可是性命关天的。看来及早加以终止，是可以达到的。要注意内科对哮喘样发作的相应治疗，使肺表面破口闭合，但治疗 GERD 则为根本。外科手术腹腔镜治疗和 Stretta 微量射频治疗系统均十分有效，为治疗 GERD 带来了生机，尤对不伴有 2 cm 以上膈疝的病例十分有效。

参考文献

[1] 汪忠镐. 外科医师应了解胃食管反流病（GERD）[C]. 贵阳：中国临床外科前沿与争论高峰论坛，2006：25-27.

[2] 汪忠镐. 胃食管反流病不容忽视 [J]. 临床误诊误治，2006，19（5）：1-4.

[3] 汪忠镐. 血管外科医师应了解胃食管反流病 [J]. 血管外科，2006，7（13）：1-6.

[4] NEBEL O T，FORNES M F，CASTELL D O. Symptomaic gastroesophageal reflux：incidence and precipitating factors [J]. Am J Dig Dis，1976，21（11）：953-956.

[5] 吴记平，李秀敏，张延生，等. 以消化道外症状为突出表现的胃食管反流病 61 例误诊分析 [J]. 新乡医学院学报，2001，18（6）：424-425.

[6] ALEXANDER J A，HUNT L W，PATEL A M. Prevalence，pathophysiology，and treatment of patients with asthma and gastmesophageal reflux disease [J]. Mayo Clin Prco，2000，75（10）：1055-1063.

[7] HARDING S M. Gastroesophageal reflux and asthma：insight into the association [J]. J Allergy Clin Immunol，1999，104（2 Pt 1）：251-259.

[8] CRISERA C A，CONNELLY P R，MARMUREANU A R，et al. TTF-1 and HNF-3 beta in the developing tracheoesophageal fistula：further evidence for the respiratory origin of the distal esophagus [J]. J Pediatr Surg，1999，34（9）：1322-1326.

[9] UTLEY D S. The Stretta procdure：device，techniqe，and pre-clinical study data [J]. Gastrointest Endosc Clin N Am，2000，13（1）：135-145.

[10] MANSELL D E. Community practice evaluation on the effectiveness of the Stretta procedure for the treatment of GERD [J]. Am J Gastroenterol，2001，96（9，suppl 1）：S21-25.

[11] UTLEY D S，KIM M S，VIERRA M A，et al. Augmentation of lower esophageal sphincter pressure and gastric yield pressure after radiofrequency energy delivery to the gastroesophageal junction：a porcine model [J]. Gastrointest Endosc，2000，52（1）：81-86.

[12] REYMUNDE A，SANTIAGO N. Stretta procedure：a good and costeffective alternative to long - term proton pump inhibition；clinical experience after 82 consecutive procedures [J]. Am J Gastroenterol，2001，96（9，suppl 1）：s34-41.

[13] 陈宁，刘玉兰. 射频能量传递术在胃食管反流病治疗中的应用 [J]. 胃肠病学和

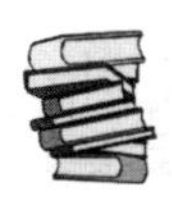

肝病学杂志，2005，14（2）：209-211.

（此文已于2006年发表于《临床误诊误治杂志》第19卷第11期）

五、胃食管反流病引起心律失常合并喉部紧缩感1例报告

季　锋　汪忠镐　吴继敏

胃食管反流病（GERD）是一种胃内容物反流引起食管症状和并发症的疾病[1]。GERD的典型症状为泛酸、烧心；还有一些合并非典型症状如哮喘、喉痉挛、慢性咳嗽、咽部异物感和声音嘶哑等[2]。近年来，GERD与心血管和呼吸系统疾病的关系越来越受到临床医师的重视。笔者报道1例GERD合并心律失常和喉部紧缩感的59岁女性患者，多年药物治疗无效，经食管下段微量射频治疗（Stretta）后心律失常明显缓解，喉部紧缩感消失，同时探讨胃食管反流病的食管外表现及射频治疗方法。

（一）病例资料

患者，女，59岁。多年有进食相关的泛酸、反食、胸痛、心律失常和喉部紧缩感。患者既往体健，没有过敏和家族性相关病史，无不良嗜好。

体格检查：心律不齐，可闻及期前收缩。心脏彩超、胸片无异常。胃镜示反流性食管炎（洛杉矶分级A级）和慢性浅表性胃炎伴糜烂。24 h食管pH监测发现病理性酸反流。动态心电图（Holter）检查示：室性期前收缩15 741次（15.5%），二联律/三联律：11 486/6。患者诊断为GERD，给予药物治疗（埃索美拉唑、多潘立酮和铝碳酸镁）。经此治疗6周后泛酸、反食、喉部发紧感和期前收缩次数显著减少，其中胸痛症状改善最明显。复查Holter示：室性期前收缩1 937次（2.2%），二联律/三联律：114/51。患者行Stretta治疗，治疗后获得立竿见影的效果，未因受到治疗刺激出现喉痉挛。治疗后随访6个月，患者偶有反食症状，无喉部发紧和期前收缩感觉，复查Holter示室性期前收缩1 819次（2.0%），二联律/三联律：21/4。

（二）讨论

GERD是一种常见病，典型症状为泛酸、烧心等，但很大比例的患者合并食管外症状。2006年GERD蒙特利尔国际共识意见认为反流性咳嗽综合征、反流性喉炎综合征、反流性哮喘综合征和反流性牙侵蚀综合征与GERD明确相关，而咽炎、鼻窦炎、特发性肺纤维化和复发性中耳炎与之可能相关[1]。本例诊断并以心律失常和喉炎治疗无好转，诊断为GERD并施予射频治疗，症状得以明显改善。

对于消化道外症状的发病机制，有多种假设：①胃内容物反流入气管，胃酸直接刺激气管和支气管黏膜引起炎症及支气管痉挛；②夜间卧床时食管喉反流使咽喉直接与胃液接触，从而引起咽喉部强烈的反应或水肿和炎症[3]；③由于远端食管由胚胎时期的肺组织发育而来，远端食管黏膜受胃酸的侵袭，可引起反射性咳嗽、支气管分泌（咳痰）[4]；④心脏和食管同由自主神经支配，食管部分痛觉纤维有时经迷走神经传导，胃酸可刺激迷走神经，通过内脏-迷走神经反射引起冠状动脉痉挛收缩，心肌缺血缺

氧，从而出现心绞痛和（或）心律失常；也可能为食管肌肉或黏膜中感觉受体的冲动引起迷走神经反射，作用于心脏传导系统以致心律失常。关于 GERD 可引起呼吸道症状和心律失常发作已有报道，但罕见本例这样由 GERD 引起全部食管内外表现者。

射频能量可对局部组织进行升温、切割或凝固组织，这一技术发展多年，已应用于多种疾病的治疗，如心律失常、实体肿瘤、睡眠呼吸暂停综合征等。其防止胃食管反流的机制有两方面：①机械因素，胃食管反流模型猪经 Stretta 治疗后胃的极限压升高 75%，LES 压降低 21%[5]，犬经 Stretta 治疗后病理可见 LES 肌层增厚[6]，在最近的临床研究中发现 Stretta 治疗 6 个月后患者的 LES 有中度的升高[7]；②神经因素，射频能量破坏了食管肌层内迷走神经节，阻断一过性食管下括约肌松弛（TLESR）的诱发。目前认为，对于健康人和轻中度 GERD 患者来说 TLESR 是引起胃食管反流的最主要机制之一[8]。动物模型和对患者的研究都表明射频可以减少 TLESR 的发生[7,9]。胃食管反流减少后，必然减轻微吸入和迷走神经反射的发生，从而改善 GERD 食管外症状。

微量射频治疗后期前收缩明显改善，笔者分析可能有以下几个原因：①射频治疗后贲门出现即时水肿可暂时减轻反流，减少胃酸对迷走神经的刺激，从而起到即时的疗效；②射频治疗后 TLESR 减少，胃酸对迷走神经的刺激减少，从而出现后续和持久的疗效；③射频可破坏分布食管肌肉或黏膜中的感觉神经末梢，即使仍有酸反流，但迷走神经反射减弱了，症状仍可获得缓解。

GERD 的消化道外表现易被误诊。当患有反复发作的难治性哮喘、咽喉炎和非典型胸骨后疼痛甚至心律失常时，要考虑 GERD 的存在。本例诊断 GERD 并不困难，因为患者有典型消化道的症状，结合 24 h 食管 pH 监测和胃镜检查可明确诊断，但判断其他症状由 GERD 引起就要困难得多了。针对 GERD 的药物治疗后患者所有的症状都有明显的改善，提示这些症状与 GERD 有密切的关系。而 Stretta 微量射频治疗后症状缓解更明显，更加证实 GERD 诊断的可靠性，即喉部紧缩感和心律失常均是反流造成的。

总之，认识食管外表现特别是 GERD 相关性呼吸道症状和心律失常是十分重要的。要注意内科对呼吸困难和期前收缩的相应治疗，可缓解症状，但治疗 GERD 则为根本。Stretta 治疗是一种非常有效的治疗方式，可以缓解 GERD 的症状和提高患者的生活质量。

参考文献

[1] VAKIL N, VAN ZANTEN S V, KAHRILAS P, et al. The Montreal definition and classification of gastroesophageal reflux disease: a global evidence-based consensus [J]. Am J Gastroenterol, 2006, 101 (8): 1900-1920.

[2] POELMANS J, TACK J. Extraoesophageal manifestations of gastro-oesophageal reflux [J]. Gut, 2005, 54 (10): 1492-1499.

[3] HARDING S M. Gastroesophageal reflux and asthma: insight into the association [J]. J Allergy Clin Immunol, 1999, 104 (2 Pt 1): 251-259.

[4] CRISERA C A, CONNELLY P R, MARMUREANU A R, et al. TTF-1 and HNF-3 beta in the developing tracheoesophageal fistula: further evidence for the respiratory

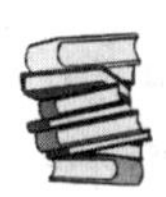

origin of the distal esophagus [J]. J Pediatr Surg，1999，34（9）：1322-1326.

[5] UTLEY D S，KIM M S，VIERRA M A，et al. Augmentation of lower esophageal sphincter pressure and gastric yield pressure after radiofrequency energy delivery to the gastroesophageal junction：a porcine model [J]. Gastrointest Endosc，2000，52（1）：81-86.

[6] KIM M S，DENT J，HOLLOWAY R，et al. Radiofrequency energy delivery to the gastric cardia inhibits triggering of transient lower esophageal sphincter relaxation in a canine model [J]. Gastrointest Endosc，2003，57（1）：17-22.

[7] TAM W C E，SCHOEMAN M N，ZHANG Q，et al. Delivery of radiofrequency energy to the lower oesophageal sphincter and gastric cardia inhibits transient lower esophageal sphincter relaxations and gastro-oesophageal reflux in patients with reflux disease [J]. Gut，2003，52（4）：479-485.

[8] DENT J. Patterns of lower esophageal sphincter function associated with gastroesophageal reflux [J]. Am J Med，1997，103（5）：s29-s32.

[9] DI BAISE J K，BRAND R E，QUIGLEY E M M. Endoluminal delivery of radiofrequency energy to the gastroesophageal junction in uncomplicated GERD：efficacy and potential mechanism of action [J]. Am J Gastroenterol，2002，97（4）：833-842.

（此文已于2010年发表于《美中医学》第7卷第5期）

六、胃食管反流病合并支气管哮喘1例报告

季　锋　袁莉莉　韩新巍　李治仝　李　鹏　白林锋　崔　强　汪忠镐

【摘要】目的：探讨上消化道疾病引起支气管哮喘的可能机制和腹腔镜胃底折叠术治疗胃食管反流病（GERD）相关性哮喘的疗效。方法：回顾分析1例以哮喘为主诉的GERD患者的临床资料，并复习相关文献。结果：术前24 h食管pH+阻抗监测显示病理性酸反流，DeMeester评分34.6分；术后24 h食管pH+阻抗监测未发现病理性反流，DeMeester评分1.6分。术后胃镜示胃潴留、胆汁反流性胃炎；术后上消化道造影示肠系膜上动脉压迫综合征。予饮食调节、体位和生活习惯指导和药物治疗（铝碳酸镁和莫沙必利）8周随访症状缓解，3个月后停药，再次复查上消化道造影未见明显异常。治疗后随访24个月，哮喘未再发作，妊娠1次并顺利分娩。结论：GERD和肠系膜上动脉压迫综合征（SMACS）均可引起支气管哮喘；腹腔镜胃底折叠术是一种较有效的治疗方式，可以缓解GERD的症状和提高患者的生活质量，但要注意术后的指导和加强胃肠功能的康复。

【关键词】胃食管反流；哮喘；胆汁反流

胃食管反流病（GERD）是由胃内容物反流入食管或以上部位，进入口腔（包括咽部）或肺引起的症状或并发症[1]。GERD 的典型症状为泛酸、烧心；还有一些合并非典型症状如哮喘、喉痉挛、慢性咳嗽、咽部异物感和声音嘶哑等[2]。近年来，GERD 与呼吸系统疾病的关系越来越受到临床医师的重视。现报道 1 例 GERD 合并支气管哮喘因哮喘发作，导致多次妊娠失败的 34 岁女性患者，多年针对支气管哮喘药物治疗无效，经腹腔镜胃底折叠手术及后期饮食生活习惯指导后哮喘缓解并成功妊娠分娩。

（一）病例资料

患者，女，34 岁。26 年前出现胸闷、憋气和喘息，夜间有憋醒。8 年前加重并合并泛酸、胃胀，哮喘发作与胃胀相关，妊娠期哮喘症状加重致多次流产。患者 2 年前诊断反流性哮喘综合征行腹腔镜胃底折叠术，术后哮喘症状消失，半年前妊娠期哮喘再次发作致再次引产，无过敏和家族性相关病史，无不良嗜好。

体格检查：身高 160 cm，体重 45 kg，双肺呼吸音粗，可闻及散在喘鸣音。胸部 CT 示双侧近肺门区支气管壁厚，考虑支气管炎改变并局部轻度扩张。支气管镜时左右主支气管及所属支气管黏膜充血，管腔内可见较多黏稠分泌物。术前胃镜示慢性浅表性胃炎；术后胃镜示胃底折叠术后改变、胃潴留、胆汁反流性胃炎。术前上消化道造影示未见明显异常；术后上消化道造影示肠系膜上动脉压迫综合征（附图 8）。术前24 h 食管 pH+阻抗监测病理性酸反流，DeMeester 评分 34. 6 分；术后 24 h 食管 pH+阻抗监测未发现病理性反流，DeMeester 评分 1. 6 分。患者诊断为胃底折叠术后、肠系膜上动脉压迫综合征、胆汁反流性胃炎。给予饮食调节、体位和生活习惯指导和药物治疗（铝碳酸镁和莫沙必利）8 周后胃胀、胸闷、憋气和喘息缓解，3 个月后停药，体重 55 kg,复查上消化道造影未见明显异常（附图 9）。治疗后随访 24 个月，哮喘未再发作，妊娠 1 次并顺利分娩。

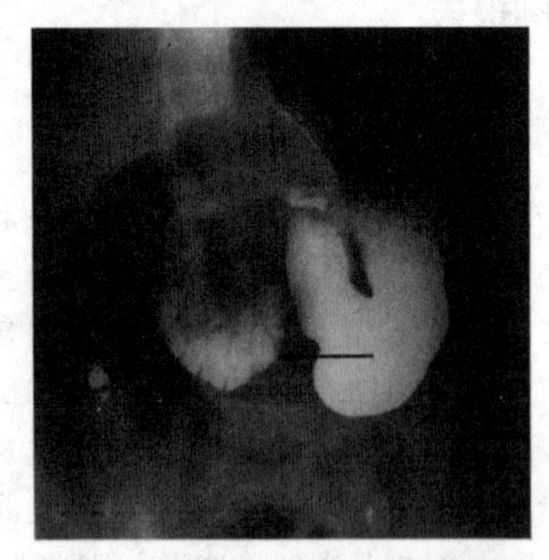

附图 8　术后哮喘复发时上消化道造影
十二指肠近端扩张明显（箭头示）

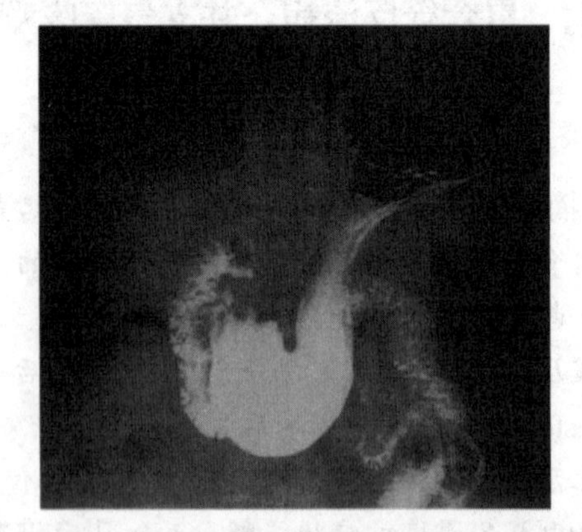

附图 9　哮喘再次缓解后上消化道造影
十二指肠肠腔不扩张

（二）讨论

GERD 是一种常见病，典型症状为泛酸、烧心等，但部分患者仅表现为食管外症状。2006 年，GERD 蒙特利尔国际共识意见认为反流性咳嗽综合征、反流性喉炎综合征、反流性哮喘综合征和反流性牙侵蚀综合征与 GERD 明确相关，而咽炎、鼻窦炎、

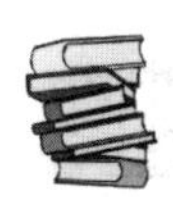

特发性肺纤维化和复发性中耳炎与之可能相关[3]。本例诊断并以支气管哮喘治疗无好转，诊断为 GERD 并施予手术治疗，虽术后哮喘有反复，但针对胃肠道疾病治疗后得以康复。

对于 GERD 引起支气管哮喘的发病机制，有多种假设：①胃内容物反流入气管，胃酸直接刺激气管和支气管黏膜引起炎症及支气管痉挛[2]；②由于远端食管由胚胎时期的肺组织发育而来，远端食管黏膜受胃酸的侵袭，可引起反射性咳嗽、支气管分泌(咳痰)[4]。本例经胃底折叠术治疗后 1 年内哮喘明显缓解，再次证实哮喘与 GERD 相关。术后复查 24 h 食管 pH+阻抗监测未发现病理性反流，DeMeester 评分由术前 34.6 分降至 1.6 分，说明 GERD 已控制。但胃底折叠术后此患者出现明显吞咽困难导致进食减少进而体重明显下降，消瘦后又合并肠系膜上动脉压迫综合征，此病导致胆汁反流胃炎。患者术后哮喘复发，遂考虑与此病有关，针对性治疗后哮喘再次缓解并成功妊娠。关于 GERD 可引起呼吸道症状已有大量报道，但肠系膜上动脉压迫综合征造成胆汁反流胃炎从而引起哮喘发作目前尚无报道[5]，提示胃十二指肠的疾病亦可通过局部的神经反射引起气管黏膜的炎症及支气管痉挛。

胃底折叠术是治疗 GERD 的经典术式，对腹腔镜胃底折叠术后 20 年随访发现有接近 80%的 GERD 患者未再出现泛酸、烧心[6]。手术抗反流的效果在于降低酸暴露，恢复食管下括约肌的功能，增加胃排空速度和改善受损的食管蠕动功能，从而阻止胃十二指肠内容物反流[7]。胃底折叠术控制 GERD 后，GERD 引起的哮喘症状也会得到明显改善甚至完全缓解[8]。本例患者经腹腔镜胃底折叠术后哮喘症状明显改善亦证实此结论，说明此术式控制 GERD 相关性哮喘安全有效。

研究表明，50%GERD 患者仅有食管外症状[9]，这给 GERD 的诊断带来困难；另外，胃底折叠术后 GERD 已有所缓解，患者哮喘复发，更多人可能会首先考虑除 GERD 外还有其他致病因素，比如过敏等，而不关注 GERD 以外的上消化道其他因素，故易被漏诊。本例诊断 GERD 并不困难，因为患者有典型消化道症状，结合 24 h 食管 pH+阻抗监测可明确诊断，但判断呼吸道症状由 GERD 引起就要相对困难，因为本例呼吸道症状发作要先于典型消化道症状 18 年；另外，目前尚缺乏客观有效的检查判断呼吸道症状与 GERD 的关系，多依赖 24 h 食管 pH+阻抗监测中的症状相关指数、质子泵抑制剂试验和经验判断，主观性比较大[10]。对于长期具有慢性干咳、咽炎、哮喘等呼吸系统表现且常规治疗无效者，首先应考虑 GERD 食管外症状的可能性；另外，GERD 是涉及多系统、多器官疾病，目前对它的认识还尚待提高，加强相关专业的协作是必由之路。

总之，认识 GERD 及其他上消化道疾病的消化道外表现特别是呼吸道症状是十分重要的。要注意内科对呼吸困难的相应治疗，可缓解症状，但治疗消化道疾病则为根本。腹腔镜胃底折叠术是一种非常有效的治疗方式，可以缓解 GERD 的症状和提高患者的生活质量，术后的指导和胃肠功能的康复也很重要。

参考文献

[1] KATZ P O, GERSON L B, VELA M F. Guidelines for the diagnosis and management of

gastroesophageal reflux disease [J]. Am J Gastroenterol, 2013, 108 (3): 308-328.

[2] DERBAK M, BOLDIZHAR O, SIRCHAK Y, et al. Combined course of bronchial asthma and gastroesophageal reflux disease: its clinical, functional peculiarities, and mechanisms of its correction [J]. Georgian Med News, 2017, (272): 69-74.

[3] SAWAYA R A, MACGILL A, PARKMAN H P, et al. Use of the Montreal global definition as an assessment of quality of life in reflux disease [J]. Dis Esophagus. 2012, 25 (6): 477-83.

[4] AMARASIRI D L, PATHMESWARAN A, DE SILVA H J, et al. Response of the airways and autonomic nervous system to acid perfusion of the esophagus in patients with asthma: a laboratory study [J]. BMC Pulm Med, 2013, 2 (13): 33.

[5] SOLIDORO P, PATRUCCO F, FAGOONEE S, et al. Asthma and gastroesophageal reflux disease: a multidisciplinary point of view [J]. Minerva Med, 2017, 108 (4): 350-356.

[6] 季锋，汪忠镐，韩新巍，等．胃底折叠术治疗胃食管反流病对阻塞性睡眠呼吸暂停综合征的影响 [J]．中华普通外科杂志，2016，10 (31)：824-827.

[7] 季锋，沙红，韩新巍，等．腹腔镜 Nissen 胃底折叠术联合高选择性迷走神经切断术治疗胃食管反流病 [J]．中华普通外科杂志，2014，29 (6)：485-486.

[8] SIDWA F, MOORE A L, ALLIGOOD E, et al. Surgical Treatment of Extraesophageal Manifestations of Gastroesophageal Reflux Disease [J]. World J Surg, 2017, 41 (10): 2566-2571.

[9] 吴萍，孙会会，陈胜芳，等．高脂饮食与胃食管反流性咳嗽的临床研究 [J]．中华消化杂志，2014，34 (2)：121-122.

[10] 苏荣．胃食管反流病所致食管外疾病的诊治进展 [J]．医药前沿，2016，6 (18)：24-26.

（此文已于2018年发表于《中华胃食管反流病电子杂志》第5卷第1期）

七、胃食管反流病与高血压病的临床相关性研究

李治仝　季　锋　韩新巍　汪忠镐　王　利　徐　苗　岳永强

【摘要】目的：观察胃食管反流病（GERD）与原发性高血压病的关系。方法：收集2014年6月—2015年12月22例原发性高血压病合并GERD患者，均给予奥美拉唑治疗1个月，降压治疗不变，治疗前后同时行24 h动态血压监测与24 h食管pH联合阻抗监测，观察病理性酸反流和高血压发作情况和相关性，血压的变化，以及抗酸治疗的降压效果。结果：在监测过程中，病理性酸反流312次，血压升高453次，病理性酸反流在夜间更常见（$t=-2.888$；$P=0.009$），而高血压发作次数在日间与夜间无明显差异（$t=0.990$；$P=0.333$）。病理性酸反流发作与高血压发作有相关性（$R^2=0.242$；

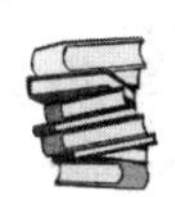

$P=0.015$）。抗酸治疗后胃食管反流参数和血压参数均不同程度下降（$P<0.05$ 或 $P<0.01$）。抗酸治疗的降压有效率为 54.5%（12/22）。结论：部分原发性高血压病与 GERD 密切相关，通过有效的诊断及积极的治疗，能显著改善胃食管反流症状及减少相关性高血压病的发生。

【关键词】 高血压；胃食管反流；血压监测；食管 pH 监测

原发性高血压病是最常见的慢性疾病，也是我国人群脑卒中和冠心病发病及死亡的主要危险因素。近 50 年来我国高血压患病率呈明显上升趋势。估算目前我国约有 2 亿高血压病患者，约占全球高血压病患者总人数的 20%[1]。GERD 也是一种常见的慢性疾病，典型症状包括泛酸和胃灼热，但也有很多患者表现为食管外症状。2006 年 GERD 蒙特利尔国际共识意见认为咳嗽、喉炎、哮喘和牙侵蚀与 GERD 明确相关，而咽炎、鼻窦炎、特发性肺纤维化和复发性中耳炎与之可能相关[2]。近年来，GERD 与心血管的关系越来越受到临床医生的重视。有研究证实，40% 的冠心病患者有 GERD[3]。GERD 与原发性高血压病有相同的危险因素，如饮酒、超重和肥胖，但 GERD 与高血压病是否相关存有争议。有报道显示 GERD 能增加高血压病的发生[4]，但另一研究报道合并 GERD 患者较未合并者有更低的高血压病发生率[5]。因此，GERD 是否能引起高血压病需要进一步研究。笔者收集 2014 年 6 月—2015 年 12 月郑州大学第一附属医院介入科 22 例合并 GERD 的原发性高血压病，监测分析发现部分患者原发性高血压病与 GERD 密切相关，现报告如下。

（一）资料与方法

1. 纳入对象　本组 22 例患者中，男 12 例，女 10 例；年龄（52.8±12.6）岁。高血压病 1 级 12 例，2 级 8 例，3 级 2 例。降压药物：8 例应用 β 受体阻滞剂，6 例应用钙通道阻滞剂，10 例应用血管紧张素转换酶抑制剂（angiotensin converting enzyme inhibitors，ACEI）或血管紧张素 Ⅱ 受体拮抗剂（angiotensin Ⅱ receptor antagonist，ARB）。13 例以泛酸、胃灼热等消化道症状为主，7 例以咳嗽、喘息等呼吸道症状为主，1 例以胸痛、心慌等心血管症状为主，1 例以鼻塞、咽痛等耳鼻喉症状为主。

2. 纳入及排除标准　纳入标准：年龄 18～65 岁的原发性高血压病合并 GERD 患者。排除标准：除外继发性高血压病，具有心、脑、肾等脏器器质性病变者；有食管胃手术史、贲门失弛缓症、佐林格-埃利森综合征（Zollinger-Ellison syndrome）及恶性肿瘤者；24 h 动态血压监测血压读数达不到应测次数的 80%者。

3. 诊断标准

（1）高血压病诊断标准：参照“中国高血压防治指南 2010”[1]标准，在未使用降压药物的情况下，非同日 3 次测量血压，收缩压 ≥140 mmHg 和（或）舒张压 ≥90 mmHg即可诊断，或已经确诊并予药物治疗者。

（2）GERD 诊断标准：具有典型的泛酸、胃灼热症状，并结合上消化道造影提示钡剂反流，胃镜检查示反流性食管炎，24 h 食管 pH 联合阻抗监测结果阳性，若出现以上任意一项即可诊断[6]。

4. 研究方法　所有患者入组后停用抗酸药物 2 周，降压药物治疗保持不变。于停用抗酸药物 2 周时行 24 h 动态血压监测及 24 h 食管 pH 联合阻抗监测。后所有患者连续服用奥美拉唑 1 个月，20 mg/次，2 次/d。治疗结束后再次采用 24 h 动态血压监测及 24 h 食管 pH 联合阻抗监测评估治疗效果。两次监测过程中尽量保持相似的外界因素（如相同的监测时间、相似的日常活动和睡眠时间等）以避免对结果的干扰。

5. 观察指标及评判标准　①24 h 食管 pH 联合阻抗监测观察指标包括 24 h 内 pH<4 的总时间）、立位 pH<4 的总时间百分率、卧位 pH<4 的总时间百分率、病理性酸反流次数。当一次病理性酸反流后收缩压升高≥140 mmHg 和（或）舒张压升高≥90 mmHg 持续 10 min 称为胃食管反流相关性高血压病[7-8]。②24 h 动态血压监测的观察指标是血压升高次数，24 h、日间（清醒活动）和夜间（睡眠）平均血压。采用欧洲高血压学会验证的动态血压监测仪，并每年至少 1 次与水银柱血压计进行读数校准，采用 Y 型管与袖带连通，二者的血压平均读数相差应<5 mmHg；测压间隔时间日间为 15 min，夜间延长至 30 min。根据血压变化和降压药物应用情况进行降压疗效评定，治愈：收缩压和舒张压均降至正常范围，停用降压药物；有效：收缩压和舒张压均降至正常范围，降压药物用量低于治疗前用量的 50%；无效：未达到上述标准[9]。

6. 统计学方法　应用 SPSS 17. 0 软件对数据进行分析。计量资料以均数±标准差（$\bar{x}\pm s$）表示，比较采用配对 t 检验。采用回归分析判定高血压病与 GERD 关系。以 $\alpha=0.05$为检验水准。

（二）结果

1. 酸反流发作与高血压病的相关性　抗酸治疗前行 24 h 食管 pH 联合阻抗监测和 24 h 动态血压监测显示，22 例中共发生 312 次病理性酸反流和 453 次高血压发作，其中 195 次（62. 5%）病理性酸反流和 208 次（45. 9%）高血压在夜间发作，117 次（37. 5%）病理性酸反流和 245 次（54. 1%）高血压在日间发作，提示病理性酸反流在夜间更常见（$t=-2.888$，$P=0.009$），而高血压发作次数在日间与夜间无明显差异（$t=0.990$，$P=0.333$）。在对 24 h 内病理性酸反流与高血压发作关系的研究发现，二者有相关性（$R^2=0.242$，$P=0.015$）。在以年龄、性别、体重指数、GERD 为自变量进行多因素回归分析时，发现 GERD 是高血压病的危险因素（$R^2=0.163$，$P=0.033$）。抗酸治疗后 24 h 内 pH<4 的总时间缩短，立位 pH<4 的总时间百分率、卧位 pH<4 的总时间百分率及病理性酸反流次数均显著下降，差异均有统计学意义（$P<0.01$，附表 4）。

附表 4　胃食管反流病合并高血压病患者抗酸治疗前后 24 h 食管 pH 联合阻抗监测结果比较（$\bar{x}\pm s$）

时间	24 h 内 pH<4 的总时间/min	立位 pH<4 的总时间百分率/%	卧位 pH<4 的总时间百分率/%	病理性酸反流次数/次
治疗前	94. 5±48. 9	3. 0±1. 8	3. 6±1. 8	12. 6 ±7. 1
治疗后	27. 9±8. 4	0. 8±0. 4	1. 0±0. 3	7. 1±4. 7
t	6. 872	5. 864	7. 699	6. 811
P	0. 000	0. 000	0. 000	0. 000

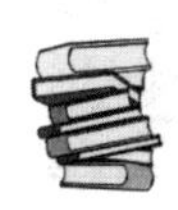

2. 抗酸治疗后血压变化 抗酸治疗后，22 例血压升高次数减少，24 h 平均血压、日间血压及夜间平均血压均不同程度下降，差异均有统计学意义（$P<0.01$ 或 $P<0.05$，附表 5）。22 例抗酸治疗的降压效果，1 例治愈，11 例有效，无效 10 例，有效率 54.5%。

附表 5 胃食管反流病合并高血压病患者抗酸治疗前后 24 h 动态血压监测指标变化情况（$\bar{x}\pm s$）

时间	血压升高次数/次	24 h 平均血压/mmHg	日间平均血压/mmHg	夜间平均血压/mmHg
治疗前	18.9±7.6	140.6/82.5	143.0/82.7	136.8/81.8
治疗后	11.8±4.5	132.4/78.3	135.2/76.6	129.4/71.8
t	8.769	4.691/2.694	4.244/2.610	2.597/3.245
P	0.000	0.000/0.014	0.001/0.024	0.025/0.008

（三）讨论

目前研究发现，原发性高血压病的发生同缩血管物质分泌增多或活性增强，舒血管物质分泌减少或活性减弱有关，血压的相对稳定或变化是血管紧张素Ⅱ、内皮素、一氧化氮及心钠素等血管活性物质间相互作用、相互调节的结果[10]。GERD 的发生与机体自主神经功能紊乱、内脏敏感性增高和防御机制的削弱等有关[11]。已经证实 GERD 与很多疾病有相关性[2]。有文献报道 GERD 能增加高血压病的发生[4]，也是引发心房颤动的一个危险因素[12]。笔者先前对 GERD 合并高血压病患者行腹腔镜 Nissen 胃底折叠术，术后 66.7%的患者血压不同程度缓解，提示胃食管反流可能与部分高血压病密切相关[9]。

高血压病与 GERD 共同的危险因素可能是二者有相关性的原因之一。超重与肥胖、糖脂及尿酸代谢异常是高血压病的主要危险因素。GERD 与心血管系统疾病常高发于老年、吸烟及肥胖患者，但本研究显示体重指数及性别与 GERD 无明显相关性。刘桂新等[13]研究也显示，24 h 血压的变化与腹型肥胖明显相关，与体重指数无关。β 受体阻滞剂和钙通道阻滞剂常用于治疗高血压病，但它们能降低 LES 压力，增加反流机会，这可能是高血压病患者 GERD 高发的原因。另外的可能原因为食管与心血管之间的神经反射系统，即反流性胸部疼痛引起交感神经兴奋造成高血压。最近一个新的理论认为，在整个复杂反射弧的控制下，心肺和消化系统反射活动被相同的刺激激活，其中最显著的是高碳酸血症和食欲，这可能是高血压病与 GERD 共同存在的原因[14]。

临床实际工作中有些患者血压时高时低，或是血压在某特定时段或情况下才会出现升高。然而如何客观判断 GERD 在高血压发作时的作用？本研究同时行 24 h 血压监测和 24 h 食管 pH 联合阻抗监测，为评估 GERD 与高血压病的关系提供了新的尝试。24 h血压监测通常由自动的血压测量仪器完成，无测量者误差，可避免“白大衣”效应，有利于发现隐蔽性高血压病，找出难治性高血压病的原因，还可评估血压升高程

度、短时变异和昼夜节律等。24 h、日间与夜间血压的平均值反映不同时段血压的总体水平，是目前诊断高血压病的主要依据。24 h 食管 pH 联合阻抗监测是诊断 GERD 的金标准，不仅能察觉反流时间与次数，而且还能判别症状发作与反流的相关性。本研究采用二者联合监测发现，高血压发作与病理性酸反流相关，这与 Gudlaugsdottir 等[4]研究结果相似。

给予抗酸药物是治疗 GERD 的基本方法。目前推荐对症状典型的 GERD 患者给予质子泵抑制剂每日 1 次治疗，对食管外症状者予质子泵抑制剂每日 2 次治疗[15]。短期、高剂量质子泵抑制剂亦能成功控制非心源性胸痛[16]。本研究发现 22 例予抗酸治疗后，胃食管反流参数与血压参数均明显下降，54.5%的患者降压有效。因此推断，GERD 可能是部分原发性高血压病的主要甚至是唯一致病因素。

综上所述，部分原发性高血压病与 GERD 可能密切相关，针对二者相关性的研究有可能揭示部分原发性高血压病的发病机制。对于有 GERD 的原发性高血压病患者，降压药物联合治疗效果仍较差时，要警惕胃食管反流相关性高血压病的存在。及时的诊断和治疗能显著改善胃食管反流症状及减少相关性高血压的发生。本研究尚存在样本量相对较少，入选病例标准较严格，年龄及病情相对较轻的局限性，今后需行大样本多中心的随机对照研究进一步证实本研究结论。

参考文献

[1] 中国高血压防治指南修订委员会. 中国高血压防治指南 2010 [J]. 中华心血管病杂志，2011，397：579-616.

[2] VAKIL N，VAN ZANTEN S V，KAHRILAS P，et al. The Montreal definition and classification of gastroesophageal reflux disease：a global evidence - based consensus [J]. Am J Gastroenterol，2006，101 (8)：1900-1920.

[3] LUX G，VAN ELS J，THE G S，et al. Ambulatory oesophageal pressure pH and ECG recording in patients with normal and pathological coronary angiography and intermittent chest pain [J]. Neurogastroenterol Motil，1995，7 (1)：23-30.

[4] GUDLAUGSDOTTIR S，VERSCHUREN W，DEES J，et al. Hypertension is frequently present in patients with reflux esophagitis or Barrett's esophagus but not in those with nonulcer dyspepsia [J]. Eur J Intern Med，2002，13 (6)：369.

[5] SARNELLI G，SANTONICOLA A，D'ANIELLO R，et al. GERD is a protective risk factor for hypertension [J]. Abstracts of the 18th National Congress of Digestive Diseases / Digestive and Liver Disease，2012，44 (2)：S219.

[6] LIANG W T，WANG Z G，WANG F，et al. Long - term outcomes of patients with refractory gastroesophageal reflux disease following a minimally invasive endoscopic procedure：a prospective observational study [J]. BMC Gastroenterol，2014，14：178.

[7] DOBRZYCKI S，BANIUKIEWICZ A，KORECKI J，et al. Does gastro - esophageal reflux provoke the myocardial ischemia in patients with CAD? [J]. Int J Cardiol，2005，

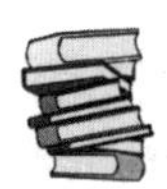

104 (1): 67-72.
[8] LAM H G, BREUMELHOF R, ROELOFS J M M, et al. What is the optimal time window in symptom analysis of 24-hour esophageal pressure and pH data? [J]. Dig Dis Sci, 1994, 39 (2): 402-409.
[9] 季锋，汪忠镐，韩新巍，等．腹腔镜胃底折叠术治疗胃食管反流相关性高血压病临床研究 [J]. 临床误诊误治 2015, 28 (7): 77-79.
[10] 王先梅，杨丽霞．原发性高血压发病机制的研究进展 [J]. 西南国防医药 2005, 15 (1): 98-100.
[11] 侯艳红，张林，张琨鹏，等．老年胃食管反流病患者心理状态及自主神经功能紊乱的研究 [J]. 中华保健医学杂志 2012, 14 (6): 433-435.
[12] KUBOTA S, NAKAJI G, SHIMAZU H, et al. Further assessment of atrial fibrillation as a risk factor for gastroesophageal reflux disease: a multicenter questionnaire survey [J]. Intern Med, 2013, 52 (21): 2401-2407.
[13] 刘桂新，杜娟，于静，等．不同肥胖类型的中青年原发性高血压患者血压水平及血压控制率与踝臂指数的关系分析 [J]. 中国心血管病研究, 2016, 14 (7): 612-616.
[14] DEAN J B. Theory of gastric CO_2 ventilation and its control during respiratory acidosis: implications for central chemosensitivity, pH regulation and diseases causing chronic CO_2 retention [J]. Respir Physiol Neurobiol 2011, 175 (2): 189-209.
[15] WILLIAMS R B, SZCZESNIAK M M, MACLEAN J C, et al. Predictors of outcome in an open label therapeutic trial of high-dose omeprazole in laryngitis [J]. Am J Gastroenterol, 2004, 99 (5): 777-785.
[16] BOTOMAN V A. Noncardiac chest pain [J]. J Clin Gastroenterol, 2002, 34 (1): 6-14.

（此文已于 2017 年发表于《临床误诊误治杂志》第 30 卷第 7 期）

八、胃食管反流病与呼吸系统疾病的相关性研究进展

袁莉莉　综述　　　季　锋　审校

【摘要】 胃食管反流病（GERD）典型表现为烧心、泛酸，但很多患者以食管外症状为主要表现或唯一表现。食管外症状以呼吸系统症状多见，并且此类患者往往生活质量受到严重影响甚至威胁生命，但就诊率低，误诊率高。一方面由于临床医师和患者对此病认识不足，另一方面目前缺乏有效的、有循证依据的大样本前瞻性研究来证实胃食管反流与呼吸系统疾病之间的相关关系。二者的相关性及联系的具体机制尚不清晰，本文结合近年来国内外针对二者相关性的研究现状，对胃食管反流病与呼吸系统疾病的相关性的研究进展展开叙述。

【关键词】胃食管反流；哮喘；慢性阻塞性肺病；特发性肺纤维化

胃食管反流病（GERD）是指胃内容物反流至食管，引起一系列不适症状和（或）并发症的疾病，是临床常见的一种消化系统动力障碍性疾病。美国胃肠病学院发布的2013年新版GERD诊断和管理指南将GERD定义为：由胃内容物反流入食管或以上部位，进入口腔（包括咽部）或肺部引起的症状或并发症。其临床表现可分为食管内症候群和食管外症候群[1]，前者包括泛酸、烧心、嗳气、胸痛等，后者包括慢性咳嗽、咽部异物感、声音嘶哑等。在GERD的食管外症状中，呼吸道症状是最常见和最重要的表现。

GERD在国外有较高发病率，近年来在我国的发病率也呈较明显上升趋势，与此同时，GERD的食管外表现越来越受到各界的重视。胃食管反流病与多种呼吸系统疾病，包括哮喘、单纯慢性咳嗽、特发性肺纤维化（IPF）、慢性阻塞性肺疾病（COPD）及囊性纤维化等有联系。一些合并有明确肺部疾病个体的反流物可反流至近端食管，这一事实更提示两者之间的联系并不是偶然的[2]。然而，这种合并呼吸系统疾病的患者往往并不表现为典型的反流症状如烧心和（或）泛酸，这使得很多临床医师经验性地忽略了GERD的可能性。本文就GERD与部分呼吸系统疾病相关研究进展综述如下。

（一）GERD与支气管哮喘

支气管哮喘是呼吸系统较常见的疾病，是由多种炎性细胞、炎性介质、细胞因子参与发生的气管支气管慢性非特异性炎症性疾病。近年来，多数学者认为GERD与哮喘可能相关。2007年，Sharma等[3]的一项随机双盲实验研究得出结论为：奥美拉唑联合多潘立酮治疗GERD与哮喘共存患者可显著缓解哮喘症状，改善肺功能指标。然而二者之间相互关系尚存争议。2003年，Gibson等[4]研究结果示，对合并GERD的哮喘患者予以抗反流治疗，哮喘症状、药物用量及肺功能无改善。季锋等[5]研究发现，Nissen胃底折叠联合高选择性迷走神经切断术治疗反流性哮喘综合征安全、可行、有效。贾丽萍[6]的动物实验研究结果显示，多次食管酸灌注可引起气道内炎症反应，伴有血清及支气管肺泡灌洗液（bronchoalveolar lavage fluid，BALF）中的BRP-39浓度明显升高，可能与GERD诱发或加重哮喘有关。2006年蒙特利尔国际共识意见中指出哮喘与GERD相互影响，GERD常为哮喘加重因素而较少成为哮喘单一致病因素，可能对哮喘产生直接或间接的影响。

GERD引起哮喘可能与下列机制有关[7]：反流物的微量吸入进入气管，直接刺激迷走神经感受器引起支气管痉挛；通过反流物作用于食管壁分布的迷走神经末梢反射性的引起支气管痉挛，气道阻力增加；反流物进入气管直接引起气道黏膜损伤和炎症；反流通过炎性物质、迷走神经反射和神经源性炎症等导致气道高反应性（airway hyperresponsiveness，AHR）。

另外，哮喘引起胃食管反流可能与下列机制有关[7]：咳嗽剧烈、哮喘发作时胸内负压增加、腹内压增加，膈肌下移，支气管扩张剂的应用使食管下括约肌（LES）压力降低、增加食管括约肌一过性松弛机会，以及通过迷走神经反射等均使得哮喘可成为加重或诱发胃食管反流的因素。尽管目前有多种假设理论解释上述机制，但其确切机

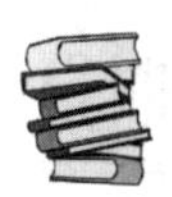

制还有待进一步深入研究。

（二）GERD 与慢性咳嗽

胃食管反流性咳嗽（GERC）是 GERD 中的特殊类型之一，又称反流性咳嗽综合征，是慢性咳嗽常见病因之一。此类患者往往以单纯的咳嗽为唯一临床表现，使得临床医师容易忽视 GERD 的存在，因此对于这种咳嗽的治疗往往收获不了满意的临床效果，值得深思。李治仝等[8]发现，食管裂孔疝常伴有呼吸系统症状包括慢性咳嗽等，并发现腹腔镜下胃底折叠术治疗食管裂孔疝及改善呼吸系统症状有良好效果。Irwin 等[9]研究发现某些难治性咳嗽与 GERD 有关，咳嗽与反流指标明显相关，且抗反流治疗后相关指标趋向好转。季锋等[10]研究从 40 例慢性咳嗽患者中检出 GERC 28 例，经常规治疗无效，经抑酸治疗后慢性咳嗽得到有效控制，证实 GERD 为慢性咳嗽的病因或诱发因素。国内胡志伟等[11]发现腹腔镜胃底折叠术治疗 GERD 相关性咳嗽安全有效且有较高的患者满意度。

GERC 的发病机制目前尚不完全清楚，但目前现有的主要学说有以下两种[12]。①高位反流机制：胃内容物反流至咽喉或误吸入肺部，直接或间接刺激咳嗽感受器从而引起咳嗽；长期反流物刺激或能使咳嗽感受器结构重塑，使感受器数目增加，感受阈值下降即敏感性增高，咳嗽中枢兴奋性增加。②低位反流机制：食管下段黏膜的化学及机械牵张感受器受到反流物刺激，通过食管—支气管反射兴奋咳嗽中枢引起咳嗽，同时可能引起相关传出神经释放一些 P 物质等神经肽类，引起神经源性炎症和炎性介质的释放，从而刺激咳嗽中枢引起咳嗽。另有细菌定植学说等对以上主流学说的补充。综上，GERC 的发病机制尚无确切定论，其治疗方案的选择和疗效更待深一步研究。

（三）GERD 与 IPF

特发性肺纤维化（IPF）是一种慢性、进行性发展的肺纤维增殖性疾病，主要病理学改变是正常肺泡结构消失，肌成纤维细胞灶形成和细胞外基质过度沉积。目前其病因未明，尚缺乏确切有效的治疗手段，现有的治疗手段均不能显著改善 IPF 患者的生存率和显著提高患者的生活质量，因而应该积极探索其病因和发病机制等，转换临床模式，治疗应逐步转变为以预防为主，针对可能的病因进行治疗，从而改善 IPF 患者的预后，降低病死率。

越来越多的临床及基础研究提示 GERD 与 IPF 之间具有较高的相关性，Lee 等[13]研究结果表明抑酸药使用与患者生存时间延长有关，抑酸药使用可能是延长 IPF 患者生存时间的独立因素，另与 IPF 患者低评分有关。齐军等[14]研究发现，IPF 患者胃食管反流阳性率高，但往往缺少典型的胃食管反流症状。在不具备胃酸监测条件的医院，GerdQ 可用于评价 IPF 患者是否存在胃食管反流，但二者确切关系尚不清楚，需要进一步研究来探索。多数学者认为 GERD 可能是 IPF 的重要致病因素之一，提出了以下可能机制[14]：在具有较高易感性人群中，长期慢性吸入反流物可损伤肺泡上皮细胞，上皮细胞异常增生和后续的一系列组织异常修复导致肺组织纤维化。肺泡上皮细胞受损引起肺泡毛细血管扩张，引起毛细血管网通透性改变，血浆蛋白渗出到肺泡腔和间质，可能激活凝血级联反应，使纤维蛋白沉积。肺泡上皮受损后还可使结缔组织生长因子，血小板源性生长因子、肿瘤坏死因子等多种细胞因子分泌增多，细胞外基质沉积增多，从而促进肺间质纤维化的形成和发展。

（四）GERD 与 COPD

慢性阻塞性肺疾病（COPD）是以持续的不可逆的气流受限及气道慢性炎症为特征的慢性呼吸系统疾病，典型临床表现为反复咳嗽、咳痰、喘息等。近年来，COPD 患病率逐渐升高，其危险因素主要包括遗传、年龄、吸烟、空气污染和气候等。COPD 发病机制尚未完全清楚，目前认为与炎症反应、蛋白酶-抗蛋白酶系统失衡及氧化应激等相关。近年来不断有临床发现及研究证实 COPD 患者 GERD 发生率明显高于普通人群，二者之间关系的研究成为热点，临床上 COPD 并 GERD 的患者尤其老年患者，常有典型 COPD 症状如反复咳嗽、咳痰、憋喘等而无 GERD 典型症状像泛酸、烧心、嗳气等，常常使得呼吸科医师忽视 GERD 的存在，表现为患者接受 COPD 治疗后收获不了满意效果，一定程度上延误了治疗时机。下文就近年来 COPD 与 GERD 相关研究进展简要叙述。

众多研究结果之间虽存在一定差异，但多数结果表明 COPD 人群中 GERD 患病率高于正常人群。Lee 等采用 24 h 食管 pH 监测观察了 COPD 患者中 GERD 发病情况，结果发现其 GERD 患病率明显高于对照组，通过检测 COPD 患者组肺组织内胃蛋白酶含量发现 33%的 COPD 患者肺部存在胃蛋白酶，且比例远高于正常人群。目前认为 GERD 主要通过促进疾病进展和病情加重、降低患者生活质量和加重患者疾病经济负担等影响 COPD。Rogha 等[15]研究发现，并 GERD 的 COPD 患者病情进展更重、住院时间更长且药物治疗策略更复杂。同时一项关于 COPD 患者承担医疗费用的回顾性研究发现，并 GERD 的 COPD 患者人群每年医疗花费增加 36%，增加的医疗费用可能与这些 COPD 患者急性发作而再入院治疗的次数增多有关。现认为 GERD 加重 COPD 可能机制如下：①少量反流物误吸进入呼吸道直接刺激呼吸道黏膜，导致气道炎症发生，或经神经反射引起气道痉挛、阻塞；②反流物直接刺激食管黏膜内神经末梢（化学和机械感受器），通过迷走神经介导的食管—支气管反射，使气道痉挛[16]。亦有部分学者认为在气道气流受限基础上，定植于消化道的细菌随反流物进入气道，在机体抵抗力低下状态引起呼吸道感染，使 COPD 加重。

（五）小结

GERD 患者主要表现为泛酸、烧心、胸痛等，但部分患者以咳嗽、哮喘等呼吸系统症状为主要表现，甚至为唯一表现而就诊，因而影响临床医生判断，易出现误诊、漏诊。因此在临床工作中对于以食管外症状首诊而经相关正规治疗效果不佳的患者应考虑 GERD 存在的可能，此时针对此类患者可以进行相关的 GERD 专业相关检查，如24 h 食管 pH 联合阻抗监测、食管压力测定、上消化道造影（钡餐）、消化内镜等。对于疑似反流相关呼吸系统疾病的患者，可给予诊断性抗反流药物治疗。经相关检查证实胃食管反流存在时，应采取针对 GERD 的规范化治疗，包括一般治疗、药物治疗、内镜下治疗和腹腔镜下手术治疗等。然而，目前临床上就反流和呼吸道症状的关联性而言常常缺乏证据，诊断和治疗常常是根据经验而进行。总之，对 GERD 与呼吸系统疾病相关性的研究尚缺乏大样本、随机、前瞻性的试验，还有待更进一步的探索。

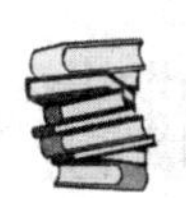

参考文献

[1] VAKIL N，VAN ZANTEN S V，KAHRILAS P，et al. The Montreal definition and classification of gastroesophageal reflux disease：a global evidence-based consensus [J]. Am J Gastroenterol，2006，101 (8)：1900-1920.

[2] HOUGHTON L A，LEE A S，BADRIH，et al. Respiratory disease and the oesophagus：reflux，reflexes and microaspiration [J]. Nat Rev Gastroenterol Hepatol，2016，13 (8)：445-460.

[3] SHARMA B，SHARMA M，DAGA M K，et al. Effect of omeprazole and domperidone on adult astmatics with gastroesophageal reflux [J]. World J Gastroenterol，2007，13 (11)：1706-1710.

[4] GIBSON P G，HENRY R L，COUGHLAN J L. Gastro-oesophageal reflux treatment for asthma in adults and children [J]. The Cochrane database of systematic reviews，2003，(2)：CD001496.

[5] 季锋，沙红，韩新巍，等．腹腔镜 Nissen 胃底折叠联合高选择性迷走神经切断治疗胃食管反流病 [J]. 中华普通外科杂志，2014，29 (6)：473-474.

[6] 贾丽萍，蔡梓滔，陈祖光，等．食管酸灌注对哮喘小鼠气道炎症及 BRP-39 浓度的影响 [J]. 临床肺科杂志，2017，22 (9)：1587-1590.

[7] 崔西玉，陈曼彤，吴穗清．胃食管反流病与哮喘关系初探 [J]. 现代消化及介入诊疗杂志，2005，10 (2)：76-78.

[8] 李治仝，汪忠镐，吴继敏，等．食管裂孔疝与呼吸道症状临床相关性研究 [J]. 中华普通外科杂志，2013，28 (1)：9-11.

[9] IRWIN R S，ZAWACKI J K，CURLEY F J，et al. Chronic cough as the sole presenting manifestation of gastroesophageal reflux [J]. Am Rspir Dis，1989，140 (5)：1294-1300.

[10] 季锋，汪忠镐，李震，等．埃索美拉唑治疗胃食管反流性咳嗽的临床研究 [J]. 中华消化杂志，2012，32 (12)：852-853.

[11] 胡志伟，吴继敏，梁伟涛，等．腹腔镜胃底折叠术治疗胃食管反流病相关性咳嗽 70 例 [J]. 中华胃肠外科杂志，2015，18 (12)：1244-1247.

[12] 王宇，余莉，邱忠民，等．胃食管反流性咳嗽的发病机制及诊疗 [J]. 中华哮喘杂志（电子版），2010，4 (4)：308-311.

[13] LEE A L，GOLDSTEIN R S. Gastroesophageal reflux disease in COPD：links and risks [J]. Int J Chron Obstruct Pulmon Dis，2015，10：1935-1949.

[14] 齐军，尚圣云，李振华，等．特发性肺纤维化与胃食管反流的相关性研究 [J]. 中华内科杂志，2015，54 (8)：695-698.

[15] ROGHA M，BEHRAVESH B，POURMOGHADDAS Z. Association of gastroesophageal reflux disease symptoms with exacerbations of chronic obstructive pulmonary disease [J]. J Castrointestin Liver Dis，2010，19 (3)：253-256.

[16] TUCHMAN D N, BOYLE J T, PACK A I, et al. Comparison of airway response following tracheal or esophageal acidification in the cat [J]. Gastroenterology, 1984, 87 (4): 872-881.

（此文已于2018年发表于《中华胃食管反流病电子杂志》第5卷第1期）

九、食管裂孔疝与呼吸道症状临床相关性研究

李治仝　汪忠镐　吴继敏　季　锋　李　震　胡志伟　高　翔　宁雅婵

【摘要】 目的：探讨食管裂孔疝（hiatal hernia，HH）与呼吸道症状有无相关性。方法：2009年1~12月在胃食管反流病中心收集HH住院患者，分别对其性别、年龄、临床症状及诊治进行临床分析。结果：在362例GERD住院患者中，收集到196例有HH（54.1%），其中132例有呼吸道症状，64例无呼吸道症状，对其进行分析，发现HH与呼吸道症状有相关性（$\chi^2=15.3$，$P=0$）。进一步多变量分析研究显示HH能增加呼吸道症状的风险（优势比为2.3，95%可信区间为1.5~3.6）。196例HH患者中，178例行胃底折叠术并裂孔疝修补术，7例行胃底折叠术，11例保守治疗，术后168例得到随访，平均随访（12±3）个月，有效率85.1%。结论：HH发病隐匿，由于其独特的形成因素，HH能增加反流及呼吸道症状的风险。通过有效的诊断并积极治疗HH，能显著减轻反流及其引起的呼吸道症状。

【关键词】 食管裂孔疝；胃底折叠术；胃食管反流；呼吸道症状；疝修补术

Wang 等[1]2006年开始针对反流源性哮喘患者的诊断和治疗，当时注意的是哮喘与胃食管反流疾病（GERD）之间联系，而在治疗胃食管反流引起的呼吸道症状患者时，观察到食管裂孔疝（HH）存在。此后，逐渐认识到HH的重要性。本组患者主要为治疗呼吸道症状而来，经检查大多有胃食管反流。有研究报道58%哮喘症患者有HH[2]。这促使开始研究HH与呼吸道症状在特殊人群中的关系，并评估HH治疗效果。

（一）资料与方法

1. 一般资料　通过计算机管理系统检索，从2009年1月至12月在中国人民解放军第二炮兵总医院（2015年更名为中国人民解放军火箭军总医院）胃食管反流中心共收集362例GERD患者资料，196例有HH，男110例，女86例，平均年龄（50±13）岁，以40~60岁最多。其中132例有呼吸道症状，64例无呼吸道症状。

2. 方法

（1）手术方法：采用气管插管全麻，取仰卧"大"字体位，头高足低，术者站在患者两腿之间。于脐上缘做10 mm的横行切口，置气腹针造CO_2气腹，气腹压设置为14 mmHg。气腹成功后，置入腹腔镜，直视下于左、右锁骨中线肋缘下、剑突下、左腋前线肋缘下共置入3个5 mm和1个10 mm的穿刺套管。剑突下穿刺套管放入巴布科克钳抓住食管裂孔上方筋膜托起肝脏，显露贲门食管处。有HH者先将疝内容物复位，

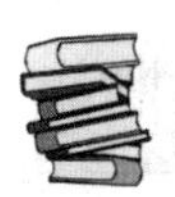

用超声刀切断胃与脾之间的网膜组织及胃短血管，游离切断胃膈和膈食管韧带，显露左侧膈脚；用超声刀切断胃小弯侧上缘网膜组织及食管前面筋膜，显露右侧膈脚。钝性游离食管长度约6 cm。避免损伤迷走神经，用2-0丝线间断缝合两侧膈肌脚，缩小食管裂孔至1.5 cm左右为宜。若裂孔大于5 cm者，用巴德裂孔疝补片（Bard Crurasoft）修补。用Nissen法折叠胃底，包绕食管下段全周，并用2-0丝线间断缝合2~3针，宽1.5~2.0 cm，至少要有两针缝于食管肌层。

（2）疗效评估：患者在手术前后按照泛酸、烧心、咳嗽、声嘶及喘息的频度及严重度进行评分。参考反流调查问卷（RDQ）[3]，症状评分等于频度评分与严重度评分之和。症状频度：没有症状为0分；症状发生1周<1次为1分；1周1次或2次为2分；1周3次或4次为3分；1周5次或6次为4分；1周>6次为5分。症状严重度：0分：没有症状；1分：症状轻微；2分：中度症状，但不影响正常生活；3分：适度影响正常生活和工作；4分：症状严重，部分生活能力丧失；5分：症状非常严重，无生活能力或有生命危险。对所有的患者在出院后3、6、12个月进行电话随访其症状改善情况，以后每1年随访1次。对结果进行整体分析，并用症状改善情况作为疗效参考标准，基本痊愈：症状完全消失；较好：每月发生1次或更少；效果一般每周发生1次或更少；较差：每日发生1次或更频繁。

3. 统计学方法　所有数据均用SPSS13.0统计软件，对HH患者的性别、年龄、临床症状及治疗进行临床分析。用卡方检验验证HH与呼吸道症状有无相关性。相对危险度用Logistic回归模型。评估手术前后症状改善情况用配对秩和检验。$P<0.05$表示差异有统计学意义。

（二）结果

1. 数据统计结果　196例HH患者中，132例有呼吸道症状主要表现为胸闷、憋气、喘息、咳嗽等；64例无呼吸道症状，主要表现为泛酸、烧心、嗳气、腹胀、咽痛等；入院前大多诊断为支气管哮喘、支气管炎、慢性咽炎者，入院后经肺功能、胸片、24 h食管测酸、测压检查，证实肺部无器质性病变，证实有胃食管反流。

呼吸道症状临床分析，GERD中HH患者与呼吸道症状有相关性（$\chi^2=15.3$，$P=0$），差异有统计学意义（$P<0.05$）（附表6）。进一步对其回归分析，证实HH能增加呼吸道症状的风险（优势比为2.3，95%可信区间为1.5~3.6）。

附表6　两组患者呼吸道症状与其他影响因素的关系（$\bar{x}\pm s$）

组别	年龄/岁	性别/例		食管裂孔疝因素/例		吸烟史/例	
		男	女	有	无	有	无
呼吸道症状组	50±13	113	97	132	78	112	98
无呼吸道症状组	52±13	78	74	64	88	76	76
χ^2		0.22		15.29		0.39	
P		0.63		0.00		0.53	

在196例HH患者中，178例行腹腔镜胃底折叠术并裂孔疝修补术，其中2例巨大裂孔疝用巴德补片修补；7例行腹腔镜胃底折叠术；11例保守治疗。手术后有60例出现进食哽咽感，33例出现腹胀，10例腹泻，给予对症治疗观察一段时间后症状均不同程度缓解。其他并发症有轻度发热、皮下气肿、纵隔气肿、腹部切口疼痛等，逐渐自行缓解，无二次手术的患者。

2. 随访结果　对术后出院的患者电话随访，随访到168例裂孔疝修补术患者，失访10例（失访率5.6%），平均随访（12±3）个月，症状基本痊愈45例（26.8%），效果好63例（37.5%），效果一般35例（20.8%），无效25例（14.9%），有效率85.1%；7例胃底折叠术患者，平均随访（12±4）个月，1例基本痊愈，3例效果好，3例一般，两者总有效率85.7%。对药物治疗没有进行随访。随访结束后，对症状评分进行统计，观察到症状评分较术前显著减低，差异有统计学意义（$P<0.05$）（附表7）。

附表7　手术前后主要症状评分（$\bar{x}\pm s$）

时间	症状评分/分				
	泛酸（94例）	烧心（72例）	咳嗽（75例）	声嘶（53例）	喘息（78例）
术前	5.0±1.4	5.2±1.6	6.7±1.3	5.0±1.6	7.6±2.2
术后	1.6±1.0	1.7±0.9	2.8±1.3	1.8±0.9	3.2±1.6
χ^2	7.27	7.36	6.46	3.32	6.65
P	0.00	0.00	0.00	0.00	0.01

（三）讨论

HH是指腹腔内脏器（主要是胃）通过膈食管裂孔进入胸腔所致的疾病。HH在GERD中发病率较高，在大多数研究中，HH与反流性食管炎是紧密相连。GERD常常与呼吸道症状并存，很多GERD患者表现为食管外刺激症状。HH无典型临床表现，经过临床分析，HH与呼吸道有相关性，因此呼吸道症状很可能是HH的特异表现。腹腔镜Nissen胃底折叠术是治疗GERD的经典术式，本中心用胃底折叠术并裂孔疝修补术治疗HH，取得良好的治疗效果。

1. HH的发生率及临床症状　临床上显著的HH在一般人群的发病率是5/1 000，但是95%是小的I型滑动性裂孔疝，很少引起严重的并发症[4]。Gregg等[5]用内窥镜对具有持续GERD症状的患者进行检查，发现51%的GERD患者有HH，平均大小为1.85 cm。吴继敏等[6]报道109例GERD患者中，66例有HH，87例具有咳嗽、憋喘等呼吸道症状。本研究收集362例GERD患者中，196例有HH。

Low等[7]报道特定的食管旁疝患者中，84%有呼吸困难。Carrott等[8]对120例非特定的食管旁疝研究证实食管旁疝严重影响呼吸功能。本组196例HH中132例（67.3%）患者有呼吸道症状，主要表现为喘息、憋气、胸闷、咳嗽等，并且证实HH能增加呼吸道症状的风险。Ruhl等[9]报道先前有HH或反流食管炎能增加住院患者呼吸道疾病的风险（相关率为1.4，95%的置信区间是1.2~1.7）。进一步证实HH与呼

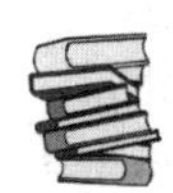

吸道症状有相关性。

2. HH 的治疗方法及效果　HH 治疗方法包括保守治疗和手术治疗。对症状较轻的患者可以采用保守治疗。手术治疗的适应证：长期药物治疗无效者；因药物依赖影响生活质量或出现药物不良反应者；规律服药但出现反流相关并发症者（食管炎、Barrett 食管及哮喘样症状）。由于 HH 不仅加重反流，也能引起呼吸道症状，因此手术治疗的方式主要是在治疗 GERD 基础上给予食管裂孔疝修补术。本中心提倡Ⅰ型 HH（疝囊直径>3 cm）、食管旁疝（Ⅱ型）、混合型（Ⅲ型）、巨大 HH（Ⅳ型）行胃底折叠术+裂孔疝修补术；术中发现Ⅰ型 HH，疝囊直径<3 cm 者，只行胃底折叠术。Low 等[7]在对 45 例特定的食管旁疝患者行疝修补术，84%患者术前有呼吸困难，术后呼吸功能明显改善。Carrott 等[8]对 120 例非特定的食管旁疝患者行疝修补术，疝修补术是有效的治疗方法，极大提高了老年患者的呼吸功能及生活质量。Pierre 等[10]对 152 例巨大食管旁疝患者行腹腔镜修补术，平均随访 18 个月，128 例（84%）效果极好，12 例（8%）效果好，效果一般 7 例（5%），效果差的 5 例（3%），总有效率 97%；术后 9 例患者（6%）吞咽困难需要球囊扩张，5 例裂孔疝复发需重新手术。本组 168 例行 Nissen 胃底折叠术并裂孔疝修补术，平均随访 12. 33 个月；7 例行 Nissen 胃底折叠术，平均随访 12. 13 个月，两者总的有效率为 85. 7%，无二次手术、复发病例报道。

胃底折叠术后短暂的吞咽困难比较常见。此症与术后早期折叠部位水肿等有关，一般都能在 2~6 周自行缓解。本组术后 60 例（32. 4%）出现不同程度的进食困难，较短的时间内症状均消失。如果吞咽困难较严重，明显影响进食或出现胸痛、呕吐等情况，则需进行内镜检查，内镜的镜身即能起到一定的扩张作用，多数能缓解梗阻症状。如仍无效，可考虑使用球囊或探条进行扩张。其他的并发症如：腹胀、腹泻、轻度发热、皮下气肿、纵隔气肿，给予对症治疗观察一段时间后症状均不同程度缓解，没有二次手术的患者。

由此可见，由于 HH 特殊的形成原因，能显著加重反流症状及其并发症。当那些发生与进食或睡眠有关的顽固性咳嗽、憋喘，严重时导致晕厥，抗感染、止咳平喘等对症治疗效果不佳时，要考虑 HH 的存在。

通过对 HH 患者行腹腔镜胃底折叠术并裂孔疝修补术，随访结果满意。因此，胃底折叠术及裂孔疝修补术治疗 HH 具有微创、风险低、并发症少和疗效满意的优点，与药物治疗相互补充，极大地提高 HH 治疗效果。

参考文献

[1] WANG Z G. It is gastroesophageal reflux disease, but not asthma: a case report [J]. Chin Med Sci, 2006, 21 (3): 189-193.

[2] SONTAG S J, SCHNELL T G, MILLER T Q, et al. Prevalence of oesophagitis in asthmatics [J]. Gut, 1992, 33 (7): 872-876.

[3] SHAW M J, TALLEY N J, BEEBE T J, et al. Initial validation of a diagnostic questionnaire for gastroesophageal reflux disease [J]. Am J Gastroenterol, 2001, 96 (1): 52-57.

[4] MACARTHUR K E. Hernias and volvulus of the gastrointestinal tract [M] //FELDMAN M, SCHARSCHMIDT B F, SLEISENGER M H, KLEIN S. Sleisenger & Fordtran's gastrointestinal and liver disease. Philadelphia: W B Saunders, 1998: 318-327.
[5] VALENZUELA G A, DICKINSON D. Prevalence of hiatal hernia in symptomatic GERD by high resolution manometry and endoscopy [J]. Gastrointestinal Endoscopy, 2010, 71 (5): AB268.
[6] 吴继敏，汪忠镐，季锋，等. 腹腔镜 Nissen 胃底折叠术治疗胃食管反流病 [J]. 中国普通外科杂志，2009，10 (18)：1055-1058.
[7] LOW D E, SIMCHUK E J. Effect of paraesophageal hernia repair on pulmonary function [J]. Ann Thorac Surg, 2002, 74 (2): 333-337.
[8] CARROTT P W, HONG J, KUPPUSAMY M K, et al. Repair of giant paraesophageal hernias routinely produces improvement in respiratory function [J]. J Thorac Cardiovasc Surg, 2012, 143 (2): 398-404.
[9] RUHL C E, SONNENBERG A, EVERHART J E, et al. Hospitalization with respiratory disease following hiatal hernia and reflux esophagitis in a prospective, population-based study [J]. Annals of Epidemiology, 2001, 11 (7): 477-483.
[10] PIERRE A F, LUKETICH J D, FERNANDO H C, et al. Results of laparoscopic Repair of giant paraesophageal hernias: 200 consecutive patients [J]. Ann Thorac Surg, 2002, 74 (6): 1909-1916.

（此文已于2013年发表于《中华普通外科杂志》第28卷第1期）

十、胃食管反流病与咽喉反流性疾病

季　锋　袁莉莉　韩新巍　李治仝　李　鹏　白林锋　崔　强　汪忠镐

【摘要】 近年来，胃食管反流对咽喉的影响已越来越受到临床的重视，临床实践和实验研究证明其是引起咽喉部疾患的重要致病因素之一。反流性咽喉炎的发病机制和诊治方法也成为当今研究热点。但目前其发病机制仍不明确且缺乏诊断金标准，治疗效果也不理想。本文主要对反流性咽喉炎的发病机制、临床表现、诊断方法、治疗做一综述。

【关键词】 胃食管反流；咽疾病

胃内容物经食管反流后首先累及喉咽部，反流可致咽喉部常见的疾病有慢性咽炎、声带 Reinke 水肿和息肉、声带溃疡、肉芽肿、咽喉狭窄、声门下狭窄及喉癌等[1]。1968年 Cherry 等首次描述了伴有咽炎的胃食管反流病（GERD），3例 GERD 患者存在咽喉部溃疡。此后，GERD 与咽喉部疾病的关系引起广泛的关注。2002年，"咽喉反流疾病（laryngopharyngeal reflux disease，LPRD）"这个名词正式被美国耳鼻咽喉头颈外

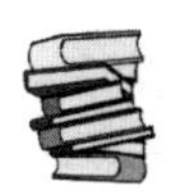

科学会采用。咽喉反流定义为胃内容物异常反流入上呼吸道而引起的一种慢性症状或黏膜损伤[1]。Wong 等[2]调查表明 4%~10%的耳鼻咽喉科门诊患者与胃食管反流相关，除咽喉炎外，尚有接触性溃疡、肉芽肿、喉气管狭窄、咽异物感、喉痉挛、喉癌及睡眠呼吸暂停综合征等。近 30 年来对 GERD 与咽喉部疾病的研究表明，相当一部分咽喉部疾病是 GERD 的食管外表现，其中最常见的相关咽喉部疾病为慢性咽喉炎，以声门后壁的水肿、肥厚及红斑为特征[3]。姜湛乾[4]报道对 112 例顽固性慢性咽喉炎患者进行胃镜检查或 24 h 食管 pH 监测研究表明，患 GERD 高达 34. 8%，其中相当一部分患者表现为非典型症状。

（一）发病机制

GERD 被认为是多因素导致的，包括：①抗反流防御机制下降，如食管下括约肌（LES）变短、压力变小及食管廓清能力减弱等；②反流物对食管黏膜攻击作用加强，如胃酸-胃蛋白酶等对食管黏膜的直接损伤、胆汁酸的毒性作用及幽门螺杆菌刺激胃酸分泌增加等。胃食管反流引起反流相关性咽喉炎的发病机制中，食管上括约肌（UES）起到重要屏障作用。UES 压力降低，使滞留在食管近端的胃内酸性内容物及胃蛋白酶溢入喉咽部，直接刺激、损伤咽喉部黏膜。Ylitalo 等[5]监测了 26 例后部喉炎、17 例喉部正常但可疑 GERD 患者和 19 例健康人咽喉部的 pH 值，69. 23%的后部喉炎患者有咽食管反流，而健康志愿者中只有 26. 32%存在咽食管反流，提示反流物对咽喉黏膜的直接接触是引起此病的重要损伤因素。食管远端酸反流刺激管壁引起迷走神经反射，从而产生咽喉部不适[6]。咽喉、食管、胃、十二指肠均分布有迷走神经，食管、胃、十二指肠炎症及疾病均可通过迷走神经反射引起咽喉部不适。

虽然 LPRD 与 GERD 都是由胃内容物的异常反流引起，但两者在发病机制、诊断及治疗方面却存在明显差异[7]。胃食管反流是由于 LES 松弛造成的，而咽喉反流主要见于 LES 功能异常，且较少伴有食管运动功能障碍[8]。LPRD 患者只是反流物到达近端食管和咽喉部的概率增加，而远端食管反流与那些仅有胃食管反流而没有咽喉部症状的患者没有差异[7]。许多 LPRD 患者胃食管反流量和持续时间都在正常范围内，不至于产生“烧心”和食管炎，但较为“脆弱”的喉黏膜上皮还是出现了损伤[9]。因为喉部上皮较薄，且缺少食管的多层屏障抵御胃酸的侵蚀（如 LES，食管主动廓清酸的运动，食管黏膜组织的抗酸能力及 UES），因此比食管更易遭胃酸或胃蛋白酶的化学腐蚀。对于食管来说，每日 50 次的反流都是正常的，而对于咽喉部，每周超过 3 次反流就算异常，$pH < 5$ 的反流也可能具有重要意义。另外，还有一种假说[8]认为 LPRD 患者存在喉部神经敏感性降低及自身酸碱平衡紊乱的机制。笔者认为 LPRD 与 GERD 不一致的原因可能有以下两点：①胃、十二指肠炎症及疾病通过迷走神经反射引起咽喉部问题[6]，这时并没有发生胃食管反流；②部分 GERD 患者会出现 UES 高压，会引起咽喉部不适[8]，这种高压是独立于胃食管反流之外的。

（二）临床表现

长期以来，很多研究者将咽喉反流作为 GERD 的食管外症状进行研究，但是很多 LPRD 患者缺乏典型 GERD 症状，如泛酸、烧心、胸骨后烧灼感等，而表现为咽部不适，如不明原因的咽部异物感、咽干、咽痒、声音嘶哑、反复清嗓、慢性咳嗽等。部

分患者可仅有咽喉部不适而就诊于耳鼻咽喉科[4]。临床检查常有以下表现：黏膜红斑、增生肥厚、声带结节、任克水肿和息肉、接触性溃疡和肉芽肿、喉气管狭窄等。Galli等[10]通过对 34 例具有喉部症状的患者进行问卷调查及电子喉镜检查、pH 监测，分析表面 69.5% 具有病理性反流的患者并没有典型胃食管症状的主诉。

（三）诊断

GERD 定义诊断为患者较轻症状每周出现 2 d 或以上，中、重度症状每周出现 1 d 以上。胃镜显示明确的 GERD 并发症（反流性食管炎、Barrett 食管、消化性狭窄等）、和（或）食管内反流监测阳性、和（或）质子泵抑制剂（PPI）诊断性治疗有效，则可诊断 GERD。患者可能没有症状，但有反流性食管炎或 Barrett 食管等并发症，也符合 GERD 诊断。LPRD 的诊断方法包括量表、pH 监测、胃蛋白酶监测及诊断性药物治疗等。Belafsky 等[11]提出的反流症状指数（reflux symptom index，RSI）>13 分和反流体征评分（reflux finding score，RFS）总分>7 分[12]，分别对症状及内镜下反流相关喉部病变程度进行量化，有助于诊断及对治疗效果的评估。但量表带有较大的主观性，受限于患者对量表问题的理解及当时心理状态，受限于医师不同教育背景及临床经验，两个量表可靠性较差，目前主要用于 LPRD 初筛。食管多通道腔内阻抗-pH 联合监测（MII-pH）是被认为是目前诊断 LPRD 的最可靠方法，这种办法最大的优点在于其可以通过对患者24 h的监测来捕捉那些间歇的反流事件，客观反映生理状态下人体内的 pH 变化，确定有无反流存在，了解反流与症状间的关系，鉴别生理性和病理性反流[13]。Cumpston 等[14]通过对 109 例怀疑有反流性咽喉炎的患者行 24 h MII-pH 发现有病理性 LPR 者 51 例，阳性率为 47%（51/109），认为 24 h MII-pH 是诊断 LPRD 的“金标准”，可以作为临床中可疑 LPRD 患者的确诊检查手段。Dx-pH 是一种新的气道 pH 监测系统[15]，可以精确监测咽喉部位的微量酸或碱性气体，既可监测液体反流，也可监测气体反流，由于监测电极细小柔软，放置位置更加舒适，较阻抗 pH 监测更易为患者接受。胃蛋白酶是由胃壁主细胞分泌的胃蛋白酶原在酸性条件下被激活而转化而来。从理论上来说，胃蛋白酶大量存在于胃内容物中，正常人喉部不存在或仅存在微量胃蛋白酶，若喉部检测到胃蛋白酶，可为咽喉反流存在提供客观依据[16]。近年来，唾液或痰液胃蛋白酶浓度检测用于诊断 LPRD 在国际上成为研究的热点，以免疫组化测定喉部分泌物中胃蛋白酶含量证可以作为一项灵敏度高的诊断方法用于 LPR 的筛查[17]。然而，有些反流是生理性的，为了将咽喉反流与胃食管反流进行区分，人们还需要确定一个胃蛋白酶水平的阈值。胃蛋白酶检测尚未成熟，目前还处于试验阶段，尚未应用于临床。

（四）治疗

LPRD 的治疗除常规针对咽喉部对症治疗外，需考虑针对胃食管反流进行相应治疗。

1. 一般治疗　建议改变生活方式。如床头抬高，避免穿紧身衣服，餐后保持直立位并适量活动，饮食以高蛋白、高纤维、低脂肪为原则，控制体质量，避免烟酒、浓茶、咖啡、辣椒等的刺激，少食多餐，睡前 3 h 停止进食，多嚼口香糖促进唾液分泌，改善食管清除能力。饮食和生活习惯的改变对于反流性咽喉炎症状的缓解有重要意义。

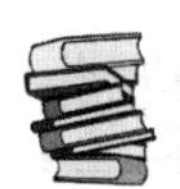

2. 药物治疗　主要使用中和胃酸、抗酸药、抑酸药。如 H_2受体拮抗剂和 PPI 等。目前国际上公认的首选药物为 PPI。抑酸治疗是反流性咽喉炎最常用的内科治疗策略。Campagnolo 等[18] 推荐治疗该疾病的 PPI 剂量为 20 mg/次，2 次/d，早饭和晚饭前 30 min服用，持续服用 8~12 周，症状消失后逐渐减量至停药，以免快速停药造成反跳式胃酸分泌过多。仅有不到 10%的患者停用 PPI 后症状完全缓解并不再复发，所以常需要再次应用 PPI 治疗。对 PPI 疗效不佳者，需要考虑是否为弱酸反流、非酸反流或是较严重的胃食管反流的可能性，也应考虑是否诊断有误，是否存在其他病因，如过敏、过量烟酒、肺部疾患、鼻窦病变、风湿、免疫等因素、用嗓过度、吸入性刺激物质等因素，可添加组胺受体拮抗剂、促胃动力剂[19]。

3. 内镜下或手术治疗　对于有症状的非酸反流、药物及生活方式联合疗效不佳、反流严重、LES 功能不良、药物不良反应严重、年轻患者避免长期用药或经济原因等均可作为内镜下或手术治疗的适应证。最常用和有效的内镜下治疗方式是食管微量射频术和贲门缩窄术，而最常用和有效的手术方式是腹腔镜下胃底折叠术，治疗的目的均是恢复 LES 张力，加强抗反流屏障功能以减少胃食管反流事件的发生。Ratnasingam 等[20] 认为，对于同时具有反流性咽喉炎症状（如咽异物感）和 GERD 经典症状（胃灼热、反胃）的患者，胃底折叠术能有良好的效果；但对于没有 GERD 经典症状的反流性咽喉炎患者，胃底折叠术的效果将降低。究其原因有待进一步探讨，笔者认为部分患者可能还存在其他因素，如胃、十二指肠的因素，这种因素胃底折叠术无法解决。

对比 GERD 的认识与研究，LPRD 仍有诸多问题需要研究。无论从发病机制还是诊断标准治疗方法，耳鼻咽喉专业在反流相关疾病领域还有许多工作要补充。依托自身优势，加强与消化内科等相关科室合作，积极开展相关基础研究与临床研究，完善 LPRD 临床规范化诊疗指南。

参考文献

[1] SIDHWA F，MOORE A，ALLIGOOD E，et al. Diagnosis and treatment of the extra esophageal manifestations of gastroesophageal reflux disease［J］. Ann Surg，2017，265（1）：63-67.

[2] WONGR K，HANSON D G，WARING P J，et al. ENT manifestations of gastroesophageal reflux［J］. Am J Gastroenterol，2000，95（Suppl 8）：S15-22.

[3] KOUFMAN J A. The otolaryngologic manifestations of gastroesophageal reflux disease（GERD）：a clinical investigation of 225 patients using ambulatory 24 - hour pH motitoring and an expermental investigation of the role of acid and pepsin in the development of laryngeal injury［J］. Larngoscope，1991，10（4 Pt 2 Suppl 53）：1-78.

[4] 姜湛乾. 胃食管反流病和顽固性咽喉炎相关性的临床研究［J］. 中国实用医药，2016，11（2）：118-119.

[5] YLITALO R，LINDESTAD P A，RAMEL S. Symptoms，laryngeal findings，and 24-hour pH monitoring in patients with suspected gastrosophagophrygeal reflux［J］.

Laryngoscope, 2001, 111 (10): 1735-1741.

[6] AKMAN C, RIVIELLO J J, MADSEN J R, et al. Pharyngeal dysesthesia in refractory complex partial epilepsy: new seizure or adverse effect of vagal nerve stimulation? [J]. Epilepsia, 2003, 44 (6): 855-858.

[7] FALK M, VAN DER WALL H, FALK G L. Differences between scintigraphic reflux studies in gastroitestinal reflux disease and laryngopharyngeal reflux disease and correlation with symptoms [J]. Nucl Med Commun, 2015, 36 (6): 625-630.

[8] 张园园, 胡国华. 咽喉反流的研究进展 [J]. 临床耳鼻咽喉头颈外科杂志, 2010, 24 (1): 45-47.

[9] KOUFMAN J A, AVIV J E, CASIANO R R, et al. Laryngopharyngeal reflux: position statement of the comittee on speech, voice, and swallowing disorders of the American Academy of Otolaryngology Head and Neck Surgery [J]. Otolaryngol Head Neck Surg, 2002, 127 (1): 32-35.

[10] GALLI J, AGOSTINO S, CALO L, et al. Gastro-esophageal reflux and laryngeal phlogistic disorders: clinical evaluation and multi-electrode pH monitoring [J]. Acta Otorhinolaryngol Ital, 2001, 21 (5): 306-311.

[11] BELAFSKY P C, POSTMA G N, KOUFMAN J A. Validity and reliability of the reflux symptom index (RSI) [J]. J Voice, 2002, 16 (2): 274-277.

[12] RIBOLSI M, BALESTRIERI P, BIASUTTO D, et al. Role of mixed reflux and hypomotility with delayed reflux clearance in patients with non-cardiac chest pain [J]. J Neurogastroenterol Motil, 2016, 22 (4): 606-612.

[13] MALDHURE S, CHANDRASEKHARAN R, DUTTA A K, et al. Role of pH monitoring in laryngopharyngeal reflux patients with voice disorders [J]. Iran J Otorhinolaryngol, 2016, 28 (89): 377-383.

[14] CUMPSTON E C, BLUMIN J H, BOCK J M. Dual pH with multichannel intraluminal impedance testing in the evaluation of subjective laryngopharyngeal reflux symptoms [J]. Otolaryngol Head Neck Surg, 2016, 155 (6): 1014-1020.

[15] AYAZI S, LIPHAM J C, HAGEN J A, et al. A new technique for measurement of pharyngeal pH: normal values and discriminating pH threshold [J]. J Gastrointest Surg, 2009, 13 (8): 1422-1429.

[16] HARRELL S, EVANS B, GOUDY S, et al. Design and implementation of an ambulatory pH monitoring protocol in patients with suspected laryngopharyngeal reflux [J]. Laryngoscope, 2005, 115 (1): 89-92.

[17] KNIGHT J, LIVELY M O, JOHNSTON N, et al. Sensitive pepsin immunoassay for detection of laryngopharyngeal reflux [J]. Laryngoscope, 2005, 115 (8): 1473-1478.

[18] CAMPAGNOLO A M, PRISTON J, THOEN R H, et al. Laryngopharyngeal reflux: diagnosis, treatment, and latest research [J]. Int Arch Otorhinolaryngol, 2014, 18

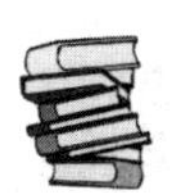

(2): 184-191.

[19] SATALOFF R T, HAWKSHAW M J, GUPTA R. Laryngopharyngeal reflux and voice disorders: an overview on disease mechanisms, treatments, and research advances [J]. Discov Med, 2010, 10 (52): 213-224.

[20] RATNASINGAM D, IRVINE T, THOMPSON S K, et al. Laparoseopieantireflux surgery in patients with throat symptoms: a word of caution [J]. World J Surg, 2011, 35 (2): 342-348.

(此文已于2018年发表于《中国医学文摘耳鼻咽喉科学》第33卷第1期)

十一、Barrett食管与胃食管反流病、食管腺癌研究探讨

李治仝　汪忠镐　季　锋　高　翔　张成超　胡志伟　宁雅婵

【摘要】 胃食管反流在人群中普遍存在，Barrett食管（BE）及食管腺癌（esophageal adenocarcinoma，EA）的发病率也在逐年升高。为了解BE与胃食管反流病（GERD）、EA的关系，本文复习近年相关文献，从病理生理基础及诊断、治疗方法入手进行探讨，结果发现三者的病情进展过程为正常食管黏膜→GERD→BE化生→BE低度或高度异型增生→EA。故BE的治疗应以减轻胃食管反流症状为主，并定期筛检和评价预后，以早期发现EA。

【关键词】 Barrett食管；胃食管反流病；食管腺癌

Barrett食管（BE）为食管下端的复层鳞状上皮被化生的单层柱状上皮所替代的一种病理现象，可伴肠化生或无肠化生，其中伴特殊肠上皮化生者属于食管腺癌（EA）的癌前病变。BE也是胃食管反流病（GERD）的严重并发症，胃食管反流是BE的主要原因，有10%~20%的胃食管反流患者发生BE。BE与EA的发生率密切相关，是一种主要的EA的癌前病变。本文集中介绍BE与GERD、EA最新研究进展，着重讨论BE与两者的关系，及其流行病学特征、发病机制、诊断和治疗方法。

（一）流行病学

胃食管反流在人群中普遍存在，BE及EA的发病率也逐年升高，尤其在西方国家。BE在美国人群发病率约为5.6%[1]。Westhoff等[2]在收集的378例GERD患者中，诊断为BE患者有50例，占13.2%，大多数为白种人，占98%，平均年龄62岁。目前国内还没有对BE大规模的统计学调查。作者之一在国内连续收集1 014例GERD患者中，BE患者有36例，占3.55%，平均年龄51.1岁[3]。

EA严重影响患者的生存质量，有报道BE患者中患EA的风险比普通人群高30~125倍[4]。EA在美国的发病率从1973—1975年的3.8/100万到2001年的23.3/100万已经增长了6倍[5]。

（二）病理生理学

1. 胃酸　是损伤食管的最主要因素，许多研究认为 BE 的发生发展不仅与 GERD 症状出现有关，而且与症状持续时间亦有关，持续时间越长则 BE 发生率越高。Lagergren[6] 对 451 例食管及贲门腺癌的患者调查显示，每周至少有 1 次烧心和（或）反流的患者患 EA 的危险性是无症状者的 8 倍，夜间有反流症状患 EA 的危险性是无症状的 11 倍，反流症状越频繁、越严重、持续时间越长，患 EA 的危险性越大。然而一些人患有严重反流性腐蚀性食管炎，却没有发展为 BE，还有的没有反流症状或胃镜检测食管没有炎症而发展成 BE 甚至癌，其具体发病机制尚不可知。

2. 氧自由基　前列腺素是重要的炎症介质，而环氧合酶 2（cyclooxygenase-2，COX-2）是前列腺素合成的关键酶。出现反流性炎症时，COX-2 氧化应激活跃，产生大量氧自由基，使食管鳞状上皮基底层内的上皮内干细胞发生基因突变，向腺上皮化生，形成 BE[7]。COX-2 的大量表达也可造成对生物膜和线粒体的氧化损伤，诱发肿瘤形成。

3. 遗传基因　已证明在癌变食管黏膜上皮中有基因的改变，如 17p 和 5q 的等位基因缺失参与许多实体瘤的发生过程。刘平[8] 研究分析 P16 及增殖细胞核抗原（proliferating cell nuclear antigen，PCNA）蛋白与 BE 的发生发展相关，因而可行 P16 及 PCNA 蛋白检测判定细胞增殖和基因突变情况。也有报道在大于 80%的高度异型增生的 BE 或 EA 患者中发现抗原提呈细胞（antigen presenting cell，APC）甲基化，在无异型增生的 BE 患者中也接近 40%[9]。然而最近有动物实验报道骨髓干细胞可能造成 Barrett 肠化生[10]。

4. 幽门螺杆菌（*Helicobacter pylori*，*Hp*）感染　有人认为 *Hp* 感染对阻止 BE 的发展有积极作用，细胞毒相关抗原 A 阳性的 *Hp* 感染，可引起胃体萎缩而导致胃酸分泌减少，从而降低 BE 的发病率。BE 的发生与 GERD 相关，但有些学者研究发现 *Hp* 感染与 GERD 的发生没有相关性。郭福勇[11]一组对照研究结果表明：有 GERD 的患者 *Hp* 感染率 61.5%；无反流的对照组 *Hp* 感染率为 64%，2 组 *Hp* 感染率无显著差异（$P>0.05$）。因此 *Hp* 感染可能对 BE 的发展也无作用。

5. 肥胖　可能是发展为 BE 的危险因素。Westhoff 等[12] 对 50 例 Barrett 食管患者分析，BMI（体重指数）均值为 27.3（跨度为 14.9~39.6）。但具体发病机制不清楚，也没有直接证实。

（三）BE 与 GERD、EA 相关性

大量的临床资料表明，BE 是由于长期的胃食管反流造成，是后天获得，是 EA 的癌前病变。GERD-BE-异型增生-EA 的发展过程也已得到认可。食管干细胞在正常的低酸环境下分化为鳞状上皮，高酸可引起黏膜鳞状上皮的破坏，BE 的小肠化生特征是在各种反流的环境下细胞损伤后的异常分化，形成异型增生[13]。Arevalo 等[14] 通过对 2006 年的南卡罗来纳县 GERD、BE、EA 患者地理分步的差异分析，得出以下结论：BE 流行高的区域，患 GERD 也同样高；患 EA 高的区域，BE 也同样高；而在患 EA 高

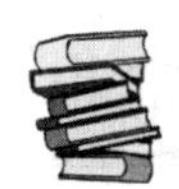

的区域，有高的 GERD 患病率。这种地理区域的分析支持了 GERD—BE—EA 连续性。

因此可以把 BE 及 EA 的发病模式归纳为：正常食管黏膜→GERD→BE 化生→EB 低度或高度异型增生→EA。

（四）诊断

诊断 GERD 常用的方法有胃镜、24 h 食管 pH 监测及食管压力测定。而诊断 BE 及 EA 的唯一有效的技术手段是胃镜病理检查。胃镜观察胃食管结合处近端局部黏膜均呈橘红色至猩红色外观，病灶一般为 1 个或数个。推荐使用四象限活检法，即常规从胃食管结合部开始向上以 2 cm 的间隔分别在 4 个象限取活检，对疑有 BE 癌变者应每隔 1 cm进行 4 个象限取活检，对有溃疡糜烂、斑块、小结节狭窄及其他腔内异常者，均要取活检进行病理学检查。当在胃食管交界处见到高脚杯状细胞及其下的腺体，即可诊断为 BE；行黏膜活检病理为肠上皮化生，即为潜在的癌前病变。其他还有窄波成像内镜、细胞刷检、光学活检技术等。

BE 患者的临床表现除了异型增生外并无特殊之处，主要是胃食管反流及并发症所引起的症状。但有的 BE 患者并没有 GERD 症状，在筛检 BE 患者时不应局限于患有 GERD 人群，也并非所有的 BE 患者都有异型增生和发展成癌。因此，必须采集更大范围的 BE 的黏膜，多次重复内镜及活组织检查，靶向最有可能潜伏异型增生的病例标本，或者发展更加满意的检测技术，定期监测病变的发展，以期望早期预防和诊断 EA。

临床监测：BE 患者可出现高度异型增生及发展为 EA，所以对 BE 未接受特殊治疗的患者需要长期监测，防止进一步癌变的发生。美国胃肠病学会临床指南提出了关于异型增生程度和监测周期的具体内容[15]。Schnell 等[16]对 75 例 BE 高度异型增生患者内镜监测，第一年每 3 个月检测一次，第二年每 6 个月检测一次，第三年后每年检测一次，平均随访 7. 3 年，仅仅有 16%的患者发展成为癌。Sharma 等[17]通过对 618 例无异型增生的肠上皮化生患者超过 4. 2 年的随访，发现成为异型增生或 EA 的风险为 21. 7%。其中大多数是食管低度异型增生，占 16. 2%，3. 5%是食管高度异型增生，只有 2. 0%发展为 EA。

多数研究认为有异型增生的 BE 患者腺癌发生率明显增加，说明 BE 异型增生是 EA 发生的先兆，是癌前病变。因此对 BE 中异型增生病灶的检测和活检是对 EA 早期预防和诊断的关键，一旦发现异型增生，及早选择合适的治疗方法，减少甚至消除 EA 的发生。

（五）治疗

1. 药物治疗

（1）抑酸剂：由于 BE 与十二指肠、胃食管反流密切相关，质子泵抑制剂(PPI) 和 H_2 受体拮抗剂可减少胃酸的分泌，可以使 BE 逆转。Snnivasan 等[18]通过对 9 例患者使用 PPI 来控制 24 h 食管腔内 pH<4 的酸，平均随访 54 个月，9 例患者中显示 BE 长度平均减少 5. 22~7. 22 cm。

（2）非甾体类抗炎药（nonsteroidal anti-inflammatory drugs，NSAIDs）：通过抑制环氧合酶（COX）的活性阻断花生四烯酸转化为前列腺素从而发挥抗炎作用，而COX又与肿瘤的发生密切相关，所以NSAIDs兼有抗肿瘤作用。但一项长达7年的前瞻性研究[19]发现，长期服用阿司匹林或其他NSAIDs类药物能够降低非贲门部胃癌的风险，并不能降低患EA和贲门癌的风险。

2. 内镜治疗

（1）射频消融治疗（radiofrequency ablation，RFA）：消融理论依据是化生的肠上皮再损伤，从而使多向性干细胞重新生成正常的鳞状上皮，也可以减少酸反流，进而减少或消除发展为食管腺癌的风险。由于其几乎无创，特别适用于那些高龄、病重的、不能耐受大手术风险患者。Fleischer等[20]对61例BE患者进行分步周围和局部消融后，进行2.5年的随访，有60例患者肠上皮化生完全消除，有效率98%。

（2）光动力学疗法（photodynamic therapy，PDT）：通过感光药物集中在瘤形成的组织，这些药物由合适波长的激光激活，产生细胞毒药物、单态氧，进而可以有选择性地破坏新生物。因其副作用小，避光时间短，适应范围广泛。Gossner等[21]用5-氨基乙酰丙酸（5-aminolevulinic acid，5-ALA）治疗BE后平均随访9.9个月（1~30个月），全部10例食管高度异型增生的患者都完全缓解，而22例早期EA患者中有17例（占77%）完全缓解。

（3）内镜下黏膜切除术（endoscopic mucosal resection，EMR）：利用电流通过人体时产生的热效应，使组织凝固、坏死，达到凝固切割的目的。EMR也可获得较大面积组织，有利于病理学检查，能准确分期并估计边缘切除情况，故近年来经常被用于治疗BE合并高度异型增生和（或）黏膜内腺癌。

3. 胃底折叠术　用于没有严重并发症且已被PPI治疗所控制的患者。抗反流手术能有效减轻BE患者的GERD症状。但有极大量的数据不支持应用胃底折叠术来防止EA发生，长期结果也令人失望。

4. 食管切除法　是EA和具有高度异型增生的BE的标准疗法。但EA的5年生存率仍然很低，所以BE合并高度异型增生时，应该定期监测，在转移癌之前提早干预。

综上所述，GERD、BE和EA三种疾病息息相关，病情进展过程为正常食管黏膜→GERD→BE化生→BE低度或高度异型增生→EA。BE及EA的发病率逐年增加，严重影响患者生存质量。有报道BE化生或低度异型增生患者多次行RFA结合抗反流治疗，平均随访17个月BE化生完全消失[22]。BE治疗应该主要集中在减轻GERD症状，早期预防和诊断EA，要根据患者的病情及并发症制定合适的治疗措施，并且定期进行筛检，评价BE预后。然而，目前关于BE的发病机制仍然不是很清楚，很多治疗短期效果显著，但长期疗效有待进一步深入研究。

参考文献

[1] HAYECK T J，KONG C Y，SPECHLER S J，et al. The prevalence of Barrett's esophagus in the US：estimates from a simulation model confirmed by SEER data［J］.

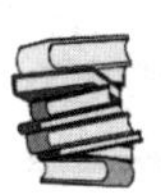

DisEsophagus, 2010, 23 (6): 451-457.

[2] WESTHOFF B, BROTZE S, WESTON A, et al. The frequency of Barrett's esophagus in high-risk patients with chronic GERD [J]. Gastrointest Endosc, 2005, 61 (2): 226-231.

[3] 宁雅婵，汪忠镐，吴继敏，等．胃食管反流病 1014 例住院患者的诊治分析 [J/CD]. 中华普外科手术学杂志：电子版，2010，4 (3)：264-270.

[4] PERA M. Trends in incidence and prevalence of specialized intestinal metaplasia, Barrett's esophagus, and adenocarcinoma of the gastroesophageal junction [J]. World J Surg, 2003, 27 (9): 999-1008.

[5] POHL H, WELCH H G. The role of overdiagnosis and reclassification in the marked increase of esophageal adenocarcinoma incidence [J]. J Natl Cancer Inst, 2005, 97 (2): 142-146.

[6] LAGERGREN J, NANDURKAR S, TALLEY N, et al. Gastroesophageal reflux with symptom: a dangerous factor of esophageal adenocacinoma [J]. N Engl J Med, 1999, 340 (11) : 825-31.

[7] COLLEYPRIEST B J, PALMER R M, WARD S G, et al. Cdx genes, inflammation and the pathogenesis of Barrett's metaplasia [J]. Trends Mol Med, 2009, 15 (7): 313-322.

[8] 刘平．P16 及 PCNA 蛋白在 Barrett 食管中的表达及意义 [J]. 山东医药，2011，3 (56)：80-81.

[9] CLEMENT G, JABLONS D M, BENHATTAR J. Targeting the Wnt signaling pathway to treat Barrett's esophagus [J]. Expert Opin Ther Targets, 2007, 11 (3) : 375-389.

[10] SAROSI G, BROWN G, JAISWAL G, et al. Bone marrow progenitor cells contribute to esophageal regeneration and metaplasia in a rat model of Barrett's esophagus [J]. Dis Esophagus, 2008, 21 (1): 43-50.

[11] 郭福勇．幽门螺杆菌感染与胃食管反流病的相关性研究．现代中西医结合杂志，2010，19 (24)：3064-3065.

[12] WESTHOFF B, BROTZE S, Weston A, et al. The frequency of Barrett's esophagus in high-risk patients with chronic GERD [J]. Gastrointest Endosc, 2005, 61 (2): 226-231.

[13] ALDUAIM D, JANKOWSKI J. Barrett's esophagus: an overview of the molecular biology [J]. Dis Esophagus, 1999, 12 (3) : 177-180.

[14] AREVALO LF, VELA MF. GERD, Barrett's esophagus (BE), and esophageal adenocarcinoma (EA) in South Carolina in 2006: geographic analysis of prevalence and effect of availability of endoscopy centers [J]. Gastroenterology, 2008, 134 (4): 381.

[15] WANG K K, Sampliner R E. 2008 年 Barrett 食管诊断、监测和治疗指南 [J]. 中国继续医学教育，2009，1 (35)：66-71.

[16] SCHNELL T G, SONTAG S J, CHEJFEC G, et al. Long - term nonsurgical management of Barrett's esophagus with high-grade dysplasia [J]. Gastroenterology, 2001, 120 (7): 1607-1619.
[17] SHARMA P, FALK G W, WESTON A P, et al. Dysplasia and cancer in a large multicenter cohort of patients with Barrett's esophagus [J]. Clin Gastroenterol Hepatol, 2006, 4 (5): 566-572.
[18] SNNIVASAN R, KATZ P O, RAMAKRISHNAN A, et al. Maximal acid reflux control for Barrett's oesophagus: feasible and effective [J]. Aliment Pharmacol Ther, 2001, 15 (4): 519-524.
[19] ABNET C C, FREEDMAN N D, KAMANGAR F, et al. Non - steroidal anti - inflammatory drugs and risk of gastric and oesophageal adenocarcinomas: results from a cohort study and a meta-analysis [J]. Br J Cancer, 2009, 100 (3): 551-557.
[20] FLEISCHER D E, OVERHOLT B F, SHARMA V K, et al. Endoscopic ablation of Barrett's esophagus: a multicenter studywith 2.5-year follow-up [J]. Gastrointest Endosc, 2008, 68 (5): 867-876.
[21] GOSSNER L, STOLTE M, SROKA R, et al. Photodynamlc ablation of high-grade dysplasia in Barrett'sesophagus by means of 5 - aminolevulinic acid [J]. Gastroenterology, 1998, 114 (3): 448-455.
[22] DOS SANTOS R S, BIZEKIS C, EBRIGHT M, et al. Radiofrequency ablation for Barrett's esophagus and low - grade dysplasia in combination with an antireflux procedure: a new paradigm [J]. J Thorac Cardiovasc Surg, 2010, 139 (3): 713-716.

（此文已于 2011 年发表于《临床误诊误治》第 24 卷第 11 期）

十二、胃食管反流病

汪忠镐　Ibrahim M. Ibmhim

在西方国家，胃食管反流病（GERD）不仅发病率高，而且对该病的食管外临床表现（如哮喘、喉痉挛、顽固性咳嗽咳痰，以致鼻窦炎、咽炎等耳鼻喉科症状）有较广泛的认识和报道[1]，相比之下，该病在亚洲地区及我国的发病率和人们对本病的认识都显得较低。本文报道 1 例被诊断为哮喘并经正规治疗 1 年以上、基本无效、最终接受腹腔镜下胃底折叠术的患者，治疗后其严重的致命性呼吸道表现立即完全消失，并停止所有治疗 GERD 和哮喘的药物，患者康复。此病例因最终诊断为简单的 GERD 而不是哮喘，预示着在哮喘患者群中应该有一定比例的 GERD 存在。

（一）病例报告

患者，男，68 岁。反复咳嗽、咳痰、喉部紧缩（喉痉挛）、呼吸困难 16 个月。患

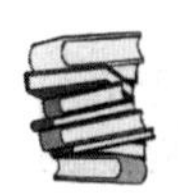

者2004年10月出现顽固性咳嗽、流鼻涕、打喷嚏，被诊为“感冒”或“过敏性鼻炎”，服多种药物无效以后咳嗽、流涕、咳痰更为加重，并渐出现喉部紧缩（解开领口毫无用处）乃至呼吸困难症状发作，与进食和睡眠密切相关，进食时一定发作，吃几口就咳嗽，不吃则渐停，再吃则再咳，不仅不能进食，还明显地造成了必要的社交困难。患者每日夜间一定出现咳嗽、咳痰，有时咳得死去活来，并出现不同程度的呼吸困难，均于凌晨2—3时发作（吃安眠药不能延长睡眠时间），起身改变为直立或坐位经咳嗽、咳痰后症状消失，2005年1—10月因夜间（凌晨2—3时）极度呼吸困难并持续加重被迫挂急诊、住院抢救共4次。患者每次入院均被诊断为“支气管哮喘”急性发作，给予吸氧、扩张支气管、静脉及口服可的松等治疗，症状均可立即缓解，出院后可立即正常上班。患者并无泛酸、烧心，仔细回忆偶有轻度胸骨后压迫感，但随之检查心电图均未见异常。在十分严重的咳嗽中曾咳出胃内容物1次。最早由耳鼻喉科医师诊断为“典型的过敏性鼻炎”；其后被其他医师诊断为“过敏性支气管哮喘”。

实验室检查未见明显异常。胸部CT、MRI和气管镜检查未见气管和肺部病变。对30余种过敏原检查除对蒿可疑外，均为阴性。2005年10月第四次住院时患者坚持要求做胃食管反流方面的检查，其中24 h食管pH监测：共记录21 h 23 min，结果发现总反流次数220次，反流时间占9.7%，长于5 min反流次数7次，最长反流时间40.3 min，发生于晚上10时58分，总反流时间169 min，DeMeester评分84.4。食管测压LES长度2.5 cm，LES压力4.5 mm Hg（正常10~45 mmHg），松弛压力26 mmHg（<8 mmHg），松弛率20%（正常80%），远端食管蠕动波幅39 mmHg（正常>50 mmHg）。胃镜检查未见糜烂性食管炎和其他异常。2005年2月急诊入院时在给氧状态下的PO_2为81%（正常81%~103%），SpO_2为86 %（正常>97%）。

患者既往体健，否认烟酒史，无手术史，否认食物及药物过敏史；家族中无支气管哮喘病史。患者仔细回忆2002—2003年均曾各有1次夜间醒来时发现右上胸部有轻度的持续数秒的沙沙声，稍稍变换体位后症状立即消失，无其他不适，但因这种现象难以解释，遂于医院就诊，胸部X线和其他检查均未见异常。

2005年10月证明有GERD后加服奥美拉唑20 mg/次，2次/d；吗丁啉10 mg/次，3次/d；并继续应用治疗哮喘的方法，呼吸道症状有所改善。2006年2月9日10时因牙痛于口腔科就诊，因牙痛需钻牙，必须持续张嘴并接受不断地向牙周和口腔的喷水，实在难以坚持却又必须配合，中午时仅饮几口饮料，立即出现重度咳嗽、多痰而不易咳出，喉部极度紧缩感、喘不过气，送往呼吸ICU抢救时，已发生发绀，给予呼吸机吸氧治疗及氨茶碱、镇静剂、静脉滴注可的松等治疗好转（患者说，事实上在运送过程中，由于患者呼入室外的冷空气，在到达ICU前，喉部极度紧缩已得到缓解），次日出院恢复正常工作。此后每日早晨服埃索美拉唑40 mg，下午服奥美拉唑20 mg及三餐前10 mg多潘立酮，症状有所缓解。

2006年3月24日，患者接受了腹腔镜下胃底折叠术，次日钡餐造影检查报告“荧光透视下，钡剂通过顺利未见梗阻及反流”（附图10）。手术后，患者未再发生进食时咳嗽和夜间定时觉醒、咳嗽、咳痰、呼吸困难，腰带也可以系紧，嗓音逐渐变得清亮，而术前则是轻度沙哑。术后45 d随访，无咳嗽和呼吸道不适，可行走、上楼和小跑，术后一直未服任何有关 GERD 和哮喘的药物。

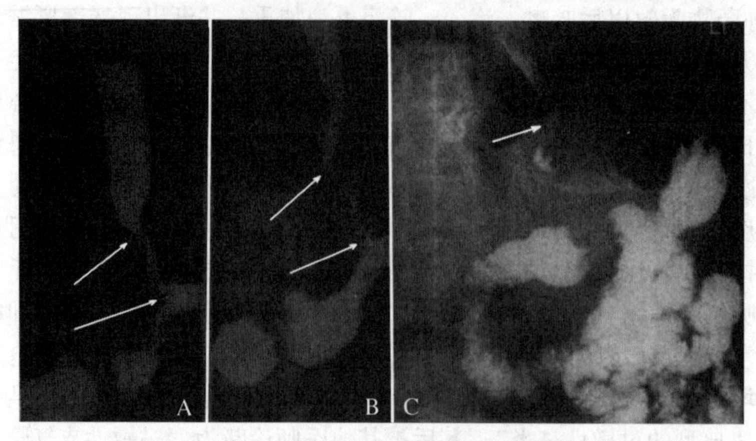

附图 10　胃底折叠术后次日钡餐造影

由胃底折叠术在食管远端形成一抗反流瓣，在食管外（A、B 两个箭头之间的部位）无胃食管反流征象（C 箭头所指为胃、食管交接处）

（二）讨论

GERD 患者可有严重烧心、泛酸，症状可长期存在，从而严重影响患者的生活和工作质量。当患者出现了食管外表现，尤其是呼吸道并发症时，如哮喘样发作以至窒息时则可危及患者的生命。

本文病例并无 GERD 本身所引起的烧心和泛酸，而是以食管外的临床表现为主，即以顽固性咳嗽、咳痰、喉部紧缩和严重的呼吸道窘迫为其特点，从而导致诊断困难，而很易使医师十分肯定地诊断其为支气管哮喘，即或经过 5 次急诊入院，仍肯定或越来越肯定支气管哮喘急性发作这一诊断。因为每次入院后经吸氧、支气管扩张剂和静脉应用激素均能取得即时疗效。

值得为患者多加考虑的应该是，为什么在定时乃至加量地给予各种强有力的支气管扩张剂和多种吸入制剂（如舒利迭）后患者症状不仅不好转，还在加重，在每次进食和每夜睡眠中均定时地发生顽固性的咳嗽、咳痰和不同程度的喉痉挛及呼吸困难。又为何反而是在患者的坚持下，到消化科做了一系列检查，才明确了 GERD 的存在。此时不仅要考虑哮喘是否可以是 GERD 的并发症，而且更要考虑 GERD 是否是所有临床表现的唯一的发病因素呢，强有力的治疗哮喘的药物是否加重了 GERD 的病情呢。

在此后正规应用 PPI（如埃索美拉唑、奥美拉唑等）和胃肠动力剂（如吗丁啉）的 3 个月中，尽管呼吸道症状有所好转，但在药物减量过程中，症状反跳，即更为加剧，在其第 5 次急症入院抢救时，在给氧状态下 PO_2 为 81%（正常 81%～103%）、SpO_2 为 86%（正常>97 %），达到紧急气管插管和应用呼吸机的标准，何其风险。

事实上，经食管压力测定已科学地发现 LES 明显松弛，乃非药物可逆转的器质性病变。24 h 食管 pH 监测中发现连续反流 40. 3 min 正好发生于晚上 10 时 58 分，因而在早上 2—3 时的呼吸道严重症状的发作是不可避免的，尽管患者已知道如何注意睡眠的姿势，但要救其于水深火热之中，则必须以实质性的方法解决食管下端松弛问题，达

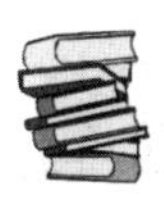

到明显防止胃食管反流这个关键问题。目前的治疗方法有经胃镜的 Stretta 射频法[2]、腔内成形法[3]、全厚折叠法[4]和多聚体注射法[5]等，但患者选择了腹腔镜下的胃体折叠术[6]。术后患者所有呼吸道表现立即消失，并停用所有的治疗哮喘和胃食管反流的药物，近期疗效十分满意。虽术后患者有几天吞咽稍有困难，但很快恢复。术后食管吞钡检查证明吞钡顺利，也无胃食管反流的存在（附图 11）。此乃最佳结果，但如一味要求 100%疗效则难免导致吞咽困难。事实上术后即或有少量反流，也能明显缓解症状，至不足以引起严重的呼吸道窘迫（或严重烧心和反流）便达到了目的。再者，术后即或继续采用少量治疗哮喘药物，也未尝不可。至于在远期，即或有少数患者复发也不成问题[4]，因彼时并不忌讳应用少量治疗 GERD 的药物，也可加用 Stretta 射频等微创法从食管内部进行治疗，事实上内、外结合法可得最佳疗效。

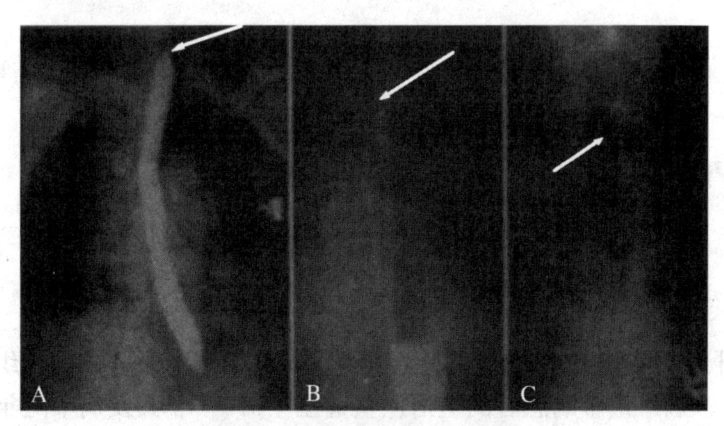

附图 11　GERD 患者吞钡造影

箭头示食管顶端腭鸟嘴样狭窄（C. 食管与气管影重叠）

此外，从食管吞钡检查中（附图 11）可见，患者的食管无论在含钡（左）和吞钡时（中、右）均可见到食管顶端呈鸟嘴样的微细开口，该部位正好相当于咽部，当胃食管反流物到达该部时，便形成急速气流，将反流物经此口喷入口腔，射向四面八方，从而可造成对喉气管、咽、鼻窦以致咽鼓管等部位的侵犯，并引起相应症状。反流物喷向喉气管时引起喉头、气管的痉挛与强烈的呼吸道刺激同样不言而喻，从而解释了本例为何出现如此严重的呼吸道表现，似乎该患者耐受了反流物对食管刺激，但其呼吸道显然并不能抵御反流物的刺激。如此进一步说明了对本例松弛的食管下端——一种机械性缺损，提供实质性可靠的治疗起到了起死回生的作用。

参考文献

[1] POEHNANS J，TACK J. Extraoesophageal manifestations of gastroesophageal reflux [J]. Gut，2005，54 (10)：1492-1499.

[2] CIPOLLETTA L，ROTONDANO G，DUGHERA L，et al. Delivery of radiofrequency energy to the gastroesophageal junction (Stretta procedure) for the treatment of gastroesophageal reflux diseased [J]. Surg Endosc，2005，19 (6)：849.

[3] SCHIEFKE I，ZABEL- LANGHENNIG A，NEUMANN S，et al. Lomg term failure of

endoscopic gastroplication (EndoCinch) [J]. Gut, 2005, 54 (6): 752-758.

[4] PLESKOW D, ROTHSTEIN R, LO S, et al. Endoscopic full-thickness plication for the treatment of GERD: 12-months follow-up for the North American open-label trials [J]. Gasrointest Endosc, 2005, 61 (6): 668-670.

[5] JOHNSON D A, GANZ T, AISENBERG J, et al. Endoscopic implantation of Enteryx for treatment of GERD: 12 month results of a prospective, multicenter trails [J]. Am J Gastrerteml, 2003, 98 (9): 1921-1930.

[6] DALLEMAGNE B, WEERTS J, MARKIEWICZ S, et al. Clinical results of laparoscopic fundaplication at ten years after surgery [J]. Surg Endosc, 2006, 20 (1): 154-165.

（此文已于2006年发表于《临床外科杂志》第14卷第8期）

十三、胃食管反流病

汪忠镐　来运钢　李春民

胃食管反流病（GERD）是常见的上消化道疾病之一，症状因胃、十二指肠内容物反流入食管引起，可直接导致食管病理性损害。它还可引起食管外的组织损害及相应的临床表现，该病严重影响患者的生活质量甚至生命[1-4]，其发病率随年龄增长而增加。在西方人群中7%~15%患有GERD，40%的成年美国人和欧洲人至少会每年患病1次[5]。在美国约有1 900万成人患有此病，每年有10万人因此病而需入院治疗，每年用于治疗GERD的费用高达19亿美元[6]。目前，人们认为在我国该病的发病率明显低于国外，其原因可能与我国医学界对此病的认识和重视尚不足有关[4,7]。

（一）GERD的诊断及内科治疗现状

GERD的诊断主要依靠临床症状和辅助检查。

GERD的临床表现轻重不同，典型的GERD有烧心、泛酸、胸部不适等症状。非典型GERD是指以上典型的症状较轻或干脆缺如，但却引起了一系列食管外症状，包括咽喉部和呼吸道的临床表现，如在餐后、餐中、睡眠或晨起时发生的剧烈咳嗽、咳痰、鼻后滴流、咽部异物和呼吸不畅、哮喘样发作以致窒息等。前者在胃镜检查时常发现有不同程度的食管炎症，表现为糜烂性反流病或反流性食管炎；后者的胃镜检查常无食管炎的存在，称为内镜阴性的GERD或非糜烂性反流病。

诊断GERD的方法包括：①食管动力和压力测定，可明确食管下端（也包括上端）括约肌是否松弛和食管蠕动功能是否低下（LES静息压正常值为10~30 mmHg）。②24 h食管pH监测，是诊断GERD的金标准。在正常生理（无反流）情况下食管下端pH值为5.5~7.0，目前以pH<4作为酸反流的指标，该检查能反映昼夜食管内酸反流的情况，明确在直立和仰卧位时反流的次数（pH<4的次数）、最长反流时间和反流发生时间。综合此检查的各项参数计算DeMeester评分（正常在14.72以下），此评分值

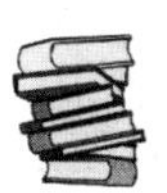

和食管内 pH<4 的时间是 GERD 的有力指征，但此法不能体现碱性和中性反流，因而此检查结果正常者仍不能除外本病。③多频道腔内阻抗检查结合食管酸度测定，可鉴别液体（低阻抗），还是气体（高阻抗）反流，对于非酸反流和双重反流的检测敏感性较高。④胃镜检查是诊断 GERD 的直接方法，可以明确有无食管炎及其严重程度，并除外（或发现）胃肿瘤、溃疡和膈疝等病变，明确 LES 是否明显松弛。但内镜检查阴性并不能排除 GERD，因为 TLESR 和内镜检查阴性的 GERD 患者同样可以发生本病。⑤食管钡餐 X 线检查方法简便，可用于发现 GERD 并用作随访。

治疗 GERD 目的在于控制患者的症状，治愈食管炎，减少一系列诸如 Barrett 食管、消化道出血和食管穿孔等严重并发症的发生。治疗方法包括调节生活方式和药物治疗，前者是治疗 GERD 第一步，包括抬高床头，减少脂肪摄入，避免咖啡等刺激性食物等[8]。药物治疗包括促胃肠动力药、胃黏膜保护剂、H_2 受体拮抗剂和质子泵抑制剂（如奥美拉唑）等，用药及其剂量应个体化，先用治疗量，再给予维持量。上述药物对缓解症状颇为有效，但停药后复发率高，2 年内复发率可达 33%。在食管下端松弛、LES 压力严重降低的患者中，其复发率可高达 100%[9]，且在治疗过程中可并发食管狭窄等，从而加重疾病。食管下端松弛者已构成的机械性病理改变和食管清除功能异常均难以用药物改善，更兼对于非酸性食管反流者抗酸药物基本无效，对于由反流物自咽部喷射而引起的咽喉和呼吸道严重病变者，抑酸药物也难以奏效。

鉴于以上原因，应设法从改善抗反流屏障、增强食管的清除力和胃排空功能方面进行努力。因而实质性的治疗似乎是采用以手术（包括微创法）为主的综合治疗。目前美国胃肠病学会已建议，抗反流手术适用于所有确诊为 GERD 的患者，有经验的外科医生可将抗反流手术作为治疗 GERD 的一种选择[10]。

（二）GERD 的手术治疗

建立足够有效的抗反流阀功能，提高 LES 压力，增长其长度，尽量保留贲门部正常的开放能力是术式设计的核心。经过临床实践和改进，目前抗反流手术的术式可分为胃底折叠术、部分胃底折叠术和贲门固定术三大类。

1. 胃底折叠术　即 Nissen 手术。1956 年由 Nissen 创用，后经多次改进，于 1977 年最后定式，它是目前最为广泛采用的抗反流的术式。现多采用腹部切口，充分游离食管下端及胃底，将游离的胃底后壁绕经贲门。食管后面拽向右侧，在食管下端前面与左侧的胃前壁相遇并缝合固定（包括部分食管肌层），从而完成食管周围的 360°包绕，全部缝合长约 6 cm，形成食管外抗反流瓣以控制病理性胃食管反流。为减少术后并发症（如包绕部分滑脱、缝合裂开、吞咽困难等），Donahue 和 Dallemagne 先后将折叠缝合部位改为 2 cm 或更短，且较为松弛地包绕缝合，这一改良术式称为 Nissen 短松手术，有人认为其疗效更佳[11]，但争论也较多。

2. 部分胃底折叠术　包括 Toupet 手术、Dor 手术、Belsey Ⅳ号手术和 Collis 手术。①Toupet 手术：即半胃底折叠术，1963 年 Toupet 阐述此术式，为临床常用的术式之一。如 Nissen 手术，唯将胃底前缘与食管右前侧壁缝合，胃底后缘与食管左侧壁缝合，实现食管左、右、后 270°胃底折叠术[12]，此术式的好处在于减少食管与胃缝合的张力。②Dor 手术：为食管前壁 180°胃底折叠术，由 Dor 于 1962 年首先倡用：游离胃底后，先在食管左侧与后部胃底缝合，再于食管前方将胃底前部拉向右与食管右面缝合。③Belsey Ⅳ号手术：即240°胃前壁部分折叠术，经Belsey的4次改良后，于1952年命名为Ⅳ号手术并被应用于临床：经左侧第6肋间切口进胸后，充分游离食管远端、贲门和胃近端全周，于胃食管连接部上下5 cm处行胃—食管—胃“U”形缝合，此手术的缝合包绕食管胃连接部全周的240°，是疗效较好的一种手术方法，笔者曾完成1例，效果良好[13]。④Collis手术：是用一段胃延长食管，于无张力状态下把折叠部回置膈下腹腔，适用于反流所致食管缩短或狭窄的患者[13]。Watson手术于1991年报道，为前外侧120°部分胃底折叠手术，符合生理状态[14]。

3. 贲门固定术　包括Hill手术和Angekchik术。Hill手术于1967年由其首先报道，是一种经腹胃后固定术，术中将贲门和胃小弯侧缝合于内侧弓状韧带上，长度3~5 cm。目的是在食管下端建立一纵形折叠，形成一较长的食管腹腔段，稍微弯向右侧，术中需用测压技术指导缝合，操作难度较大[15]。Angekchik手术于1970年由其提出，术中用硅橡胶制的领状圆圈包绕食管胃连接处以约束该部，实现抗反流作用，因操作简便曾被广泛应用，后发现此术有诸如成型物脱落、移位入胸和破入消化道等并发症而基本被放弃[16]。

（三）GERD的微创治疗

1. GERD腹腔镜治疗　在了解抗反流手术的作用机制及其并发症的基础上，Geagea和Dalkmagen于1991年首先介绍了经腹腔镜施行Nissen手术的经验[11,17]。此后该术式得以广泛采用，其机制与手术修复相同，但在腹腔镜下采用何种术式更为有效则有所探讨和争议。目前以Nissen胃底折叠术为主，也有主张采用Toupet部分胃底折叠术者。有报道认为世界各地约6 000例不同方法的腹腔镜胃底折叠术的总成功率为90%，死亡率<0.5%，并发症发生率为5%~10%[18]。并发症包括食管或胃穿孔、出血和气胸等，术中脾损伤的机会明显低于开放手术。

腹腔镜下抗反流手术无明显切口、疼痛少，术后患者可早期活动、愈合迅速、并发症和再手术发生率低，更易被患者接受。国内开展此术式仍颇少，笔者本人曾因严重呼吸道并发症被施行此术，疗效相当满意，但远期疗效尚待观察[19,20]。

2. 胃镜下的微创治疗　包括微量射频法、注射法和折叠法。各种方法的机制是提高食管括约肌张力、增加胃食管反流阻力，以减少酸反流，作用部位在胃食管交界处。内镜治疗的禁忌证为重度食管炎、Barrett食管、2 cm以上的食管裂孔疝和食管体部蠕动障碍等，但是仍然存在争论。适应证：保守治疗无效或PPI需更大的维持剂量或无内镜治疗禁忌证者以及腹腔镜术后复发者等。

（1）Stretta法：Stretta意为“缩窄”。该设备由美国Curon公司生产，由射频发射机及带球囊和镍-钛合金电极探针导管组成，4根电极呈放射状均匀分布于球囊表面，内镜到达作用部位，即LES后，充气球囊，其上电极垂直通过食管黏膜进入食管平滑肌层，开通射频发生器，产生热量经电极传入肌层组织达到80 ℃，黏膜受凉水冲流使之不高于50 ℃，其作用机制在于以热能失活神经末梢、收紧肌层及激活巨噬细胞、成纤维细胞和促进胶原结构重建，导致胃食管交界处增厚、缩短、变窄，使LES从松弛到收紧，显著减少酸反流和改善症状，也终止或减少PPI的使用。术后1~2 d可有下

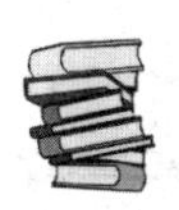

胸部疼痛和稍有吞咽困难。食管穿孔、出血、黏膜损伤、吸入性肺炎和胸膜渗液等并发症发生率低于 0.6%[21]。笔者发现自己所患的所谓“哮喘”和多次急症入院竟由 GERD 引起，施行腹腔镜下的 Nissen 手术竟使其“喘憋”迎刃而解。作为得救了的医生，有责任和道义让更多的类似患者摆脱水深火热的折磨和生命危险，遂成立了 GERD 中心，引入了 Stretta 射频治疗仪，至 2006 年 12 月 29 日的半年中，以经食管的射频疗法成功治疗了类似患者 137 位，多数患者有“哮喘”、长期咳嗽或肺病，也有被误诊为冠心病者，其中 1 例已植入冠状动脉支架 3 枚，1 例被定为肺移植对象，1 例在接受治疗前因窒息已行气管切开。所有患者在 6 个月内的随访中 90%以上疗效颇好，无术中、术后并发症和死亡的发生。

（2）生物聚合物增补法：通过内镜将生物聚合物注入 LES，根据注入的聚合物不同，分为 Enteryx 法、Rolf 法和 Endotonics 法，其中以 Enteryx 法应用最多。该法于 1988 年采用牛胶原蛋白用于临床，1996 年则采用聚四氯乙烯，但因其生物降解、聚合颗粒漂离注射部位等原因而最终失败[22]。此后，人们不断研制出一系列生化惰性佳、不易飘逸、耐久性、相容性好的产品，其中以 Enteryrx polymer 为最佳，并于 2000 年被美国 FDA 认证作为治疗 GERD 的生物聚合物[24]。该聚合物含 8%聚乙二烯、30%钽粉和 DMSO，黏度较低，接触组织后迅速变成海绵状团块，且无皱缩现象、无抗原性、不被生物降解、不通过血管或淋巴管移行。当内镜到达注射部位后，将聚合物注入食管肌层，同时通过内镜和 X 线透视观察注射深度是否正确。不良反应有胸骨后疼痛、吞咽困难、发热、出血及腹胀，均发生于注射后数日内，可能与注射后局部反应致组织充血水肿有关，但会自行缓解，偶有患者发生聚合物包块滑脱[25]。优点同 Stretta 法。

（3）腔内折叠术：系经内镜将胃食管交界处组织施行折叠。此法最初由 Swain 等提倡的腔内缝合、打结和相应装置衍生而来，后在动物和尸体上反复实验，最终发展至临床应用[26,27]。

现有的折叠操纵系统有 Bard 的 EndoCinch 系统、Wilson-Cook 缝扎系统和 NDO（Full-thickness plicator）折叠器系统[28]。①Bard 系统，已通过美国 FDA 批准，由置于胃镜内的缝合囊和带有剪线功能的线结推进器组成，操作前先放入食管套管，经套管插入缝合囊和胃镜，至胃食管交界远端。通过负压吸引将胃食管交界处黏膜牵入缝扎囊内，并将缝线于体外打结后，通过线结推进器将线结推入，结扎折叠组织[26]。②Wilson-Cook 缝扎系统，是将胃食管交界处组织通过内镜负压吸引吸入囊内，用穿刺针穿透囊内组织并完成结扎[27]。③NDO 系统，主要由带有螺旋牵引器的线钳组成，线钳附于胃镜的镜身与之一同进入胃底，折叠部位通常位于贲门周围 1 cm 范围内。在胃镜观察下，通过旋转体外手柄将螺旋牵引器刺进入胃黏膜直至浆膜层。然后牵拉牵引器，将胃食管交界处全层胃组织牵入线钳内，关闭线钳结扎胃组织，从而形成活瓣和增加食管抗反流功能[28]。

GERD 和哮喘、高血压、心脏病、糖尿病等常见病一样，严重影响着人们的健康。尤其是那些发生与进食或睡眠有关的咳嗽、咳痰、气短、喘息、喉气管支气管痉挛、呼吸困难的食管外表现者，他们的症状常由 GERD 所引起。但迄今，国人似乎尚远未对此病拥有充分的认识。为此，提高对该病的认识，使更多的处于水深火热中的患者得到正确诊断和及时治疗，尤其是得到有效的微创治疗，实为当务之急。

参考文献

[1] 汪忠镐．外科医师应了解胃食管反流病［J］．中国普通外科杂志，2006，15（9）：697-701.

[2] 王秀德，鲁明．胃食管反流病误诊为冠心病心绞痛 17 例分析［J］．中原医刊，2004，31（2）：52.

[3] 汪忠镐，陈秀，韩冰，等．胃食管反流病引起顽固性哮喘以致气胸一例报告［J］．临床误诊误治，2006，19（11）：8-9.

[4] WANG Z G. It is gastroesophageal renux disease，not asthma：a case report［J］. Chin Med Sci J，2006，21（3）：189-193.

[5] VAULT K R，CASTELL D O. Diagnosis and treatment of gastroesophageal reflux disease［J］. Mayo Clin Proc，1994，69（9）：867-876.

[6] TRADAFILOPOULOS G. GERD：the potential for endoscoic intervention［J］. Dig Dis，2004，22（2）：181-188.

[7] 潘国宗，许国铭，郭慧平，等．北京上海胃食管反流症状的流行病学调查［J］．中华消化杂志，1999，19（4）：223-226.

[8] 许国铭．胃食管反流病的研究回顾与世纪展望［J］．第二军医大学学报，2001，22（3）：201-203.

[9] LIEBEMANN D A. Medical therapy for chronic reflux esophagitis. Long-term follow up［J］. Arch Intem Med，1987，147（10）：1717-1720.

[10] DEVAULT K R，CASTELL D O. Updated guidelines for the diagnosis and treatment of gastroesophogeal reflux disease［J］. Am J Gastroenteml，1999，94（6）：1434-1442.

[11] DALLEMAGNE B，WEERTS J M，JEHAES C，et al. Laparoscopic Nissen's fundoplication：preliminary report［J］. Surg Laparosc Endos，1991，1（3）：138-143.

[12] MOSNIER H，LEPORT J，AUBERT A，et al. A 270-degree laparoscopic posterjor fundoplication in the treatment of gastroesophageal reflux［J］. J Am Coll Surg，1995，181（3）：220-224.

[13] 蔡斌．腹腔镜手术治疗胃食管反流病［J］．国外医学：消化系疾病分册，2001，21（2）：71-74.

[14] WATSON A，TENKINSON L P，BALL C S，et al. A more physiological alternative to total fundoplication for the surgical correction of resistant gastro-esophageal reflux［J］. Br J Surg，1991，78（9）：1088-1094.

[15] AYE R W，HILL L D，KREAMER S J，et al. Early results with the 1arparoscopic Hill repair［J］. Am J Surg，1994，167（5）：542-546.

[16] MAXWELL-ARMSTRONG C A，STEEKE R J C，AMAR S S，et al. Long-term

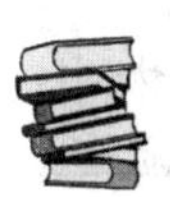

results of the Angelehik prosthesis for gastro－oesophageal reflux [J]. Br J Surg, 1997, 84 (6): 862-864.

[17] GEAGEA T. Laparoscopic Nissen's fundoplication: preliminary report on ten cases [J]. Surg Endos, 1991, 5 (4): 170-173.

[18] WATSON A. Surgical management of gastro-esophageal reflux disease [J]. Br J Surg, 1996, 83 (10): 1313-1315.

[19] 汪忠镐, IBMHIM M I. 胃食管反流病而非哮喘: 个例报告 [J]. 美中医学, 2006, 21 (3): 50-54.

[20] WANG Z G, IBMHIM M I, CHEN X, et al. It is GERD, but not asthma: report of 2 cases [J]. J Gastroentemlogy Hepatology, 2006, 21 (Supple 6): A382-383.

[21] CIPOLLETTA L, ROTONDAMO G, DUGHERA L, et al. Delivery of radiofrequency energy to the gastroesophageal junction (Stretta procedure) for the treatment of GERD [J]. Surgical Endoscopy, 2005, 19: 849-853.

[22] LIU J J, WANG Z G, CHEN X, et al. Applying Stretta radiofrequency to treat patients with gastroesophageal reflux disease [J]. J Gastroenterology Hepatology, 2006, 21 (Supple 6): A481.

[23] SHAFIK A. Intraesophageal polytef injection for the treatment of reflux esophagitis [J]. Surg Endosc, 1996, 10 (3): 329-331.

[24] DEVIERE J, PASTORELLI A, LOUIS H, et al. Endoscopic implantation of a biopolymer in the lower esophageal sphincter for gastroesophageal reflux: a pilot study [J]. Gastmintest Endosc, 2002, 55 (3): 335-341.

[25] JOHNSON D A, GANZ T, AISENBERG J, et al. Endoscopic implantation of enteryx for treatment of GERD: 12 month results of a prospective, multicenter trail [J]. Amer J Gastrenterol, 2003, 98 (9): 1921-1930.

[26] SWAIN C P, MILLS T N. An endoscopic sewing machine [J]. Castrointest Endosc, 1986, 32 (1): 36-38.

[27] KADIRKAMANATHAN S S, EVANS D F, GONG F, et al. Antireflux operations at flexible endoscopy using endo1uminal stitching techniques: an experimental study [J]. Gastrointest Endosc, 1996, 44 (2): 133-143.

[28] SCHIEFKE I, ZABEL-LANGHENNIG A, NEUMANN S, et al. Long term failure of Endoscopic Gastroplication (EndoCinch) [J]. Gut, 2005, 54 (6): 752-758.

（此文已于 2007 年发表于《中华普通外科杂志》第 22 卷第 3 期）

十四、胃食管反流病不容忽视——谈中老年胃食管反流病

汪忠镐

在国家经济进一步繁荣、人民生活水平蒸蒸日上的大好形势下，国人已不再满足于丰衣足食的生活状态，健康愉悦和安逸舒适的生活质量已成为人们的时尚追求。

然而，曾几何时，有多少人在进餐后甚至平时也会出现烧心和泛酸现象；又有多少人在餐后、餐中、睡眠后、晨起时发生轻重不等，甚至剧烈的咳嗽、咳痰或哮喘样发作，有些患者甚至被误诊为哮喘病进行了长期治疗；有多少人长期被不同程度咽部异物感所困扰，甚至因夜间呼吸不畅或刺激性咳嗽所惊醒，被迫居于端坐或直立位；还有多少人因误吸造成肺炎甚至窒息，症状严重者发作时恰似人禽流感时的急性喉炎、气管炎。

这一切，常引出一个既熟悉又陌生、似知晓却缺乏了解的疾病——胃食管反流病（GERD）。这是一种胃、十二指肠内容物反流入食管所引起的疾病，它可导致食管黏膜糜烂、炎症、溃疡，甚至癌变。在西方人群中7%~15%的人有胃食管反流症状；在美国约有1 900万成人患有GERD，每年有7万人因为此病接受各种手术治疗。

GERD发作时病情轻重不等，时而加重，时而缓解。发病率随年龄增长而增加，40~60岁为发病高峰年龄。我国发病率低于国外，原因之一可能在于虽然对该病已经认识，但医师往往只注意到胃灼热和反流而忽视其他表现；其二是由于对GERD多种临床表现缺乏深入了解，没有意识到相当数量的患者所表现的咳嗽、咳痰、气短，以及“哮喘”“冠心病”等一系列症状竟也由GERD引起，甚至患者被发作时的濒死感所困扰和恐惧。内容物反流到咽部时可形成细微或雾状物质，被喷入喉头，吸入气管、支气管和肺部，长此以往引起肺炎反复发作，久之则导致肺间质纤维化和肺源性心脏病。

GERD可继发癌前病变（所谓Barrett食管），它是食管腺癌的唯一危险因素，而由GERD所伴随的消化不良综合征则不言而喻了。

诊断时应了解GERD临床表现多样、轻重不一，烧心和泛酸为其典型症状。但某些症状却不易被认识，从而使不少患者被误诊误治。精确的诊断方法有食管压力测定法以明确有无食管下端和上端括约肌松弛及食管蠕动功能低下；24 h食管pH监测法以明确直立和仰卧位时的反流次数（按pH<4计）；最长反流时间和该反流确切的发生时间；还有胃镜检查以明确有无食管炎及其严重度，并除外或发现胃肿瘤、溃疡和膈疝等病变。

治疗GERD的目的是控制症状、治愈食管炎、减少复发和防止并发症。为减少夜间及卧位时所发生的反流，可适当垫高枕头或抬高床头；餐后不宜卧床；要减少导致腹压增高的因素，如紧束腰带、便秘和肥胖等；避免食用高脂食物、巧克力、咖啡、浓茶，并戒烟和禁酒。

药物治疗包括H_2受体拮抗剂（如西咪替丁等）、质子泵抑制剂（如埃索美拉唑、奥美拉唑、兰索拉唑等）和胃肠动力药（如多潘立酮），对缓解症状颇为有效；呼吸道

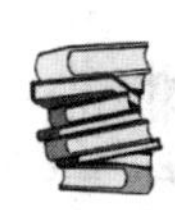

并发症也应有相应的治疗，如沙美特罗替卡松粉吸入剂的恰当吸入。

药物治疗尽管有效，但停药后的复发率可高达70%，长期治疗常在所难免。如此，患者不仅要承受由药物引起的某些并发症所带来的痛苦，如胃酸减少引起的消化不良或腹胀，更甚者为白细胞减少，而且对生活也带来诸多不便。当食管下端（尤其伴有上端病变者）括约肌已经松弛时，反流物可直进喉部，这已属于机械性病变，用药物治疗显然难以奏效，此时需以超声射频（Stretta）法、食管腔内胃成形法（endoscopic luminal gastroplasty）、生物聚合物增补法（biopolymer augmentation，Enteryx）等特殊疗法对食管下端进行微创治疗。

对于经以上治疗疗效不佳或病情加重或呼吸道并发症不能控制者，需通过腹腔镜或开腹施行胃底折叠术（附图12），以控制或减少反流。如属于后者，术后尚需应用药物治疗，但用药剂量明显减少，必要时可再加用或重复射频等微创治疗。

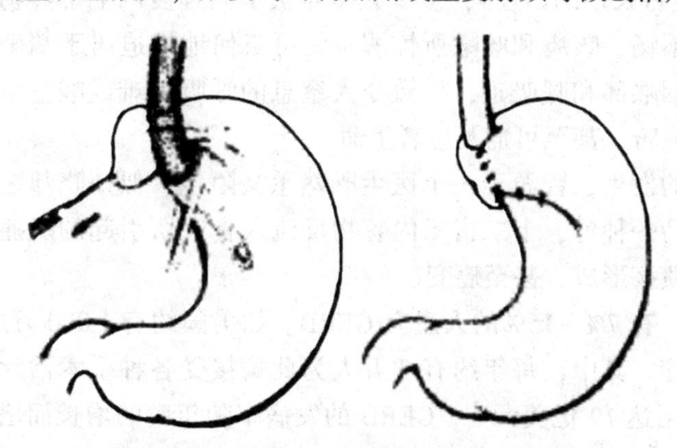

附图12　使食管下端收紧的胃底折叠术

总之，有理由这样说，GERD是同高血压病、心脏病、糖尿病等常见病和多发病相仿，严重影响着人们的健康，尤其是与进食或睡眠有关的咳嗽、咳痰、气短、喘息等呼吸道问题常由该病引起。但迄今为止，此病仍未引起人们足够的重视，因而着实有必要加强对此病进行深入的调查、积极的研究和广泛的宣传，以提高人们对该病的认识，使相关患者得到及时的诊断和治疗。

（此文已于2006年发表于《临床误诊误治》第19卷第5期）

十五、外科医师应了解胃食管反流病

汪忠镐

当外科手术患者尚患有胃食管反流病（GERD）时，其突出的症状可使患者难以接受手术，尤其是当CERD患者合并严重的呼吸道并发症时更是如此。再者，在全身麻醉时，在GERD患者的咽喉部常会积存不少胃肠反流物，在拔除气管插管时，有可能因误吸而发生危险，或术后发生肺炎。但如事前能识别本病，在手术前给予患者2~

4 周的质子泵抑制剂（PPI）则可明显缓解症状；在麻醉时如能事前知晓此病、引起特别重视和给予相应处理，会提高手术的安全性。此外，由本病引起的 Barrett 食管则为一种癌前状态。对于普通外科或胸、心血管外科医师，则不仅更应了解、且能在内科治疗失效或患者不能坚持长期内科治疗时，给患者提供手术或腹腔镜或内镜下的微创治疗。现就对 GERD 的新进展予以简介，以期引起充分重视。

（一）概述

随着我国改革开放步伐的不断加快，人民生活水平蒸蒸日上，使国人视野开阔、知识更新，对健康的体魄和绚丽人生更是有所要求。然而，曾几何时，有多少人在进餐后以及非进餐时出现过烧心和泛酸的痛苦；又有多少人在餐中、餐后、睡眠或晨起时发生恼人的剧烈咳嗽、咳痰、鼻后滴流[1]，甚至哮喘样发作（有的患者甚至被当作“支气管哮喘”进行长期的治疗）；多少人多年被不同程度的咽部异物感所困惑，甚至夜间经常被呼吸不畅、咳痰和咳嗽所惊醒，无可奈何地被迫居于端坐或直立位；还有因反流物喷射至咽喉部和呼吸道，导致令人窒息的呼吸困难或喉痉挛。如此种种，给患者带来极大的痛苦，甚至可危及患者生命。

这一切现象的发生，皆源于一个医生既熟悉又陌生、似知晓却乏于了解的疾病—胃食管反流病，乃一种胃、十二指肠内容物反流入食管所引起的病症，它可导致食管黏膜炎症糜烂、溃疡形成，甚至癌变。

在西方国家，有 7%～15%的人患有 GERD。如美国约有 1 900 万成年人患有此病。患者多需内科治疗。其中，每年约有 7 万人为此病接受各种手术治疗。美国每年用于治疗 GERD 的费用达 19 亿美元[2]。GERD 的发病率随年龄的增长而增加，40～60 岁为发病高峰年龄。目前，一般认为我国本病的发病率明显低于国外，其原因也许与医界人士对此病的认识和重视不够有关，或只注意到本病的典型症状如烧心和泛酸，而没有意识到相当数量的患者所表现的咳嗽、咳痰、气短，以致“哮喘”“冠心病”等一系列由该病引起的症状。在此要特别提出，国内潘国宗等曾于 1999 年报道过在北京、上海两地进行的 GERD 的流行病学调查研究，指出 GERD 的发病率为 8.97%；经内镜或 24 h 食管 pH 监测证实是 GERD 者为 5.77%；经内镜证实有反流性食管炎者为 1.92%[3]。

（二）临床特点与诊断

GERD 的特殊之处在于胃、十二指肠内容物除可反流到食管引起典型的泛酸、烧心外，尚可反流达到咽部，形成细微颗粒或雾状物而被喷至喉头，甚至吸入气管、支气管和肺部，导致剧烈的咳嗽、咳痰和严重呼吸困难。GERD 可继发癌前病变（Barrett 食管），是发生食管腺癌的危险因素。因而在诊断该病时，除应将烧心和泛酸现象列为其典型症状外，还应注意其不典型症状，即所谓食道外症状，如慢性咳嗽、声音嘶哑、咽部异物感、打鼾[4]、进食时或睡眠中引起的喉痉挛、呼吸困难、哮喘样发作以致窒息等。

诊断 GERD 的精确方法包括：食管动力测定法——可以明确 LES 是否松弛和食管蠕动功能是否低下；24 h 食管 pH 监测法——可以明确在直立和仰卧位时反流的次数

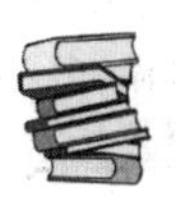

(pH<4 的次数)、最长反流时间和该反流确切地发生时间（夜间某时）以及评分结果（正常在 15 以下，高者可达 80 以上）；胃镜检查可以明确有无食管炎及其严重程度，并除外（或发现）胃肿瘤、溃疡和膈疝等病变；多通道腔内阻抗（MII）检查结合食管酸度测定可发现一种更难诊断和治疗的非酸性食道反流病，即碱性反流。

（三）治疗

治疗 GERD 的目的在于控制患者的症状，治愈食管炎，减少复发，以及预防并治疗一系列严重并发症，尤其是致命性并发症。

1. 一般治疗　为避免或减少反流，应适当改变生活方式：①尽量不食用高脂肪食物、巧克力、咖啡、浓茶，并戒烟、禁酒；②缓慢进食，少食多餐，餐后切忌立即卧床，至少活动 2 h 后才可取卧位；③睡眠时取斜坡位（光垫高枕头还不够）或适当抬高床头；④减少导致腹压增高的因素，如不要紧束腰带、避免便秘和控制体重等。

2. 药物治疗　GERD 的药物治疗包括胃肠动力药（如吗丁啉）、胃黏膜保护剂（如硫糖铝）、H_2 受体拮抗剂（如西咪替丁等）和质子泵抑制剂（PPI），如埃索美拉唑（Esomeprozole；耐信，Nexium）、奥美拉唑、兰索拉唑等。上述药物对缓解 GERD 的症状颇为有效。当患者合并呼吸道并发症时，必须进行相应的治疗，如舒利迭的恰当吸入和抗生素的适当应用。有严重呼吸道并发症者，要考虑手术治疗问题。

3. 手术治疗　尽管药物治疗 GERD 有效，但停药后的复发率仍很高，故长期服药在所难免。如此，患者不仅要承受由药物引起的某些并发症所带来的痛苦（如胃酸减少引起的消化不良或腹胀，更甚者则有白细胞的减少），而且也给生活带来诸多不便。此外，抗酸药物对非酸性食管反流患者无效。再者，在 LES 松弛时，反流物可直喷喉部，显然已属机械性病理改变。此时，需以超声射频（Stretta）法[5]、内镜腔内胃成形法（endoscopic luminal gastroplasty，包括 Bard 的 EndoCinch 和 Wilson－Cook 的 Endoscopic Suturing Device）[6,7]、生物聚合物增补法（biopolymer augmentation，Enteryx）[8]、全层折叠法（full thickness plicator <NDO>）[2] 和丛状体植入法（plexiglas implantation）等特殊疗法对食管下段进行微创治疗[2,9]，通过形成抗反流的“瓣膜”来治疗 GERD。上述新技术为 GERD 的治疗带来了简捷和创伤小的优点，而且有望在对 GERD 患者施行胃镜检查诊断的过程中，同时完成该类治疗。

笔者已引入 Stretta 射频治疗仪，治疗重症 GERD 患者 15 例，包括长期按哮喘治疗者 4 例（其中 1 例“哮喘”20 年，发生自发性气胸住心胸外科时，才由笔者在查房时发现并做出正确的诊断）、冠心病 2 例（其中 1 例术前 3 个月已经放置冠状动脉支架 3 枚，非但毫无疗效，且病症有所加重），经治疗后均达到了立竿见影的近期疗效，但中、远期疗效有待观察。笔者目前所治患者最小 17 岁，最大 84 岁。

对于经以上治疗疗效不佳或病情加重，或呼吸道并发症严重（如哮喘样或窒息性发作）而不能控制者，则需通过腹腔镜、或开胸或开腹施行胃底折叠术。常用者为 Nissen 手术[10]，在食道下段形成一抗反流瓣膜，以实现控制或减少反流的目的。比利时 Dallemegne 报道在腹腔镜下施行 Nissen 手术者，术后 10 年无反流率达 93.3 %；Toupet 手术（部分胃底折叠术）则为 81.8 %[10-12]。笔者本人在 1 年多中有“支气管哮喘”急性发作和喉痉挛，而无泛酸、烧心，已经5次入院，最后一次入院已发病危通知。后经确诊GERD后，于2006年3月施行了腹腔镜下的Nissen手术。术后再无“哮喘”样发作，而且停用了治疗哮喘和GERD所有药物[13]。对少数由Barrett食管并发食道癌以及食道穿孔者，则需考虑行食管切除和结肠代食管术。

（四）结语

目前在欧美国家，已较普遍地了解在哮喘样发作（asthmatic patients）的患者中，GERD患者并不少见。随着该病逐渐被重视、发现，无论是在小儿还是成年哮喘患者中，GERD的发病率均在不断上升[12,14]。现已证实，施行了抗反流药物或手术治疗后，不少哮喘或哮喘样发作患者的症状明显减轻甚至消失，更说明了GERD与呼吸道病变的密切关系[15-17]。因此可以说，在哮喘的人群中，有某些患者，通过药物、手术或微创法所进行的抗反流治疗，既可控制其严重的呼吸道症状，又可治愈或缓解GERD。

拙文结束之前，笔者特提出一则基本哲理与对医者职责的一点感悟，与大家共勉。

基本哲理：强力的胃酸和胃、十二指肠酶为消化食物之根本，唯有胃黏膜才具备特有的抗胃酸和胃酶的功能；而食管黏膜却不能承受胃酸的刺激，胃酸反流至食管可立即引起烧心的感觉；而喉、气管、支气管等呼吸道黏膜，则更无抵御胃酸的能力，一旦接触胃酸，立即会引起呼吸道平滑肌的强烈收缩（呼吸困难）和黏膜的大量分泌（痰）以及反射性的剧烈咳嗽（排痰），且常咳得死去活来，此乃为哮喘样发作以至窒息的根本原因所在。再是阻断胃食管的高位反流的效果较阻断低位反流明显为好，这就是患重症食管外疾病者（如哮喘）可以得到更好疗效的理由。

医者职责：如果临床医师注意观察，在医疗工作岗位以及日常生活中，可能会发现一些有哮喘样发作、顽固性咳嗽（伴咳痰）的患者。他们可在老年、青壮年乃至儿童期发病，在餐中、餐后或夜间入睡时症状发作，经过长期的哮喘治疗，症状却不能得到明显的改善，而正处于进一步的寻医问药过程中。如遇这种情况，应警惕他们表现的症状很可能就是GERD的严重（可能是致命性的）呼吸道反应。有了正确的诊断与及时的治疗，就有可能为他们长年得不到恰当医治、并随时伴有生命危险的顽症带来治愈的希望。

总之，胃食管反流性疾病是同哮喘、高血压病、心脏病、糖尿病等常见病一样，严重影响着人们健康的疾病。但迄今，国人尚未对此病有足够的重视，尤其是那些在进食或睡眠时经常发生剧烈的咳嗽、咳痰、气短、喘息或呼吸困难者，他们的症状很可能是由GERD所引起。因而，有必要对该病进行深入的调查、积极的研究和广泛的宣传，以提高医患双方对该病的认识，使GERD患者，尤其是伴有哮喘样发作的患者，尽早得到正确的诊断和及时有效的治疗。

参考文献

［1］NAGEL R A，BROWN P，PERKS W H，et al. Ambulatory pH monitorring of gasroesophageal reflux in “morning dipper” asthmatics［J］. BMJ，1988，297（6660）：1371-1373.

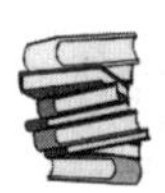

[2] TRIADAFILOULOS G. GERD：The potential for endoscopic intervention [J]. Dig Dis，2004，22（2）：181-188.

[3] 潘国宗，许国铭，郭慧平，等．北京上海胃食管反流症状流行病学调查 [J]. 中华消化杂志，1999，19（4）：223 -226.

[4] AYRC S O，ERDIC M. Gastroozofageal reflux oksurk [J]. Taraks Dergisi，2003，4（2）：191-197.

[5] CIPOLLETA L，ROTONDANO G，DUGHERA L，et al. Delivery of radiofrequency energy to the gashoesophageal junction（Stretta procedure）for the treatrnent of gastroesophageal reflux disease [J]. Surgical Endoscopy，2005，19（6）：849.

[6] PLESKOW D，ROTHSTEIN R，LO S，et al. Endoscopic full thickness plication for the treatrnent of GERD：12 months follow-up for the North American open-label trial [J]. Gasrointest Endosc，2005，61（6）：643-649.

[7] SCHIEFKE I，ZABEL-LANGHENNIG A，NEUMANN S，et al. Long term failure of endoscopic gastroplication（EndoCinch）[J]. Gut，2005，54（6）：752-758.

[8] JOHNSON D A，GANZ T，AISENBERG J，et al. Endoscopic inplantation of Enteryx for treatment of GERD：12 month results of a prospective，multicenter trail [J]. Amer J Gastrenterol，2003，98（9）：1921-1930.

[9] TRIADAFILOULOS G. Ten frequent asked questions about endoscopic therapy for gastroesophageal reflux direase [J]. Amer Society Gastrointestinal Endoscoy，2004，12（1）：1-4.

[10] DALLEMAGNE B，WEERTS J，MARKIEWICZ S，et al. Clinical results of laparoscopic fundaplication at ten years after surgery [J]. Surg Endoscopy，2006，20（1）：159-165.

[11] GREENFIELD L J，MULHOLLAND M W，OLDHAM K T，et al. Surgery：scientific principles and practice [M]. Philadelphia：Lippincott-Raven，1997：G80-G94.

[12] HSU J Y，LIEN H C，CHANG C S，et al. Abnormal acid reflux in asthmatic patients in a region with low GERD prevalence [J]. J Geatroenterology，2005，40（1）：11-15.

[13] 汪忠镐，IBMHIM I M. 食管反流病而非哮喘：个例报告 [J]. 美中医学，2006，3（4）：50-54.

[14] BUTS J P，BARUDI C，MOULIN D，et al. Prevention and treatment gastroesophageal reflux in children with recurrent respiratory diorders [J]. Eur J Pediatrics，1986，145（5）：396-400.

[15] TARDIF C，NOUVET G，DENIS P，et al. Surgical treatment of gastroesophgeal reflux in ten patients with severe asthma [J]. Respiration，1989，56（1-2）：110-115.

[16] LARRAIN A，CARRASCO E，GALLEGOLOON F，et al. Medical and surgical treatment of non-allergic asthma associated with gastroesophageal reflux [J]. Chest，1991，99（6）：1330-1336.

[17] ING A J, NGU M C, BRESLIN A B X. Parthenogenesis of chronic persistent cough associated with gastroesophageal reflux [J]. Amer J Respir Crit Care Med, 1994, 149 (1): 160-167.

（此文已于2006年发表于《中国普通外科杂志》第15卷第9期）

十六、从210例GERD浅析胃食管反流病的流行病学特征

汪忠镐　刘景红　陈晋利　汤海燕　巩　燕　胡亚辉　白　晶

【摘要】 目的：探讨胃食管反流病的发病特征，为临床防治提供依据。方法：抽取临床210例GERD患者基本资料，做相关资料分析，结合相关资料文献，做一综述。

胃食管反流病（GERD）是指过多的胃、十二指肠内容物反流入食管，引起烧心、泛酸、反食，甚至有食管黏膜的病理性损伤[1]。GERD可分为反流性食管炎（RE）、非糜烂性反流病（non-erosive reflux disease，NERD）和Barrett食管（BE）三型[2]。GERD的发病机制主要为食管下括约肌（LES）功能降低，尤其是一过性食管下括约肌松弛（TLESR）是引起胃食管反流的主要因素。其典型症状是烧心、泛酸、反食，非典型症状为胸痛、腹痛和恶心，消化道症状包括口腔、咽喉部、肺及其他部位（如脑、心）的症状[3]，也有以突发性耳聋为表现的个案，当患者以非典型症状就诊时，常常会引起误诊。有资料统计，1994—2005年，有资料可查的误诊率达8.5%。GERD在西方国家比较常见。据报道，美国人中44%的人至少每月有一次反流症状，20%的人至少每周有一次反流症状[4]。在中国，北京和上海两地关于常住居民GERD的调查显示其人群患病率为5.77%[5]。从2006年7月至2007年3月，笔者共收治GERD患者210例，通过相关数据采集，发现这种疾病具有以下几种流行病学特点，现简单介绍如下。

（一）病例采集

目前GERD的诊断缺乏金标准，可依据症状做出初步诊断[6]。有研究表明，以烧心和泛酸代表胃食管反流的特异性最高。笔者采用24 h食管pH监测、食管压力测定、胃镜检查，必要时采用钡餐检查，四项检测结果相结合，以DeMeester记分>14.72为标准，从人群中筛选出210例患者结合相关资料进行流行病学相关分析。

（二）相关性分析

1. 年龄　GERD在人群中分布随着年龄的递增，呈现一种正态曲线分布，年龄越大，发生的人群数越大。

从附表8数据中可以发现26~65岁年龄段的人群中GERD发病率明显增高，患者数约占总人数的80%，45~65岁人群又占高发人群的60%以上，可以看出中老年中GERD发生率较高，吴本俨等[7]对北京地区2 000例老年人进行问卷调查，结果显示，至少15%的老年人存在胃食管反流症状。老年人易患GERD是由其生理和病理特点所决定的：①食管肌群的萎缩导致食管运动功能低下，LES静息压降低，抗反流防御能

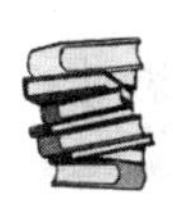

力下降，或者因食管蠕动异常而使食管廓清能力降低；②食管裂孔疝的疝囊增大，胃食管交界处结构包括膈肌脚、膈食管韧带、食管和胃之间的His角结构是抗反流功能的重要保证，食管裂孔疝时部分胃通过膈肌发生胃食管反流；③唾液分泌量减少，使唾液中和反流入食管中的胃酸能力下降；④药物作用，服用降低LES收缩力的药物；⑤卧位因素，因长期卧床而处于卧位或半卧位状态，缺乏重力作用，反流物不能有效清除；⑥其他老年性疾病，如糖尿病等影响胃肠道神经功能，使胃排空延迟。

附表8 210例GERD症状人群的年龄分布

年龄组（岁）	GERD例数		患病率（%）	
	男	女	男	女
<18	1	2	0.5	1
18~25	2	3	1	1.5
26~45	28	27	19	13
46~65	57	48	27	22
>65	24	8	11	4

2. 性别 从附表8和附表9中笔者发现GERD在男女性别上的分布随着年龄有所不同。

附表9 210例GERD症状人群的性别分布

性别	GERD例数	患病率（%）
男	122	59
女	88	41

从附表8、9中，笔者发现如果仅仅就男女性别的发病率来看，两者相比为1.4∶1，基本无显著性差异，但是随着年龄的增长，65岁之后的男性GERD人数高于女性，两者之比为3∶1。有文献报道，中老年男性的GERD发生率比女性高1倍，男性BE发生率比女性高10倍以上。在西安进行的流行病学调查显示，RE患者中男性较多见，男女比为2.4∶1[8]。田升等[9]对16 746例有上消化道相关症状的患者进行胃镜检查，检出1 734例RE患者，其中男女比例是2.6∶1。2002年，Mantynen等[10]研究了3 378例进行内镜检查的患者，发现男性和女性的内镜阳性GERD患病率分别为19.9%和15.5%，对比有显著性差异。

3. 体重 抽样人群中，体重大于正常人群的为66.4%，体重肥胖的患者和正常体重的患者存在显著差异（$P<0.05$），肥胖与GERD显著相关[11]。王虹等[12]研究了68例GERD病例，发现超重是GERD患者普遍存在的现象，其中老年组中88%、青壮年组76%的人有不同程度的体重指数（BMI）超标。在德国进行的一项调查发现，超重与肥胖都会导致反流症状的增加[13]。在对西班牙全国人口中随机抽取的2500例40~79

岁的被调查者进行电话访问后发现，短期（1年）内的BMI增加与GERD症状显著相关，BMI增加越多，越易出现GERD症状[14]。Ponce等在西班牙进行的流行病学调查发现BMI是GERD的显著危险因子。BMI越高，反流症状越频繁，而且BMI较高的人群反流症状更为常见。2003年在英国西南部进行的一项大规模研究也发现BMI与GERD症状发生的频率有显著的正相关[15]。

4. 地域性分布　本样本的人群来源包括23个省市地区，北京、河北、山东、河南为人群中的高发点，分别为40%、10%、6%、5%，因样本有限，尚未发现正确分析GERD在地域性的发病特点，但有调查显示GERD发病率存在地域差别。广东等东南沿海地区的GERD发病率大致为2.3%[16]，低于上海和北京的5.77%，北京地区GERD相关症状发生率为10%，上海地区GERD相关症状发生率为7.68%，西安地区成人GERD的发生率为16.98%，新疆地区GERD的发生率为8.33%。农村地区患病率高于城区（$P<0.05$）。

5. 民族及种族分布　张军汉等[1]在对4 980例患者检查中发现不同族别在GERD的发病率上存在显著差异。在种族间的分布尚不是很明确。马来西亚曾进行一项研究，发现食管炎的发病在种族间有显著差异，印度人食管炎的患病率要显著高于中国人和马来西亚人[17]。而就NERD而言，与中国人相比，印度人和马来西亚人中该病更常见。

6. 心理因素　有学者报道，累及自主神经功能的糖尿病患者中有38.7%存在病理性反流，远高于未累及者，普通人群中有心理障碍者反流症状发生率更高；RE的愈合与忧郁症状的改善明显相关[18]。因此，GERD的发病机制可能包括自主神经功能，感觉的障碍和心理因素的作用。

7. 饮食习惯　饮食习惯差异导致发病率不同，亚洲（包括中国）与西方国家的患病率存在较大差异，除了与西方国家的诊疗水平较高有关外，也与饮食习惯等不同有关，脂肪可诱发和增加LES的一过性松弛，加重GERD症状，中国人脂肪摄入量低于西方国家，因此发病率略低于西方国家。

（三）总结

随着我国经济的发展、人口老龄化和生活方式西化，GERD的发病越来越多。探讨GERD的流行病学特点，了解GERD在人群中分布情况，有利于进一步研究其发病机制和治疗方法。建立有效的健康教育机制，提高人群对该疾病的认识，从而为更好地防治这种疾病奠定基础。

参考文献

[1] 张军汉，周黎黎，杨晓燕，等．克拉玛依市区胃食管反流症状流行病学调查及防治［J］．世界华人消化杂志，2005，13（13）：1621-1624.

[2] 王睿，贺佳．胃食管反流病的流行病学研究进展［J］．第二军医大学学报，2006，27（7）：733-736.

[3] 许国铭．重新认识、深入研究胃食管反流病［J］．中华消化杂志，2003，23（1）：5-6.

[4] FASS R. Epidemiology and pathophysiology of symptomatic gastroesophageal reflux

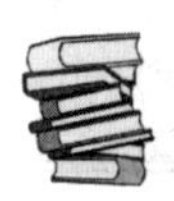

disease [J]. Am J Gastroenterol, 2003, 98 (Suppl 3): 2-7.

[5] 潘国宗，许国铭，郭慧平，等．北京、上海胃食管反流症状的流行病学调查 [J]. 中华消化杂志，1999，19（4）：223-226.

[6] KLAUSER A F, SCHINDLBECK N E, MULLER-LISSNER S A. Symptoms in gastro-esophageal reflux disease [J]. Lancet, 1990, 335 (8683): 205-208.

[7] 吴本俨，邵勇，李园，等．北京地区老年人胃食管反流症状流行病学调查 [J]. 军医进修学院学报，2004，25（2）：110-112.

[8] 王进海，罗金燕．胃食管反流病流行病学及临床研究 [J]. 基础医学与临床，2001，21（增刊）：45.

[9] 田升，邹晓平，邹多武，等．反流性食管炎流行率和危险因素分析 [J]. 临床消化道杂志，2004，16：136-137.

[10] MANTYNEN T, FARKKILA M, KUNNAMO I, et al. The impact of upper GI endoscopy referral volume on the diagnosis of gastroesophageal reflux disease and its complications: A 1 - year cross - sectional study in a referral area with 260 000 inhabitants [J]. Am J Gastroenterol, 2002, 97 (10): 2524-2529.

[11] KOTZAN J, WADE W, YU H H. Assessing NSAID prescription use as a predisposing factor for gastroesophageal reflux disease in a Medicaid population [J]. Pharm Res, 2001, 18 (9): 1367-1372.

[12] 王虹，姜佳丽，刘宾．不同年龄胃食管反流病的临床观察 [J]. 基础医学与临床，2001，21（增刊）：29.

[13] NOCON M, LABENZ J, W ILLICH S N. Lifestyle factors and symptoms of gastro-oesophageal reflux: a population-based study [J]. Aliment Pharmacol Ther, 2006, 23 (1): 169-174.

[14] REY E, MORENO-ELOLA-OLASO C, ARTALEJO F R, et al. Association between weight gain and symptoms of gastroesophageal reflux in the general population [J]. Am J Gastroenterol, 2006, 101 (2): 229-233.

[15] MURRAY L, JOHNSTON B, LANE A, et al. Relationship between body mass and gastro - oesophageal reflux symptoms: the Bristol Helicobacter Project [J]. Int J Epidemiol, 2003, 32 (4): 645-650.

[16] 熊理守，陈旻湖，陈惠新，等．广东省社区人群胃食管反流病流行病学研究[J]. 中华消化杂志，2004，4（26）：239-242.

[17] RAJENDRA S, KUTTY K, KARIM N. Ethnic differences in the prevalence of endoscopic esophagitis and Barrett's esophagus: the long and short of it all [J]. Dig Dis Sci, 2004, 49 (2): 237-242.

[18] 张卫卫，李岩．精神、心理因素与功能性胃肠病 [J]. 世界华人消化杂志，2002，10（11）：1324-1328.

（此文已于2007年发表于《中国现代实用医学杂志》第6卷第5期）

十七、胃食管反流病与呼吸和耳鼻喉疾病

汪忠镐　李春民　来运钢

胃食管反流病（GERD）是一种困扰全世界的常见疾病，在西方国家发病率非常高，以美国为例：流行病学调查显示7%的成年人每天均有胃灼热症状，14%的成年人每周一次胃灼热，而由反流引起的夜间胃灼热症状竟高达74%。国内于1996年在京沪两地进行了GERD的流行病学调查，结果显示GERD的发生率为8.97%、患病率为5.77%。

GERD的定义为胃、十二指肠内容物反流入食管产生的临床症状和（或）其并发症。GERD的发病机制尚未完全阐明，与其相关的学说如下：①短暂的食管下括约肌松弛这一观点已被广泛接受，LES静息压降低和对腹压增高的反应性收缩功能异常也是GERD的发病机制；②食管酸暴露和持续时间与GERD关系密切，这一机制是当前内科治疗中应用制酸药的重要依据；目前越来越重视胆汁反流在GERD中的作用，多项研究说明酸和胆汁共同参与了反流；③食管对反流的清除能力减弱被认为是重要原因之一，它是胃动力药抗反流的理论依据；④关于幽门螺杆菌与GERD的研究则意见不一，多数学者认为抗幽门螺杆菌无助于GERD的治疗。非典型胃食管反流病是指缺乏泛酸、烧心和胸骨后痛等典型症状，主要表现为哮喘、咳嗽、声嘶、咽喉痛、吞咽困难等食管外表现。该类患者在临床并不少见，需值得大家警惕，其中以表现为呼吸和耳鼻喉病变者为多见。国内资料显示：200例GERD患者中，非典型性症状95例，其中咽球感、咽部异物感27%，咳嗽、咽喉灼痛、声音嘶哑、哮喘分别占21%、16%、11%、3%。由于反流的轻重、持续时间长短、反流物的刺激性和个体情况不同而有不同的表现。

（一）GERD与咳嗽

哮喘、GERD、后鼻道滴流被认为是引起慢性咳嗽三个重要因素。在慢性咳嗽患者中，高达41%可能由GERD引起或与GERD有关。Bocskei对126例GERD患者行pH监测结果显示64%的咳嗽发作时伴酸反流，而91%的反流中出现咳嗽。给予埃索美拉唑（40 mg/d，3个月）后不但GERD症状显著缓解，而且肺功能有所改善，咳嗽、哮喘症状也减轻。Sifrim在对病因不明的咳嗽患者进行研究后认为：约半数患者属于反流性咳嗽，行pH监测，见酸反流（pH<4）为65%，弱酸反流（pH 4~7）29%，弱碱反流（pH>7）6%；30.6%的咳嗽发生在发生反流后2 min内。咽喉部的敏感性对预防食物、液体，以及偶然胃肠内容物的吸入气道十分重要。为此，Phua用酸或生理盐水滴GERD患者或正常人的咽喉部，测定引起咽收肌反射的最低气压，结果说明表现为咳嗽的GERD患者咽喉部对刺激敏感性减低。咳嗽可由一个复杂的神经反射弧介导机制所引起，它可通过气管、支气管、喉部的感觉器直接刺激，也可通过一个包含食管感受器和传出通路的反射弧所致，刺激此反射弧会引起支气管痉挛，后者可能是大部分GERD引起咳嗽或哮喘的主要机制。临床上，患者常于夜间或熟睡中突然出现阵咳或呛

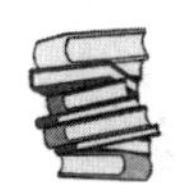

咳，需立即坐起。若反流和刺激不断发生，则可使咳嗽加重，甚至引起支气管炎。如导致咳嗽的其他致病因素（如年轻女性、不吸烟、环境良好等）不明显，或抗菌等治疗效果不好，又在夜间经常发作，则要想到有GERD的可能。

（二）GERD与哮喘

据统计，成人哮喘患者中58%~77%患者有GERD表现；儿童哮喘患者中，则占到87%。GERD诱发哮喘可能是由于食管传入神经将刺激传入中枢引起反射，诱发气道高反应所致。在这些患者中，即使酸反流很少，也可引起支气管痉挛，且大部分患者内镜检查正常，甚至部分患者食管pH检测亦在正常范围。正因为任何食管内酸刺激都可以诱发哮喘，所以大剂量长期PPI抑制胃酸分泌可能有效。胃食管反流引起哮喘可能与以下机制有关：①反流物进入气管，刺激迷走神经感受器引起气管、支气管痉挛；即使反流物不进入气管，也可因反射机制引起气管痉挛和呼吸阻力增加。Mansfield等给哮喘伴GERD的患者食管内滴酸时，患者在产生胃灼热症状的同时，伴有气道阻力的改变。②进入呼吸道内的酸性胃内容物的刺激并损伤呼吸道黏膜，发生化学性炎症或胃肠内细菌随食物进入呼吸道，由此可能引起细菌性炎症。③笔者尚提出反流物经咽的喷射机制。

反流使支气管反应性增高，增加了哮喘患者对各种触发的敏感性。反流物使食管黏膜损伤，食管表层黏膜糜烂，迷走神经末梢外露，对反流物敏感性增加，受刺激后间接引起支气管痉挛。GERD所致哮喘多于夜间发作，无季节性，常伴反流症状，亦可伴咳嗽、呛咳、咳痰、声嘶、咽喉酸辣和异物等症状。但需注意，约1/3的患者可无反流症状或者很不明显。此夜间哮喘须与心源性哮喘相鉴别。有些学者发现哮喘发生后可出现反流症状，认为是哮喘触发了胃食管反流。实际上，可能两者相互影响，如原有GERD者，支气管哮喘可使其加重。哮喘发作导致或加重胃食管反流的原因可能是：①哮喘发作时气道陷闭，腹内压与胸内压呈梯状减弱，导致食管裂孔上下压力差增高，引起膈肌位置异常，削弱了抗反流屏障功能；②咳嗽剧烈时腹内压增高，使跨膈压力差增加，可引起压力性反流；③应用支气管扩张剂能降低LES压力，使反流发生率增高。

在笔者以射频治疗的前70例中，以呼吸道症状（如哮喘）为唯一临床表现的GERD患者21例（30%），以先有呼吸道表现、后有消化道症状者11例（16%），以消化道症状在前、哮喘在后者17例（24%）。总体上以哮喘为主的呼吸道表现者达70%，这显然是一值得引起重视的现象。

（三）GERD与咽喉部疾病

现已发现咽喉部疾病的某些临床表现，如咽喉痛、声嘶及吞咽困难等，随着GERD的有效治疗，咽喉部症状常会缓解，甚至立即缓解，从而推测GERD与咽喉部疾病之间可能存在某种联系。近30年来对GERD与咽喉疾病的研究表明，胃食管反流病的咽喉部表现实际上是一组以胃食管反流为病因而产生的咽喉部病变及其相应的临床综合征，其中最常见的是反流性咽喉炎。反流性咽喉炎的确切发生机制尚未阐明，推测反流性咽喉炎的发生是由于胃食管反流和反流物经食管咽的反流或喷射所引起胃内的酸性内容物直接损伤咽喉部所致，这些患者食管近端酸暴露时间也明显增加。引起咽喉炎所需的反流量可能不多，也许少量的胃酸即可引起症状。

（四）GERD与阻塞性睡眠呼吸暂停

大多数阻塞性睡眠呼吸暂停患者为肥胖体形，肥胖者腹内压较高，这时食管内压低于腹内压，易于发生GERD。在腹肌张力正常的情况下，如果胃排空发生障碍，胃内压增高，也易发生GERD。GERD引起夜间阻塞性睡眠呼吸暂停的机制可能是：①LES功能不全，食管清除能力下降，食管内pH下降等均可引起迷走神经兴奋，导致气管收缩及呼吸抑制；②食管内酸刺激引起气管高反应性或改变气管迷走神经张力。有资料表明59%阻塞性睡眠呼吸暂停患者有明显的GERD症状。Kerr的研究结果表明阻塞性睡眠呼吸暂停是夜间胃食管反流的高危因素，呼吸暂停、躯体活动、吞咽及觉醒反应与胃食管反流的发生密切相关。其机制可能是胃食管反流时使反流物更易吸入呼吸道而引起气道狭窄，吸入物又进一步刺激了上呼吸道引起局部的水肿充血，吸入物还可作用于气道化学感受器受体引起支气管收缩，从而加重了气道阻塞导致夜间睡眠呼吸暂停加重。胃食管反流还可通过局部迷走神经介导和酸刺激引起食管—支气管反射机制，引起呼吸暂停。

（五）GERD与肺炎及肺间质纤维化

胃食管反流较重、反复吸入，可导致肺炎的反复发作。患者可有发作性咳嗽、咳痰、气喘，尤以夜间为著，有的伴有夜间阵发性呛咳。有的患者可有胸闷、胸痛、发热等症状。X线胸片检查常可提示炎症征象。虽经正规抗生素治疗，症状及X线表现常无明显改善，或易于复发。极少数患者可并发肺脓肿或肺不张。笔者尚有支气管扩张病例需行肺叶切除者。长期、反复吸入物刺激，使某些患者进一步发展为肺间质纤维化。GERD所导致的慢性肺吸入是儿童复发肺炎、肺和呼吸系统损伤和死亡的重要原因之一。

总之，GERD的食管外临床表现，尤其是由其引起的呼吸和咽喉部疾患，不仅影响患者的生活质量，尚可危及生命，必须引起医务界和公众的密切注意。

（此文已于2007年发表于《医学研究杂志》第36卷第9期）

十八、胃食管反流导致的呼吸窘迫的原因

汪忠镐　吴继敏　刘建军　王利营　来运钢　季　锋　田书瑞

2006年在加拿大召开的全球循征共识大会上提出了反流性咳嗽综合征、反流性喉炎综合征、反流性牙齿侵蚀综合征和反流性哮喘综合征。

巧合的是，笔者曾因“支气管哮喘”急诊入院多次，由于毫无泛酸和胃灼痛症状，到4次严重发作和抢救后，才坚持要做胃食管的相关检查，并诊断为胃食管反流，服用PPI后有所缓解，但还是发生了窒息、昏迷和抢救。于2006年3月施行了胃底折叠术，“哮喘”居然立即消除。1个月后，引入了Stretta射频治疗术，建立了胃食管反流中心，至今已做24 h食管pH测定2 464例，为649例患者（有呼吸窘迫者的比率目前

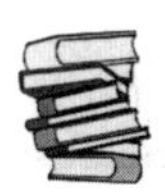

已达到90%以上）施行射频治疗，58例行手术治疗，疗效显著，接受PPI等内科治疗者为数更多。分析表明治疗以呼吸窘迫为主的胃食管反流患者的疗效较治疗单纯泛酸、胃灼痛者为好。尚观察到食管内容物反流时咽部呈鸟嘴状；动物实验提示胃内反流物不仅可刺激喉头，还可进入气管，甚至有时侵入肺部。遂提出了胃食管喉气管反流或胃食管喉气管综合征的假设。本文抛砖引玉地就胃食管反流导致的呼吸窘迫提出一些观点进行探讨。

（一）与胃食管反流有关的“哮喘”并不一定是哮喘，而常是胃食管反流的一种临床表现

在不久以前，还认为胃食管反流在亚洲少见[1]。但在欧美，不仅早就报道了胃食管反流十分普遍，尚认识到哮喘与胃食管反流间存在密切关系，包括胃食管反流引起哮喘、哮喘引起胃食管反流和支气管扩张药物引起胃食管反流[2]。Harding[3]对199名哮喘患者进行24 h食管pH监测，发现79%的呼吸道症状与食管内的酸环境有关。2006年在全球共识大会上首次提出了反流性咳嗽综合征、反流性喉炎综合征、反流性牙齿侵蚀综合征和反流性哮喘综合征[4]。在我国，由钟南山院士领导的呼吸疾病研究团队观察到在中、重度哮喘患者中的胃食管反流概率为58%，以抗反流治疗可改善这些患者的呼吸道症状[5]。上述观察具有重要意义，但接受此概念者似乎为数仍少，更不必说如何预防胃食管反流向呼吸窘迫发展和如何更早、更快地诊断和更有效地治疗胃食管反流源哮喘或呼吸窘迫问题。

笔者从亲身经历和救治他人的过程中提出两个观点，以期为某些严重哮喘患者带来根本性的改变。①GERD源性呼吸窘迫不是哮喘，而常是胃食管反流中的一种继发性病变。②其发病机制在于反流引起的喉气管激惹、痉挛以致窒息，完全不同于哮喘。

作为一名外科医师的笔者恰巧曾是一名因严重“哮喘”而被多次抢救的患者。每至深夜两点必定发生喉部发紧、气短、严重咳嗽、咳痰，起床来回走动或用万托林后常可坐位工作至天亮，但不能再躺下。以上方法无效时喉部发紧不得缓解，呼吸十分困难，被迫几次急诊入院抢救，但次日或再日却能正常工作。进食以至饮水每每引发难以控制的咳嗽或呛咳和大量咳痰，止咳药物无法缓解咳嗽，要求服用可待因以求缓解。所有出院诊断均为“支气管哮喘发作”。尽管完全没有泛酸、胃灼痛等反流症状，最后本人坚持己见，做了一系列食管、胃肠检查，诊断为胃食管反流。开始服用PPI，症状略有好转。当再一次经历了窒息、昏迷和抢救后，本人寻求积极治疗，于2006年3月25日在美国Englewood医学中心行胃底折叠术，恢复了正常生活。在自己的食管钡餐造影中察觉到在钡剂逆向状态下，咽部呈鸟嘴或喷嘴状，并据此推测，酸性反流物在高压、高流速状态下经此狭窄时，根据泊肃叶定律，完全可以形成喷射现象[6]。此种喷射将反流液形成喷雾或微滴，从而真正解释了“微吸入机制”，发生喷射时不仅刺激咽部，产生咽部异物感、咽球症；它更可直接激惹鼻腔和口腔黏膜和咽鼓管开口引起打喷嚏、流眼泪、鼻塞、流涕、鼻后滴流以致耳鸣；更为严重的是当喷射物进入喉气管时可导致严重的激惹以致痉挛，临床表现为立即导致咳嗽、咳痰，进而喉部发紧、呼吸窘迫，此时已为喉痉挛，重者随之进入窒息和昏迷。笔者团队收治过到达医院时已极度呼吸困难和发生昏迷的患者，由于到位的认识，还是为他们带来了及时、恰当

的紧急治疗（立即气管插管或气管切开）和满意的疗效。

几度病危和被抢救的亲身经历所带来的启示和激励：兼医生和患者于一身的本人除继续坚持本专业工作外，决意救助与本人同病相怜的患者。于治疗后第35天成立了胃食管反流中心，致力于救治与其类似的处于生命危机中的患者。此过程初始并非坦途，是从街道义诊开始，同时引进了治疗该病的方法及相应的治疗设备[7-10]，滴水石穿，1年半后，经24 h食管pH监测者达2 464人，经射频治疗者645人，行胃底折叠术者58人；内科治疗者为数更多，大多数患者症状得到显著缓解。尽管在治疗呼吸困难患者时，治疗过程确有风险，但由于专利的发明和整个团队的认真负责、一丝不苟的精神，迄今无死亡和明显并发症的发生。

建立了GERD症状评分系统，以便于追踪分析。从轻度胃食管反流症状到严重呼吸窘迫和窒息定出1~5分的评分标准，用以随访和确定结果。对前370例患者进行仔细随访调查，其中78%有呼吸道症状。治疗前后的临床表现评分经SPSS 13.0统计软件分析，有呼吸道症状的患者治疗前和治疗后1年的评分，分别为3.97和1.50，而单纯具有消化道症状的GERD患者的相应评分为2.86和1.63（附图14）。以呼吸道症状为主的患者得到更好的疗效；初步认为治疗后，无论反流频率的减少和平面的降低均由于减少对喉气管的刺激，因而有助于呼吸道症状的缓解。

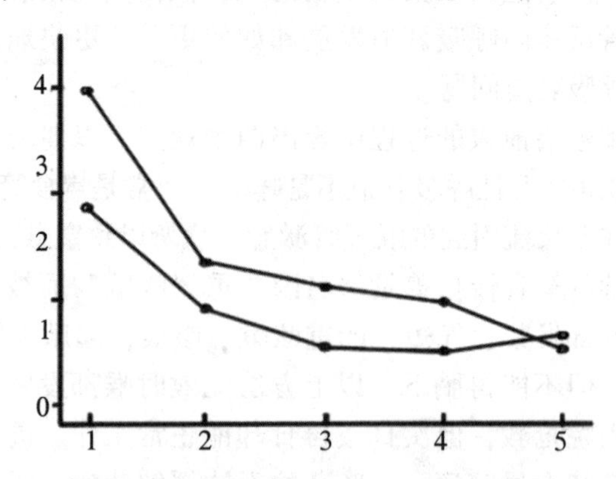

附图14　有呼吸道症状患者治疗前后1年的评分

上方曲线为以呼吸道症状为主者，下方曲线为有消化道症状者。

纵坐标为评分1~4；横坐标为时间，分别代表治疗前和3、6、9、12个月以后

在笔者团队救治的患者中，许多患者曾处于危重状态，包括2人已经历过呼吸停止、瞳孔散大而被通知“死亡”的过程；4人曾行1~2次气管切开术；1人气管切开持续插管长达9个月余，经笔者团队正确诊断及射频治疗后，气道插管得以去除；1人曾急诊行环甲膜穿刺术施行急救；1人因窒息先后4次发生晕厥，其中1次导致头部撕裂伤；1人就诊时已发生气胸[11]；9人已发生支气管扩张，其中3人已行肺叶切除术。一位54岁女性患者，“哮喘”和支气管扩张病史40年，10多次急诊入院抢救，并因严重的呼吸窘迫和肺实质病变欲接受肺移植手术，幸而在准备行肺移植前，笔者团队为其诊断为胃食管反流引起呼吸窘迫，给予射频治疗使其呼吸窘迫完全消失[12]。

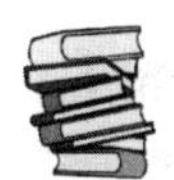

（二）胃食管反流发病机制是由反流引起的喉气管激惹

从常见的胃食管反流到呼吸窘迫这一发生和发展过程中，笔者团队感悟到胃食管交接部的松弛是整个反流现象的发生器（generator）；从下往上观察呈现鸟嘴的咽部（正常 LES 的压力达 80 mmHg）则是反应器（reactor），因为高压、高速的反流物通过鸟嘴样狭窄时，根据泊肃叶（Poiseuille）定律，从狭窄的咽部形成了喷射或喷雾。在此种场合则是酸性物的喷雾，其最直接的目标是鼻腔和口腔，从而引起上述相应的症状，因而口鼻腔可称为效应器（effector）。喷射或喷雾进入喉气管则引起其激惹、痉挛以致窒息，因而喉气管是哮喘样发作的激发器（asthmaticprovoker）。综合以上观察，笔者团队试图提出胃食管喉气管反流（gastroes ohagolaryngo-tracheal reflux）以致胃食管喉气管综合征（GELTS）。

至此，有一观点日渐明朗，不少患者的哮喘并不一定是哮喘，而只是通常所见的胃食管反流中的一种可危及患者生命的表现[4-6]。与 GERD 相关的“哮喘”或更恰当地说哮喘样发作的发病机制为由反流引起的喉气管激惹和痉挛。提出和十分重视貌似哮喘的胃食管反流这一基本概念十分重要。与 GERD 有关的呼吸窘迫是严重威胁生命的疾病之一，深信此病必然会引起国内外学者的充分关注和研究。

参考文献

[1] GOH K L，CHANG C S，FORK K M，et al. Gastrooesophageal reflux disease in Asia [J]. J Gastroentrol Hepatol，2000，15（3）：230-238.

[2] FIELD S K. Asthma and gastroesophageal reflux：another piece in the puzzle? [J]. Chest，2002，121（4）：1024-1027.

[3] HARDING S M. Gastroesophageal reflux as an asthma trigger [J]. Chest，2004，126：1398-1402.

[4] VAKIL N，VAN ZANTEN S V，KAHRILAS P，et al. The Montreal definition and classification of gastroesophageal reflux disease：a global evidence-based consensus [J]. Am J Gastroenterol，2006，101（8）：1900-1920.

[5] 朱礼星，马洪明，钟南山，等. 支气管哮喘患者与胃食管反流的症状相差性 [J]. 中华结核和呼吸杂志，2002，25（12）：739-743.

[6] WANG Z G. It is gastroesophageal reflux disease，but not asthma：a case report [J]. Chin Med Sci，2006，21（3）：189-193.

[7] WANG Z G. Not GERD，but not asthma：case report [J]. Front Med China，2007，2（1）：1-5.

[8] WANG Z G，CHEN X，WU J M，et al. Operative mean and outcomes of various procedures for patients with gastroesophageal reflux disease（GERD）and severe respiratory problems [J]. J Gastroenterology Hepatology，2007，22（Suppl 2）：A 153.

[9] WANG Z G，CHEN X，WU J M，et al. Operative means and outcomes of various antireflux procedures for patients with gastroesophageal reflux disease（GERD）and

severe respiratory problems [J]. Journal of Gastroenterology and Hepatology, 2007, 22 (2): A153.

[10] WANG Z G, WU J M, LIU J J, et al. Stretta frequency for the treatment of GERD with the respiratory problem mainly: experience of 180 patients [J]. Journal of Gastroenterology and Hepatology, 2007, 22 (2): A139.

[11] 汪忠镐，吴继敏，刘建军，等．并发严重肺毁损的胃食管喉气管综合征一例纠误挽治 [J]. 临床误诊误治，2007，20（9）：1-2.

[12] 汪忠镐，陈秀，韩冰，等．胃食管反流病引起“顽固性哮喘”以致气胸一例报告 [J]. 临床误诊误治，2006，19（11）：8-9.

（此文已于 2008 年发表于《医学研究杂志》第 37 卷第 11 期）

十九、2013 美国胃肠病学院胃食管反流病诊断和管理指南解读

季 锋 汪忠镐

2013 年，美国胃肠病学院（American College of Gastroenterology，ACG）发布了胃食管反流病（GERD）诊疗指南，这是 2006 年之后对 GERD 诊疗指南进行的一次系统更新，内容较前丰富。本文介绍该指南并结合笔者临床经验作一介绍。

GERD 是指胃内容物反流引起的一系列症状和（或）并发症的一种疾病状态。GERD 可显著影响生活质量并可造成严重的并发症，因此其合理的诊断和处理对改善患者生活质量和降低医疗费用有很重要的意义，尤其是对食管外不典型症状（如难治性严重哮喘）患者的诊治更为重要。2013 年，ACG 发表了新的 GERD 诊疗指南（以下简称 2013 版指南），从 GERD 的流行病学、症状、诊断、手术治疗、质子泵抑制剂（PPI）治疗的潜在风险、GERD 的食管外表现、难治性 GERD 和 GERD 相关并发症进行了详细阐述。每一部分均提出了重点推荐意见，每条推荐意见均有对应的证据支持。2013 版指南根据国际证据分级与推荐评估系统（The Grading of Recommendations Assessment, Development and Evaluation，GRADE）对推荐强度和总体证据水平进行了分级[1,2]。①推荐强度等级：强烈推荐，推荐的干预措施预期效果明确；有条件的推荐，推荐的干预措施预期效果不确定。②证据分级：高，进一步的研究几乎不可能改变现有观点；中，进一步的研究可能会对现有观点产生影响；低，进一步的研究会对现有观点产生重要影响甚至改变现有观点。现根据该指南的内容，结合我国实际情况及笔者的经验和体会，作一解读和评价。

（一）GERD 的定义

GERD 为“胃内容物反流入食管、口腔（包括喉部）或肺所致的症状和并发症”。此定义似乎并不充分，胃内容物还可以反流入鼻、咽[3,4]。

（二）GERD 的流行病学与症状

2013 版指南对 GERD 的整体发病率做了细化，认为 6% 的西方普通人群有烧心症

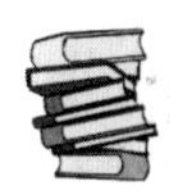

状，16%有反流症状[5]。

2013版指南对症状的评估加入了年龄、性别、肥胖等症状相关危险因素的评估：①胸痛，诊断GERD源性胸痛前需要与心源性胸痛相鉴别；②吞咽困难，提示食管可能存在动力障碍、狭窄、环化或恶变[6]；③食管外症状，如慢性咳嗽、哮喘、慢性咽炎及其他呼吸道症状；④不典型症状，上腹痛、早饱、腹胀、嗳气、恶心、消化不良；⑤当PPI治疗有效时，上述症状可认为与GERD相关[7]；⑥症状频繁者睡眠障碍及体重下降发生率高[8]；⑦有夜间的GERD相关症状和（或）睡眠障碍患者的生活质量相对较差[9]；⑧GERD症状的发生频率不随年龄的增大而降低，但随着年龄（50岁后）的增加，GERD症状的严重程度可能会降低[10]；糜烂性食管炎（洛杉矶分型：C级和D级）及Barrett食管的发病率（尤其是白种人）会随年龄增长而增高[11,12]；⑨少量资料显示男女GERD的特征有差异；⑩GERD与肥胖明确相关。研究表明，体重指数（BMI）、腰围和体重增加与GERD（包括糜烂性反流病和Barrett食管）的症状及并发症有关[13,14]；BMI的升高与糜烂性反流病的严重程度成正比[15]；已有研究明确表明，BMI与食管癌和贲门癌的发病有关[16]。

（三）GERD的诊断

（1）根据典型的烧心、反流症状可初步诊断为GERD，并行经验性PPI治疗（强烈推荐，循证等级：中）。烧心和（或）反流是仅根据病史初步诊断GERD的最可靠症状，但要注意的是上述两种症状并不是GERD所特有。基于症状初步诊断为GERD后即行经验性PPI治疗，即PPI试验，这样即有诊断作用又有治疗作用。这一策略漏检上消化道肿瘤的风险与当地这些肿瘤的发病率相关，基于我国是胃癌和食管癌的高发国家，且胃镜检查已广泛开展，其成本低，所以建议对拟诊患者先行内镜检查[17]。美国指南提出及早行内镜检查的指征包括：有报警症状、老年人、筛查Barrett食管高风险者（见下）、非心源性胸痛或PPI疗效差者。

（2）怀疑GERD所致非心源性胸痛患者，应在药物治疗前先进行内镜或24 h反流评估（有条件的推荐，循证等级：中）。胸痛患者首先需排除心血管疾病，因为前者严重者可威胁生命。对于“非心源性胸痛”的患者首先需行内镜检查，如内镜未发现糜烂性反流病、Barrett食管，患者还需行食管反流监测或PPI试验等诊断性评估，以明确胸痛与胃食管反流病相关[18,19]。据笔者经验，对于存在心源性因素的胸痛患者也不要忽视GERD因素诱发心源性胸痛的可能[20]，对于心脏疾患较轻或疾患较重但经积极控制心源性因素胸痛不缓解的患者也要考虑可能存在的GERD因素。

（3）上消化道钡餐透视不推荐用于诊断GERD（强烈推荐，循证等级：高）。上消化道钡餐透视诊断GERD的敏感性和特异性均很低[21]，但在吞咽困难的鉴别诊断中有重要作用[22]。上消化道钡餐透视对于合并胃下垂或肠系膜上动脉压迫综合征的GERD患者的诊断和治疗有指导意义；另外，此检查可发现食管裂孔疝，对于GERD患者治疗方式的选择有所帮助。

（4）有典型GERD症状时，不一定行上消化道内镜检查。内镜检查适用于有报警症状和并发症高危者；重复内镜检查不适用于无Barrett食管且无新发症状者（强烈推荐，循证等级：中）。对于有报警症状，包括吞咽困难和（或）吞咽疼痛、出血、贫血、消瘦或反复呕吐等，立刻行内镜检查是指南一致的共识。筛选高风险并发症是指Barrett食管。内镜一直是评估有怀疑GERD患者食管黏膜情况的主要手段。内镜不能作为可疑GERD患者的初筛手段[23]，但可活检食管环部和狭窄处并用于筛选Barrett食管。Barrett食管同病理性GERD相关，内镜发现Barrett食管即可诊断GERD而不必行食管pH测定[24]。GERD如无Barrett食管则其潜在的恶变风险极低，因此就GERD而言，不出现新症状就无须复查内镜。结合我国食管癌和胃癌高发的国情，复查内镜还要根据当地上消化道肿瘤的发病情况来决定。

（5）食管远端常规活检并非GERD诊断所必需（强烈推荐，循证等级：中）。

（6）食管测压推荐用于手术前评估，但不用于诊断GERD（强烈推荐，循证等级：低）。食管测压可反映食管下括约肌（LES）压力和食管蠕动情况，但不能据此做出GERD的诊断。据笔者经验，食管测压提高了食管裂孔疝（Ⅰ型）诊断的准确性，较胃镜及消化道X线钡剂造影更为准确[25]。食管裂孔疝诊断的提高对于患者治疗方案的选择有指导意义。

（7）动态食管反流监测适用于非糜烂性反流性疾病、内镜或手术治疗前，评估难治性或难以确诊的GERD（强烈推荐，循证等级：低）。典型的反流性食管炎和Barrett食管已被证实是“反流”所致而不需要行食管反流监测进行诊断。因此，动态食管反流的监测主要用于难治性GERD或非糜烂性反流性疾病的诊断。动态食管反流监测是唯一能评估食管异常酸暴露、反流频次及反流事件与症状之间关系的检查，而PPI试验结果仅能起到提示或推测作用。针对GERD的内镜或手术治疗均属侵入性操作，术前确定诊断尤为重要，因此，指南推荐术前对非糜烂性反流性疾病患者进行食管反流监测评估。难治性GERD包含了部分非反流相关病例，反流监测能进行鉴别。GERD诊断存有疑问是因为临床表现不典型，在非心源性胸痛和食管外表现（慢性咳嗽、喉炎、哮喘）者中要确立GERD与这些表现的因果关系，必须确立胃食管反流的存在。

（8）Barrett食管患者无须行动态食管反流监测（强烈推荐，循证等级：中）。无论长或短节段Barrett食管均与病理性GERD有关，因此可省去动态食管反流监测。

（9）GERD患者不推荐行幽门螺杆菌（*Hp*）筛查。抗酸治疗不包括根除*Hp*（强烈推荐，循证等级：低）。一项对12个临床研究的荟萃分析表明，不根除*Hp*不会加重有消化不良症状GERD患者的食管糜烂程度[26]。因而单纯从GERD治疗角度指南并不主张*Hp*筛查[27]。但感染*Hp*的GERD患者长期服用PPI可使*Hp*从胃窦向胃体“移位”，增加胃体胃炎的发生率，胃体炎症和炎症导致的胃黏膜萎缩使胃酸分泌减少，长期低胃酸可增加胃癌发生的危险性。我国是胃癌高发国家，我国推荐根除*Hp*[17]。

（四）GERD的处理

（1）禁止食用促反流食物不推荐纳入GERD的治疗方案（有条件的推荐，循证等级：低）。

（2）对有夜间GERD症状者推荐高枕卧位及睡前2~3 h禁食（有条件的推荐，循证等级：低）。已有3项随机对照研究表明：高枕卧位可有效改善GERD症状和食管

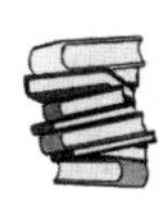

pH 值[28-30]。

（3）减肥适用于 BMI 升高或近期体重增加的 GERD 患者（有条件的推荐，循证等级：中）。大量病例对照研究结果显示，超重或肥胖是 GERD 发生的危险因素，减肥可减少 GERD 的症状[31,32]。

（4）药物的应用：①糜烂性食管炎的黏膜愈合、症状改善推荐服用 8 周 PPI，不同种类的 PPI 治疗效果无明显差异（强烈推荐，循证等级：高）。②为最大限度地控制 pH 值，传统延迟释放的 PPI 应餐前 30～60 min 服用（强烈推荐，循证等级：中）。③新型PPI 可相对于进餐时间有更灵活的剂量（有条件的推荐，循证等级：中）。④PPI 初始治疗为 1 次/d，早餐前服用（强烈推荐，循证等级：中）。⑤对每日 1 次治疗仅部分有效的患者，根据夜间症状、作息时间和（或）睡眠障碍，考虑调整给药时间和（或）2 次/d 给药（有条件的推荐，循证等级：中）。⑥对 PPI 反应欠佳者，增加剂量或改为 2 次/d 或换用其他种类的 PPI 可能改善症状（有条件的推荐，循证等级：低）。⑦PPI 维持治疗适用于停药后症状复发或存在 GERD 并发症（糜烂性食管炎和 Barrett 食管）的患者（有条件的推荐，循证等级：低）。⑧H_2 受体拮抗剂可缓解烧心症状，可用于非糜烂性反流性疾病患者的维持治疗（有条件的推荐，循证等级：中）。⑨白天应用 PPI 的患者睡前加用 1 次 H_2 受体拮抗剂有助于改善夜间反流症状（有夜间反流客观证据者），但有可能在服用几周后出现快速耐药（有条件的推荐，循证等级：低）。⑩没有行检查的 GERD 患者，除抑酸剂外，不应用治疗 GERD 的其他药物，如促动力药和（或）巴氯芬（有条件的推荐，循证等级：中）。⑪对非孕期的 GERD 患者不推荐使用硫糖铝（有条件的推荐，循证等级：中）。⑫如有临床指征，PPI 可安全用于孕期 GERD 患者（有条件的推荐，循证等级：中）。

（五）GERD 的手术选择

（1）手术是需长期治疗患者的选择（强烈推荐，循证等级：高）。GERD 可选术式包括腹腔镜下胃底折叠术和针对肥胖患者的减肥手术。患者选择手术的原因可能包括需要中断药物治疗、依从性差、药物治疗相关不良反应、巨大食管裂孔疝、药物难治性食管炎或是难治性 GERD 引起的持续症状存在。腹腔镜下胃底折叠术治疗 GERD 有效，疗效持久，因此可作为需长期药物治疗者的选择。

（2）PPI 治疗无效者，一般不推荐手术治疗（强烈推荐，循证等级：高）。手术疗效最好者为有典型烧心和（或）反流症状，且 PPI 治疗应答良好和（或）动态食管反流监测证实症状与反流密切相关[33]。这些患者手术治疗长期效果与药物治疗相当，甚至更好。而 PPI 治疗无效者中有很大部分不是真正的 GERD，因此一般不推荐手术治疗。据笔者经验，对于严重反流或是以胆汁反流为主的 GERD，PPI 治疗多无效，这时需要根据患者的病情及针对 GERD 相关检查的结果情况综合判断，对于诊断明确的 GERD 手术亦会取得不错的效果[34]。

（3）无糜烂性食管炎证据的患者必须行术前动态食管反流监测，所有患者均应行术前食管测压以排除贲门失弛缓症或硬皮病样食管（强烈推荐，循证等级：中）。部分非糜烂性反流性疾病患者的症状并非反流，因此必须经动态食管反流监测证实。有食管动力异常者，如贲门失弛缓症或硬皮病样食管患者是 Nissen 手术禁忌证。

（4）审慎选择的 GERD 患者在有经验的外科医师行手术后，疗效与药物治疗相当（强烈推荐，循证等级：高）。审慎选择的患者符合以下要求：①对 PPI 治疗有良好应答；②无糜烂者经食管反流监测证实有反流；③食管测压排除食管动力异常。总体上手术疗效与药物治疗相当，有经验的外科医师实施手术，安全性很高。但据笔者经验，在采用手术治疗的患者中多数 PPI 治疗无良好应答，这些患者术后大部分仍取得满意疗效，笔者的经验是只要诊断明确，适应证选择正确，仍可通过手术使大多数此类患者获得很好的疗效[35]；另外，药物只是控制胃酸的产生，并不能控制反流，而手术是重建抗反流机制，疗效岂能相当。

（5）肥胖患者准备实施 GERD 手术时，应考虑同时行减肥手术，首选方式是胃旁路手术（有条件的推荐，循证等级：中）。2009 年的一篇综述通过调查问卷方式评价了行减肥手术的 GERD 患者的疗效[36]：提示 Roux-en-Y 胃旁路术后 GERD 患者症状的效果优于胃束带手术。

（6）不推荐目前应用的内镜下治疗和经口无切口胃底折叠术作为药物治疗或传统手术的替代治疗（有条件的推荐，循证等级：中）。目前进行中的各种内镜下治疗未能显示长期疗效[37]。新近发展的作为替代的经口无切口胃底折叠术也未能显示长期（36 个月）疗效[38,39]，因此也不予推荐。但笔者自 2006 年开始的内镜下食管微量射频治疗的近 2 000 例患者，多数显示了长期疗效[40]。

（六）食管外表现

（1）在哮喘、慢性咳嗽和喉炎患者中，可考虑 GERD 作为潜在的共同致病因素，上述患者应认真评估其非 GERD 的病因（强烈推荐，循证等级：中）。流行病学研究明确了 GERD 同食管外症状（呼吸道和喉部症状）有关联，但尚未明确其因果关系。现有的诊断手段尚不能有效明确 GERD 是食管外症状的病因，并且最近的安慰剂对照试验也未能明确 PPI 治疗食管外症状有效。因此对哮喘、慢性咳嗽和喉炎患者，必须认真评估除外非 GERD 因素。

（2）反流性喉炎的诊断不能仅凭喉镜表现（强烈推荐，循证等级：中）。反流性喉炎与其他病因（如过敏、吸烟或发声滥用）所致的喉炎在喉镜下的表现并无明显差别，因此不能仅基于喉镜检查结果做出反流性喉炎的诊断。

（3）对有食管外表现且有典型 GERD 症状的患者推荐 PPI 试验（强烈推荐，循证等级：低）。当典型的 GERD 症状与哮喘、慢性咳嗽和（或）喉炎等症状并存时，哮喘、慢性咳嗽和（或）喉炎由 GERD 所致的可能性较大。PPI 试验可在一定程度上证实两者的关系。

（4）不推荐将内镜检查作为确立 GERD 相关性哮喘、慢性咳嗽、喉炎的诊断手段（强烈推荐，循证等级：低）。内镜检查发现食管糜烂可证实 GERD，但不足 1/3 患者会发现食管炎[41]，PPI 治疗后再次内镜检查发现糜烂者更少。即使存在糜烂性食管炎，也不能证实是 GERD 引起哮喘、慢性咳嗽或喉炎，因此不主张内镜作为诊断手段。

（5）对无典型 GERD 症状的患者，在 PPI 试验前，应进行动态食管反流监测（有

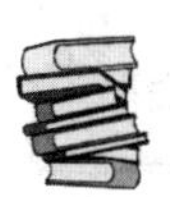

条件的推荐，循证等级：低）。在GERD诊断中，PPI试验的敏感性为60%~80%，但特异性低（30%~50%）。无典型GERD症状但有食管外症状者要确立两者之间关系，应选择特异性高的反流监测。PPI试验简单、易行，在不具备反流监测条件下，是一种判断两者关系不错的方法。

（6）PPI试验无效的患者，应做进一步的检查。见“难治性GERD”。

（7）一般不推荐对PPI无应答的GERD食管外症状患者行手术治疗（强烈推荐，循证等级：中）。目前尚无高质量随机对照研究评价腹腔镜下胃底折叠术对GERD食管外症状的有效性。对PPI无应答的GERD患者的食管外症状不排除其他病因所致，因此不推荐手术治疗。

（七）难治性GERD

（1）难治性GERD的处理首先是优化PPI治疗（强烈推荐，循证等级：低）。优化PPI治疗策略包括调整给药时间（饭前给药）、剂量、频次，提高患者依从性，更换PPI种类等[42]。

（2）推荐对有典型症状或消化不良症状的难治性GERD患者行内镜检查来排除非GERD病因（有条件的推荐，循证等级：低）。在指南中，有典型症状者如无报警症状均采用PPI治疗，而无须内镜检查，PPI治疗无效或疗效低就归入难治性GERD，这些患者就需要行内镜检查，目的是排除非GERD原因，但对GERD的诊断帮助不大。我国根据2006年GERD蒙特利尔国际共识意见就已提出，基于我国是胃癌和食管癌的高发国家，且胃镜检查已广泛开展，其成本低，所以建议对拟诊患者先行内镜检查[43]。

（3）GERD食管外症状在最优化PPI治疗后仍持续存在的患者，应请耳鼻喉科、呼吸科和变态反应科专业医师共同评估，追踪其他病因（强烈推荐，循证等级：低）。GERD食管外症状经PPI治疗后仍持续存在，高度提示这些伴随的症状或疾病不一定是GERD所致，因此需相关科室共同会诊评估。

（4）内镜检查阴性的难治性GERD患者，但有典型症状或表现为食管外症状但五官科、呼吸科和变态反应科评估阴性，需行动态食管反流监测（强烈推荐，循证等级：低）。是动态食管反流监测的部分指征。在难治性GERD中，绝大多数是非糜烂性反流性疾病。这是因为约70%的GERD是非糜烂性反流性疾病，非糜烂性反流性疾病对PPI的疗效（约50%）低于糜烂性食管炎（70%~80%）。但据笔者经验，五官科、呼吸科和变态反应科评估阳性的患者也应该进行动态食管反流监测，多数相关专业医生对此病认识不足，容易造成误判而出现假阳性的情况[44]。

（5）停药期可用pH或阻抗-pH方法监测反流（有条件的推荐，循证等级：中）。PPI停药期（停用7 d后）可用pH或阻抗-pH监测反流。若反流监测阴性（食管末端酸暴露正常且症状-反流无关），可排除GERD诊断，此时可停用PPI并考虑非GERD原因。停药期反流监测可明确GERD诊断，但不能提供PPI治疗无效的原因。

但服药期需用阻抗-pH方法监测非酸反流（强烈推荐，循证等级：中）。PPI服药期患者以非酸反流为主，单用pH监测效果不佳[45]。服药期pH监测阴性而症状仍然存在的患者，可排除酸反流的可能，而判断有无非酸反流需行阻抗-pH监测。阻抗-pH

阴性表明症状与反流无关。

（6）有客观证据表明难治性 GERD 患者的症状确由反流所致，应接受进一步的抗反流治疗，包括手术或一过性食管下括约肌松弛（TLESR）抑制剂（有条件的推荐，循证等级：低）。监测试验阴性者不考虑诊为 GERD，应停止 PPI 治疗（强烈推荐，循证等级：低）。

难治性 GERD 患者要获得反流是症状原因的客观证据必须行动态反流监测，评估反流事件与症状的时间关系。如症状确实是反流所致，进一步抗反流治疗才有可能获得好的效果。反流监测试验阴性的难治性 GERD，不考虑诊为 GERD，应停止 PPI 治疗。

（八）GERD 相关并发症

（1）描述糜烂性食管炎内镜下表现时应采用洛杉矶分类系统（强烈推荐，循证等级：低）。洛杉矶分类为 A 级的食管炎需进一步检查，以确诊 GERD（有条件的推荐，循证等级：低）。

（2）严重的糜烂性食管炎患者应在一个疗程抗酸治疗后复查内镜，以排除 Barrett 食管（有条件的推荐，循证等级：低）。洛杉矶分类 C、D 级食管炎属严重糜烂性食管炎[46]，老年人常见，PPI 治疗效果最差。严重糜烂性食管炎由于广泛黏膜破损可掩盖并存的 Barrett 食管[47]。因此，指南推荐此类患者 PPI 治疗 8 周后需复查内镜，以排除 Barrett 食管[48]。

（3）食管狭窄扩张术后应持续 PPI 治疗，以改善吞咽困难和减少重复扩张的可能（强烈推荐，循证等级：中）。

（4）病灶内注射皮质激素可用于 GERD 所致的难治性、复杂性狭窄（有条件的推荐，循证等级：低）。GERD 所致的难治性狭窄很少见。小样本随机对照研究显示，病灶内注射皮质激素同时使用 PPI 和扩张治疗，可取得更好的疗效[49]。

（5）食管下环（Schatzki 环）患者扩张后建议 PPI 治疗（有条件的推荐，循证等级：低）。食管下环位于食管下端，与 GERD 相关。将 30 例未证实 GERD 患者随机分入到 PPI 组或安慰剂组，统计发现平均随访 43 个月后经 PPI 治疗的患者环复发率下降[50]。

（6）符合流行病学调查的 Barrett 食管高危人群应考虑行 Barrett 食管筛查（有条件的推荐，循证等级：中）。Barrett 食管的潜在风险是并发食管腺癌。近 10 余年来，美国的食管腺癌发病率呈显著上升趋势，占食管癌 50%以上。为此，可考虑在 GERD 有高风险因素的患者中筛查 Barrett 食管。我国的情况与美国完全不同[51]：食管腺癌仅占食管癌的 1%~5%，食管腺癌发病率无上升趋势，因此不推荐筛查。

（7）有 Barrett 食管相关症状的患者与无 Barrett 食管的 GERD 患者治疗方法相同（强烈推荐，循证等级：中）。Barrett 食管本身无症状，症状是 GERD 引发的，因此对其症状的治疗与无 Barrett 食管的 GERD 患者相同。

（8）内镜检查发现的 Barrett 食管患者应根据指南定期复查（强烈推荐，循证等级：中）。

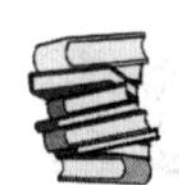

参考文献

[1] ATKINS D, BEST D, BRISS P A, et al. Grading quality of evidence and strength of recommendations [J]. BMJ, 2004, 328 (7454): 1490.

[2] ATKINS D, BRISS P A, ECCLES M, et al. Systems for grading the quality of evidence and the strength of recommendations Ⅱ: pilot study of a new system [J]. BMC Health Serv Res, 2005, 5 (1): 25.

[3] PHIPPS C D, WOOD W E, GIBSON W S, et al. Gastroesophageal reflux contributing to chronic sinus disease in children: a prospective analysis [J]. Arch Otolaryngol Head Neck Surg, 2000, 126 (7): 831-836.

[4] YLITALO R, LINDESTAD P A, RAMEL S. Symptoms, laryngeal findings, and 24-hour pH monitoring in patients with suspected gastroesophago-pharyngeal reflux [J]. Laryngoscope, 2001, 111 (10): 1735-1741.

[5] CAMILLERI M, DUBOIS D, COULIE B, et al. Prevalence and socioeconomic impact of upper gastrointestinal disorders in the United States: results of the US Upper Gastrointestinal Study [J]. Clin Gastroenterol Hepatol, 2005, 3 (6): 543-552.

[6] VAKIL N B, TRAXLER B, LEVINE D. Dysphagia in patients with erosive esophagitis: prevalence, severity, and response to proton pump inhibitor treatment [J]. Clin Gastroenterol Hepatol, 2004, 2 (8): 665-668.

[7] GERSON L B, KAHRILAS P J, FASS R. Insights into gastroesophageal reflux disease associated dyspeptic symptoms [J]. Clin Gastroenterol Hepatol, 2011, 9 (10): 824-833.

[8] BECHER A, EL-SERAG H. Systematic review: the association between symptomatic response to proton pump inhibitors and health-related quality of life in patients with gastro-oesophageal reflux disease [J]. Aliment Pharmacol Ther, 2011, 34 (6): 618-627.

[9] GERSON L B, FASS R. A systematic review of the definitions, prevalence, and response to treatment of nocturnal gastroesophageal reflux disease [J]. Clin Gastroenterol Hepatol, 2009, 7 (4): 372-378.

[10] BECHER A, DENT J. Systematic review: ageing and gastro-oesophageal reflux disease symptoms, oesophageal function and reflux oesophagitis [J]. Aliment Pharmacol Ther, 2011, 33 (4): 442-454.

[11] JOHNSON D A, FENNERTY M B. Heartburn severity underestimates erosiveesophagitis severity in elderly patients with gastroesophageal reflux disease [J]. Gastroenterology, 2004, 126 (3): 660-664.

[12] RUBENSTEIN J H, SCHEIMAN J M, SADEGHI S, et al. Esophageal adenocarcinomaincidence in individuals with gastroesophageal reflux: synthesis and

estimates from population studies [J]. Am J Gastroenterol, 2011, 106 (2): 254-260.

[13] CORLEY D A, KUBO A. Body mass index and gastroesophageal reflux disease: a systematic review and meta-analysis [J]. Am J Gastroenterol, 2006, 101 (11): 2619-2628.

[14] HAMPEL H, ABRAHAM N S, EL-SERAG H B. Meta-analysis: obesity and the riskfor gastroesophageal reflux disease and its complications [J]. Ann Intern Med, 2005, 143 (3): 199-211.

[15] LABENZ J, JASPERSEN D, KULIG M, et al. Risk factors for erosive esophagitis: a multivariate analysis based on the ProGERD study initiative [J]. Am J Gastroenterol, 2004, 99 (9): 1652-1656.

[16] LAGERGREN J, BERGSTROM R, NYREN O. Association between body mass andadenocarcinoma of the esophagus and gastric cardia [J]. Ann Intern Med, 1999, 130 (11): 883-890.

[17] 林三仁，许国铭，胡品津，等．中国胃食管反流病共识意见（2006 年 10 月三亚）[J]．胃肠病学，2007，12（4）：233-239.

[18] KAHRILAS P J, HUGHES N, HOWDEN C W. Response of unexplained chest pain to proton pump inhibitor treatment in patients with and without objective evidence of gastro-oesophageal reflux disease [J]. Gut, 2011, 60 (11): 1473-1478.

[19] HIRANO I, RICHTER J E. ACG practice guidelines: esophageal reflux testing [J]. Am J Gastroenterol, 2007, 102 (3): 668-685.

[20] LUX G, VAN ELS J, THE G S, et al. Ambulatory oesophageal pressure, pH, and ECG recordings in patients with normal and pathological coronary angiography and intermittent chest pain [J]. Neurogastroenterol Motil, 1995, 7 (1): 23-30.

[21] JOHNSTON B T, TROSHINSKY M B, CASTELL J A, et al. Comparison of barium radiology with esophageal pH monitoring in the diagnosis of gastroesophagealreflux disease [J]. Am J Gastroenterol, 1996, 91 (6): 1181-1185.

[22] RICHTER J E, CASTELL D O. Gastroesophageal reflux. Pathogenesis, diagnosis, and therapy [J]. Ann Intern Med, 1982, 97 (1): 93-103.

[23] JOHNSSON F, JOELSSON B, GUDMUNDSSON K, et al. Symptoms and endoscopic findings in the diagnosis of gastroesophageal reflux disease [J]. Scand J Gastroenterol, 1987, 22 (6): 714-718.

[24] GERSON L B, BOPARAI V, ULLAH N, et al. Oesophageal and gastric pH profiles in patients with gastro-oesophageal reflux disease and Barrett's oesophagus treated with proton pump inhibitors [J]. Aliment Pharmacol Ther, 2004, 20 (6): 637-643.

[25] 季锋，汪忠镐．高分辨率食管测压法在食管裂孔疝诊断中的意义 [J]．中华普通外科杂志，2013，28（6）：427-430.

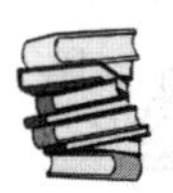

[26] YAGHOOBI M, FARROKHYAR F, YUHAN Y, et al. Is there an increased risk of GERD after Helicobacter pylori eradication?: a meta-analysis [J]. Am J Gastroenterol, 2010, 105 (5): 1007-1013.

[27] MALFERTHEINER P, MEGRAUD F, O'MORAIN C, et al. Current concepts in the management of Helicobacter pylori infection: the Maastricht Ⅲ Consensus Report [J]. Gut, 2007, 56 (6): 772-781.

[28] STANCIU C, BENNETT J R. Effects of posture on gastro-oesophageal reflux [J]. Digestion, 1977, 5 (2): 104-109.

[29] HAMILTON J W, BOISEN R J, YAMAMOTO D T, et al. Sleeping on a wedge diminishes exposure of the esophagus to refluxed acid [J]. Dig Dis Sci, 1988, 33 (5): 518-522.

[30] POLLMANN H, ZILLESSEN E, POHL J, et al. Effect of elevated head position in bed in therapy of gastroesophageal reflux [J]. Z Gastroenterol, 1996, 34 (Suppl 2): 93-99.

[31] FRASER-MOODIE C A, NORTON B, GORNALL C, et al. Weight loss has an independent beneficial effect on symptoms of gastro-oesophageal reflux in patients who are overweight [J]. Scand J Gastroenterol, 1999, 34 (4): 337-340.

[32] MATHUS-VLIEGEN L M, TYTGAT G N. Twenty-four-hour pH measurements in morbid obesity: effects of massive overweight, weight loss and gastric distension [J]. Eur J Gastroenterol Hepatol, 1996, 8 (7): 635-640.

[33] OELSCHLAGER B K, QUIROGA E, PARRA J D, et al. Long-term outcomes of the laparoscopic antireflux surgery [J]. Am J Gastroenterol, 2008, 103 (2): 280-287.

[34] FRAZZONI M, PICCOLI M, CONIGLIARO R, et al. Refractory gastroesophageal reflux disease as diagnosed by impedance-pH monitoring can be cured by laparoscopic fundoplication [J]. Surgical Endoscopy, 2013, 27 (8): 2940-2946.

[35] 季锋，汪忠镐，吴继敏，等．腹腔镜Nissen胃底折叠术治疗胃食管反流病110例报告[J]．中国微创外科杂志，2010，10（4）：351-356.

[36] DE GROOT N L, BURGERHART J S, VAN DE MEEBERG P C, et al. Systematic review: the effects of conservative and surgical treatment for obesity on gastro-oesophageal reflux disease [J]. Aliment Pharmacol Ther, 2009, 30 (11-12): 1091-1102.

[37] URBACH D R, HORVATH K D, BAXTER N N, et al. A research agenda for gastrointestinal and endoscopic surgery [J]. Surg Endosc, 2007, 21 (9): 1518-1525.

[38] TESTONI P A, VAILATI C, TESTONI S, et al. Transoral incisionless fundoplication (TIF 2.0) with EsophyX for gastroesophageal reflux disease: long-term results and findings affecting outcome [J]. Surg Endosc, 2012, 26 (5): 1425-1435.

[39] WITTEMAN B P, STRIJKERS R, DE VRIES E, et al. Transoral incisionless

fundoplication for treatment of gastroesophageal reflux disease in clinical practice [J]. Surg Endosc, 2012, 26 (11): 3307-3315.

[40] LIANG, W T, WU J M, WANG F, et al. Stretta radiofrequency for gastroesophageal reflux disease-related respiratory symptoms: a prospective 5-year study [J]. Minerva Chirurgica, 2014, 69 (5): 293-299.

[41] RONKAINEN J, ARO P, STORSKRUBB T, et al. High prevalence of gastroesophageal reflux symptoms and esophagitis with or without symptoms in the general adult Swedish population: a Kalixanda study report [J]. Scand J Gastroenterol, 2005, 40 (3): 275-285.

[42] BARRISON A F, JARBOE L A, WEINBERG B M, et al. Patterns of proton pump inhibitor use in clinical practice [J]. Am J Med, 2001, 111 (6): 469-473.

[43] 中华医学会消化病学分会. 2014年中国胃食管反流病专家共识意见 [J]. 中华消化杂志, 2014, 34 (10): 649-661.

[44] 宁雅婵, 汪忠镐, 吴继敏, 等. 胃食管反流病1014例住院患者的诊治分析 [J]. 中华普外科手术学杂志(电子版), 2010, 4 (3): 264-270.

[45] VELA M F, CAMACHO - LOBATO L, SRINIVASAN R, et al. Simultaneous intraesophageal impedance and pH measurement of acid and nonacid gastroesophageal reflux: effect of omeprazole [J]. Gastroenterology, 2001, 120 (7): 1599-1606.

[46] LABENZ J, MALFERTHEINER P. Treatment of uncomplicated reflux disease [J]. World J Gastroenterol, 2005, 11 (28): 4291-4299.

[47] MODIANO N, GERSON L B. Risk factors for the detection of Barrett's esophagus in patients with erosive esophagitis [J]. Gastrointest Endosc, 2009, 69 (6): 1014-1020.

[48] STOLTEY J, REEBA H, ULLAH N, et al. Does Barrett's oesophagus develop over time in patients with chronic gastro - oesophageal reflux disease? [J]. Aliment Pharmacol Ther, 2007, 25 (1): 83-91.

[49] ALTINTAS E, KACAR S, TUNC B, et al. Intralesional steroid injection in benign esophageal strictures resistant to bougie dilation [J]. J Gastroenterol Hepatol, 2004, 19 (12): 1388-1391.

[50] SGOUROS S N, VLACHOGIANNAKOS J, KARAMANOLIS G, et al. Long-term acid suppressive therapy may prevent the relapse of lower esophageal (Schatzki's) rings: a prospective, randomized, placebo-controlled study [J]. Am J Gastroenterol, 2005, 100 (9): 1929-1934.

[51] HUANG Q, FANG D C, YU C G, et al. Barrett's esophagus related diseases remain uncommon in China [J]. J Dig Dis, 2011, 12 (6): 420-427.

(此文已于2015年发表于《中华胃食管反流病电子杂志》第2卷第2期)

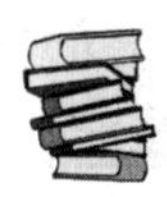

二十、高分辨率食管测压法在食管裂孔疝诊断中的意义

季 锋 汪忠镐 李 震 高 翔 张成超 李治仝 化召辉

【摘要】 目的：评价高分辨率食管测压法在食管裂孔疝诊断中的临床价值。方法：经腹腔镜下 Toupet 法胃底折叠术治疗术前胃镜诊断合并有食管裂孔疝的 20 例胃食管反流病患者，术前采用上消化道钡餐透视、高分辨率食管测压和 24 h 食管 pH 监测检查，术中对食管裂孔情况进行观察。结果：X 线钡剂造影发现食管裂孔疝 3 例，高分辨率食管测压发现食管裂孔疝 9 例，术中确诊食管裂孔疝 11 例（食管裂孔疝组）；余 9 例为非食管裂孔疝组。食管裂孔疝组和非食管裂孔疝组 LES 长度分别为（1.92±0.38）cm 和（2.10±0.92）cm（$P>0.05$），LES 压力（呼吸最小值）分别为（0.64±0.55）kPa 和（1.31±1.07）kPa（$P>0.05$），LES 压力（呼吸平均值）分别为（1.43±0.92）kPa 和（2.57±1.33）kPa（$P<0.05$）。24 h 食管 pH 监测食管裂孔疝组酸性反流指数、pH≤4 的总次数和 DeMeester 记分均高于非食管裂孔疝组（$P<0.05$）。X 线钡剂造影诊断与术中确诊食管裂孔疝符合者 3 例，符合率 27%；胃镜诊断与术中诊断符合者 11 例，符合率 55%；高分辨率食管测压诊断与术中诊断符合者 9 例，符合率 81.8%。结论：食管裂孔疝的食管抗反流屏障作用减弱，反流更严重；高分辨率食管测压诊断食管裂孔疝较胃镜及 X 线钡剂造影更为准确。

【关键词】 胃食管反流；测压法；疝

食管裂孔疝以往主要依靠 X 线和胃镜诊断，食管测压对该病的诊断近年来也逐渐受到重视[1]。本研究对 20 例经胃镜检查诊断为食管裂孔疝而行腹腔镜胃底折叠术的胃食管反流病患者，就胃镜、X 线表现、高分辨率食管测压（简称食管测压）、24 h 食管 pH 监测及术中情况进行分析，探讨食管测压对该病的诊断价值。

（一）临床资料

1. 一般资料 选择郑州大学第一附属医院 2010 年 6 月至 2011 年 6 月术前胃镜均发现食管裂孔疝并行腹腔镜胃底折叠术的 20 例 GERD 患者，其中男 11 例，女 9 例，年龄 26~70 岁，中位年龄 45 岁，术前均进行 X 线钡剂造影、食管测压和 24 h 食管 pH 监测检查，11 例最终于术中确定食管裂孔疝诊断，其中 3 例与 X 线诊断符合，9 例与食管测压诊断符合，9 例与胃镜诊断不符（附表 10）。

附表 10 20 例 GERD 患者 3 种检查方法结果的比较

组别	胃镜/例	消化道 X 线钡剂造影/例	食管测压/例	术中判断有无食管裂孔疝/例
食管裂孔疝（+）	20	3	9	11
食管裂孔疝（-）	0	17	11	9
χ^2 值	15.17	4.29		0.40
P^* 值	<0.01	<0.05		>0.05

*各种检查方法与食管测压比较

2. 临床表现　本组20例的主要症状：泛酸13例，烧心9例，嗳气7例，咳嗽5例，喘息4例，胸闷5例。

3. X线表现　在X线下可见到贲门口宽度增大（>2 cm），His角变钝，胃囊疝入膈上。

4. 胃镜表现　在胃镜下可见齿状线上移，齿状线与食管裂孔压迹间距加大；His角变钝甚至消失；胃黏膜逆行疝入食管腔等。食管裂孔疝轻重程度分级采用进镜时齿状线上移距离划分[2]。本研究20例，其中轻度食管裂孔疝13例，中度5例，重度2例。合并反流性食管炎者9例，均以食管下段炎症表现为重，胃镜下见到黏膜充血、糜烂、溃疡、出血及白斑表现。

5. 食管测压表现　采用36通道固态高分辨率食管测压系统（美国SSI公司）。食管测压导管含36个固态环周压力测量通道，每通道包括12个由电容式压力感受器构成的环绕测压点，可对整段食管的张力及蠕动收缩情况进行同步监测，而不需要移动导管[3]。食管测压输出图形为反映各通道平均压力水平的"彩色压力带"，图形更简洁、直观，有利于捕捉食管的微小压力变化[4]。针对食管裂孔疝时，该检查可通过对呼吸压力反转点的定位确定膈脚位置，并通过压力带下部两条高压带间距长短（LES压力下缘与膈脚上缘的距离）判定疝的大小（附图14）[5]。食管裂孔疝食管测压的表现为食管下段出现双压力带，呼吸压力反转点下移，LES压力下降，低于正常值[6]。

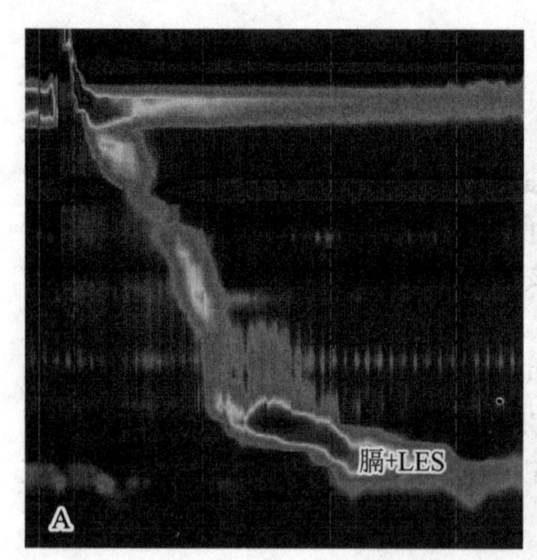

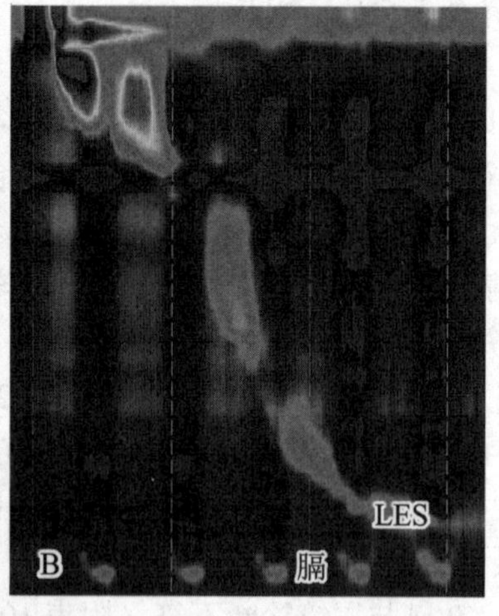

附图14　食管测压图形

A. 正常图形，LES压力与膈脚压力带重合，LES压力正常；

B. LES压力与膈脚压力带分离，LES压力明显降低

附图14

扫码看彩图

6. 24 h食管pH监测情况　24 h食管pH监测观察指标及正常值标准采用Johnson和DeMeester标准[7]，以DeMeester总评分表示，由4项参数组成：①酸暴露的频率（24 h食管pH≤4的总次数）；②酸暴露持续时间（反流时间≥5 min的次数）；③最长反流时间；④酸性反流指数（24 h食管pH≤4的时间占总监测时间的百分比）；DeMeester总评分>14.72为病理性酸反流。

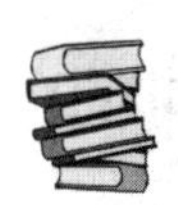

7. GERD 诊断标准　结合胃镜和 24 h 食管 pH 监测情况，胃镜发现反流性食管炎或 24 h 食管 pH 监测存在病理性酸反流即诊断 GERD。

8. 手术指征　参考美国胃肠内镜外科医师协会工作指南[8]，GERD 患者胃镜提示有食管裂孔疝，抗反流药物治疗效果不佳或有效但出现药物不良反应而又无法停药时选择手术治疗。

9. 手术方法　采用 5 孔法，脐孔上缘穿刺置入 Troca，探查腹腔内情况，分别于两侧上腹、剑突下、左侧中腹部放入 4 把 Troca。其中剑突下 Troca 插入肝叶拉开器，左中腹部 Troca 插入抓钳，牵拉胃前壁暴露视野。两上腹部 Troca 为主要操作孔。术中食管裂孔疝表现为食管裂孔处有增大的环状缺损（>2 cm），疝内容物可为食管下段、胃底、胃体及大小网膜，术中若未发现上述征象则排除食管裂孔疝。术中确诊食管裂孔疝者先用抓钳将疝入纵隔的腹腔内脏器还原到腹腔内。剩余操作食管裂孔疝组及非食管裂孔疝组均相同。超声刀离断肝胃韧带、胃脾韧带，分离食管后间隙，根据裂孔大小缝合两侧膈肌脚 1~2 针，并行胃底折叠 270°包绕食管，间断缝合，缝针穿过食管前壁达到固定作用。

10. 统计学处理　经统计软件 SPSS 13.0 处理，数据计量资料采用 t 检验进行组间比较，计数资料比较采用 χ^2 检验。$P<0.05$ 认为有统计学意义。

（二）结果

1. 食管测压结果　食管裂孔疝组呼吸平均值明显低于非食管裂孔疝组，差异有统计学意义，$P<0.05$（附表 11）。

附表 11　两组食管测压结果比较（$\bar{x}\pm s$）

组别	例数	LES 长度/cm	LES 压力（呼吸最小值）/kPa	LES 压力（呼吸平均值）/kPa
食管裂孔疝组	11	1.92±0.38	0.64±0.55	1.43±0.92
非食管裂孔疝组	9	2.10±0.92	1.31±1.07	2.57±1.33
t 值		0.60	1.80	2.26
P 值		>0.05	>0.05	<0.05

2. 胃镜及 24 h 食管 pH 监测结果　胃镜发现反流性食管炎 9 例。15 例 24 h 食管 pH 监测发现食管下段存在病理性酸反流，诊断胃食管反流病；余 5 例 24 h 食管 pH 监测无病理性酸反流，因合并反流性食管炎诊断胃食管反流病。食管裂孔疝组 24 h 食管 pH 监测发现酸性反流指数、pH≤4 的总次数和 DeMeester 评分均高于非食管裂孔疝组，差异有统计学意义，$P<0.05$（附表 12）。

附表 12　24 h 食管 pH 监测结果（$\bar{x}\pm s$）

组别	例数/例	pH≤4的总次数	反流时间≥5 min的次数	最长反流时间/min	酸性反流指数	DeMeester评分
食管裂孔疝组	11	30.4±64	10.4±13	56.5±97	21.0±22	74.1±79
非食管裂孔疝组	9	48.9±33	3.7±3	20.7±22	5.1±4	20.1±15
t 值		3.473	1.547	1.178	2.306	2.224
P 值		0.003	0.139	0.239	0.042	0.048

（三）讨论

食管裂孔疝是指腹腔内脏器通过食管裂孔凸入胸腔。食管裂孔疝的发病率因应用的诊断技术和诊断标准不同而有差别。本研究发现胃镜诊断符合率为 55%，而 X 线仅为 27%，诊断有偏差可能与以下因素有关：X 线诊断结果可因腹部加压情况及体位而异；胃经膈裂孔疝至膈上多少厘米称为疝尚无定论；吞钡或胃镜打气致食管扩张缩短而人为造成短段食管裂孔疝；呕吐时，贲门可经裂孔移至膈上，人为造成疝的征象。这些均是造成 X 线诊断符合率低而胃镜过度诊断的原因。

高分辨率食管测压在胃食管结合部有良好的压力分辨力，可同时显示 LES 压力与膈脚压力带，且不似钡餐或胃镜会因为人为原因造成食管裂孔疝，因此对食管裂孔疝的诊断特异性较高[9]。本研究中食管测压发现食管裂孔疝 9 例，均与术中情况相符，未发现假阳性情况，证实它对食管裂孔疝的诊断特异性较高，与文献报道一致。术中最终确诊食管裂孔疝 11 例，食管测压诊断符合率 81.8%，较 X 线（27%）和胃镜（55%）诊断食管裂孔疝的准确性均明显提高，可以说食管测压对提高食管裂孔疝的诊断有着较大的价值，可提高 X 线的诊断率，降低胃镜的过度诊断，从而减少不必要的手术。2 例术中确诊而食管测压未发现食管裂孔疝，可能与此食管裂孔疝为滑动型，食管测压时未引导出疝有关，这就提示在胃镜已经诊断出食管裂孔疝而食管测压初查未发现时，可采取头低足高 10°~15°，并用 Valsalva 试验后再次检查，可减少食管裂孔疝漏诊率。

呼吸因素可通过膈裂孔随呼吸运动位置的变化对 LES 压力产生影响，食管测压因此将 LES 压力分成呼吸最小值和呼吸平均值两种状态。呼吸最小值为单纯 LES 压力，呼吸平均值则为呼吸最小值与膈脚压力之和。从本研究食管测压结果来看，两组呼吸最小值比较无明显差别，而呼吸平均值食管裂孔疝组明显低于非食管裂孔疝组，提示食管裂孔疝并没有改变单纯 LES 压力，但是由于食管下段疝入胸腔，膈裂孔失去约束食管下段的作用而使得 LES 压力（呼吸平均值）明显降低，符合食管裂孔疝的病理特点。

另外，从本研究 24 h 食管 pH 监测结果发现，食管裂孔疝组酸性反流指数、pH≤4 的总次数和 DeMeester 评分均高于非食管裂孔疝组，可见食管裂孔疝较非食管裂孔疝更易发生胃食管反流，反流情况更重，与食管测压结果提示的食管裂孔疝抗反流屏障较非食管裂孔疝明显减弱相一致。

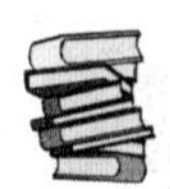

总之，临床上对胃食管反流症状明显，特别对伴有可疑食管裂孔疝患者应尽早行高分辨率食管测压和24 h食管pH监测，若内科治疗无效则应尽早行腹腔镜下食管裂孔疝修补加胃底折叠术，以通过封闭疝囊、重建抗反流屏障获得疗效。

参考文献

[1] 吴凯锴，杨福全．食管裂孔疝诊治进展［J］．中国实用外科杂志，2012，32（6）：496-498.

[2] 张泰昌．食管裂孔疝的内镜诊断［J］．中华消化内镜杂志，2004，21（5）：293-296.

[3] AYAZI S，HAGEN J A，ZEHETNEr J，et al. The value of high-resolution manometry in the assessment of the resting characteristics of the lower esophageal sphincter［J］. J Gastrointest Surg，2009，13（12）：2113-2120.

[4] BREDENOORD A J，SMOUT A J. High-resolution manometry［J］. Dig and Liver Dis，2008，40（3）：174-181.

[5] BREDENOORD A J，WEUSTEN B L，Carmagnola S，et al. Double-peaked high-pressure zone at the esophagogastric junction in controls and in patients with a hiatal hernia：a study using high-resolution manometry［J］. Dig Dis and Sci，2004，49（7）：1128-1135.

[6] 吴嘉煖，巩兰波，蓝琳，等．滑动型食管裂孔疝患者高分辨率食管测压及阻抗-pH监测特点［J］．现代消化及介入诊疗，2010，15（3）：136-140.

[7] KIM G H. How to interpret ambulatory 24 hr esophageal pH monitoring［J］. J Neurogastroenterol Motil，2010，16（2）：207-210.

[8] PURI V，FELIX E，FITZGIBBONS R J JR. Laparoscopic vs conventional tension free inguinal herniorrhaphy：2005 society of American Gastrointestinal Endoscopic Surgeons（SAGES）annual meeting debate［J］. Surg Endosc，2006，20（12）：1809-1816.

[9] KAHRILAS P J，KIM H C，PANDOLFINO J E. Approaches to the diagnosis and grading of hiatal hernia［J］. Best Pract Res Clin Gastroenterol，2008，22（4）：601-616.

（此文已于2013年发表于《中华普通外科杂志》第28卷第6期）

二十一、以呼吸道症状为主的胃食管反流病的诊治

李治仝　汪忠镐　季　锋　韩新巍　李　震　吴　刚　胡志伟　张文广

【摘要】目的：探讨胃食管反流病（GERD）引起的呼吸道症状的区域性特征及胃底折叠术联合高选择性迷走神经切断术的疗效。方法：回顾性分析2011年5月至2012年7月收治15例来自内蒙古包头市双龙镇GERD患者的临床资料。结果：15例GERD

中，男性8例，女性7例，平均年龄（50.00±6.88）岁，大部分以呼吸道症状为主。在腹腔镜下手术，平均手术时间65 min，无明显手术并发症，平均随访（11.4±2.7）个月，呼吸道症状均明显好转。结论：GERD所致呼吸道症状与患者所在地区的气候、生活、饮食习惯有关。腹腔镜下胃底折叠术联合高选择性迷走神经切断术治疗呼吸道症状为主的GERD疗效良好。

【关键词】 胃食管反流/外科学；腹腔镜；胃底折叠术；迷走神经切断术，胃近端

胃食管反流病（GERD）是指过多胃、十二指肠内容物反流入食管引起烧心等症状，并可导致食管炎和咽、喉、气道等食管以外的组织损害。GERD常常与呼吸道症状并存，很多GERD患者表现为食管外刺激症状。自2006年，由于作者之一的严重哮喘被正确诊断为GERD，行胃底折叠术后症状缓解[1]，该病逐渐得到重视和研究，相继给予药物治疗、射频消融及胃底折叠术治疗，为数已在千例以上[2]。然而胃底折叠术对胃酸分泌毫无影响，因而对胃酸分泌高者除胃底折叠术外，笔者同时施行了高选择性迷走神经切断术（fundoplication with highly selective vagotomy，FHSV），从而在修复贲门的基础上又阻止了酸分泌。本文探讨来自一个镇的15例GERD患者临床特点及FHSV疗效。

（一）资料与方法

1. 一般资料　从2011年6月至2012年3月收住15例来自包头市双龙镇GERD患者，男8例，女7例；平均年龄（50.00±6.88）岁。

（1）主要表现：①食管性症状，泛酸11例，烧心14例，腹胀14例，口苦11例；②呼吸道症状，咳嗽13例，胸闷14例，憋醒10例，打鼾13例；③耳鼻喉症状，耳鸣或（和）耳痒13例，鼻塞10例，喉痒、喉异物感13例，眼干、视物模糊11例，口腔溃疡6例。

（2）危险相关因素：患者均生活在多风，干燥，寒冷区域，多高脂饮食，5例有长期吸烟史。

（3）诊断方法：①胃镜检查：反流性食管炎采用洛杉矶诊断标准[3]。②24 h食管pH监测：采用DeMeester标准，评分<14.72为正常，15~50为轻度异常酸反流，51~100为中度，>100为重度。③食管动力监测LES压力：正常参考值为14.0~34.5 mmHg，吞咽松弛率≥90%为LES完全松弛。结果：10例证实有反流性食管炎（LA-A 5例，LA-B 3例，LA-C 2例）。酸反流轻度异常者6例，中度4例，重度5例。LES松弛11例，食管裂孔疝4例。

2. 治疗方法

（1）手术指征：①药物治疗效果不佳或无效者；②不愿意长期维持用药者或出现药物不良反应者；③迫切要求外科治疗者；④已有哮喘、咳嗽等严重食管外表现者；⑤经24 h食管pH监测证实酸反流者。

（2）手术步骤：采用气管插管全麻，取仰卧“大”字体位，头高足低，术者站在患者两腿之间。于脐上缘做10 mm的横行切口，置气腹针造CO_2气腹，气腹压设置为12 mmHg。气腹成功后，置入腹腔镜，直视下于左、右锁骨中线肋缘下、剑突下、左腋

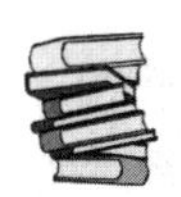

前线肋缘下共置入3个5 mm和1个10 mm的穿刺套管。剑突下穿刺套管放入巴布科克钳抓住食管裂孔上方筋膜托起肝脏，显露贲门食管处。用超声刀分别离断胃脾韧带、肝胃韧带、胃短血管等，游离左右侧膈肌脚。钝性游离食管下段及后方。在胃小弯鸭爪支上方紧贴胃壁切断胃小网膜及筋膜，直至贲门处，避免损伤迷走神经主干。在显露双膈脚后，将抓钳置入食管后方，用Nissen法折叠胃底，包绕食管下段。

（二）治疗结果及随访

患者在手术前后按照泛酸、烧心、咳嗽、胸闷及喘息的频次及严重度进行评分。参考反流调查问卷（GerdQ）[4]，症状评分等于频次评分与严重度评分之和（附表13，14）。对所有的患者在出院后3、6、12个月进行电话随访其症状改善情况。为保证数据的可靠性，术前术后均由同一人进行问卷调查。

附表13　GERD呼吸症状发生频率评分方法

症状发生频率	分数
没有症状	0
一周少于1次	1
一周2次	2
一周3次或4次	3
一周5次或6次	4
一周超过6次	5

附表14　GERD呼吸道症状严重程度评分方法

症状严重度	分数
没有症状	0
症状轻微	1
中度症状，不适但不影响正常生活	2
适度影响正常生活和工作	3
症状严重，非常不适，部分生活能力丧失	4
症状非常严重，有生命危险，经历过抢救	5

患者平均随访（11.42±2.7）个月，术后2例（13.3%，2/15）出现不同程度的进食困难，经饮食训练2~6周后均消失。1例术后3个月出现上腹饱胀、嗳气困难，经过服用胃肠动力药和消胀理气等治疗后逐渐好转。所有症状较术前均有不同程度的缓解，用配对t检验显示术后主要症状评分与术前相比有明显降低，有统计学差异（$P<0.05$）（附表15）。

附表 15　患者手术前后主要症状评分比较（$\bar{x}\pm s$）

症状	术前评分	术后评分
咳嗽	5.71±1.35	1.84±1.17*
胸闷	3.87±1.47	1.53±0.83*
喘息	5.62±1.23	2.23±1.38*
泛酸	4.91±1.42	1.63±0.84*
烧心	4.46±1.23	1.44±1.03*

注：*与术前症状相比，$P<0.05$

（三）讨论

GERD 是一种常见病，以每周至少发作 1 次烧心或泛酸为诊断标准。西方国家 GERD 患病率为 10%~20%[5]，亚洲大部分地区 GERD 患病率为 2.5%~7.1%，近年来呈上升趋势[6]。新近 1 项 GERD 多中心研究[7]显示中国人群每周烧心、反流的发生率分别为 1.83%和 4.23%，烧心和（或）反流总发生率为 5.16%，低于欧美国家。国内尚缺乏详尽流行病学资料，有文献[8]报道中国的 GERD 患病率总体呈现出南低北高的趋势，可能与饮食习惯等因素有关。

影响 GERD 发病的因素很多。Labenz 等[9]的研究显示，男性、超重、饮酒、吸烟等均是反流性食管炎的独立危险因素。我国 GERD 共识认为：吸烟、饮酒、饮食因素、体重指数（BMI）、肥胖、幽门螺杆菌（*Hp*）感染、精神心理因素、食管裂孔疝、遗传因素、妊娠、部分药物等均可能与 GERD 发病相关[10]。但这些因素对 GERD 影响的报道结果不完全相同。

GERD 常常与呼吸道症状并存，很多 GERD 患者表现为食管外刺激症状，如咳嗽、咳痰、胸痛、喘息、咽部异物感、吞咽困难、喉部发紧甚至窒息等呼吸道症状。2006 年 GERD 蒙特利尔国际共识意见[11]认为反流性咳嗽综合征、反流性喉炎综合征、反流性哮喘综合征和反流性牙侵蚀综合征等与 GERD 明确相关。有报道[12]高达 55.6%的 GERD 患者伴有呼吸道症状。2006 年汪忠镐[1,13]报道了治疗 GERD 后哮喘样症状完全缓解。之后又提出了由胃食管反流引起的以咽喉部为核心、以呼吸道表现（尤其是哮喘、喉气管痉挛）为特点，涉及呼吸、消化两大系统和耳鼻口腔的一系列相应临床表现。阐明了 GERD 对气道的侵袭和诊治策略：减少反流量、频度以及反流的高度均有助于疾病的好转[14,15]。本组病例又增加了高选择性迷走神经切断术，进一步抑制了胃酸分泌。

对本组患者调查发现，患者生活的内蒙古包头市双龙镇，面积仅有 96 平方公里，人口约 1.7 万，为多风、干燥、寒冷区域，以往为畜牧地区，多进食高脂食物，男性多有吸烟史。本组患者最早从了解到本文作者之一的严重哮喘亲身经历而来，大多已在当地诊断为哮喘（10/15），入院时首发症状表现为咳嗽、憋喘、胸闷等症状。患者自诉该地区有很多与自己同样症状的患者，由于他们自己的亲身疗效的体念，影响了包头双龙镇的具有同样症状者，他们是等着前一患者的治疗结果，见到前者疗效好而

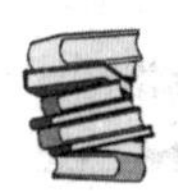

接踵而来，在这种病变上的一传二、二传十的扩大模式，似乎可以称之为“双龙镇现象”。希望这个概念能使更多的顽固性“哮喘”“鼻炎”“咽炎”等气道常见和多发病患者不再被误诊误治，而是带来希望。该地区发病的特点可能与吸烟、高脂饮食降低了食管黏膜对抗各种反流物损伤的屏障作用及 LES 压力等有关。当地人又生活在多风干燥寒冷的区域，易引起耳鼻喉及气管上皮的损伤，削弱了防御机制，再加上内源性的食管高位反流就造成更加严重的气道侵袭。

笔者所在中心自成立以来，治疗上千例反流性呼吸道症状患者。不论是射频消融术，还是 Nissen 胃底折叠术，都取得了一定的疗效[16-18]。复习文献发现，Bohmer 等[19]已对 106 例具有消化道症状的 GERD 患者以开放式胃底折叠和高选择性迷走神经切断术进行治疗，术后症状及测酸值均明显好转。本中心所做的则是非开放的、腹腔镜下施行的 FHSV 术，治疗的对象是 GERD 侵袭气道引起症状的患者，是新的理念，并开辟了一种新的治疗途径，术后患者症状的改善较单纯胃底折叠术更为明显（前瞻性对比研究在进行中）。有研究报道[20]胃食管和心肺系统在中枢神经系统控制下功能是整合和协同的，这些系统网都对高碳酸血症高度敏感；肺疾病产生的高碳酸血症可以通过中枢 CO_2 化学感受器调节迷走神经，从而影响胃酸产生和 LES 压力。因此，FHSV 不仅能降低胃酸产生，减少酸反流，而且可能能调节 LES 压力，疗效更确切。

综上所述，GERD 是世界范围内的常见病，受多种因素影响，发病具有区域性特点。对那些顽固性反复发作的憋喘、咳嗽及耳鼻喉症状患者，应考虑 GERD 的存在。FHSV 治疗 GERD 安全、有效，但尚需前瞻性、随机性、直接对照单纯胃底折叠术和 FHSV 的研究。可喜的是，笔者所在中心正在对此项目进行研究。

参考文献

[1] WANG Z G. It is gastroesophageal reflux disease, but not asthma: a case report [J]. Chin Med Sci, 2006, 21 (13): 189-193.

[2] WANG Z G, KOTWAL R M. Is GERD-induced asthma a different disease entity? [J]. Ther Adv Respir Dis 2012, 6 (1): 57.

[3] LUNDELL L R, DENT J, BENNETT J R, et al. Endoscop ic assessment of oesophagitis: clinical and functional correlates and further validation of the Los Angeles classification [J]. Gut, 1999, 45 (2): 172-180.

[4] SHAW M J, TALLEY N J, BEEBE T J, et al. Initial validation of a diagnostic questionnaire for gastroesophageal reflux disease [J]. Am J Gastroenterol 2001, 96 (1): 52-57.

[5] DENT J, EL-SERAG H B, WALLANDER M A, JOHANSSON S. Epidemiology of gastro-oesophageal reflux disease: a systematic review [J]. Gut 2005, 54 (5): 710-717.

[6] WU J C. Gastroesophageal reflux disease: an Asian perspective [J]. J Gastroenterol Hepatol, 2008, 23 (12): 1785-1793.

[7] 陈胜良．亚太地区胃食管反流病的特点 [J]. 胃肠病学 2009, 14 (12): 713-

715.

[8] 张弓羽，张振玉．胃食管反流病的流行病学［J］. 世界华人消化杂志，2010，18（24）：2552-2557.

[9] LABENZ J，JASPERSEN D，KULIG M，et al. Risk factors for erosive esophagitis：a multivariate analysis based on the ProGERD study initiative［J］. Am J Gastroenterol，2004，99（9）：1652-1656.

[10] 中国胃食管反流病共识意见专家组．中国胃食管反流病共识意见（2006·10 三亚）［J］. 中华内科杂志，2007，46（2）：170-173.

[11] VAKIL N，VAN ZANTEN S V，KAHRILAS P，et al. The Montreal definition and classification of gastro-esophageal reflux disease：a global evidence-based consensus［J］. Am J Gastroenterol，2006，101（8）：1900-1920.

[12] FERRÚS J A，ZAPARDIEL J，SOBREVIELA E，et al. Management of gastroesophageal reflux disease in primary care settings in Spain：SYMPATHY I study［J］. Eur J Gastroenterol Hepatol，2009，21：1269-1278.

[13] 汪忠镐．外科医师应了解胃食管反流病［J］. 中国普通外科杂志，2006，15（9）：697-701.

[14] 汪忠镐，刘建军，陈秀，等．胃食管喉气管综合征（GELTS）的发现和命名——Stretta 射频治疗胃食管反流病 200 例［J］. 临床误诊误治杂志，2007，20（5）：1-4.

[15] 汪忠镐，高翔，来运钢，等．咽喷嘴及 3S 现象：胃食管气道反流的实验研究［J］. 临床误诊误治，2011，24（3）：5-7.

[16] GAO X，WANG Z G，WU J M，et al. Radiofrequency treatment on respiratory symptoms due to gastroesophageal reflux disease［J］. Chin Med J（Engl），2011，124（7）：1006-1009.

[17] ZHANG C C，WANG Z G，WU J M，et al. A preliminary investigation of laparoscopic fundoplication treatment on gastroesophageal reflux disease-related respiratory symptoms［J］. Surgical Laparoscopy Endoscopy & Percutaneous Techniques，2012，22（5）：406-409.

[18] 吴继敏，汪忠镐，季锋，等．腹腔镜 Nissen 胃底折叠术治疗胃食管反流病［J］. 中国普通外科杂志，2009，18（10）：1055-1058.

[19] BOHMER R D，ROBERTS R H，UFLEY R J. Open Nissen fundoplieation and highly selective vagotomy as a treatment for gastroesophageal reflux disease［J］. Aust N Z J Surg，2000，70（1）：22-25.

[20] DEAN J B. Theory of gastric CO_2 ventilation and its control during respiratory acidosis：Implications for central chemosensitivity，pH regulation，and diseases causing chronic CO_2 retention［J］. Respiratory Physiology & Neurobiology，2011，175（2）：189-209.

（此文已于 2013 年发表于《中国普通外科杂志》第 22 卷第 1 期）

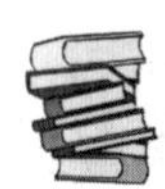

二十二、胃食管反流致食管良性狭窄的诊治

李治仝 季 锋 韩新巍 汪忠镐 徐 苗 李春霞 王 利 李 鹏 崔 强 白林峰

胃食管反流病（GERD）由于其独特的发病因素，是引起食管良性狭窄的主要原因之一[1]。腹腔镜下胃底折叠术是治疗GERD的经典术式。然而，对于胃食管反流引起的食管良性狭窄，治疗狭窄同时是否再行抗反流手术，相关文献报道较少。本研究收集40例胃食管反流引起的食管良性狭窄患者，探讨介入治疗联合腹腔镜抗反流手术的安全性和有效性。

（一）资料与方法

1. 临床资料 在郑州大学第一附属医院介入科收集40例经胃镜、CT、钡餐和病理组织学确诊为胃食管反流性食管良性狭窄患者（附图15）。随机分为食管球囊扩张术组（对照组）和球囊扩张联合腹腔镜下胃底折叠术组（实验组）。患者均无造影剂过敏、凝血功能障碍或者严重心、肺、肾功能障碍等禁忌证。所有患者均有不同程度的吞咽困难，按照吞咽困难程度Stooler分级[2]，并结合内镜及消化道造影确定食道狭窄的部位、长度和管径。

2. 治疗方法 患者平躺在DSA操作台上，在导丝导管引导下通过狭窄部位，然后交换球囊导管，以狭窄环位于球囊正中位置为最佳；往球囊缓慢注造影剂，充盈球囊，根据患者耐受情况持续扩张1~2 min，密切观察狭窄扩张部位，然后球囊放造影剂，间隔约5 min再重复操作2~3次。直至注造影剂阻力明显减小为止。需多次扩张者，间隔7~14 d。消除腰型狭窄是食管球囊扩张的指标（附图16）。在扩张过程中，球囊的直径是渐进性增加的，一般从较小直径开始，逐渐增加直径，但在操作过程中应避免因增加直径而导致穿孔的可能。术后均给予患者抑酸剂、止血及营养支持等，并密切观察病情，注意有无胸、腹剧烈疼痛、出血、穿孔、撕裂等并发症。

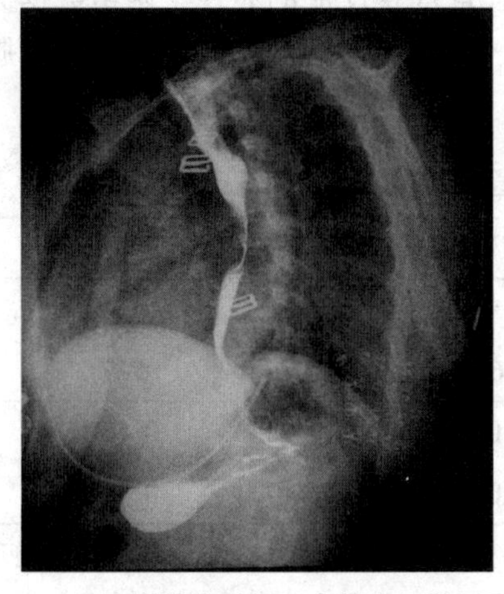

附图15 上消化道造影显示食管中下段严重狭窄

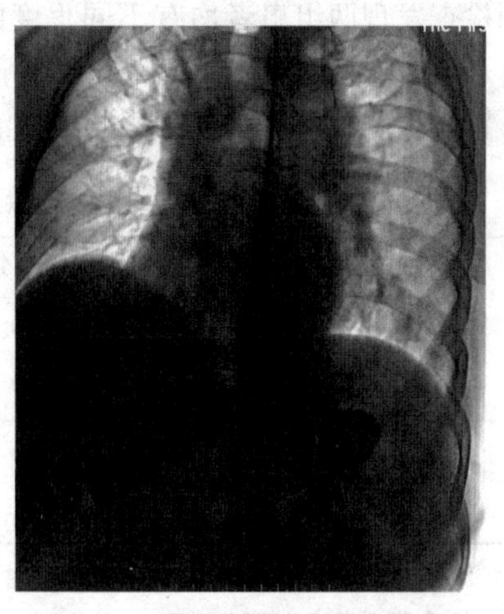

附图16 球囊导管扩张狭窄段食管

患者食管狭窄解除 1 个月后未再复发者，停用抑酸药物及胃肠动力药物 1 周，再次行食管压力测定及 24 h 食管 pH-阻抗监测，观察食管括约肌及反流情况。实验组再次行腹腔镜下胃底折叠术，具体方法参考文献[3]。

3. 随访方法　所有患者术后 1 个月和 3 个月行上消化道造影检查，每 6 个月行胃镜检查评估疗效，观察狭窄是否复发，确定是否再行球囊扩张治疗。

4. 疗效评估

（1）疗效评定：治愈，吞咽困难症状消失，Stooler 分级提高 2 级（含 2 级）以上；有效，吞咽困难明显改善，Stooler 分级提高 1 级；无效，症状无缓解，Stooler 分级提高 1 级以下[4]。

（2）比较两组术后的狭窄段食管直径及并发症，以评估两组治疗方法对食管良性狭窄患者的疗效。

5. 统计与分析　使用 SPSS 17.0 统计软件分析数据，计量资料用 t 检验分析，计数资料用 χ^2 检验。评估手术前后症状改善情况用秩和检验。$P<0.05$ 表示差异有统计学意义。

（二）结果

1. 临床表现　所有患者先前均有泛酸、烧心病史，逐渐发展为不同程度的吞咽困难。实验组中，男 12 例，平均年龄（56±10）岁，吞咽困难程度Ⅱ级 5 例，Ⅲ级 9 例，Ⅳ级 6 例，狭窄食管长度（1.9±0.7）cm，狭窄直径（2.6±1.1）mm，狭窄段距门齿平均距离（26.9±5.1）cm；对照组中，男 14 例，平均年龄（58±10）岁，吞咽困难程度Ⅱ级 3 例，Ⅲ级 8 例，Ⅳ级 9 例，狭窄食管长度（2.3±0.6）cm，狭窄直径（2.6±1.1）mm，狭窄段距门齿平均距离（27.0±4.6）cm。两组数据差异无临床意义。

2. 手术结果　所有患者均顺利完成数字减影血管造影（digital subtraction angiography，DSA）下食管球囊扩张术，手术成功率为 100%。操作时间为 20～35 min，食管狭窄扩张良好，术中、术后未见穿孔、出血等严重并发症，除轻度胸骨后疼痛外无其他特殊不适反应。食管狭窄解除后，行食管括约肌压力测定和 24 h 食管 pH-阻抗监测检查发现两组患者均有不同程度的异常，符合胃食管反流的表现，两组数据无差异（$P>0.05$，附表 16）。当食管狭窄球囊扩张 1 个月后未再复发时，实验组施行腹腔镜下胃底折叠，对照组应用抑酸药物治疗。

附表 16　食管狭窄解除后两组胃食管反流监测数据（$\bar{x}\pm s$）

组别	例数	DMS 评分	UES 压力/mmHg	LES 压力/mmHg
对照组	20	42±19	57±16	4±6
实验组	20	47±17	60±15	5±7
t 值		0.866	0.569	0.569
P 值		0.392	0.573	0.572

注：DMS 评分正常值<14.72；UES（食管上括约肌）压力正常值 34～104 mmHg；LES（食管下括约肌）压力正常值 13～43 mmHg

3. 两组患者术后吞咽困难改善情况　所有患者吞咽困难症状不同程度的缓解。对照组平均随访（12±3）个月，无失访患者，症状基本治愈 5 例（25%），有效 10 例（50%），无效 5 例（25%），总有效率 75%；实验组平均随访（12±2）个月，无失访患者，症状基本治愈 12 例（60%），有效 8 例（40%），无效 0 例（0），总有效率 100%。实验组总有效率高于对照组（75%比 100%，$\chi^2=5.714$，$P=0.017$）。

4. 两组患者术后食管狭窄段直径改善情况　两组患者术后 1、3、6 个月、1 年狭窄段食管直径与术前进行比较（附表 17）。对照组术后 1～3 个月期间食管狭窄段直径变化数值最大，扩张效果最明显，狭窄段食管直径随着时间的延长呈逐渐减少趋势，各组间差异有统计学意义。而实验组 1～3 个月食管狭窄段直径与其他时间段相比变化数值大，但无差异，随着随访时间的延长直径虽有减少，但无差异。实验组食管狭窄段直径治疗效果优于对照组（$P<0.05$，附表 17）。

附表 17　两组患者术后不同时期狭窄段食管直径扩张情况（$\bar{x}\pm s$）

组别	例数	1 个月	3 个月	6 个月	12 个月
对照组	20	9.6 ± 1.4	10.3 ± 0.7	8.9±0.7	8.4±0.4
实验组	20	9.7 ± 1.0	10.2±0.9	10.0±0.6	9.8±0.5
t 值		0.293	−0.581	5.224	9.524
P 值		0.771	0.565	0	0

5. 两组患者食管狭窄的复发次数及并发症比较　对照组食管狭窄再次发作 9 例，复发率 45%；实验组复发 3 例，复发率 15%，对照组食管狭窄的复发率高于实验组（$\chi^2=4.286$，$P=0.038$）。两组患者均无严重并发症发生，但对照组 12 例患者出现泛酸、烧心等反流症状，实验组 2 例出现腹胀、打嗝症状，对照组胃食管反流症状发生率高于实验组（$\chi^2=10.989$，$P=0.001$）。

（三）讨论

24 h 食管 pH-阻抗监测和食管压力测定是诊断 GERD 重要辅助检查。本研究中患者食管均严重狭窄，检测导管无法通过狭窄段，在食管狭窄解除并停用抑酸药物一段时间后，再次行 24 h 食管 pH-阻抗监测及食管压力测定，发现所有患者有不同程度的病理性酸反流和 LES 压力降低，结合患者病史确诊病理性胃食管反流的存在。

球囊扩张术因操作简单，疗效确切，已成为食管良性狭窄的首选治疗方法，可使大多数患者的吞咽困难症状获得缓解，但复发率较高。胃食管反流可能是食管良性狭窄复发的原因。腹腔镜下胃底折叠术是治疗 GERD 的经典术式，在施行腹腔镜下胃底折叠术后均取得很好的疗效[3]。反流致食管狭窄患者在治疗食管狭窄的同时是否再行抗反流手术，相关文献报道较少。本研究通过对两组患者不同方法治疗后平均随访 1 年，60%实验组患者吞咽困难症状痊愈，而 25%对照组患者痊愈。45%对照组患者食管狭窄复发，而实验组 15%。对照组胃食管反流症状发生率也高于实验组。

由此可见，胃食管反流致食管良性狭窄在扩张食管狭窄的同时，纠正胃食管反流、修复抗反流屏障是必不可缺少的。球囊扩张联合腹腔镜下抗反流手术治疗反流性食管良性狭窄是安全、有效的方法。

参考文献

[1] HVID-JENSEN F, PEDERSEN L, MUNK E M, et al. Long term complications to reflux disease in community practice. A 17-year cohort study of 4706 patients [J]. Scand J Gastroenterol, 2011, 46 (10): 1179-86.

[2] VERMEIJDEN J R, BARTELSMAN J F, FOCKENS P, et al. Self-expanding metal stents for palliation of esophagocardial malignancies [J]. Gastrointest Endosc, 1995, 41 (1): 58-63.

[3] 李治仝，季锋，韩新巍，等．食管裂孔疝对腹腔镜下抗反流手术效果的影响[J]. 中华普通外科杂志，2016，31 (8): 702-703.

[4] 殷德荣，余涛，杨冬英，等．胃镜下间歇、多次扩张治疗食管良性狭窄 30 例研究 [J]. 陕西医学杂志，2013，44 (5): 385-387.

（此文已于 2018 年发表于《中华普通外科杂志》第 33 卷第 1 期）

二十三、并发严重肺毁损的胃食管喉气管综合征 1 例纠误挽治

汪忠镐　吴继敏　刘建军　王利营　陈　秀
巩　燕　白　晶　董元元　许　辉　胡亚辉

（一）病例资料

患者，女，53 岁。因喘憋 40 年，加重 2 年入院。患者于 40 年前出现咳嗽、咳痰、胸闷、气短及憋气，活动后加重，以冬季发作频繁，诊断为支气管哮喘。30 年前出现咳黄绿色脓痰，伴咯血，在当地医院诊断为支气管扩张，多次住院治疗。近 2 年症状加重，休息时亦喘息，轻微活动即加重，不能上楼梯，致中断工作。夜间不能平卧睡眠，需取左侧卧位，常因咽部痰液堵塞需咳嗽排痰而惊醒，晨起痰多，需咳嗽、咳痰 30 min 左右，咳出约 200 mL 白色黏痰或黄绿色脓痰。症状严重时，仅能取坐位入睡。2 年间经多家医院诊治，甚至知名专家会诊，认为唯一能够解除病痛的方法是肺移植。因考虑手术费用、成功率和疗效等问题，患者对生活感到极度绝望。2006 年来笔者所在的胃食管反流病中心就诊。详细追问病史，患者猛然想起，其实在哮喘发病之初即有泛酸、胃灼热、呕吐和腹胀等消化道伴随症状，且腹胀明显时哮喘亦相应加重，饥饿时和呕吐后哮喘减轻，近年尚出现打喷嚏、流涕等。由于呼吸道症状严重影响工作和生活，而忽略了曾有消化道及鼻咽部症状。查体：胸廓略呈桶状，双上肺叩诊呈过清音，双下肺部分呈实音，听诊两肺布满哮鸣音。胸部 CT 示：两肺纤维化，支气管扩张，肺大疱形成，呈肺毁损的表现（附图 17）。

24 h 食管 pH 监测示：轻度异常酸反流，评分 24.77 分。食管动力检测食管下括约肌（LES）压力 6.4 mmHg，食管上括约肌（UES）压力 19.9 mmHg。血气分析示：动

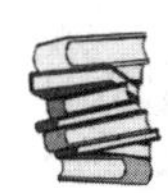

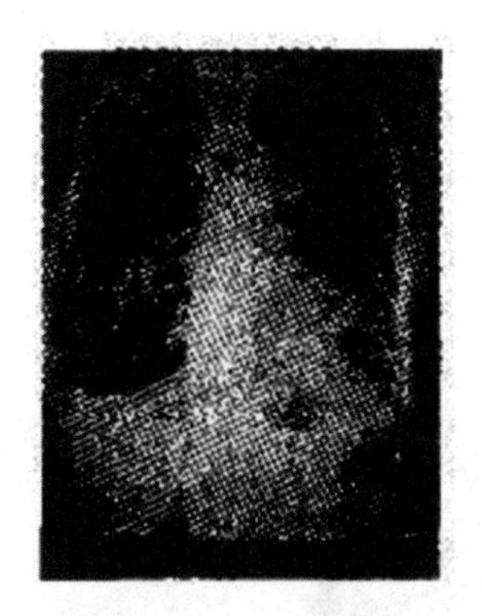
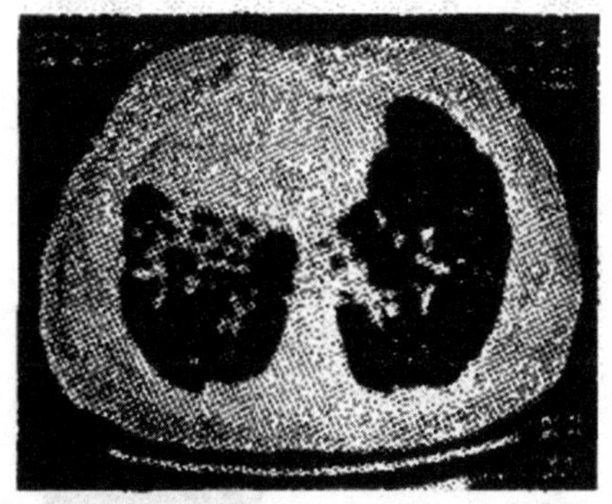

附图 17　两肺有纤维化、支气管扩张、肺大疱形成和炎性表现

脉氧分压（PaO_2）58 mmHg，二氧化碳分压（$PaCO_2$）50 mmHg，碳酸氢盐（HCO_3^-）30.6 mmHg；检查结果属轻度胃食管反流。嘱患者服用抑酸药 1 个月，呼吸道及消化道症状略有好转，为进一步改善症状，入院第 2 日按常规方法施行内镜 Stretta 射频治疗[1]，治疗后立即复查胃镜见食管下端及贲门部多个白色点状烧灼面，贲门包绕胃镜较前紧密。射频治疗后第 2 日症状进一步缓解，以咳痰和咽异物感好转最明显。本例随访半年，泛酸、胃灼热、腹胀、咳嗽、咳痰、喘憋等前述症状均消失，患者体力恢复如常，已能完全胜任工作，且可长途驾车外出，精神饱满，对生活与未来充满信心。最后确诊为胃食管喉气管综合征。

（二）讨论

1. 误诊原因分析　患者长达 40 年的“哮喘”史，多次在多家医院诊治，但医师一直没有深入分析导致“哮喘”的根本原因，忽略了 GERD 的基本症状，患者亦因严重呼吸道症状而忽视消化道症状。笔者在回顾 200 例 GERD 射频治疗时发现，高达 74.5%的患者存在呼吸道症状，18.0%的患者甚至仅有呼吸道症状，7.5%的患者如本例一样，以呼吸道症状为主，偶有或未注意到消化道症状。这些患者在病程中大多误诊为支气管哮喘、支气管扩张、肺纤维化、肺气肿等疾病。本例误诊时间长达 40 年，以致发展到两肺纤维化和功能严重失代偿，教训可谓深刻。

2. 发病过程及治疗机制　事实上，本例不仅是 GERD，而且存在明确的胃食管喉气管反流，其发病过程经历了一个自胃食管相（泛酸、胃灼热）开始到最终的喉气管相（哮喘）的发生、发展过程（附图 18）。早期诊治显然可阻断病情的恶化，即使在喉气管相，尽管肺部的后遗状态难以逆转，但只要得到正确诊断，仍可通过射频治疗控制反流，明显减少反流物对咽、喉、气管的刺激，避免或明显减少喉气管痉挛，使患者呼吸顺畅，大大改善生存质量。本例效果明显即说明射频治疗控制反流的临床意义。

3. 泛酸轻临床表现重的原因　根据检查结果，本例泛酸列为轻度，而临床表现却极严重。一种原因是笔者所用的方法只能说明酸反流的多寡，而不能说明反流量的大小；当患者存在胆汁反流时，所测定的酸反流值就会被相应地抵消或减轻，为此笔者在申报更好的仪器。但不难推测，如若本例确实不伴有本中心目前不能测定的碱反流，

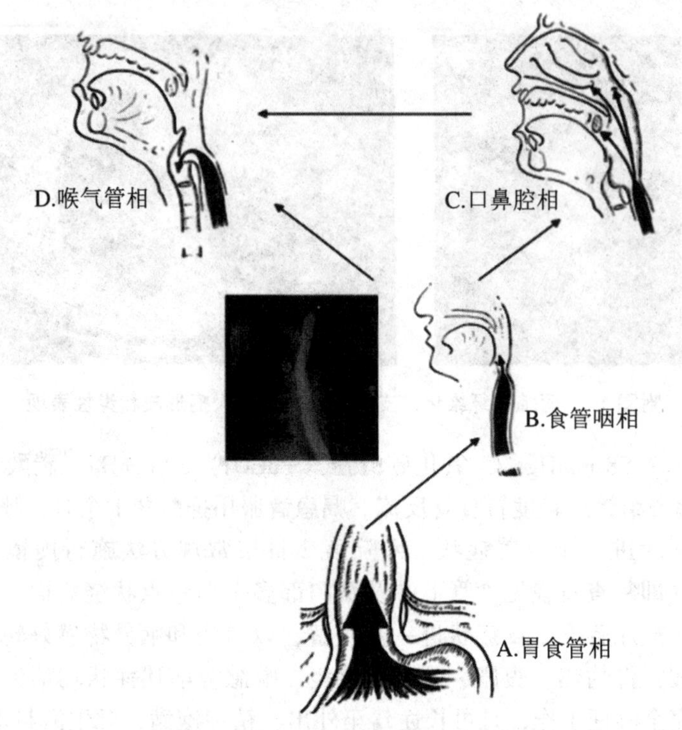

附图 18　胃食管喉气管综合征发病过程

则更能说明胃食管喉气管综合征危害之大，因为本例这样的轻度反流竟也能引起严重呼吸道损害的后果。

4. 笔者的告诫　从本例长期误诊的病史，笔者告诫广大医务人员要加强胃食管喉气管综合征的认识，特别是呼吸科医师，要充分认识到胃食管喉气管反流在慢性难治性哮喘中占有相当大的比例。回顾分析本例病史，患者在长达 40 多年的哮喘发作期间，只要有一位医师询问患者有无泛酸、胃灼热和腹胀病史，便可能及时考虑到胃食管反流所引起的呼吸道症状，及早纠误挽治，患者的病情就不至于发展到如此严重的地步。虽然本例最后在笔者所在中心确诊并得到药物与射频治疗，呼吸道和消化道症状大大改善，但由既往长期反流所导致的肺部严重损害恐难得到实质性改善[2]。

参考文献

[1] 汪忠镐，刘建军，陈秀，等．胃食管喉气管综合征（GELTS）的发现和命名——Stretta 射频治疗胃食管反流病 200 例［J］．临床误诊误治，2007，20（5）：1-4.

[2] 汪忠镐，陈秀，韩冰，等．胃食管反流病引起“顽固性哮喘”以致气胸病例报告［J］．临床误诊误治，2006，19（11）：8-9.

（本文已于 2007 年发表于《临床误诊误治》第 20 卷第 9 期）

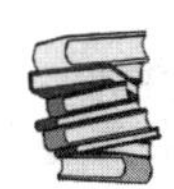

二十四、反流引起的呼吸道表现：胃食管气道反流及其误诊误治

汪忠镐　宁雅婵　吴继敏　刘建军　季　锋　刘登科　张普德
高　翔　张成超　刘永飞　申海涛　刘复州　李治仝　胡志伟

【摘要】 目的：探讨由胃食管反流引起的呼吸道表现，即胃食管气道反流(gastroesophago-airway reflux，GEAR）的临床特点，分析误诊情况，总结微创治疗方法及效果。方法：收集第二炮兵总医院胃食管反流病（GERD）中心2006年10月至2009年11月诊治的1 014例GERD患者，对以呼吸道症状为主要表现的766例诊治情况进行回顾分析。结果：本组呼吸道症状依次为喘息、憋气、咳嗽、咽异物感、咳痰、喉部发紧等。741例（96.7%）在外院误诊为哮喘、慢性支气管炎、慢性咽炎等。其中误诊为呼吸道疾病患者3个年龄段比较差异有统计学意义，以41~60岁最多。均在本中心经胃镜检查和24 h食管pH监测、试验性药物治疗，确诊为GERD。改良的Stretta射频治疗392例，372例获随访24~44个月，总有效率94.9%。行腹腔镜Nissen胃底折叠术262例，214例随访4~20个月，总有效率91.1%。112例接受质子泵抑制剂(PPI）等药物治疗。结论：临床应全面认识GERD，尤其注意口鼻、咽喉和气道、肺部的临床表现，其病因可以是由各种原因引起的食管反流，统称为GEAR，而由其引起的这组临床表现则建议称为胃食管气道综合征。误诊的纠正本身就可使病情改善，经过合理的治疗有望得到更好疗效，为患者带来新生。

【关键词】 胃食管反流病；胃食管气道反流；胃食管喉气管综合征；胃底折叠术；Stretta射频治疗

胃食管反流病（GERD）是由胃内容物反流引起的不适症状和（或）并发症的一种疾病，镜下可表现为食管黏膜糜烂、溃疡等，称为反流性食管炎（reflux esophagitis，RE)，也有部分患者内镜下可无RE表现，称为非糜烂性反流性食管炎（non-erosive reflux disease，NERD)。中国人民解放军第二炮兵总医院（现为中国人民解放军火箭军总医院）GERD中心2006年10月至2009年11月最早连续诊治的1 014例GERD中，766例以口鼻、咽喉、气道和肺部表现为主。本文分析其临床特点及误诊情况，旨在纠正目前存在的严重误诊误治现象，使患者和医生均受益。

（一）对象与方法

1. 纳入对象　本组766例，男365例，女401例；年龄16~84岁，平均49.11岁。入选标准：胃镜发现RE和（或）24 h食管pH监测结果阳性，诊断为GERD；若上述两项均为阴性，则行质子泵抑制剂（PPI）试验，即对怀疑GERD者行诊断性治疗，予PPI双倍剂量7 d，症状好转视为阳性，GERD诊断成立[1]。

2. 临床表现　本组以咳嗽、咳痰、喘憋等呼吸道症状为主，各呼吸道症状在同期收治GERD中所占比例见附图20。

3. 误诊情况　本组中741例曾在外院多次误诊，占96.7%，其中640例分别误诊为哮喘、慢性支气管炎、慢性咽炎、慢性阻塞性肺疾病等呼吸道疾病，以误诊为哮喘者最多，占54.8%。尚有少部分患者误诊为其他疾病如心绞痛、自主神经紊乱、神经官能症等。对误诊为呼吸道疾病的640例性别、年龄段构成比进行分析，可以看出性别并无显著差异，但在人群中分布以41~60岁最多，各年龄段比较差异有统计学意义（$P<0.05$）（附表18，19）。

附表18　误诊为呼吸道疾病的胃食管反流病640例性别构成比分析

性别	哮喘		慢性支气管炎		慢性咽炎		上呼吸道感染		慢性阻塞性肺疾病		慢性鼻炎		喉痉挛		合计	
	例数	%	例数	%	例数	%	例数	%	例数	%	例数	%	例数	%	例数	%
男	198	26.7	61	8.2	39	5.3	2	0.3	4	0.5	1	0.1	2	0.3	307	48.0
女	208	28.1	70	9.4	45	6.1	5	0.7	2	0.3	2	0.3	1	0.1	333	52.0[a]
合计	406	54.8	131	17.7	84	11.3	7	0.9	6	0.8	3	0.4	3	0.4	640	100.0

注：与男性比较，a—$P>0.05$

附表19　误诊为呼吸道疾病的胃食管反流病640例年龄构成比分析

年龄	哮喘	慢性支气管炎	慢性咽炎	慢性阻塞性肺疾病	上呼吸道感染	慢性鼻炎	喉痉挛	合计	
								例数	%
0~40	106	4	24	4	0	3	0	141	22.0
41~60	241	88	52	3	0	0	2	386	60.3[a]
61~	59	39	8	0	6	0	1	113	17.7
合计	406	131	84	7	6	3	3	640	100.0

注：与0~40岁及61岁~两年龄段比较，a—$P<0.05$

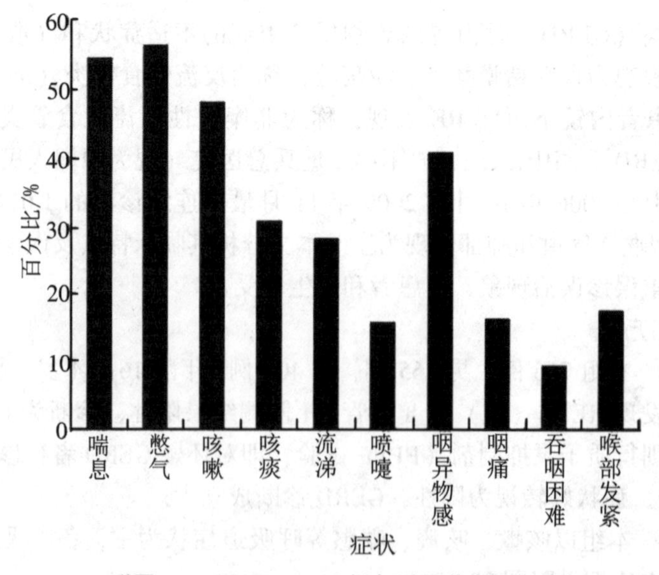

附图19　GERD 1 014例各呼吸道症状发生率

4. 治疗方法　本组392例经射频治疗，262例经腹腔镜Nissen胃底折叠术治疗，

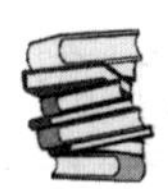

112例采用PPI等药物治疗。

5. 疗效评估 主要采用电话随访，专人负责，由患者本人对症状总体缓解程度进行评价，结合患者缓解率及满意度综合评价。疗效标准：症状改善≥80%为基本痊愈；症状改善50%~80%（包括50%）为显效；症状改善20%~50%（包括20%）为有效；症状改善<20%为无效。

6. 随访结果 射频治疗392例，失访20例，372例随访24~44个月，其中114例（30.6%）基本痊愈，150例（40.3%）显效，89例（23.9%）有效，19例（5.1%）无效，总有效率94.9%。腹腔镜Nissen胃底折叠术治疗262例，48例失访，214例随访4~20个月，其中87例（40.7%）基本痊愈，76例（35.5%）显效，32例（15.0%）有效，19例（8.9%）无效，总有效率91.1%。

（二）讨论

1. 以呼吸道症状为表现的GERD GERD并不少见，44%的美国人至少每月有1次反流症状[2]。国内潘国宗等[3]于1999年在北京、上海两地进行流行病学调查，结果显示GERD典型症状发生率和发病率分别为8.97%、5.77%。GERD典型症状为胃灼热和泛酸，严重者常表现为复杂多样的食管外表现，笔者团队将这些症状概括为来自气道的3个部位，即作为中心的咽喉部位、由鼻腔-口腔组成的上呼吸道部位和由气管、支气管、肺组成的下呼吸道部位。症状包括哮喘或喘息、咳嗽、咳痰、喉部发紧、咽部不适、咽痛等，很易长期误诊为哮喘、支气管炎、慢性咽炎等疾病。

2006年GERD蒙特利尔国际共识意见[4]认为反流性咳嗽综合征、反流性喉炎综合征、反流性哮喘综合征和反流性牙侵蚀综合征与GERD明确相关，而咽炎、鼻窦炎、特发性肺纤维化和复发性中耳炎与之可能相关。Bisaccioni等[5]对245例哮喘进行分析，发现173例（70.6%）存在GERD。国内也有资料表明，无论是小儿还是成人，GERD引起的呼吸道症状易误诊为呼吸系统、耳鼻咽喉等疾病。本组766例因GERD引起的呼吸道症状就诊，其中741例多次于外院误诊，误诊为呼吸系统疾病，包括哮喘、支气管炎、上呼吸道感染、慢性阻塞性肺疾病等达640例，此类患者多病程长，对症治疗多年疗效欠佳或无效。对此类患者临床医生要考虑到GERD引起呼吸道症状的可能。

本文所有工作开始于笔者之一的亲身体会。他有多次严重哮喘发作，最后终于从不伴有胃灼热和泛酸的、致命的顽固性重症哮喘确诊为GERD，得到正确治疗，获得了人的尊严、能够自由和大幅度的吸气和呼气时，感恩心理油然而生，感慨万千：误诊能致不该死者于死地，而正确诊断可能救人之命。决心致力救治同病相怜者，开始相应的临床和基础研究。于2006年发表了“是胃食管反流病，而不是哮喘”的个案报道[6]。2007年对200例GERD临床资料进行分析，揭示其中有呼吸道表现者占74.5%，病程中多误诊为支气管哮喘、肺纤维化、肺气肿、支气管扩张和气胸等疾病，并提出胃食管喉气管综合征（gastroesophago-laryngotracheal syndrome，GELTS）和在反流状态下食管咽部呈鸟嘴的“喷射机制”概念[7,8]。此后，以动物实验证实胃内容物可经咽反流至喉、气管，并以影像学显示了食管反流经咽的喷射过程，肉眼亦见到了此种喷射[8,9]。

通过对本组资料分析，笔者进一步理解到由GERD引起的呼吸道症状包括上呼吸

道（鼻、咽、喉）和下呼吸道（从气管到终末细支气管的整个支气管树）的临床表现。在已有的胃食管反流、咽气道反流、隐性反流等名称[10]及大宗病例诊治随访的基础上，提出胃食管气道反流（gastroesophago-airway reflux，GEAR）及由其引起的胃食管气道综合征（gastroesophago-airway syndrome，GEAS）似乎更为确切。分析 GEAS 的发病机制和临床表现，可发现其呈四期（附图 20）。

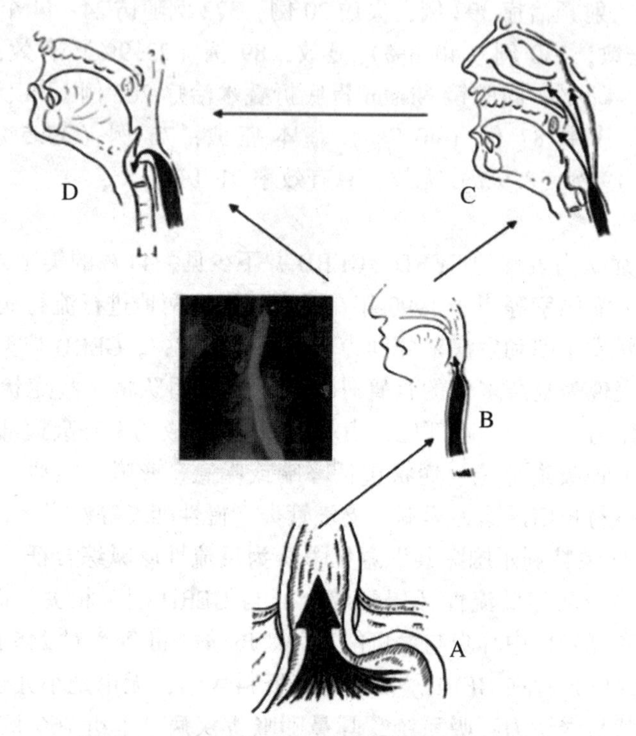

附图 20　胃食管气道反流发病机制与临床表现

注：A. 胃食管反流期（发生器）；B. 咽期（反应器）；C. 口鼻腔期（效应器）；D. 喉气管期（哮喘或呼吸窘迫激发器）

2. 综合性治疗可显著改善 GEAS

（1）药物治疗：药物目前仍是 GERD 主要治疗方法，大多数可通过药物治疗得到控制，但笔者认为虽然药物治疗有效，但需要长期维持，复发率高，存在药物不良反应，同时抗酸药物对于非酸性食管反流患者无效[11]。

（2）胃底折叠术：胃底折叠术是治疗 GERD 的经典术式，手术抗反流的效果在于在食管下段形成一抗反流瓣膜，实现控制或减少反流的目的。但手术可能会出现出血、吞咽困难、气胸、皮下气肿和纵隔气肿等手术并发症或复发，所以许多患者往往因为害怕，选择单纯药物治疗。国外 Hunter 等[12]报道 87 例非典型 GERD 施行胃底折叠术后，76 例（87.4%）明显或完全缓解。本组经腹腔镜 Nissen 胃底折叠术治疗 262 例，214 例随访 4~20 个月，总有效率 91.1%，术后较术前症状有明显缓解。

（3）Stretta 射频治疗：Stretta 射频治疗是一种内镜下的微创治疗，通过热能治疗后增加食管下括约肌（LES）厚度，灭活神经末梢，迷走神经受体失活，胶原组织收缩，

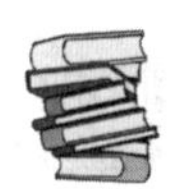

从而增加LES厚度和压力，减少一过性食管下括约肌松弛（TLESR），起到防止胃食管反流的效果。

笔者认为在确诊为GERD后首选药物治疗，对于疗效不佳和不能坚持药物治疗者，或有严重的呼吸道窘迫者首选射频治疗[7]。本组射频治疗392例，372例随访24~44个月，总有效率94.9%。由此可见，Stretta射频治疗GERD具有微创、风险低、并发症少和疗效满意的优点，与腹腔镜胃底折叠术及药物治疗互相补充，极大丰富了GERD的治疗手段。

（三）结论

综上所述，GERD虽为一种常见病，但出现其引起的口鼻、咽喉、气道以至肺部表现，此类患者必然到呼吸或耳鼻咽喉科就诊，也极易被误诊为呼吸系统、耳鼻咽喉等疾病，而消化科又看不到主诉呼吸和耳鼻喉症状的患者。因此，极有必要大力宣传普及此概念，使患者和医生均能及早认知GERD引起的呼吸道、耳鼻咽喉症状以及GEAS的概念，及早使患者获得正确诊断。与治疗效果不佳的严重哮喘所完全不同的是：由食管反流引起的呼吸和耳鼻咽喉病变经合适治疗后的不同程度缓解率达到90%以上，本文资料充分说明了这个事实。

在既往提出的GELTS的基础上[7]，笔者团队已将由食管反流引起的以咽喉为中心的、包括口鼻腔在内的上呼吸道病变和包括气管、支气管和肺在内的下呼吸道病变结合在一起，其均可由一种特殊的反流，即GEAR所引起，笔者团队也建议对这组临床表现命名为胃食管气道综合征（gastroesophago-airway syndrome，GEAS），以使这组病变有所定位。因为GEAS不能完全被呼吸科、耳鼻咽喉科和消化科所包含，应将其考虑为一种独特的疾病实体（entity），事实上，GEAR和GEAS的提法已经在近期出版的相关专著中出现[8]。笔者认为，GEAS最好由一新的学科和专门的医生进行诊治，经过本研究团队近5年的努力，目前已经出现了一些融合了多个专科技术的边缘学科的科室和医生进行本病的诊治和研究，这项工作目前已涉及五省一市，预计随着概念的普及、认知的提高和技术的推广，今后这类科室有望得到发展和定型。

参考文献

[1] TUTUIAN R. Update in the diagnosis of gastroesophageal reflux disease [J]. J Gastrointestin Liver Dis，2006，15（3）：243 -247.

[2] FASS R. Epidemiology and pathophysiology of symptomatic gastroesophageal reflux disease [J]. Am J Gast roenterol，2003，98（Suppl 3）：S2-S7.

[3] 潘国宗，许国铭，郭慧平，等. 北京上海胃食管反流症状流行病学调查 [J]. 中华消化杂志，1999，19（4）：223-226.

[4] VAKIL N，VAN ZANTEN S V，KAHRILAS P，et al. The Montreal definition and classification of gastroesopgageal reflux disease：a global evidence-based consensus [J]. Am J Gastroenterol，2006，101（8）：1900-1920.

[5] BISACCIONI C，AUN M V，CAJUELA E，et al. Comorbidities in severe asthma：frequency of rhinitis，nasal polyposis，gastroesophageal reflux disease，vocal cord

dysfunction and bronchiectasis [J]. Clinics, 2009, 64 (8): 769 -773.
[6] WANG Z G. It is gastroesophageal reflux disease, but not asthma: a case report [J]. Chin Med Sci J, 2006, 21 (3): 189-193.
[7] 汪忠镐，刘建军，陈秀，等. 胃食管喉气管综合征（GELTS）的发现与命名——Stretta 射频治疗胃食管反流病 200 例 [J]. 临床误诊误治，2007，20（5）：1-4.
[8] 汪忠镐. 食管反流与呼吸道疾病 [M]. 北京：人民卫生出版社，2010：2-6.
[9] LAI Y G, WANG Z G, JI F, et al. Animal study for airway inflammation triggered by gastroesophageal reflux [J]. Chin Med J, 2009, 122 (22): 2775-2778.
[10] WANG Z G, WU J M, LIU J J, et al. Respiratory distress resulting from gastroesophageal reflux is not asthma, but laryngotracheal irritation, spam, even suffocation [J]. Chin Med Sci J, 2009, 24 (2): 112-114.
[11] 汪忠镐. 充分重视胃食管反流病 [J]. 中华医学信息导报，2006，21（10）：12-13.
[12] HUNTER J G, TRUS T L, BRANUM G D, et al. A physiologic approach to laparoscopic fundoplication for gastroesophageal reflux disease [J]. Ann Surg, 1996, 223 (6): 673 -685.

（此文已于 2011 年发表于《临床误诊误治》第 24 卷第 3 期）

二十五、胃食管反流病的微创治疗进展

汪忠镐

胃食管反流病（GERD）是一种胃、十二指肠内容物反流入食管所引起的疾病，它可导致食管黏膜炎症、溃疡以致癌变。在西方人群中，有 7%~15% 的人患有胃食管反流病。在美国约有 1900 万成人患有此病，每年有 10 万人为此病而需入院治疗，每年用于治疗 GERD 的费用达 19 亿美元[1]。GERD 的发病率随年龄的增长而增加，40~60 岁为发病高峰年龄。潘国宗等 1999 年报道了在北京、上海两地进行的 GERD 的流行病学调查研究，GERD 的发病率为 8.97%；经内镜或 24 h pH 监测证实是 GERD 者为 5.77%；经内镜证实有反流性食管炎者 1.92%[2]。

GERD 的临床表现为烧心和泛酸。在餐后、餐中、睡眠或晨起时常发生剧烈的咳嗽、咳痰、鼻后滴流、哮喘样发作和“冠心病”[3,4]等一系列食管外症状。诊断 GERD 的精确方法包括：① 食管动力测定法，可以明确食管下端（也包括上端）括约肌是否松弛和食管蠕动功能是否低下；②24 h 食管 pH 监测法，可以明确在直立和仰卧位时反流的次数（pH<4 的次数）、最长反流时间和该反流确切地发生于何时（夜间某时）以及评分结果如何（正常在 22 以下，高者可达 80 以上）；③ 胃镜检查，可以明确有无食管炎及其严重程度，并除外（或发现）胃肿瘤、溃疡和膈疝等病变；④ 多通道腔内阻抗（MII）检查结合食管酸度测定，可发现一种更难诊断和治疗的非酸性食管反流病。

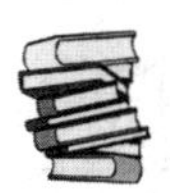

治疗 GERD 的目的在于控制患者的症状、治愈食管炎、减少复发和防止一系列严重的并发症。睡眠时要取斜坡位或适当抬高床头以减少夜间和卧位时所发生的反流，进食要慢、少量多餐，餐后切忌立即卧床。减少导致腹压增高的因素，如不要紧束腰带、避免便秘和控制体重，尽量不食用高脂肪食物、巧克力、咖啡、浓茶，并戒烟、禁酒。

GERD 的药物治疗包括胃肠动力药（如吗丁啉）、胃黏膜保护剂、H_2 受体拮抗剂（如西咪替丁等）和质子泵抑制剂（PPI），如埃索美拉唑、奥美拉唑、兰索拉唑。当患者有呼吸道并发症时，必须有相应的治疗，如用缓释茶碱，酌情吸入福莫特罗和布地奈德吸入剂或短效的沙丁胺醇和氟替卡松沙美特罗吸入剂，以及适当应用抗生素等。尽管药物治疗 GERD 有效，但停药后复发率极高，更兼在食管下端（尤其伴有上端者）括约肌松弛时，显然已属机械性病变，必须采用实质性治疗。

手术治疗的术式较多，基本上可分为全胃底折叠术（Nissen 手术）、部分胃底折叠术（Toupet 手术）和贲门固定术三大类。

微创疗法包括以下五种。

（一）内镜下的射频治疗（Stretta）法[5]

采用由美国 CURON 公司生产的 Stretta 设备，此设备是 1 根带有球篮、球囊和 4 根镍钛合金电极组成的特制导管。电极呈均匀的放射状分布，球囊位于球篮中，与导管相连，导管与射频发生器相连。当球囊到达食管下端的合适位置后，充起球囊时，导管位置便得以固定，随之电极通过食管黏膜，被插入和固定于肌层。开通射频发生器，产生的热量通过电极传入肌层，当组织温度达到 85 ℃时，在温度监视器的作用下，射频发生器自动停止能量输入。同时通过导管注入消毒水而使黏膜面得到冷却而减轻其损伤。插入电极的部位位于胃食管交界线近端 2 cm 至远端 2 cm 范围内，分 6 个平面进行治疗。作用机制在于食管下括约肌（LES）部神经末梢的失活、胶原分子缩短、胶原结构重建等，最终导致胃食管交界处缩短变窄（附图 21），从而显著减少一过性食管下括约肌松弛（TLESR）发生次数，明显改善症状，减少酸反流并减少或停用 PPI。并发症主要包括食管穿孔、出血、黏膜损伤、吸入性肺炎和胸膜渗液，发生率$<0.6\%$，表明该方法是一种安全有效的方法[5]。笔者在新近开展的 17 例严重 GERD 治疗中，在胃镜下的射频治疗后均见到食管下端从松到紧的形态学改变（附图 22）和立竿见影的疗效，尤其是对于有食管外表现的“哮喘”（有的患者哮喘 20 多年，还处于突发性气胸状态）和“冠心病”患者（有的患者在此前 3 个月已放了 3 枚冠状动脉支架毫无作用），均获难以相信的即时疗效。

（二）内镜腔内胃成形法

内镜腔内胃成形法（endoscopic luminal gastroplasty）包括 Bard 的 EndoCinch 系统和 Wilson-Cook 的内镜缝扎系统[6,7]（附图 23，24）。该方法是通过内镜在胃食管交界处行组织折叠术。Bard 系统已通过美国 FDA 批准，由经胃镜置入的缝合囊和带有切线功能的线结推进器组成。操作前先放入食管套管，经套管插入缝合囊至胃食管交界处远端。通过负压吸引将胃食管交界处黏膜牵入缝扎囊内，通过体外手柄控制将一个缝合头插入囊内组织，并在距其 1 cm 处再插入一个缝合头，在体外做缝结后，通过线结推

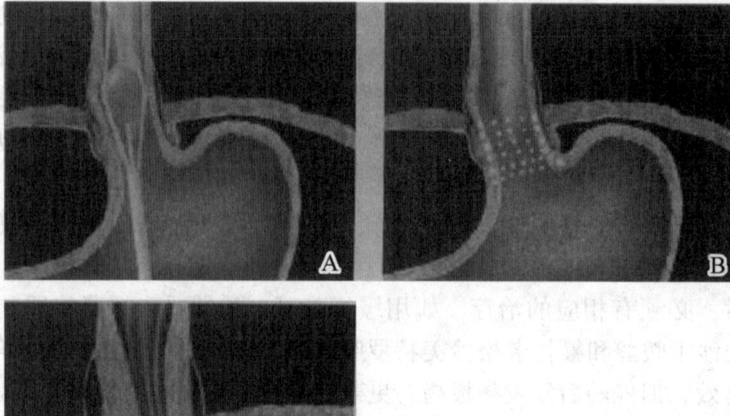

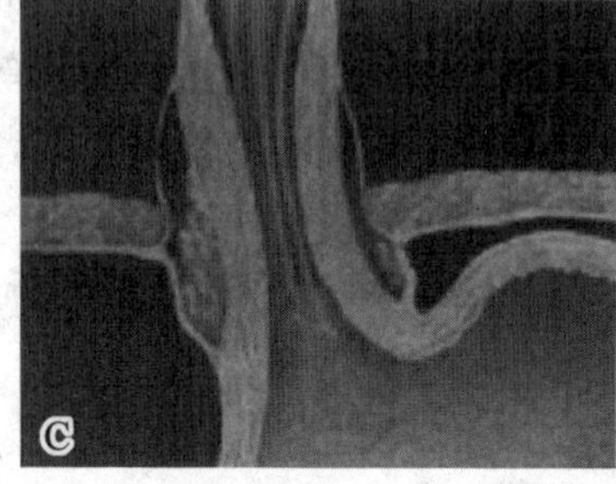

附图 21　射频治疗

置入导管至贲门（A），形成若干条射频治疗环（B），使食管下端管腔收紧（C）

附图 21
扫码看彩图

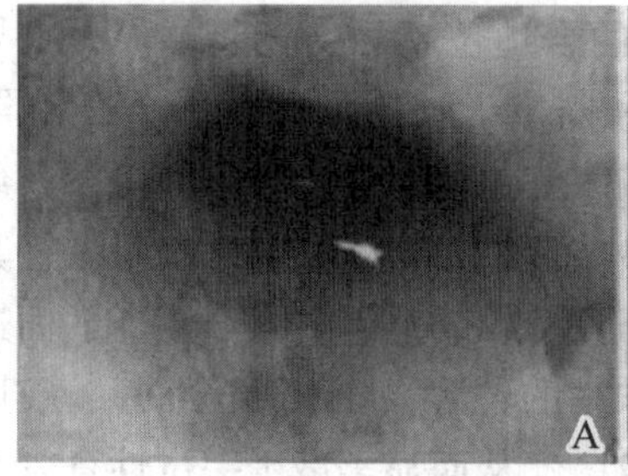

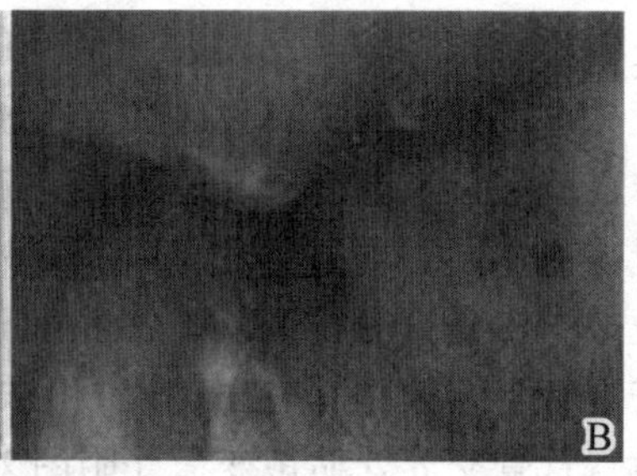

附图 22　胃镜下射频治疗前后的形态学改变

经过 Stretta 微量射频治疗后，食管下端从松（A）到紧（B），B 图白点由治疗所致

附图 22
扫码看彩图

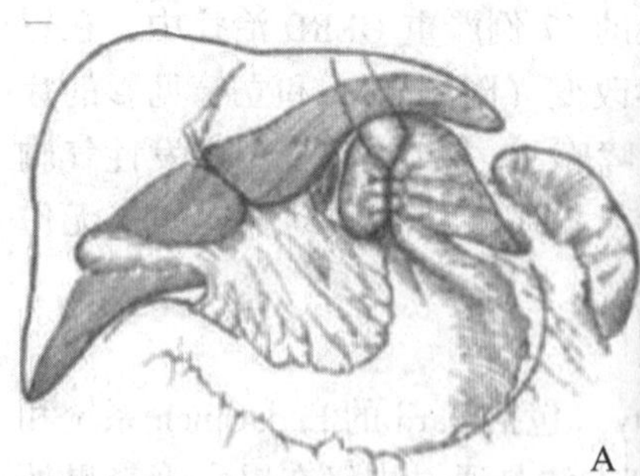

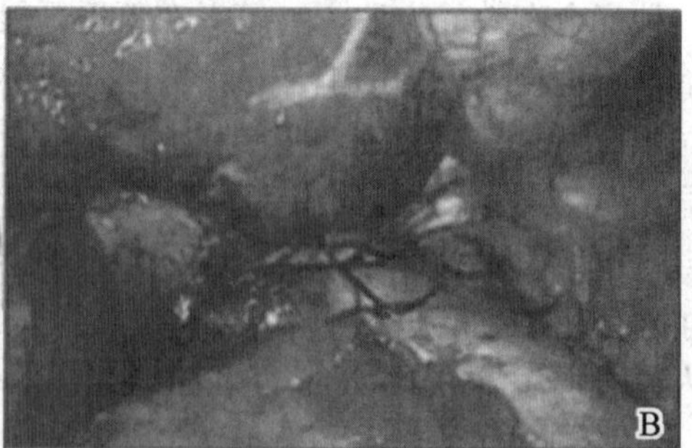

附图 23　内镜腔内胃成形法

A. 胃镜下将缝合装置置于食管和胃的结合处；B. 以结扎圈初步形成皱襞；C. 收紧、结扎后，在食管和胃的交界处形成一个折叠；D. 多个折叠便成为一个抗反流瓣膜

附图 23
扫码看彩图

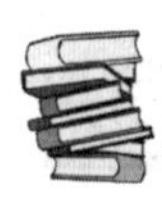

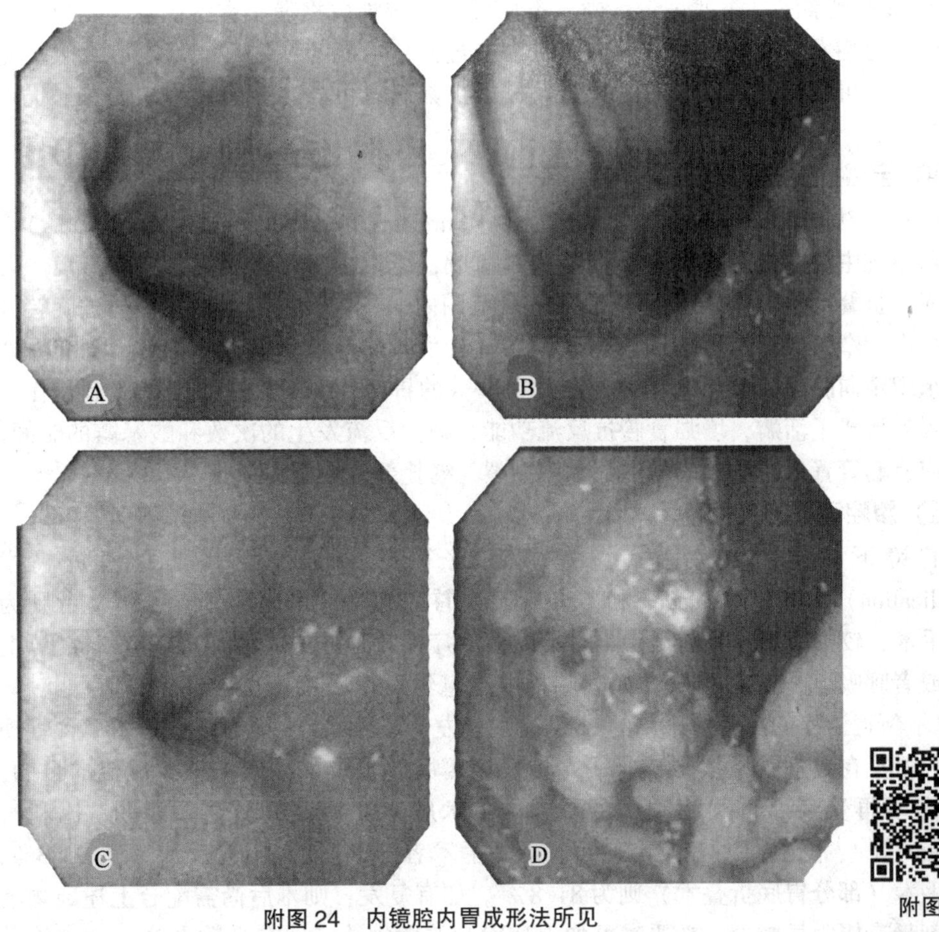

附图 24　内镜腔内胃成形法所见

治疗前，食管远端松弛（A. 顺行观，B. 逆行观）；治疗后，食管下端从松弛状态到收紧状态（C. 顺行观，D. 逆行观）

附图 24
扫码看彩图

进器将其推入，结扎被折叠的组织，牵拉线结推进器内的缝线，并将多余缝线切断，通常可在贲门一侧做 2~3 个结或两侧各做结一枚。Wilson-Cook 缝扎系统是将胃食管交界处组织通过内镜负压吸入囊内，用穿刺针穿透囊内组织施结扎后完成。

（三）生物聚合物增补法或丛状体植入法

生物聚合物增补法（biopolymer augmentation，Enteryx）[8,9] 或丛状体植入法（plexiglasimplantation）[2,10,11] 是通过内镜将生物聚合物注入 LES 的方法。根据注入的聚合物不同，其可分为 Enteryx 法、Roll 法和 Endotonics 法。其中以 Enteryx 法应用最多，该聚合物由美国胃肠医疗技术公司生产，含 8% 聚乙二烯、30% 钽粉和二甲基亚砜（dimethyl sulfoxide，DMSO），后者为黏度较低的液体，故可通过 23~25 号针管注射，而当与组织接触时，可迅速形成海绵状团块而无皱缩现象。该聚合物无抗原性，在体内不会被生物降解，不通过血管或淋巴管移行。为准确注射到食管肌层，最好在 X 线透视下进行操作。针头注射部位位于 Z 线近端 1~3 cm 处，在食管四壁各注射一点。当内镜到达注射部位后，经内镜活检孔插入导管，将聚合物注入食管肌层，同时通过内

镜和 X 线透视观察注射深度是否正确。不良反应有胸骨后疼痛、吞咽困难、发热、出血及腹胀。但均发生于注射后数日内，且为一过性，可能与注射后局部反应致组织充血水肿有关，可自行缓解或服用 PPI 缓解，极少数患者可发生聚合物包块游移。优点同 Stretta 法。

（四）全层折叠法

全层折叠法（full thickness plicator，NDO Surgical，Inc. Mansfield，Mass，USA）[9]的折叠器系统主要由带有螺旋牵引器的线钳组成，线钳捆绑于胃镜身上，与胃镜一同进入胃底，折叠部位通常位于贲门周围 1 cm 范围内，在胃镜视野观察下，通过旋转体外手柄将螺旋牵引器穿入胃黏膜直至浆膜层。然后向外牵拉牵引器，将胃食管交界处全层胃组织牵向腔面，关闭线钳时，结扎了牵入的胃组织。折叠法可能的机制是在胃食管交界处形成了活瓣，增强食管抗反流功能，减少反流发生的次数和酸暴露的时间。不良反应有套管置入时所致的咽喉部黏膜撕裂、缝扎部位渗血和穿孔。

（五）腹腔镜下的抗反流手术

腹腔镜下的抗反流手术[12-16]有腹腔镜下的 Nissen，也就是胃底折叠术（fundoplication）。1991 年 Geagea 和 Dalkmagene 首先施行；采用部分胃底折叠者则为 Toupet 手术，较少应用。目前认为，对于以上治疗疗效不佳或病情加重或有 2 cm 以上的膈疝或者呼吸道并发症严重（如哮喘样或窒息性发作）而不能控制者，需行此术。附图 25 示新近治疗的患者所采用的 Nissen 手术法[17]，附图 26 则为该患者术后食管钡餐造影，可见在其食管下段形成了一个抗反流瓣膜，实现了控制或减少反流的目的，术后患者不再受到严重“哮喘”的威胁。手术后 4 个月复查，结果相同。比利时 Dallemagne 等[13]报道在腹腔镜下施行 Nissen 手术者，术后 10 年无反流率达 93.3%。Toupet 手术（部分胃底折叠术）则为 81.8% 。如有复发，则术后尚需配合上述药物治疗，但剂量有望明显减少；必要时可加上述射频等微创治疗。在少数由 Barrett 食管并发食管癌者以及食管穿孔者，则需考虑行食管切除，偶尔也有需要行结肠代食管术的患者。

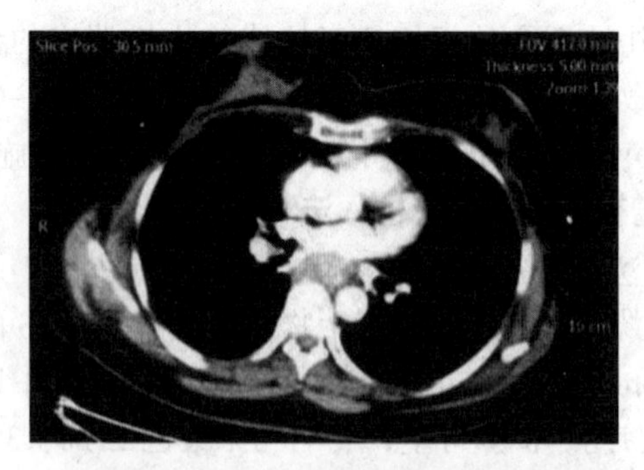

附图 25　非典型患者的胃底折叠术

患者以“支气管哮喘急性发作”就诊，无胃食管反流症状，以胃底折叠术湿度地（不影响吞咽而阻止反流）收紧食管下端（胃和食管交界处），形成食管外的抗反流瓣（A 为示意图[12]，3 个缝合线结处为胃底折叠术所在；B. 为术中照片，同样可见到 3 个线结）

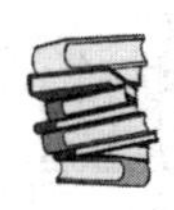

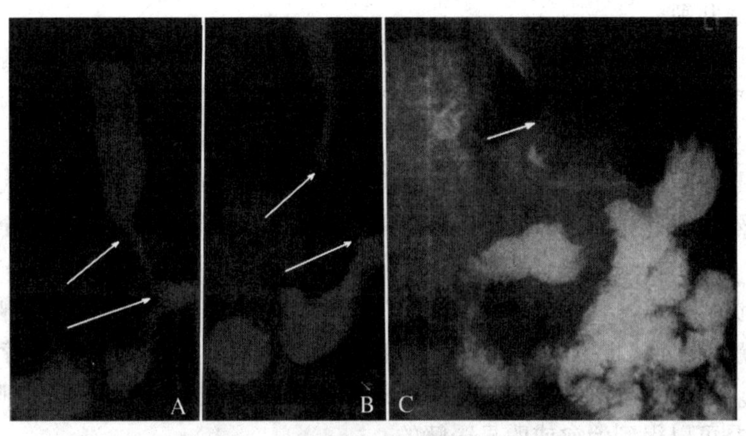

附图 26　胃底折叠术钡餐食管造影

术后在食管远端形成一抗反流瓣（阀门）围绕在两个箭头之间的食管外（A、B），而无胃食管反流征象（C）

目前，在欧美国家已普遍发现在哮喘样发作的患者（asthmatic patients）中，GERD 十分常见，而且也注意到，随着人们对该病认识的提高，无论是在小儿还是成年哮喘患者中，GERD 的发病率在不断上升[18,19]。国外有颇多资料证实，在服用了抗反流药物或施行了抗反流手术后，不少哮喘或哮喘样发作患者的症状明显减轻甚至消失，说明了 GERD 与呼吸道病变的密切关系[20-22]。国内的资料也表明，无论在小儿还是成人哮喘患者中，都有较高的 GERD 发病率。其中，宋晓波[23]对 42 例支气管哮喘患儿和 30 例正常患儿进行 24 h 食管 pH 监测，发现哮喘患儿的 GERD 检出率 38.1%，显著高于对照组的 6.7%。在抗酸抗反流治疗后 6~24 个月的随访中，除 1 例有哮喘外，均有明显疗效。朱礼星等[24]则对 26 例经哮喘常规治疗后仍有顽固性咳嗽等症状的成人哮喘患者进行 24 h 食管 pH 监测等，结果表明在中、重度支气管哮喘患者中的 GERD 的发生率为 58%；在抗反流治疗后，大多数合并 GERD 的哮喘患者的症状得到改善，各项反流指标也同步改善。刘宝元等[25]以 24 h 食管 pH 监测 76 例哮喘患者，发现 51 例（67%）异常，其中 6 例无任何反流症状，占 8%。附图 26 为一名连续 5 次急症住院诊断为“支气管哮喘急性发作”的患者，无胃食管反流症状，其 24 h 的反流达 220 次，总共有 9.7%的时间在反流，Johnson-DeMeester 反流评分达 84.4（正常应<14.72），最长连续反流时间达 44 min。在接受了如附图 25 的手术后，居然“哮喘”完全治愈和停用治疗哮喘和 GERD 的药物，这个结果很值得探讨。

总之，有理由说，有这样一些患者，通过药物、手术或微创法所进行的抗反流治疗，既可控制其严重的呼吸道病变，又可治愈或缓解 GERD。从而要提出一个重要的问题：在许多哮喘患者既然已经经过了积极的哮喘治疗，但为什么仍有顽固性咳嗽和喘息呢？而又为什么治疗 GERD 的方法能缓解乃至治愈哮喘呢？是否应该想一想其中某些患者是否本来患的就是 GERD，而根本就不是哮喘呢？在此特提出，供大家深思和讨论。

在拙文结束之前，笔者特提出一则对 GERD 的一点基本哲理与一点对医者职责的感悟，与大家共勉。

基本哲理：强力的胃酸和胃酶为消化食物之根本，唯有胃黏膜才具备特有的抗胃酸和胃酶的功能；而食管黏膜却不能承受胃酸的刺激，胃酸反流可立即引起烧心的感觉；至于喉、气管、支气管等呼吸道黏膜，对胃酸则更无抵御能力可言，一旦接触胃酸，立即引起呼吸道平滑肌的强烈收缩（呼吸困难）和分泌物（痰）的大量分泌以及反射性的剧烈咳嗽（排痰），常使患者咳得死去活来，此乃哮喘样发作以至窒息的根本原因所在。

医者职责：请想一想，在您的工作岗位及日常生活中，是否观察到有哮喘样发作、顽固性咳嗽患者，他们在餐中、餐后或夜间症状发作，他们经过哮喘治疗却并不能明显改善症状。如有，请加以提醒，他们所患的很可能只是 GERD，而不是哮喘，而且，这个 GERD 是可以得到治愈或明显缓解的。

可以预测，本文所述的各种微创方法将会在我国 GERD 患者（尤其是伴有严重呼吸道并发症患者）的治疗中发挥重大作用，不仅可使中、重度 GERD 患者得到实效，而且更会为挣扎在死亡线上的食管外病变患者带来福音。根本问题在于医生对某些有严重食管外表现的患者要有“是 GERD，而不是哮喘”的概念[16]，并拥有疗效确切的微创治疗方法。而今，二者兼备，甚幸。

参考文献

[1] TRIADAFILOPOULOS G. GERD：The potential for endoscopic intervention [J]. Dig Dis，2004，22（2）：181-188.

[2] 潘国宗，许国铭，郭慧平，等．北京、上海胃食管反流症状流行病学调查 [J]. 中华消化杂志，1999，19（4）：223-226.

[3] NAGEL R A，BROWN P，PERKS W H，et al. Ambulatory pH monitoring of gastroesophageal reflux in “morning dipper” asthmatics [J]. BMJ，1988，297（6660）：1371-1373.

[4] 王秀德，鲁明．胃食管反流病误诊为冠心病心绞痛 17 例分析 [J]. 中原医刊，2004，31（2）：52.

[5] CIPOLLETTA L，ROTONDANO G，DUIERA L，et al. Delivery of radiofrequency energy to the gastroesophageal junction（Strretta procedure）for the treatment of gastroesophageal reflux disease [J]. Surg Endosc，2005，19（6）：849-853.

[6] PLESKOW D，ROTHSTEIN R，LO S，et al. Endoscopic full-thickness plication for the treatment of GERD：12-months follow-up for the North American open-label trial [J]. Gastrointest Endosc，2005，61（6）：643-649.

[7] SCHIEIKE I，ZABEL-LANGHENNIG A，NEUMANN S，et al. Long term failure of endoscopic gastroplication（EndoCinch）[J]. Gut，2005，54（6）：752-758.

[8] JOHNSON D A，GANZ T，AISENBERG J，et al. Endoscopic implantation of Enteryx for treatment of GERD：12 month results of a prospective，muhicenter trail [J]. Am J Gastroenterol，2003，98（9）：1921-1930.

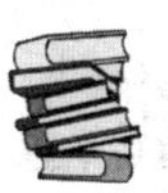

[9] CHUTTANI R，SUD R，SACHDEY G，et al. A novel endoscopic full-thickness plicator for the treatment of GERD：a pilot study［J］. Gastrointest Endosc，2003，58（5）：770-776.

[10] TRIADAFILOPOULOS G. Ten frequently asked questions about endoscopic therapy for gastroesophageal reflux disease［J］. Am Society Gastrointestinal Endoscopy，2004，12（2）：1-4.

[11] FERETIS C，BENAKIS P，DIMOPOULOS C，et al. Endoscopic implantation of Plesiglas（PMMA）microsphere for the treatment of BERD［J］. Gastrointest Endosc，2001，53（4）：423-426.

[12] GEAGEA T. Laparoscopic Nissen's fundoplication：preliminary report on ten cases［J］. Surg Endosc，1991，5（4）：170-173.

[13] DALLEMAGNE B，WEERTS J M，JEHAES C，et al. Laparoscopic Nissen fundoplication：preliminary report［J］. Surg Laparosc Endosc，1991，1（3）：138-143.

[14] DALLEMAGNE B，WEERTS J，MARKIEWICZ S，et al. Clinical results of laparoscopic fundoplication at ten years after surgery［J］. Surg Endosc，2006，20（1）：159-165.

[15] 汪忠镐．胃食管反流病不容忽视［J］. 临床误诊误治，2006，5（19）：14-16.

[16] 汪忠镐，IBRAHIM M I. 胃食管反流病而非哮喘：个例报告［J］. 美中医学，2006，3（4）：50-54.

[17] BALLANTYNE G H. Atlas of laparnscopic surgery［M］. Philadelphia：W. B. Daunders，2000：92-118.

[18] HSU J Y，LIEN H C，CHANG C S，et al. Abnormal acid reflux in asthmatic patients in a region with low GERD prevalence［J］. J Gastroenterology，2005，40（1）：11-15.

[19] BUTS J P，BARNDI C，MOULIN D，et al. Prevention and treatment of silent gastroesophageal reflux in children with recurrent respiratory disorders［J］. Eur J Pediatrics，1986，145（5）：396-400.

[20] TARDIF C，NOUVET G，DENIS P，et al. Surgical treatment of gastroesophageal reflux in ten patients with severe asthma［J］. Respiration，1989，56（1-2）：110-115.

[21] LARRAIN A，CARRASCO E，GALLEGOLOON F，et al. Medical and surgical treatment of nonallergic asthma associated with gastroesophageal reflux［J］. Chest，1991，99（6）：1330-1335.

[22] ING M，NGU M C，BRESLLN A B. Parthenogenesis of chronic persistent cough associated with gastroesophageal reflux［J］. Am J Respir Crit Care Med，1994，149（1）：160-167.

[23] 宋晓波．小儿支气管哮喘和胃食管反流关系的哲学思考［J］. 医学与哲学，2004，25（6）：24-25.

[24] 朱礼星，马洪明，钟南山．支气管哮喘患者与胃食管反流的症状相关性［J］．中华结核和呼吸杂志，2002，25（12）：739-743.
[25] 陈宝元，刘文天，曹洁，等．支气管哮喘患者胃食管反流率的调查［J］．中华结核和呼吸杂志，2000，23（6）：383.

（此文已发表于《中国微创外科杂志》2006 年第 6 卷第 10 期）

二十六、射频治疗胃食管反流病 70 例报告

汪忠镐　刘建军　吴继敏　王利营　陈　秀　巩　燕
白　晶　董元元　胡亚辉　孙潮涌

【摘要】目的：探讨胃食管反流病（GFRD）临床表现及内镜下食管微量射频治疗疗效。方法：对 70 例胃食管反流病患者，予 24 h 食管 pH 监测、食管测压、胃镜检查，并在内镜下施行射频治疗。结果：19 例以泛酸、烧心、嗳气、呕吐等消化道症状为主；48 例表现为咳嗽、咳痰、喘息等呼吸道症状为主，3 例表现为胸骨后或后背部疼痛诊为冠心病；胃镜见贲门口松弛 56 例（80%），仅 20 例（28.6%）有反流性食管炎；24 h食管 pH 监测 63 例，见轻度酸反流 18 例（28.6%），中度 18 例（28.6%），重度 21 例（33.3%），无酸反流 6 例（9.6%）；食管测压检查 58 例，见食管下括约肌（LES）静息压力低下 33 例（56.9%），正常 25 例；所有患者在治疗后立即复查胃镜，65 例贲门口包绕内镜紧密，5 例较前缩紧。随访 60 例 6~12 个月，50 例明显缓解，以呼吸道为主要表现者尤为明显，7 例有所缓解，2 例复发（其中 1 例已再次治疗，哮喘又立即消失），1 例一直认为治疗不满意。结论：射频用于 GERD 患者的治疗常起到立竿见影的缓解作用，方法相对简捷、价廉、安全，对诊断明确的以呼吸道症状为主要表现的 GERD 患者特别值得提倡。似乎有必要提出由反流所引起的发生在胃食管交接处、咽、口鼻腔和喉气道的一个临床症候群，胃食管喉气管综合征。

【关键词】胃食管反流病；Stretta 射频治疗；哮喘；胃食管喉气管综合征

胃食管反流病（GERD）可严重影响患者生活质量，尤其是它可引起呼吸系统等的严重临床表现，并未引起充分重视[1-5]。目前药物为 GERD 的主要治疗方法，但难以维持疗效，而各种胃底折叠术则为创伤性手术，远期疗效也尚待观察。笔者自 2006 年 4 月—9 月采用射频治疗 GERD 患者 70 例，报告如下。

（一）临床资料

1. 一般资料　本组 70 例，男性 41 例，女性 29 例；年龄 17~84 岁，平均 51.8 岁。临床表现：①泛酸 57 例，烧心 56 例，吞咽困难 5 例，咽异物感 13 例，嗳气 31 例，呃逆 5 例，恶心、呕吐 25 例，持续呕吐 1 例等为主的，属于食管性；②流涕 13 例，鼻后滴流 12 例，声音嘶哑 11 例，打喷嚏 13 例，打鼾 12 例，耳鸣 9 例，听力下降 6 例，口腔溃疡 8 例，牙齿腐蚀 13 例，嗅觉消失 1 例为主的，属于鼻腔和口腔性；③喘憋 28

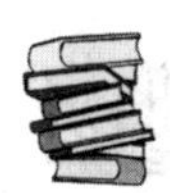

例，喉气管部发紧11例，咳嗽咳痰52例，夜间不能平卧13例为主的，属于喉气道性；④其他尚有眼睛发痒、发胀9例，流泪4例，病因待明确。按系统分为：19例以泛酸、烧心、嗳气、呕吐等消化道症状为主；48例表现为咳嗽、咳痰、喘息等喉气管和呼吸道症状为主（8例完全无泛酸、烧心症状），均诊断为哮喘，其中因肺不张而行右全肺切除和因窒息行气管切开各1例；2例表现为胸骨后或脊柱疼痛，诊断为冠心病，其中1例放置了冠状动脉支架3枚仍无效。诊断标准：①胃镜检查，反流性食管炎采用洛杉矶诊断标准；②24 h食管pH监测观察指标及正常值标准采用Johnson-DeMeester标准[6,7]。食管pH<4认为有酸反流。DeMeester评分正常<14.72，15~50为轻度酸反流，51~100为中度，100以上为重度。

2. 方法　①设备：日本PENTAXEG 2970K电子胃镜及图文系统，荷兰便携式MMS动态胃食管pH监测仪，丹麦9043G0132胃肠功能测定仪，美国Stretta微量射频治疗仪及射频治疗导管。②麻醉：除3例外，采用芬太尼、咪达唑仑、丙泊酚深度镇静法。③置入导管：于患者两肩胛骨之间放置1个电极板，另一端与Stretta微量射频治疗仪相连；内镜下测量齿状线距门齿距离；通过胃镜活检孔道引入Stretta导丝，将导丝留置于十二指肠后撤出胃镜。沿导丝将Stretta导管引入食管，撤出导丝。治疗平面齿状线上1.0 cm、0.5 cm、齿状线、齿状线下0.5 cm，每个平面均于0°、右旋45°治疗2次；再将导管气囊推至胃内，分别于气囊内注气25 mL及22 mL后外拉导管至适当阻力，胃内两个平面均于0°、右旋30°、左旋30°治疗3次，全过程共治疗14次（每次同时治疗4个点，共56个点），每次50 s。

（二）结果

1. 胃镜　56例（80%）见贲门口松弛，14例（20%）贲门口无松弛；20例（28.6%）为反流性食管炎（LA-A级12例，LA-B级5例，LA-C级3例），48例（68.6%）为非糜烂性胃食管反流病，2例（2.8%）Barrett食管，2例合并滑动性裂孔疝。

2. 24 h食管pH监测　63例完成检查，酸反流轻度18例（28.6%），中度18例（28.6%），重度21例（33.3%），无酸反流6例（9.5%）。

3. 食管测压　58例完成检查，LES静息压力低下33例（56.9%），正常25例（43.1%），LES松弛均完全（松弛率>90%）。

4. 治疗操作　本组操作时间30~57 min，平均38 min。无黏膜撕裂或穿孔。治疗后即刻复查胃镜。见65例贲门口包绕内镜紧密，5例贲门口较前缩紧。无手术死亡病例。1例84岁有心动过缓的患者（最低38次/min）在射频治疗初心率64次/min降至46次/min，在体外起搏器的支持下渡过了治疗和术后关。2例在术中发生了严重的喉痉挛，为早期治疗的患者。

随访6~12个月，2例无明显改善，3例于术后1~7个月后有所复发（其中1例给予重复治疗，术后“哮喘”再次立即消失），6例尚未随访到；共63例症状消失或明显好转，呼吸道表现为主者尤为显著，但有1例以呼吸道表现为主者因感冒曾诱发气短发作1次。随访中仅1例随访者同意复查24 h食管pH监测，DeMeester评分从84.4降为12.4，即从中度反流到无反流。

（三）讨论

GERD食管外表现多种多样，本组患者绝大多数在了解了第一作者于多次“哮喘”

发作后，明确是GERD诊断，治疗得到康复而来求治，故多以呼吸道表现为主。笔者发现食管咽部可呈鸟嘴状，胃内容物反流如能到达咽部，便可引起咽异物感；如反流通过该部，不仅可引起呃逆、呕吐，更重要的是形成喷射现象，喷射物首先易喷向鼻腔便引起喷嚏、流涕、鼻后滴流（通过鼻窦），其次容易被喷入部为口腔，形成口腔溃疡、牙齿腐蚀等，但这些并不致命；一旦喷射物进入喉气管时，通过该部环状肌的收缩可导致喉气管部发紧、喘憋、严重咳嗽、咳痰、夜间无法平卧（该体位的反流量更多），直到严重呼吸困难、窒息以致死亡。

本病的基本消化道症状为泛酸和烧心，可进一步发展则有不断呃逆和呕吐，甚至连续呕吐，说明胃内容物已形成高位（经咽）反流。咳嗽、呛咳、咳痰、气短则说明反流物已进入或喷入喉气管树，本组已有1例发生了左肺不张。此外，笔者尚收集到不包括在本组的2例尸检材料，见到气管、支气管内有大量胃内容物，进一步旁证了GERD所致呼吸道病变的严重性。由GERD所致的以呼吸道窘迫为主的临床表现可以形成单纯的呼吸道危象，也可以伴有消化系统的临床表现。总之，以上事实说明通过咽和喉，实现了呼吸和消化两大系统与鼻腔和口腔间的充分连接，从而说明了GERD源呼吸道病变从胃食管发展到喉气管的解剖和病理依据。由此不难推测，胃反流物自刺激胃食管交接处开始，引起胃食管源症状（如泛酸、烧心）；进一步反流上达咽部（如引起咽异物感）；再经过咽部到达鼻和口腔（如打喷嚏、流涕、鼻后滴流、耳鸣）；最后是反流物的喷射进入喉呼吸道，喉气管痉挛可导致患者窒息以致死亡。为此，在此提出由胃食管交接处起始的、以咽喉部为核心的、以口鼻腔为常见症状的、以“哮喘”或喉气管痉挛为最严重威胁的、涉及呼吸和消化两大系统与鼻和口腔的一系列临床表现的（但偏偏可以没有烧心和泛酸的）综合征，姑且称为胃食管喉气管综合征(gastroesophago-laryngotracheal syndrome，GELTS)，似乎值得考虑。

电磁波不同频率应用于不同领域，其中200 kHz至3.3 MHz被用于临床射频消融治疗。射频治疗主要是通过热效应发生作用，当射频电流经人体组织时，因电阻损耗而转化为热能，使病变部位升温，细胞内外水分蒸发、干燥、固缩，以致无菌坏死，从而达到治疗目的。目前射频治疗已广泛用于良性前列腺增生、睡眠呼吸暂停、打鼾、关节囊松弛、椎间盘突出、实体肿瘤、心律失常和慢性疼痛等。研究表明，射频治疗还可增加LES厚度及压力[6,7]，并阻断神经通路，减少一过性食管下括约肌松弛(TLESR)[8,9]。

射频治疗技术在国外虽然已经应用，但仅用于泛酸和烧心为主的患者，自然需要积极治疗的病例颇少。笔者则是在提出“某些严重哮喘患者不是哮喘而是胃食管反流病”后[1,3]，以治疗致命的“哮喘”或确切地说是喉气管痉挛为目标，才引入本来用途并不广泛的Stretta射频治疗仪，对因呼吸道症状为主的生活质量受到严重影响以致影响生命的患者，大多在质子泵抑制剂治疗2周无效或疗效不大的情况下，进行射频治疗。笔者体会到只要减少反流或是反流平面得到降低，便可立即避免或明显减少反流物对咽喉的刺激，从而经常出现立竿见影的疗效。但是，笔者仍认为射频作为第一线治疗，其方法和治疗剂量均有待进一步改进，失败者可考虑重做，本文已有1例。各种经腹、经胸的手术可作为后备，对某些病例或许还要探讨更新的术式，目前笔者

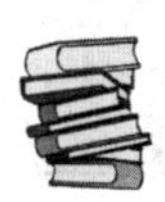

正在努力之中。在此必须指出，患者来治疗时常已有长期病史或已形成了不同程度的后果，如慢性咽喉炎和肺纤维化、支气管扩张、肺大疱形成或肺气肿等，射频治疗是难以使之消失或只能有一定程度的改善，在术前必须对患者解释清楚。尽管许多患者在治疗后感到立竿见影的疗效，这与患者术前病情实在太重有关，治疗本身常解决或减少了高位反流或经咽的喷射，这是多数患者实现了意想不到的术后呼吸顺畅的结果的基础，可是已经形成的无论是在喉或气管或肺内的病变仍然存在，需要时间使之得到不同程度的改进。再者，即使正常人也有生理性反流的存在，只是由于其效应器官并无疾病，使这些反流并不造成后果。总之，治疗缓解了病情，但并没有也不可能达到终止反流的目的；要战胜疾病，患者自己也要努力；如第一作者的治疗过程是既用了手术、也用了射频，还要经过近 1 年的时间与疾病进行积极和顽强斗争，才达到康复的目的。

参考文献

[1] WANG Z G. It is gastroesophageal reflux disease, not asthma [J]. Chin Med Sci J, 2006, 21 (9): 189-193.

[2] WANG Z G, IBRAHIM M I, CHEN X, et al. It is GERD, but not asthma: report of 2 cases [J]. J Gastroenterol Hepatol, 2006, 21 (Suppl 6): A474.

[3] 汪忠镐，IBRAHIM M I. 胃食管反流病而非哮喘：个例报告 [J]. 美中医学，2006, 3 (4): 50-54.

[4] 汪忠镐. 胃食管反流病不容忽视 [J]. 临床误诊误治，2006, 19 (5): 1-2.

[5] 汪忠镐. 外科医师应了解胃食管反流病 [J]. 中国普通外科杂志，2006, 15 (9): 697-701.

[6] UTLEY D S, KIM M, VIERRA M A, et al. Augmentation of lower esophageal sphincter pressure and gastric yield pressure after radiofrequency energy delivery to the gastroesophageal junction: a porcine model [J]. Gastrointest Endosc, 2002, 52 (1): 81-86.

[7] TAM C E, SCHOEMAN M N, ZHANG Q, et al. Delivery of radiofrequency energy (RFe) to the lower esophageal sphincter (LES) and gastric cardiia inhibits transient LES relaxation and gastroesophageal reflux in patients with reflux disease [J]. Gastroenterology, 2001, 120 (Suppl 1): 77-83.

[8] KIM M S, DENT J, HOLLOWAY R, et al. Radiofrequency energy delivery to the gastric cardia inhibits triggering of transient lower esophageal sphincter relaxation in a canine model [J]. Gastroenterology, 2000, 188 (4 Pt Ⅰ): AB4970.

[9] DIBAISE J K, QUIGLEY E M. Efficacy of radiofrequency energy delivery to the lower esophageal sphincter in the treatment of GERD [J]. Gastrointest Endosc, 2000, 51 (4 Pt Ⅰ): AB3454.

（此文已于 2007 年发表于《临床误诊误治杂志》第 15 卷第 6 期）

二十七、射频治疗以呼吸道症状为主的胃食管反流病的疗效分析

战秀岚　吴继敏　汪忠镐　刘建军　王利营　田书瑞　刘永飞

【摘要】 目的：探讨以呼吸道症状为主的胃食管反流病（GERD）的Stretta射频治疗效果及其机制。方法：选择2008年8月至2009年4月于笔者中心就诊的接受射频治疗的以呼吸道症状为主的胃食管反流病患者100例，分别于治疗后半年、两年进行随访，半年后复查，并行统计分析。结果：治疗半年后随访98例，呼吸道症状评分从治疗前的（7.7±2.4）分降至（3.7±2.2）分（$P<0.01$）；症状基本消失者达28.7%，明显缓解者42.6%，部分缓解者22.9%，基本无效5.8%；满意度评分：非常满意41.1%，满意33.3%，一般18.4%，不满意7.2%。复查治疗半年后56例，pH<4所占总监测时间从治疗前18.4%±6.9%下降至9.2%±3.7%（$P<0.01$），pH<4的反流次数从（74.2±12.1）次降至（48.3±7.4）次（$P<0.01$）；DeMeester评分从（28.8±8.2）分降为（15.8±5.2）分（$P<0.01$）；食管下括约肌压力由（9.8±2.3）mmHg提高至（10.5±2.1）mmHg（$P>0.05$）；呼气峰值流速从（178.1±21.1）L/min升高至（298±31.9）L/min（$P<0.01$）。治疗后两年随访92例，症状评分为（4.1±2.2）分（$P<0.01$）；症状基本消失24.7%，明显缓解40.2%，部分缓解者28.3%，基本无效6.8%；满意度评分：非常满意38.2%，满意31.3%，一般21.3%，不满意9.2%。结论：胃镜下Stretta射频治疗是治疗以呼吸道症状为主的胃食管反流病的一种安全有效的方法。

【关键词】 Stretta射频治疗；胃食管反流病；呼吸道症状

胃食管反流病是指胃、十二指肠内容物反流入食管引起烧心等症状，可引起反流性食管炎及咽喉、气道等食管以外部位的组织损害。在GERD患者中，约有高达55.6%呼吸道症状[1]，包括咳嗽、喘息和声音嘶哑等。现将笔者中心2008年8月至2009年4月入院的以咳喘等呼吸道症状为主的GERD患者100例进行胃镜下Stretta射频治疗，随访观察其疗效和满意度并进行初步评价。

（一）资料与方法

1. 研究对象　选择2008年8月至2009年4月于笔者中心就诊的接受胃镜下贲门Stretta射频治疗的以咳喘等呼吸道症状为主的GERD患者100例。入选患者：男性34例，女性66例。年龄22~77岁，平均50.6岁。

2. 病例选择

（1）入选标准：选取于笔者中心就诊患者，以咳嗽、胸闷、喘息等呼吸道症状为主，外院诊断为“哮喘”；和（或）伴有泛酸、烧心等反流症状，通过胃镜、24 h食管pH监测、高分辨率食管测压、肺功能等检查诊断为GERD。

（2）排除标准：①>2 cm食管裂孔疝；②反流性食管炎LA-C级以上；③严重的吞咽困难或无效食管动力；④严重心肺功能障碍者。

3. 评分标准及疗效标准　治疗前和治疗后均要求患者按照问卷表对咳喘等呼吸道

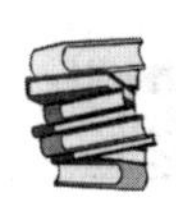

症状进行整体评分，症状评分=频度评分+严重程度评分。严重程度评分标准：1分，症状轻微，偶尔发作，可以忍受，不影响正常生活；2分，症状稍重，明显感觉不适，不影响日常生活；3分，症状较重，明显感觉不适，轻度影响日常生活及睡眠；4分，症状很重，明显影响日常生活及睡眠；5分，症状非常严重，严重影响日常生活及睡眠，生活不能自理。频度评分标准：1分，<1次/周；2分，1~2次/周；3分，3~4次/周；4分，5~6次/周；5分，>6次/周。症状评分较治疗前无改变甚至增加视为射频治疗无效，评分下降视为射频治疗有效。

疗效评价标准：基本治愈为缓解率≥90%；明显缓解为缓解率51%~90%；部分缓解为缓解率11%~50%；基本无效为缓解率≤10%。

4. Stretta射频治疗方法

（1）麻醉：采用咪达唑仑-丙泊酚-芬太尼联合静脉给药深度镇静麻醉。

（2）步骤及方法；胃镜下测量门齿距齿状线的距离，退出胃镜沿导丝插入射频治疗导管，于齿状线上1 cm处将球囊充气至适当压力后推出四枚电极针发射射频，黏膜表面通过预冷水冲系统进行冷却保护。再将导管旋转45°，如此完成一个层面的治疗。同法在齿状线上0.5 cm、齿状线及其下0.5 cm处再进行三个层面的治疗。然后将导管插入胃内，将球囊内充入25 mL空气，后拉球囊至贲门位置遇到一定阻力，推出电极针对贲门再进行治疗，然后将导管向右及向左旋转30°分别进行另外两组治疗。最后抽出球囊内空气为22 mL，对贲门进行另一层面的治疗。

5. 统计学处理　把所收集到数据录入Excel数据库整理，应用SPSS17.0统计软件进行统计分析。计量资料以均数±标准差（$\bar{x}\pm s$）表示，采用t检验；计数资料采用χ^2检验。以$P<0.05$为差异有统计学意义。

（二）结果

治疗后半年患者随访到98例，2例失访；治疗后2年随访到患者92例，8例失访。其中治疗后半年56例患者到门诊复查，复查项目包括：24 h食管pH监测、高分辨率食管测压、胃镜、呼气峰值流量的测定等。

治疗后半年患者症状评分从治疗前的（7.7±2.4）分降至（3.7±2.2）分（$P<0.01$），差异有统计学意义；治疗后2年症状评分为（4.1±2.2）分（$P<0.01$），与治疗前评分比较差异有统计学意义。说明射频治疗有效。疗效评价见附表19。

附表20　射频治疗以呼吸道症状为主的GERD患者疗效评价（*n*%）

时间	例数	基本治愈	明显缓解者	部分缓解	基本无效
半年	98	28（28.7）	42（42.6）	22（22.9）	6（5.8）
2年	92	23（24.7）	37（40.2）	26（28.3）	6（6.8）

注：$\chi^2=0.951$，$P=0.813$，差异无统计学意义

治疗半年后复查56例患者各项复查结果比较见附表21。

附表 21 射频治疗以呼吸道症状为主的 56 例 GERD 患者复查项目比较

时间	RE 好转率	DeMeester 积分	pH≤4 所占总检测时间	LESP/mmHg	PEF/(L/min)
治疗前	32（32%）	28.8±8.2	18.4%±6.9%	9.8±2.3	178.1±21.1
治疗后半年	17（30.6%）	15.8±5.2	9.2%±3.7%	10.5±2.1	298.0±31.9
P 值	>0.05	<0.05	>0.05	<0.05	<0.05

（三）讨论

GERD 治疗的总原则是防止胃内容物向食管及咽喉部反流，从而减少反流物对食管及咽喉等其他器官的刺激和损伤，包括药物治疗、外科抗反流手术及内镜下治疗。胃镜下射频治疗是一种最新的内镜下治疗方法，其原理主要是通过热能来引起组织破坏增生、重构，从而增加食管下括约肌（LES）的厚度和压力，同时还可通过阻断神经通路，减少 TLESR[2]，进而减少反流。很多研究表明，反流与咳喘之间相互加重，自汪忠镐院士提出胃食管喉气管综合征（GELTS）后，反流所致咳喘等呼吸道症状的喷射机制正渐渐明朗。现已有动物实验证实胃内容物（亚甲蓝溶液）可经咽反流至喉、气管甚至肺脏[3]。射频治疗减少反流，进而减少咳喘的发生。

国外开展射频治疗已有约十年历史，但主要是针对烧心症状，因此有关这项技术的临床研究也主要集中在其对烧心治疗的疗效观察和作用机制上[4,5]。而本研究以呼吸道症状为主的 GERD 的射频治疗进行系统的临床研究。研究结果分析：①治疗后半年及 2 年的症状评分均较治疗前有明显下降且二者差异均有统计学意义，说明射频治疗确能有效缓解 GERD 患者的呼吸道症状；② 呼气峰值流量（PEF）上升且有统计学意义，说明射频治疗后咳喘等呼吸道症状确有缓解，肺功能得到改善；③ 24 h 食管 pH 监测提示 pH<4 所占总检测时间及 DeMeester 积分呈下降趋势，差异有统计学意义，说明反流次数明显减少，射频治疗从客观上减少了反流的程度；④食管测压示射频治疗并没有明显提高 LESP，推测射频抗反流作用主要减少贲门括约肌顺应性，减少贲门的一过性松弛达到治疗目的[6]；⑤胃镜复查所见食管炎发生率降低，但较治疗前比较无显著性差异，推测射频抗反流作用主要通过减少反流次数和高度来发挥抗反流作用，对非糜烂性胃食管反流病（NERD）效果较好，而对伴有食管炎的 GERD 控制反流程度不够，疗效没有 NERD 显著；⑥治疗后半年和治疗后 2 年的随访疗效评价和满意度评分差异均无统计学意义，说明在射频治疗后 2 年内效果还是满意的，虽有部分症状复发现象，但并没有明显减弱，但此研究只是 2 年的短期随访，其长期疗效还需进一步观察。

由于害怕有创检查、路途遥远等原因，很多患者虽然接受了随访，但只有 56 例接受了客观项目检查。部分效果不佳的原因分析有：①过敏为咳喘主要因素，去除反流这个促进哮喘恶性循环的因素后，哮喘仅会在程度上有缓解；②射频治疗后患者未规律服用抗反流药物，致使反流复发；③饮食上不注意，暴饮暴食，增加了反流发生的概率；④GERD 是功能性疾病，尚无非常确切、非常满意的治疗方法。

GERD 是一种良性疾病，它所引起的呼吸道症状往往被长期误诊误治，患者在承受

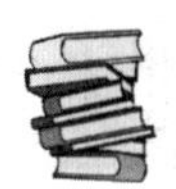

药物的副作用的同时还承担很大精神负担及经济负担，每年也消耗了大量的卫生资源。进行射频治疗成功后可以减少或停止药物的服用，且明显提高患者的生活质量，其经济效益和社会效益是非常可观的。因此，Stretta 射频治疗具有微创、损伤小、患者恢复快和操作安全等优点，对诊断明确的以呼吸道症状为主要表现的 GERD 特别值得提倡。

参考文献

[1] LINDSTROM D R, WALLACE J, LOEHRL T A, et al. Nissen fundoplication surgery for extraesopllageal manifestations of gastroesophageal reflux (EER) [J]. Laryngoscope, 2002, 112 (10): 1762-1765.

[2] DIBAISE J K, BRAND R E, QUIGLEY E M. Endoluminal delivery of radiofrequency energy to the gastroesophageal junction in uncomplicated GERD: efficacy and potential mechanism of action [J]. Am J Gastroenterol, 2002, 97 (4): 833-842.

[3] 汪忠镐，来运钢，吴继敏，等．胃食管喉气管反流动物实验初步验证 [J]. 临床误诊误治，2007，20 (12)：1-2.

[4] TORQUATI A, HOUSTON H L, KAISER J, et al. Long-term follow-up study of the Stretta procedure for the treatment of gastrogesophageal reflux disease [J]. Srug Endosc, 2004, 18 (10): 1475-1479.

[5] NOAR M D, LOTFI-EMRAN S. Sustained improvement in symptoms of GERD and antisecretory drug use: 4-year follow-up of the Stretta procedure [J]. Gastrointest Endosc, 2007, 65 (3): 367.

[6] 吴继敏，汪忠镐，刘建军，等．Stretta 射频治疗以食管外症状为主的胃食管反流病 [J]. 北京师范大学学报（自然科学版），2010，46 (4)：530-533.

（此文已于 2012 年发表于《中国医学工程杂志》第 20 卷第 4 期）

二十八、埃索美拉唑治疗胃食管反流性咳嗽的临床研究

季 锋 汪忠镐 李 震 王雷永 高 翔 张成超 李治仝

【摘要】 目的：观察胃食管反流与慢性咳嗽的关系以及埃索美拉唑治疗胃食管反流性咳嗽的疗效。方法：对 40 例慢性咳嗽患者进行 24 h 食管 pH 和阻抗监测和检查，其中 28 例被诊断为胃食管反流性咳嗽，列入 A 组，余 12 例为 B 组，观察这 40 例患者咳嗽症状与胃食管反流的关系，同时给予埃索美拉唑进行为期 8 周的抗反流治疗，并对结果加以分析。结果：治疗 8 周后两组咳嗽评分较治疗前均明显降低（$P<0.05$），其中 A 组临床控制 15 例，显效 7 例，有效 4 例，无效 2 例，有效率 78.6%，B 组临床控制 1 例，显效 2 例，有效 2 例，无效 7 例，有效率 25.0%，A 组疗效明显优于 B 组（$P<0.05$）。结论：24 h 食管 pH 和阻抗监测对于胃食管反流性咳嗽具有重要的诊断意义，埃索美拉唑可以明显改善胃食管反流性咳嗽患者的临床症状。

【关键词】慢性咳嗽；胃食管反流；24 h 食管 pH 监测；阻抗监测

咳嗽是呼吸系统疾病的常见症状，通常把持续 8 周以上的咳嗽称为慢性咳嗽。以咳嗽为主要临床表现的胃食管反流病（GERD）称为胃食管反流性咳嗽（GERC），蒙特利尔国际共识意见将之称为反流性咳嗽[1]。GERD 其典型临床表现为胸骨后烧灼感、泛酸等，临床上也不乏没有反流症状的 GERC 患者，咳嗽是其唯一的临床表现，多表现为干咳或咳少量白色黏痰。对这一类型的咳嗽，24 h 食管 pH 和阻抗监测是目前确定诊断最为有效的方法[2]，通过动态监测食管远端 pH 值和食管内阻抗值的变化，对该类型的咳嗽加以准确的筛选，并给治疗提供科学的依据。

（一）资料与方法

1. 病例选择及分组　2010 年 1 月至 2010 年 12 月来笔者所在医院就诊的门诊咳嗽患者 40 例。纳入标准：①符合慢性咳嗽的诊断标准，病程≥8 周。②胸部影像学检查未见异常。③经常规治疗效果不佳，且病因未明者。④24 h 食管 pH 和阻抗监测诊断为 GERC。经筛选共有 28 例患者符合纳入标准，列入 A 组，余 12 例列入 B 组，其中男 22 例，女 18 例，年龄 24~69 岁，平均 42.0 岁。

2. 方法

（1）24 h 食管 pH 和阻抗监测方法：采用美国 SSI（Super Systems Inc.）公司生产的 24 h 食管 pH 和阻抗检测系统，受检者检测前 6 h 禁食，质子泵受体抑制剂（PPI）检查前 7 d 必须停药，H_2 受体拮抗剂检查前 48 h 停药。检查前将电极先后置于 pH 7.00 和 4.01 的标准缓冲液中校正，以保证仪器工作的准确性和稳定性。选择通气较好的一侧鼻腔，将电极放置在食管下括约肌（LES）上缘 5 cm 处（食管压力测定确定 LES 上缘），监测期间患者保持平时的生活方式，不限制活动，但要忌食酸、辛辣食物和抗酸药物，按要求记录监测日志。监测时间：24 h。

（2）治疗：对所有患者进行宣教，嘱其少食多餐，禁食甜食、辛辣食物和酸性食物，睡觉时抬高床头。给予埃索美拉唑（阿斯利康公司，20 mg，批号 1020071902）20 mg/次，2 次/d，总疗程 8 周。

3. 监测指标

（1）24 h 食管 pH 和阻抗监测结果：分 pH 监测和阻抗监测两部分，pH 监测观察指标及正常值标准采用 Johnson-DeMeester 标准[3]，以 DeMeester 总积分表示，由 6 项参数组成：①酸暴露的频率（24 h 食管 pH≤4 的总次数）。②酸暴露持续时间（反流时间≥5 min 的次数。③最长反流时间。④酸性反流指数（24 h 食管 pH≤4 的时间占总监测时间的百分比）。⑤卧位 pH≤4 所占百分比。⑥立位 pH≤4 所占百分比。阻抗监测根据食管内阻抗值的变化确定反流事件，反流和症状相关定义为反流发生 2 min 内出现的症状，2 min 外为不相关，用 Fishser 精确检验计算反流和症状不相关的概率（*P* 值）。反流和症状相关概率（sympton association probability，SAP）=（1.0−*P* 值）×100[4]。

（2）判定标准：按 DeMeester 总积分>14.72 为病理性酸反流，结合 pH 值和阻抗值判定酸反流、弱酸反流和非酸反流事件，反流症状指数>95%认为相关。

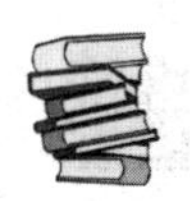

4. 评分标准　参考国内呼吸药物试验较常用的症状严重程度及频度评分法。白天咳嗽程度评分：0 分，无咳嗽；1 分，1～2 次短暂咳嗽；2 分，2 次以上短暂咳嗽；3 分,频繁咳嗽，但不影响日常活动；4 分，为频繁咳嗽，影响日常活动；5 分，严重咳嗽，不能进行日常活动。夜间睡眠评分：0 分，无咳嗽；1 分，仅在清醒或将要入睡时咳嗽；2 分，因咳嗽导致惊醒 1 次或早醒；3 分，因咳嗽导致夜间频繁惊醒；4 分，夜间大部分时间咳嗽；5 分，严重咳嗽不能入睡。

5. 疗效判定标准[5]　临床疗效判断＝［（治疗前评分-治疗后评分）/ 治疗前评分］×100%。疗效分四个级别，分别为临床控制、显效、好转、无效。比较治疗后和治疗前咳嗽症状评分：下降>90%为临床控制；下降 60%～90%为显效；下降 30%～59%为好转；下降<30%为无效。临床控制和显效两者合计为有效，据此计算有效率。

6. 统计学方法　采用 SPSS 11.0 统计软件进行分析，采用秩和检验。

（二）结果

1. 治疗前检测　患者治疗前 24 h 食管 pH 和阻抗监测结果，见附表 22。

附表 22　治疗前 24 h 食管 pH 和阻抗监测结果

分组	分度	24 h 食管 pH 监测（DeMeester 评分）	例数（n）	反流性食管炎（+）	酸反流事件（+）	弱酸反流事件（+）	非酸反流事件（+）	SAP（+）
A	无	<14.72	9	1	2	5	3	5
A	轻	14.72～50	13	2	6	4	5	9
A	中	50～100	4	2	3	2	1	2
A	重	≥100	2	2	1	1	1	1
B	无	<14.72	12	2	0	0	0	0
B	轻	14.72～50	0		0	0	0	0
B	中	50～100	0		0	0	0	0
B	重	≥100	0		0	0	0	0

注：SAP—反流和症状相关概率

其中，A 组 7 例胃镜反流性食管炎阴性且 pH 值监测结果未见病理性酸反流，因反流事件阳性而诊断为 GERC。

2. 疗效　A 组咳嗽症状评分由治疗前 5～7（6）下降至治疗后 0～6（0）（$P<0.05$），其中临床控制 15 例，显效 7 例，有效 4 例，无效 2 例，有效率 78.6%。

B 组咳嗽症状评分由治疗前 5～7（6）下降至治疗后 0～7（5）（$P<0.05$），其中临床控制 1 例，显效 2 例，有效 2 例，无效 7 例，有效率 25.0%（附表 23）。

附表 23　治疗前后症状评分比较

分组	治疗前	治疗后	Z 值	P 值
A	5～7（6）	0～6（0）	4.584	0.000
B	5～7（6）	0～7（5）	2.032	0.042

（三）讨论

GERD 是一种胃内容物反流引起食管症状和并发症的疾病[1]。GERD 的典型症状为泛酸、烧心，还有一些合并非典型症状如哮喘、慢性咳嗽和声音嘶哑等[6]。目前有两种假说试图说明 GERC 的发病机制：①胃内容物的微吸入；②反流物质刺激食管下段引起的迷走神经反射导致支气管痉挛。笔者以动物实验提供了从食管反流到呼吸道的证据[7]。支持后者的证据是食管下段滴酸会导致支气管痉挛[8]。本研究发现 40 例慢性咳嗽中检出 GERC 28 例，检出率较高可能与研究对象入组前已排除其他原因的咳嗽有关。此 28 例 GERC 经常规治疗无效，而经抑酸治疗后慢性咳嗽得到明显的控制，证实 GERD 为慢性咳嗽的病因或诱发因素。

临床上遇到慢性咳嗽的患者，经胸部 X 线检查未见明显异常，应拓宽思路、结合病史综合分析，要想到 GERD 的可能，不要盲目抗感染治疗，以免造成误诊。具有以下症状者高度怀疑 GERC：咳嗽持续时间超过 8 周，无明显季节性；咳嗽多与体位或进食有关，夜间症状明显，以刺激性干咳为主；咳嗽同时伴有胸骨后烧灼感、泛酸、嗳气等症状。对于高度怀疑的 GERC 患者，应做胃镜或上消化道造影检查，但阳性率不高，A 组仅 8 例胃镜示反流性食管炎，如果临床医生对 GERD 认识不足，对胃镜阴性的患者容易造成漏诊。这时可行 24 h 食管 pH 和阻抗检测系统监测，可大大提高诊断率。

24 h 食管 pH 和阻抗检测系统是目前诊断 GERC 最为有效的方法，在动态监测食管下段 pH 值的同时，通过监测食管内阻抗值的变化确定反流事件。24 h 食管 pH 监测在过去一直被认为是诊断 GERD 的“金标准”，但近年来研究显示，仅有不足一半的非糜烂性胃食管反流病患者其 pH 监测显示存在病理性酸反流[9]。这可能与下列因素有关：很多患者只有弱酸性反流（$4<pH<7$）和碱反流；多数患者就诊时已持续使用 PPI，这时的胃酸分泌已经被抑制了；此外，婴幼儿非酸性反流较成人发生率高许多，有时甚至 $pH>7$。24 h 食管 pH 联合阻抗监测能弥补单纯 pH 值监测的不足，它能监测出所有的反流事件，并根据反流时 pH 值的变化区分反流事件的性质，$pH<4$ 时的反流为酸反流事件，$4<pH<7$ 时的反流为弱酸反流事件，$pH>7$ 时的反流为非酸反流事件。另外，pH 联合阻抗监测通过 SAP 架起症状与反流之间相关的桥梁[4]。24 h 食管 pH 和阻抗检测系统极大提高了 GERD 的诊断率，弥补了胃镜阳性率低的不足，A 组 21 例胃镜为阴性，但 24 h 食管 pH 和阻抗检测却均为阳性；另外，pH 值监测有 9 例为阴性，但阻抗监测证实有反流，以上病例针对 GERD 治疗后获得满意效果，因此可以说 24 h 食管 pH 和阻抗检测对于 GERC 的诊断要比胃镜和单纯食管 pH 监测具有更大的优势。A 组经 24 h食管 pH 和阻抗检测证实为 GERC，而 B 组 24 h 食管 pH 和阻抗检测均阴性，两组给予埃索美拉唑经验性治疗 8 周后 A 组有效率 78.6%，B 组有效率 25.0%，差异有显著意义（$P<0.05$），说明 24 h 食管 pH 和阻抗检测可明显提高 GERC 的诊断准确性。A 组中 SAP 阳性的患者往往获得较好的治疗效果，24 h 食管 pH 和阻抗检测通过 SAP 将反流事件与症状密切地结合在一起，进一步提高了 GERC 的诊断准确性（附表 24，25）。

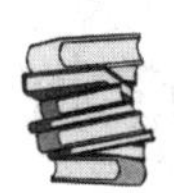

附表 24　埃索美拉唑的临床疗效

分组	有效（n）	无效（n）	Z 值	P 值
A	22	6		
B	3	9	3.888	0.000

附表 25　SAP 与疗效

SAP	有效（n）	无效（n）	Z 值	P 值
阳性	16	1		
阴性	6	5	2.447	0.014

注：SAP—反流和症状相关概率

一旦证实 GERC 时，首先进行疾病宣教，嘱患者改变饮食及睡眠习惯，少食甜食，睡觉时抬高床头，以减少胃酸分泌及食管反流；应用抑酸剂，埃索美拉唑通过特异性地抑制壁细胞膜中的质子泵 H^+，K^+- ATP 酶，阻断胃酸分泌的最后通道，达到抑制胃酸分泌的目的。两组咳嗽症状评分治疗后均明显下降，差异有显著意义（$P<0.05$），说明埃索美拉唑治疗 GERC 疗效显著，能迅速改善症状，安全性良好。

综上所述，慢性咳嗽与 GERD 关系密切，对于不明原因且治疗咳嗽未见预期效果的慢性咳嗽患者应考虑合并有 GERD，可行 24 h 食管 pH 和阻抗检测，能极大提高 GERC 的诊断准确性，并进行积极的抗酸治疗，可明显增加慢性咳嗽的疗效。

参考文献

[1] VAKIL N, VAN ZANTEN S V, KAHRILAS P, et al. The Montreal definition and classification of gastroesophageal reflux disease: a global evidence-based consensus [J]. Am J Gastroenterol, 2006, 101 (8): 1900-1920.

[2] SMITH J, WOODCOCK A, HOUGHTON L. New developments in reflux-associated cough [J]. Lung, 2010, 188 (Suppl 1): S81-86.

[3] KIM G H. How to interpret ambulatory 24 h esophageal pH monitoring [J]. J Neurogastroenterol Motil, 2010, 16 (2): 207-210.

[4] WEUSTEN B L, ROELOFS J M, AKKERMANS L M, et al. The symptom-association probability: an improved method for symptom analysis of 24-hour esophageal pH data [J]. Gastroenterology, 1994, 107 (6): 1741-1745.

[5] 中华医学会呼吸病学分会哮喘学组．咳嗽的诊断与治疗指南（草案）[J]. 中华结核和呼吸杂志，2005，28（11）：738-744.

[6] GAUDE G S. Pulmonary manifestations of gastroesophageal reflux disease [J]. Ann Thorac Med, 2009, 4 (3): 115-23.

[7] 汪忠镐，来运钢，吴继敏，等．胃食管喉气管反流动物实验初步验证 [J]. 临床误诊误治，2007，20（12）：1-2.

[8] LOPES F D, ALVARENGA G S, QUILES R, et al. Pulmonary responses to tracheal or esophageal acidification in guinea pigs with airway inflammation [J]. J Appl Physiol, 2002, 93 (3): 842-847.
[9] 朱朝阳, 李艳波, 梁健. 非糜烂性反流病研究概况 [J]. 实用医学杂志, 2007, 23 (9): 1432-1434.

(此文已于2012年发表于《中华消化杂志》第32卷第12期)

二十九、腹腔镜Nissen胃底折叠术治疗胃食管反流病110例报告

季　锋　汪忠镐　吴继敏　来运钢　高　翔　陈　秀

【摘要】 目的：探讨胃食管反流病（GERD）的临床表现、腹腔镜Nissen胃底折叠术（laparoscopic Nissen fundoplication，LNF）的治疗效果。方法：回顾性分析2007年1月至2008年12月共110例行腹腔镜Nissen胃底折叠术（LNF）的GERD临床资料。18例以泛酸、烧心、嗳气、反食、胸痛等食管内症状为主，92例表现为咳嗽、咳痰、喘息等呼吸道症状为主（6例无泛酸、烧心等消化道症状）。结果：中转开腹1例，余均成功实施腹腔镜Nissen胃底折叠术。手术时间30~245 min，平均67.8 min；术中出血量5~450 mL，平均28.8 mL；术后住院时间2~8 d，平均4.1 d。术后102例获得6~24个月随访，平均13个月，8例失访。其中66例仅接受电话随访，102例按照症状频次、程度问卷表对其症状进行评分，参考反流性疾病问卷（reflux diagnostic questionnaire，RDQ）评分标准症状评分，术后6个月泛酸、烧心、胸痛、咳嗽、喘息、憋气、咽异物感、喉部发紧、声音嘶哑的平均评分均明显下降（$P<0.05$）。87例手术有效，15例手术无效。术后62例（60.8%）出现进食困难，经饮食训练2~6周后60例消失，2例症状严重，经胃镜扩张后缓解。1例术后2个月食管裂孔疝复发，再次腹腔镜手术修补。36例术后3个月选择性地进行了胃镜、24 h食管pH监测和食管压力监测复查。28例食管炎患者复查胃镜，25例恢复正常，1例从Ⅲ级转为Ⅰ级，1例从Ⅱ级转为Ⅰ级，1例无变化；31例复查24 h食管pH监测，DeMeester评分恢复正常30例，1例从中度降至轻度；18例复查食管测压，LES静息压从术前的1.2~34.1（14.3）mmHg升至14.3~33.0（20.0）mmHg（$z=3.72$，$P=0.000$）。结论：腹腔镜Nissen胃底折叠术是治疗GERD的有效方法，具有微创、损伤小、患者恢复快和操作安全的优点，对诊断明确的以食管外症状为主要表现的GERD特别值得提倡。

【关键词】 胃食管反流病；胃底折叠术；支气管哮喘

胃食管反流病（GERD）是一种胃内容物反流引起食管症状和并发症的疾病[1]。GERD的典型症状为泛酸、烧心，还有一些合并非典型症状如哮喘、喉痉挛、慢性咳嗽、咽部异物感和声音嘶哑等[2]。近年来，GERD与心血管和呼吸系统疾病的关系越来越受到临床医生的重视。目前药物为GERD的主要治疗方法，但难以维持疗效，而各

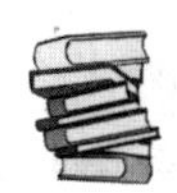

种内镜下治疗虽为微创，但远期疗效尚待观察。胃底折叠术是一种有效控制 GERD 的方法，笔者于 2007 年 1 月至 2008 年 12 月采用腹腔镜Nissen胃底折叠术治疗 GERD 110 例，现报道如下。

（一）临床资料与方法

1. 一般资料　本组 110 例，男 58 例，女 52 例。年龄 26~76 岁，平均 49.9 岁，均为 2007 年 1 月至 2008 年 12 月在中国人民解放军第二炮兵总医院（现为中国人民解放军火箭军总医院）胃食管反流中心的住院患者。

（1）临床表现：18 例以泛酸、烧心、嗳气、反食、胸痛等食管内症状为主，92 例表现为咳嗽、咳痰、喘息等呼吸道症状为主（6 例无泛酸、烧心等消化道症状），其中 76 例曾在外院诊断为支气管哮喘，1 例误诊为肺结核，2 例表现为咳嗽晕厥综合征，其中 1 例因剧烈咳嗽引起肋骨骨折，3 例表现为胸骨后疼痛，曾诊断为冠心病，其中 1 例放置冠状动脉内支架无效。患者的临床表现见附表 26。

附表 26　胃食管反流临床表现资料

症状	例数	症状	例数	症状	例数
泛酸	88	咽痛	16	咳嗽	71
烧心	78	咽异物感	45	咳痰	55
反食	48	流涕	46	喘息	56
吞咽困难	5	鼻后滴流	7	憋气	77
嗳气	37	打喷嚏	31	气短	24
呃逆	25	鼻塞	25	呛咳	19
腹胀	58	打鼾	14	喉部发紧	18
上腹痛	8	口腔溃疡	10	晨起清嗓	11
胸痛	39	牙齿腐蚀	2	声音嘶哑	12

（2）诊断标准：

1）胃镜检查：反流性食管炎（RE）参照反流性食管炎诊断及治疗指南（2003 年）内镜诊断分级标准（附表 27）。

2）24 h 食管 pH 监测：观察指标及正常值标准采用 Johnson 和 DeMeester 标准[3]，食管 pH<4 认为有酸反流，观察指标包括 24 h 内 pH<4 的总时间百分率、立位 pH<4 的总时间百分率、卧位 pH<4 的总时间百分率、pH<4 的反流次数、反流持续 5 min 次数、最长反流持续时间/分。DeMeester 积分正常<14. 72，14. 72~50 为轻度酸反流，51~100 为中度酸反流，100 以上为重度酸反流。

3）质子泵抑制剂（PPI）试验[4]：应用双倍剂量 PPI 7 d 对怀疑 GERD 的患者进行诊断性治疗，症状好转视为阳性。

4）GERD 诊断标准：结合胃镜检查和 24 h 食管 pH 监测结果，胃镜提示 RE 和（或）pH 监测结果阳性可诊断为 GERD，若均为阴性，则试用 PPI 试验，若阳性仍可

诊断为 GERD。

附表 27　反流性食管炎内镜分级[5]

分级	食管黏膜内镜下表现
0 级	正常（可有组织学改变）
Ⅰ级	点状或条状发红、糜烂，无融合现象
Ⅱ级	有条状发红、糜烂，并有融合，但非全周性，融合<75%
Ⅲ级	病变广泛，发红、糜烂融合呈全周性，融合≥75%

（3）术前检查（附表 28）：

1）胃镜所见：贲门口松弛 92 例（83.6%），无松弛 18 例（16.4%），53 例（48.2%）有 RE（Ⅰ级 44 例，Ⅱ级 5 例，Ⅲ级 4 例），34 例（30.9%）合并食管裂孔疝（hiatus hernia，HH），2 例（1.8%）合并 Barrett 食管（BE）。

2）24 h 食管 pH 监测：80 例完成检查，30 例无法耐受放弃检查，见轻度酸反流 34 例（42.5%），中度 11 例（13.8%），重度 11 例（13.8%），无酸反流 24 例（30%）。

3）食管测压：75 例完成检查，35 例无法耐受放弃检查，见食管下段括约肌（LES）静息压力低下 36 例（48%），正常 39 例（52%）。

4）PPI 试验：所有患者均于术前进行正规 PPI（埃索美拉唑镁 20 mg/次，2 次/d，共 7 d）治疗。其中 30 例未行 24 h 食管 pH 监测或结果阴性而胃镜未提示 RE，因 PPI 试验阳性而诊断为 GERD。

附表 28　术前检查情况

分度	24 h 食管 pH 监测（DeMeester 评分）	例数	合并 HH	合并 BE	合并 RE
无	<14.72	24	4	0	12
轻	14.72~50	34	7	0	12
中	50~100	11	8	1	9
重	≥100	11	1	1	8
未做	30	14	0	12	17

注：HH—食管裂孔疝；BE—Barrett 食管；RE—反流性食管炎

2. 评分标准和疗效标准　患者在术前和术后均被要求按照症状频度、程度问卷表（附表 29）对其症状进行评分，参考 RDQ 评分标准[6]，症状评分=症状程度计分+症状频度计分。

症状评分术后较术前无改变甚至增加视为手术无效，术后评分较术前评分有下降视为手术有效。

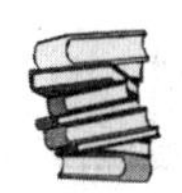

附表 29　症状频度、程度问卷表

评分	症状发作频度	症状严重程度
0	不发作	没有症状
1	<1 次/周	症状轻微，无明显不适
2	1 次/周	偶尔发作，基本不影响日常生活
3	2~3 次/周	经常发作，影响日常生活

3. 手术指征　参考美国胃肠内镜外科医师协会（Society of American Gastrointestinal Endoscopic Surgeons，SAGES）工作指南[7]和结合我国实际，笔者中心提出的指征如下：①药物治疗效果不佳或无效者；②不愿意长期维持用药者或出现药物不良反应者；③自愿接受外科治疗者；④伴有滑动性食管裂孔疝（Ⅰ型），疝囊直径大于 3 cm 者，食管旁型（Ⅱ型）、混合型（Ⅲ型）和巨大型（Ⅳ型）食管裂孔疝；⑤伴有 BE 或食管炎性狭窄的病例；⑥伴有哮喘、咳嗽等严重食管外表现者，或经24 h食管 pH 监测证实有重度酸反流者。

除了合并 HH 34 例和 BE 2 例外，24 h 食管 pH 监测阴性而胃镜未提示 HH 亦无 BE 的 20 例，其中 3 例以泛酸、烧心等食管内症状为主，因长期用药出现药物不良反应选择手术；17 例伴有哮喘、咳嗽等严重食管外表现，因 PPI 试验阳性选择手术治疗。24 h食管 pH 监测提示轻度和中度酸反流而胃镜未提示 HH 亦无 BE 的 29 例，其中 2 例以泛酸、烧心等食管内症状为主，因长期用药出现药物不良反应选择手术；27 例伴有哮喘、咳嗽等严重食管外表现，因 PPI 试验阳性选择手术治疗。未行 24 h 食管 pH 监测而胃镜未提示 HH 亦无 BE 的 16 例，其中 1 例以胸痛为主，15 例伴有哮喘、咳嗽等严重食管外表现，均因 PPI 试验阳性选择手术治疗。

4. 手术方法　采用气管插管全麻，取仰卧“大”字体位，头高足低。于脐上缘做 10 mm 的横行切口，置气腹针造 CO_2 气腹，气腹压设置为 14 mmHg（1 mmHg = 0.133 kPa）。腹腔镜直视下于左、右锁骨中线肋缘下、剑突下、左腋前线肋缘下共置入 3 个 5 mm 和 1 个 10 mm 的穿刺套管。剑突下穿刺套管放入巴布科克钳（德国 STROZ 公司）抓住食管裂孔上方筋膜托起肝脏，显露贲门食管处。有 HH 者先将疝内容物复位，将胃大弯向右牵拉，显露胃脾韧带，先用超声刀切断胃底部的胃短血管，游离胃底至膈食管裂孔左侧膈肌脚根部，然后将胃推向左侧，游离小网膜上缘，向上游离至右膈食管裂孔处，显露右侧膈肌脚根部，打开余下全部膈食管筋膜。钝性游离食管下段及后方。避免损伤迷走神经，用 2-0 丝线间断缝合两侧膈肌脚缩小食管裂孔至 1.5 cm左右为宜。用无损伤抓钳夹持胃底经过已游离的食管下段后方。用 Nissen 法折叠胃底，包绕食管下段全周，并用 2-0 丝线间断缝合 2~3 针，宽 1.5~2.0 cm，至少要有2 针缝于食管肌层。术后 6~24 h 内拔除胃管并进流质饮食，若无吞咽困难则转为半流质饮食，半个月后转为软食或普食。

5. 观察指标　手术时间，术中出血量，术后住院时间，手术症状缓解情况，手术前后胃镜、食管测压和 24 h 食管 pH 监测的变化。

（二）结果

1. 近期效果　1 例早期病例因脾上极胃短血管出血较难控制而中转开腹。无死亡病例。术中颈部皮下气肿 3 例，降低腹腔压力至 8 mmHg，气肿未再加重，术后自然消退。未发生气胸、食管破裂等术后严重并发症。

2. 随访　102 例随访 6~24 个月，平均 13 个月，其中>12 个月 25 例，8 例失访。其中 66 例仅接受电话随访，36 例在术后 3 个月门诊复查。受访者根据问卷表对各种症状的发作频率及严重程度分别进行打分；电话随访时，由随访者详细叙述问卷表的各项内容，让受访者对每种症状的发作频率及严重程度分别进行打分。为保证数据的可靠性，术前术后均由同一人进行问卷调查。术后 62 例（60.8%）出现不同程度的进食困难，经饮食训练 2~6 周后 60 例消失，2 例吞咽困难较严重，造影提示该 2 例食管下端呈鸟嘴样改变，提示梗阻，均通过胃镜扩张后明显缓解，其中一例 3 个月后症状消失，另一例已随访 6 个月仍以半流质饮食为主，进硬食偶有梗阻感。1 例术后出现明显的上腹饱胀，嗳气困难，经过服用促动力药和消胀理气等治疗半年后逐渐好转。2 例术后腹泻，经对症处理半年后消失。1 例术后 2 个月症状复发，胃镜和上消化道钡餐造影均提示术后食管裂孔疝，再次行腹腔镜手术证实为食管裂孔修补缝线崩裂，折叠部位移至胸腔，遂再次行食管裂孔疝修补加巴德补片加强，术后症状再次缓解。所有症状较术前均有缓解，术后 6 个月主要症状评分与术前比明显降低（$P<0.05$）（附表 30）。87 例手术有效，术后症状评分较术前下降，15 例手术无效，术后症状评分较术前无改变甚至增加。术前 PPI 试验阳性的 67 例中有 61 例手术有效，6 例无效；阴性的 35 例中 26 例手术有效，9 例无效。

附表 30　手术前后主要症状评分

症状	例数（n）	术前评分	术后 6 个月评分	Z 值
烧心（n=76）	76	2~8（6）	0~6（2）	7.57
胸痛（n=37）	37	2~9（6）	0~7（0）	5.04
咳嗽（n=69）	69	2~10（7）	0~10（2）	6.54
喘息（n=52）	52	2~10（8）	0~9（2）	5.90
憋气（n=71）	71	2~10（8）	0~9（2）	7.00
咽异物感（n=43）	43	2~8（5）	0~7（2）	5.35
喉部发紧（n=18）	18	2~10（5）	0~4（2）	3.34
声音嘶哑（n=11）	11	2~9（4）	0~4（2）	2.55

注：数据用“最小值~最大值（中位数）”表示，配对秩和检验

由于大多数为外地患者，并且害怕进行有创性检查等原因，只有 36 例在术后 3 个月选择性地进行了胃镜、24 h 食管 pH 监测和食管测压的复查。28 例食管炎患者复查胃镜，25 例恢复正常，1 例从Ⅲ级转为Ⅰ级，1 例从Ⅱ级转为Ⅰ级，1 例无变化。31 例 24 h食管 pH 监测复查结果表明，DeMeester 评分恢复正常 30 例，1 例从中度降至轻度，与术前相比明显好转（$P<0.05$）（附表 31）。18 例食管测压复查结果表明，LES 静息压与术前相比明显好转（$P<0.05$）（附表 31）。

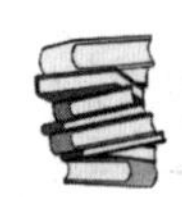

附表 31　手术前后 24h 食管 pH 监测及食管测压对比（$\bar{x}\pm s$）

项目	24 h 食管 pH 监测 DeMeester 评分（$n=31$）	LES 静息压（$n=18$）
术前	0~240.79（28.66）	1.2~34.1（14.3）
术后 3 个月	0.31~18.56（9.45）	14.3~33.0（20.0）
Z 值	4.84	3.72
P 值	0.000	0.000

注：数据用“最小值~最大值（中位数）”表示，配对秩和检验

（三）讨论

1. GERD 研究现状　GERD 是一种常见疾病，它的典型症状包括泛酸和烧心，但很多 GERD 患者会表现为不典型症状，例如哮喘、慢性咽炎、咳嗽和咳痰。Bisaccioni 等[8]观察到 70.6%的哮喘患者存在 GERD。Ferrús 等[9]观察到 55.6%的 GERD 患者合并呼吸症状。2006 年 GERD 蒙特利尔国际共识意见[1]认为反流性咳嗽综合征、反流性喉炎综合征、反流性哮喘综合征和反流性牙侵蚀综合征与 GERD 明确相关，而咽炎、鼻窦炎、特发性肺纤维化和复发性中耳炎与之可能相关。从笔者的资料看，GERD 的食管外表现可谓复杂多样，涉及多个系统、器官，给临床诊断和治疗带来困难。

目前有两种假说试图说明 GERD 食管外症状的发病机制：①胃内容物的微吸入；②反流物质刺激食管下段引起的迷走神经反射导致支气管痉挛。支持前者的证据有：Ruth 等[10]对胃食管反流合并呼吸症状的患者行食管闪烁扫描提示气道有反流物吸入；笔者的个例报道中提出了反流物经咽部喷射机制[11]，并以动物实验提供了从食管反流到呼吸道证据[12]。支持后者的证据是食管下段滴酸会导致支气管痉挛[13]。

哮喘、慢性咳嗽和支气管炎等疾病可以由 GERD 引起，相反，GERD 患者也可以同时患有这些疾病，但 GERD 对它们没有影响。笔者选择的 110 例，18 例表现以泛酸、烧心、胸痛等食管内症状为主，92 例则表现以咳嗽、喘息、胸闷等食管外症状为主，87 例经手术治疗取得了满意的效果，说明这些患者的食管外症状均为 GERD 引起或与之明显有关。15 例以食管外症状为主的患者疗效欠佳，这些患者中有 9 例于术后 3 个月复查 24 h 食管 pH 监测未提示病理性酸反流，证实手术达到了控制胃食管反流的效果，但食管外症状无改善，说明这些症状与 GERD 无关。在术前很难明确食管外症状是否由胃食管反流引起，因为笔者开展的检查均只能明确食管内的情况，对食管外状况缺乏客观的评价。Irwin 等[14]强调 PPI 试验的预测价值，他们认为试验阳性的合并呼吸症状的 GERD 患者往往会获益于折叠术，笔者的结果与之相似。但不是所有 PPI 试验阳性的患者手术都能有效，本组中有 6 例阳性的无效。相反，PPI 试验阴性手术依然能有效，本组中 26 例阴性但手术有效。因此，PPI 试验仅能提高食管外症状的诊断率，把握手术指征要综合考虑，切不可因试验阴性而排除手术的可能。

国内外已进行了数项不同语种的以反流性症状为基础的病史调查问卷包括 RDQ 问卷诊断 GERD 和评价治疗效果有效性的研究，尽管问卷内容、项目有所不同，但其在初级保健中应用的方便性、可靠性均得到了肯定[15]，并能对症状的变化做出反应[16]。GERD 患者通常都会有生活质量、工作效率和整体健康状况的下降，且反流相关症状的缓解是 GERD 治疗的主要目标之一，故应重视研究以症状为基础的诊断和疗效评价方法。本研究采用的问卷调查是在 RDQ 问卷基础上结合临床实际进行的创新，具有方便、快速、无创、客观等优点，与 RDQ 问卷不同的是，它能反映 GERD 所有症状的特点和变化。但它也存在一些不足，如患者由于文化程度、对疾病的认知程度和对疗效的认可程度等的不同，会造成评分的差异。

2. GERD 治疗现状　自半个世纪前 Rudolf Nissen 开展第一例胃底折叠术以来，经不断的改进，胃底折叠术已成为治疗 GERD 的经典术式，并取得了十分满意的效果，它可以根除近 90%GERD 患者的泛酸和烧心[17]。近年来国外对折叠术治疗 GERD 食管外症状也做了大量的临床研究，如 Hunter 等[18]报道 87 例 GERD 的食管外症状在行腹腔镜胃底折叠术后，有 76 例（87%）完全缓解或明显改善。笔者的结果与报道相似，结果表明术后主要症状较术前均有明显缓解。手术抗反流的效果在于降低酸暴露，恢复 LES 的功能，增加胃排空速度和改善受损的食管蠕动功能[17]，从而阻止胃、十二指肠内容物反流，防止微吸入和迷走神经反射，这两种因素在改善 GERD 相关性呼吸症状中起作用。因此，可以认为胃底折叠术是一种治疗 GERD 食管内、外症状的有效方式。

传统的外科手术是经胸、经腹治疗，治疗效果虽也满意，但创伤大、恢复慢，尤其是经胸手术对循环和呼吸干扰大；而传统开腹手术时，对于食管下段贲门处的病变，最常遇到的问题是术野显露不良，操作空间狭小。对于这些问题，腹腔镜手术显示出其优势所在。腹腔镜可使图像放大，使操作变得精细，并且不受距离的影响，方便了深部操作的进行；同时对循环和呼吸的干扰相对于开胸手术明显降低，所以应用腹腔镜进行胃底折叠术具有开胸、开腹手术无法比拟的创伤小、恢复快和操作简便安全的优势，在欧美国家已成为治疗 GERD 的标准，也是除腹腔镜胆囊切除术以外较常用的腹腔镜手术[19]。

国际上由于对 GERD 认识比较深入，患者对 LNF 的依从性也比较高，外科医生开展该手术往往比较积极。而笔者以 GERD 的食管外症状为切入点，大量开展 LNF，并取得满意效果，必将改变国内 LNF 主要局限于治疗伴有食管裂孔疝患者、手术数量较少的局面[20]。

3. 手术并发症及其处理

（1）出血：术中最危险的出血为胃短或脾脏撕裂出血，该处由于位置较深，暴露较困难，再加上脾脏质脆出血不易控制，一旦发生出血，必须沉着冷静，切忌慌张胡乱钳夹。胃短血管出血往往是由于超声刀止血失败所致，出血后一定要迅速夹住出血点，再施钛夹止血。另外，用超声刀离断胃短血管须靠近胃壁，以免脾侧血管断端回缩造成止血困难。脾脏撕裂出血，一般先用干纱布压迫，最后用止血纱布填塞，不宜盲目用电凝止血。肝脏的出血多是术中助手用肝脏拉钩时不小心拉伤肝脏的浆膜所引起，伤口往往不会太深，用电钩或电铲止血即可。如仍有出血则用明胶海绵或止血纱布压迫片刻，基本上都能止血。如出血难以控制，必要时应中转开腹手术。

（2）吞咽困难：胃底折叠术后短暂的吞咽困难比较常见，Funch-Jensen 等[21]报道

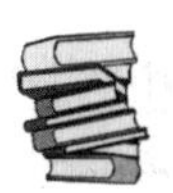

40例患者中有37例（93%）术后存在不同程度的吞咽梗阻感，但大多数症状轻微，持续时间很短。此症状与术后早期折叠部位水肿等有关，一般都能在2~6周自行缓解。本研究术后62例（60.8%）出现不同程度的进食困难，2~6周后60例消失，与该报道结果类似。如果吞咽困难较严重，明显影响进食或出现胸痛、呕吐等情况，则需进行内镜检查，内镜的镜身即能起到一定的扩张作用，多数能缓解梗阻症状。本组有2例便是这种情况。如仍无效，可考虑使用球囊或探条进行扩张。如果症状持续存在，各种非手术方法均无效，则应再次手术解除梗阻。本组未出现这种情况。本组术后持续吞咽困难仅有2例（2%），远低于Thomas报道的25.6%水平，可能与笔者采用短松式Nissen有关。在腹腔镜的术式中，多数学者主张采用Nissen术，其优点是抗反流的效果较肯定，但术后部分患者可出现吞咽困难。近年来，有学者[22]采用Toupet胃底折叠术，取得同样的抗反流效果，并且术后吞咽梗阻较Nissen术低。也有报道[23]称术前食管功能检查表明有食管运动功能障碍者，则应做Toupet折叠术，可减少术后吞咽困难的发生。根据患者的具体情况选择相对应的折叠术式，在保证疗效的同时又能进一步减少吞咽困难的发生率，是下一步工作需要考虑的。

（3）气胸、皮下气肿和纵隔气肿：在裂孔内向上游离食管时，腹腔内的高压气体很容易沿着疏松组织进入纵隔，并能到达头颈部形成皮下气肿。本组发生3例，通过减少腹腔内压力，皮下气肿均能自行缓解。另外一种情况是损伤左侧胸膜，导致气胸，此时患者的气道压力可能升高，左侧呼吸音会减弱甚至消失，处理的方法是首先减少腹腔内压力至8 mmHg左右，其次是通过呼气末正压通气、增加每分通气量等措施改善肺通气。如此一般都能保证手术顺利进行，不需要放置胸腔闭式引流[24]。术后随着腹内不再灌注CO_2，胸腔内CO_2将很快被吸收。

总之，LNF治疗GERD特别是GERD的食管外表现具有良好的临床效果，其中腹腔镜的微创优势得到良好的体现。笔者认为LNF治疗GERD安全、可行、有效。但其长期疗效仍需要大规模病例和长期随访研究。

参考文献

[1] VAKIL N，VAN ZANTEN S V，KAHRILAS P，et al. The Montreal definition and classification of gastroesophageal reflux disease：a global evidence-based consensus [J]. Am J Gastroenterol，2006，101（8）：1900-1920.

[2] POELMANS J，TACK J. Extraoesophageal manifestations of gastro-oesophageal reflux [J]. Gut，2005，54（10）：1492-1499.

[3] BAUTISTA J M，WONG W M，PULLIAM G，et al. The value of ambulatory 24 hr esophageal pH monitoring in clinical practice in patients who were referred with persistent gastroesophageal reflux disease（GERD）-related symptoms while on standard dose antireflux medications [J]. Dig Dis Sci，2005，50（10）：1909-1915.

[4] TUTUIAN R. Update in the diagnosis of gastroesophageal reflux disease [J]. J Gastrointestin Liver Dis，2006，15（3）：243-247.

[5] 中华医学会消化内镜学分会．反流性食管炎诊断及治疗指南（2003年）[J]. 中

华消化内镜杂志，2004，21（4）：221-222.

[6] SHAW M J，TALLEY N J，BEEBE T J，et al. Initial validation of a diagnostic questionnaire for gastroesophageal reflux disease［J］. Am J Gastroenterol，2001，96（1）：52-57.

[7] PURI V，FELIX E，FITZGIBBONS R J Jr. Laparoscopic vs conventional tension free inguinal herniorrhaphy：2005 society of American Gastrointestinal Endoscopic Surgeons（SAGES）annual meeting debate［J］. Surg Endosc，2006，20（12）：1809-1816.

[8] BISACCIONI C，AUN M V，CAJUELA E，et al. Comorbidities in severe asthma：frequency of rhinitis，nasal polyposis，gastroesophageal reflux disease，vocal cord dysfunction and bronchiectasis［J］. Clinics，2009，64（8）：769-773.

[9] FERRPÙS J A，ZAPARDIEL J，SOBREVIELA E，et al. Management of gastroesophageal reflux disease in primary care settings in Spain：SYMPATHY I study［J］. Eur J Gastroenterol Hepatol，2009，21（11）：1269-1278.

[10] RUTH M，CARLSSON S，M å NSSON I，et al. Scintigraphic detection of gastro-pulmonary aspiration in patients with respiratory disorders［J］. Clin Physiol，1993，13（1）：19-33.

[11] 汪忠镐，来运钢，吴继敏，等. 胃食管喉气管反流动物实验初步验证［J］. 临床误诊误治，2007，20（12）：1-2.

[12] WANG Z G. Not asthma，but GERD：case report［J］. Front Med China，2007，1（1）：115-119.

[13] LOPES F D，ALVARENGA G S，QUILES R，et al. Pulmonary responses to tracheal or esophageal acidification in guinea pigs with airway inflammation［J］. J Appl Physiol，2002，93（3）：842-847.

[14] IRWIN R S，CURLEY F J，FRENCH C L. Chronic cough. The spectrum and frequency of causes，key components of the diagnostic evaluation，and outcome of specific therapy［J］. Am Rev Respir Dis，1990，141（3）：640-647.

[15] AANEN M C，NUMANS M E，WEUSTEN B L，et al. Diagnostic value of the reflux disease questionnaire in general practice［J］. Digestion，2006，74（3-4）：162-168.

[16] PACE F，SCARLATA P，CASINI V，et al. Validation of the reflux disease questionnaire for an Italian population of patients with gastroesophageal reflux disease［J］. Eur J Gastroenterol Hepatol，2008，20（3）：187-190.

[17] DRAAISMA W A，RIJNHART-DE JONG H G，BROEDERS I A，et al. Five-year subjective and objective results of laparoscopic and conventional Nissen fundoplication［J］. Ann Surg，2006，244（1）：34-41.

[18] HUNTER J G，TRUS T L，BRANUM G D，et al. A physiologic approach to laparoscopic fundoplication for gastroesophageal reflux disease［J］. Ann Surg，1996，223（6）：673-685.

[19] LAMB P J，MYERS J C，JAMIESON G G，et al. Long-term outcomes of revisional

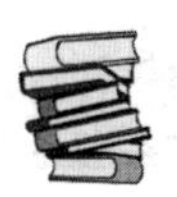

surgery following laparoscopic fundoplication [J]. Br J Surg, 2009, 96 (4): 391-397.

[20] 蔡秀军，郑雪咏．腹腔镜食管裂孔疝修补、胃底折叠术的综合评价 [J]．中华外科杂志，2006，44 (1)：7-9.

[21] FUNCH-JENSEN P，JACOBSEN B. Dysphagia after laparoscopic Nissen fundoplication [J]. Scand J Gastroenterol，2007，42 (2)：428-431.

[22] 谭黎杰，顾大镛，蒋伟，等．腹腔镜治疗食管裂孔疝的初步临床经验 [J]．中国微创外科杂志，2006，6 (6)：426-427.

[23] 秦鸣放，赵宏志．胃食管结合部常见良性疾病的腹腔镜治疗 [J]．中国微创外科杂志，2010，10 (1)：63-66.

[24] MOORE M，O' BRIEN K. Carbon dioxide pneumothorax treatment with positive end-expiratory pressure [J]. Anaesthesia，2004，59 (6)：622-623.

（此文已于 2010 年发表于《中国微创外科杂志》第 10 卷第 4 期）

三十、腹腔镜胃底折叠术治疗胃食管反流相关性高血压病临床研究

季　锋　汪忠镐　韩新巍　李治仝　王　利　陈建华　白林锋　崔　强　高　翔　张成超

【摘要】 目的：观察胃食管反流与高血压病的关系以及腹腔镜 Nissen 胃底折叠术治疗胃食管反流相关性高血压病的疗效。方法：回顾性分析 2011 年 6 月至 2012 年 6 月 18 例行腹腔镜 Nissen 胃底折叠术的胃食管反流病（GERD）合并高血压病患者的临床资料。结果：18 例均符合 GERD 和高血压病诊断标准，GERD 病程（9.4±6.0）年，高血压病程（5.2±6.0）年；13 例以 GERD 症状首发，1~19 年后合并高血压病，5 例以高血压病首发，0.8~10 年后出现 GERD 表现。反流总积分（Sc）由术前 18.5（14.25）降至术后 0（2）($Z=3.726$，$P<0.05$)，术后每例 Sc 均<12 分。收缩压下降了（10.1±10.4）mmHg ($t=4.095$，$P<0.05$)，舒张压下降了（8.6±12.1）mmHg ($t=3.014$，$P<0.05$)。根据血压变化和降压药应用情况评价高血压病疗效，其中 9 例治愈，3 例有效，6 例无效，高血压病治愈率 50.0%，有效率 66.7%。结论：胃食管反流与部分高血压病密切相关，腹腔镜胃底折叠术治疗胃食管反流相关性高血压安全、有效。

【关键词】 高血压病；胃食管反流；胃底折叠术

胃食管反流病（GERD）是一种胃内容物反流引起食管症状和并发症的疾病[1]，典型症状包括泛酸和胃灼热，但也有很多患者表现为胸痛、哮喘等不典型症状。近年来，GERD 与心血管的关系越来越受到临床医生的重视，也针对此方面做了大量研究[2,3]，但 GERD 会引起高血压病国内外尚没有相关报道。笔者在采用腹腔镜胃底折叠术治疗 GERD 过程中，发现部分高血压病与 GERD 密切相关，现报道如下。

(一) 资料与方法

1. 一般资料　选择郑州大学第一附属医院 2011 年 6 月至 2012 年 6 月住院治疗的

GERD 合并高血压病 18 例，体重指数（BMI）均<30 kg/m^2，既往均无心脑肾等脏器器质性病变，无心力衰竭、肝肾功能衰竭和睡眠呼吸暂停，无恶性肿瘤病史，无高血压病遗传史，无不良生活习惯。18 例中男女各 9 例，年龄（55.3±12.1）岁，GERD 病程 2 个月至 20 年（9.4±6.0）年，高血压病程 5 个月至 10 年（5.2±6.0）年；13 例以 GERD 症状首发，1~19 年后合并高血压病；5 例以高血压病首发，0.8~10 年后出现 GERD 症状。术前和术后实验室检查均未发现异常，排除代谢紊乱。

2. 诊断标准

（1）高血压病：在未服降压药的情况下，收缩压≥140 mm Hg 和（或）舒张压≥90 mm Hg。经体格检查和实验室检查排除继发性高血压，诊断为高血压病[4]。

（2）GERD：①上消化道造影，头低足高位时，钡剂自胃反流入食管。②胃镜检查，反流性食管炎参照反流性食管炎诊断及治疗指南（2003 年）内镜诊断分级标准[5]。③24 h 食管 pH 联合阻抗监测，分 pH 监测和阻抗监测两部分，pH 监测观察指标及正常值标准采用 Johnson-DeMeester 标准[6]，DeMeester 评分>14.72 分为病理性酸反流；14.72~49 分为轻度，50~100 分为中度，>100 分为重度，结合 pH 值和阻抗值判定酸反流、弱酸反流和非酸反流事件[7]。上消化道造影提示钡剂反流、胃镜提示反流性食管炎、pH 联合阻抗监测结果阳性，若出现以上情况的任意一项即可诊断为 GERD。

（3）临床表现：9 例表现为泛酸、胃灼热等食管内症状为主，9 例表现为咳嗽、喘息等食管外症状为主。18 例均合并高血压。

（4）术前检查：①上消化道造影，食管裂孔疝 2 例，可见钡剂反流入食管；②胃镜，反流性食管炎 10 例，2 例合并食管裂孔疝；③24 h 食管多通道阻抗-pH 联合监测，轻度酸反流 6 例，中度 1 例，弱酸反流 1 例，非酸反流 2 例，未检测出反流 3 例。18 例均至少有一项检查阳性，符合 GERD 诊断。

（5）手术指征：结合美国胃肠内镜外科医师协会（Society of American Gastrointestinal and Endoscopic Surgeons，SAGES）工作指南和中国 GERD 共识意见[8]，胃底折叠术适应证：①经严格内科治疗无效者；②自愿接受外科治疗者；③并发 Barrett 食管及重症食管炎的反流性食管炎者；④伴有哮喘、嘶哑、咳嗽、胸痛以及误咽等非典型症状，或经 24 h 食管 pH 监测结果证明有中、重度胃食管反流症状者；⑤合并食管裂孔疝，甚至出现出血、吞咽困难等并发症者。

（6）手术方法：采用气管插管全麻，取仰卧“大”字体位，头高足低。于脐上缘做 10 mm 的横行切口，置气腹针造 CO_2 气腹，气腹压设置为 14 mmHg（1 mmHg = 0.133 kPa）。腹腔镜直视下于左、右锁骨中线肋缘下、剑突下、左腋前线肋缘下共置入 3 个 5 mm和 1 个 10 mm 的穿刺套管。剑突下穿刺套管放入胆囊抓钳抓住食管裂孔上方筋膜托起肝脏，显露贲门食管处。有食管裂孔疝者先将疝内容物复位，将胃大弯向右牵拉，显露胃脾韧带，先用超声刀切断胃底部的胃短血管，游离胃底至膈食管裂孔左侧膈肌脚根部，然后将胃推向左侧，游离小网膜上缘，向上游离至右膈食管裂孔处，显露右侧膈肌脚根部，打开余下全部膈食管筋膜。钝性游离食管下段及后方。避免损伤迷走神经，用 2-0 丝线间断缝合两侧膈肌脚缩小食管裂孔至 1.5 cm 左右为宜。用无损伤抓钳夹持胃底经过已游离的食管下段后方。用 Nissen 法折叠胃底，包绕食管下段

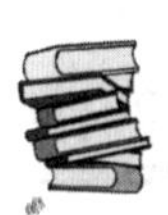

全周，并用2-0丝线间断缝合2~3针，宽1.5~2.0 cm，至少要有2针缝于食管肌层。

（7）疗效评定：所有患者于术后12个月随访，比较手术效果。效果评定标准如下。

1）高血压病：临床治愈，收缩压和舒张压均降至正常范围，停用降压药物；有效，收缩压和舒张压均降至正常范围，降压药物用量低于术前用量50%；无效，未达到上述标准。

2）GERD：采用中文版反流病诊断问卷量表[9]，量表记录患者过去4周中GERD的典型症状即胃灼热、泛酸发作的程度和频次，根据严重程度和频率评分。症状按发作频率计分，无症状、症状出现频率<1 d/周、1 d/周、2~3 d/周、4~5 d/周及6~7 d/周分别记为0、1、2、3、4及5分。按症状程度计分为症状不明显在医师提醒下发现为1分；症状明显，影响正常生活，偶尔服药为3分；症状非常明显，影响日常生活，需长期服药治疗为5分；症状介于1分和3分之间为2分；介于3分和5分之间为4分。Sc（symptomatic core）为症状程度和频率评分总和。评定标准：治愈，术后Sc<12分；有效，术前Sc>术后Sc>12分；无效，术后Sc≥术前Sc。

（8）统计学处理：应用统计软件SPSS 13.0处理。正态分布计量资料以均数±标准差（$\bar{x}\pm s$）表示，采用配对t检验；偏正态分布计量资料以M（QR）表示，采用配对秩和Z检验。以$\alpha=0.05$为检验水准。

（二）结果

1. 围术期效果 18例均成功实施腹腔镜胃底折叠术，无死亡病例。未发生气胸、食管破裂等术后严重并发症。

2. 高血压病疗效评定 18例于术后第12个月随访，均无失访。术前、术后的体重指数（BMI）和心率比较差异均无统计学意义（$P>0.05$）。术后第12个月时，收缩压和舒张压均较术前下降（$P<0.01$），差异均有统计学意义（附表32）。

附表32 18例GERD并高血压病腹腔镜胃底折叠术前后血压相关指标变化（$\bar{x}\pm s$）

项目	BMI/（kg/m^2）	心率/min	收缩压/mmHg	舒张压/mmHg
术前	24.8±2.5	77.1±7.3	135.9±14.8	85.0±14.1
术后12个月	24.3±2.3	77.3±6.2	125.8±9.7	76.4±7.6
t值	1.517	0.266	4.095	3.014
P值	0.148	0.794	0.001	0.001

降压药使用情况：术前服用血管紧张素转换酶抑制剂/血管紧张素受体拮抗剂7例（38.9%），钙通道阻滞剂10例（55.6%），β受体阻滞剂8例（44.4%），利尿剂4例（22.2%）；术后服用血管紧张素转换酶抑制剂/血管紧张素受体拮抗剂1例（5.6%），钙通道阻滞剂7例（38.9%），β受体阻滞剂2例（11.1%），利尿剂2例（11.1%）。9例停用降压药，停药时间均在9个月以上；2例减少2种降压药，1例减少1种降压药，降压药用量均低于术前用量50%；6例无效，仍用术前降压药。

3. GERD疗效评定 18例于术后第12个月随访，均无失访。反流总评分（Sc）由术前18.5（14.25）分降至术后0（2）分（$Z=3.726$，$P<0.05$），每例Sc均<12分。

（三）讨论

GERD是一种常见疾病，它的典型症状为泛酸、胃灼热，还有一些合并非典型症状如胸痛、心律失常[10]等。GERD的发病机制包括自主神经功能紊乱、内脏敏感性增高和防御机制的削弱等[11]，郭丽娟等[12]发现反流性食管炎患者的自主神经功能障碍主要表现为迷走神经张力增高、交感神经张力代偿性增高。

高血压病为临床常见病，发生机制目前尚不十分清楚。目前研究发现，高血压病的发生同缩血管物质分泌增多或活性增强，舒血管物质分泌减少或活性减弱有关，血压的相对稳定或变化是血管紧张素Ⅱ、内皮素、一氧化氮及心钠素等血管活性物质间相互作用、相互调节的结果[13]。

本研究发现18例GERD合并高血压病经抗反流手术后，GERD的典型症状得到明显改善，术后Sc评分均<12分，证实GERD得到有效控制。手术抗反流的效果在于降低酸暴露，恢复LES的功能，增加胃排空速度和改善受损的食管蠕动功能，从而阻止胃、十二指肠内容物反流[14]。在此基础上收缩压和舒张压均明显下降（$P<0.05$），其中9例高血压病治愈，3例病情改善，证实高血压病与胃食管反流相关，胃食管反流可能是部分高血压病的主要甚至是唯一致病因素。胃食管反流引起高血压病的机制可能与自主神经功能紊乱造成的缩血管物质分泌增多和舒血管物质分泌减少有关[15]。抗反流手术后因GERD得到有效控制，其自主神经功能紊乱得以纠正，从而使缩血管物质和舒血管物质的分泌趋向平衡，进而使血压下降甚至恢复正常。

高血压病治愈的9例中7例以GERD症状首发，而后合并高血压，符合GERD发病特点。但2例以高血压病为首发表现，间隔5年和7年后才表现出GERD典型症状，但抗反流治疗后仍可停用降压药，提示部分GERD患者可以食管外表现如高血压为首发症状，没有GERD典型症状的高血压病患者也不能完全排除胃食管反流相关性高血压病的可能。

综上所述，高血压病与GERD可能关系密切，针对两者相关性的研究有可能揭示高血压病的发病机制。对于合并胃食管反流症状或血压控制不理想的高血压病患者，要警惕胃食管反流相关性高血压病的可能，诊断明确后，采用腹腔镜手术治疗胃食管反流相关性高血压病，可获得满意疗效。

参考文献

[1] VAKIL N, VAN ZANTEN S V, KAHRILAS P, et al. The Montreal definition and classification of gastroesophageal reflux disease: a global evidence-based consensus [J]. Am J Gastroenterol, 2006, 101 (8): 1900-1920.

[2] SHIMAZU H, NAKAJI G, FUKATA M, et al. Relationship between atrial fibrillation and gastroesophageal reflux disease: a multicenter questionnaire survey [J]. Cardiology, 2011, 119 (4): 217-223.

[3] CHAUHAN A, MULLINS P A, TAYLOR G, et al. Cardioesophageal reflex: amechanism for "linked angina" in patients with angiographically proven coronary artery disease [J]. J Am Coll Cardiol, 1996, 27 (7): 1621-1628.

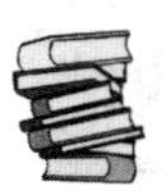

[4] 中国高血压防治指南修订委员会．中国高血压防治指南 2010 [J]. 中华高血压杂志，2011，19（8）：701-743.
[5] 中华医学会消化内镜学分会．反流性食管炎诊断及治疗指南（2003 年）[J]. 中华消化内镜杂志，2004，21（4）：221-222.
[6] KIM G H. How to Interpret ambulatory 24 hr esophageal pH monitoring [J]. J Neurogastroenterol Motil，2010，16（2）：207-210.
[7] 季锋，汪忠镐，李震，等．埃索美拉唑治疗胃食管反流性咳嗽的临床研究 [J]. 中华消化杂志，2012，32（12）：852-853.
[8] 秦鸣放，赵宏志．腹腔镜手术治疗胃食管结合部良性疾病的疗效评估 [J]. 中华消化外科杂志，2011，10（3）：165-167.
[9] 沈许德，王雯，庄惠军，等．福建省人群胃食管反流病流行病学调查 [J]. 中华消化杂志，2010，30（6）：386-390.
[10] JI F，WANG Z G，WU J M，et al. The Stretta procedure eliminates arrhythmia due to gastroesophageal reflux disease [J]. Gastroenterology Nursing，2010，33（5）：344-346.
[11] 朱朝阳，李艳波，梁健．非糜烂性反流病研究概况 [J]. 实用医学杂志，2007，23（9）：1432-1434.
[12] 郭丽娟，王彦卿，李增平，等．反流性食管炎患者的心率变异性临床分析 [J]. 中国综合临床，2005，21（10）：871-872.
[13] 王先梅，杨丽霞．原发性高血压发病机制的研究进展 [J]. 西南国防医药，2005，15（1）：98-100.
[14] DRAAISMA W A，RIJNHART-DE JONG H G，BROEDERS I A，et al. Five-yearsubjective and objective results of laparoscopic and conventional Nissen fundoplication [J]. Ann Surg，2006，244（1）：34-41.
[15] 郑伯仁，余福玲．高血压合并胃食管反流患者一氧化氮内皮素含量对血压的影响 [J]. 心血管康复医学杂志，2005，5（14）：450-451.

（此文已于 2015 年发表于《临床误诊误治杂志》第 28 卷第 7 期）

三十一、经口内镜下贲门缩窄术治疗胃食管反流病食管外症状的效果观察

李治仝　季　锋　韩新巍　陈立东　吴　刚　袁莉莉　汪忠镐　彭德禄　李　鹏

【摘要】 GERD 是常见的胃肠动力障碍性疾病，表现为多种食管内和食管外症状。研究报道经口内镜下贲门缩窄术（pemralendoscopiccardialconstriction，PECC）治疗表现为典型反流症状的 GERD 安全有效、创伤少，但对于表现为食管外症状的 GERD 是否有效，国内外鲜见相关文献报道。本研究纳入 52 例接受 PECC 治疗的 GERD 食管外症状患者，结果显示 PECC 治疗后患者反流相关症状均有不同程度的缓解，且患者消化

道症状缓解率高于食管外症状；40例（76.9%）患者PECC治疗后停用PPI，8例（15.4%）减量或间断口服质子泵抑制剂（PPI），4例（7.7%）继续服用PPI，PPI去除率为92.3%（48/52）。表明PECC是一种微创、安全、有效治疗GERD的方法。

基金项目：河南省医学科技攻关计划项目（2018020042）

GERD是一种常见的慢性消化道疾病，可造成一系列症状和并发症，严重影响患者的生活质量和生命安全[1]。其典型表现为泛酸、烧心，但很多患者表现为食管外症状，如哮喘、支气管炎、肺炎、咽炎、冠状动脉粥样硬化性心脏病等。临床上有多种微创方法治疗药物难治性GERD，均取得明显疗效。腹腔镜下胃底折叠手术及内镜下Stretta射频消融术在控制GERD食管外症状和减少PPI使用剂量方面安全有效[2]，但创伤较大，并发症较多[3]。李雪等[4]报道经口内镜下贲门缩窄术（PECC）治疗GERD安全有效、创伤少，但主要是治疗典型反流症状的GERD患者。当GERD患者表现为食管外症状时采用PECC是否有效，国内外鲜有相关文献报道。本研究通过对表现为食管外症状的GERD患者PECC治疗前后症状进行分析，评估PECC的治疗效果。

（一）对象与方法

1. 病例来源　选择2017年1月至12月于郑州大学第一附属医院行PECC治疗的GERD患者。

纳入标准：①标准剂量的PPI连续治疗8周无效或出现药物不良反应，或无法耐受终身服药者；②胃镜检查证实有反流性食管炎；③24 h食管pH-阻抗监测示DeMeester评分≥14.72，或反流相关症状发生率≥50%；④高分辨率食管压力测定示食管下括约肌（LES）压力降低；⑤无食管裂孔疝或疝囊直径<2 cm的食管裂孔疝；⑥年龄≥18岁。

排除标准：①既往有食管或胃外科手术史；②Barrett食管或食管癌；③食管裂孔疝疝囊直径≥2 cm；④不能耐受全身麻醉者。所有患者均于术前行胃镜、24 h食管pH-阻抗监测、高分辨率食管压力测定、上消化道钡餐造影、肺功能及胸部CT等检查。本研究通过医院医学伦理委员会审核批准（科研-2019-LW-052），所有患者行各项检查及治疗前均签署医疗知情同意书。

2. 手术治疗方法　使用日本奥林巴斯公司CV-260或CV-290型电子胃镜和中国天津天医医用生物材料公司或美国Boston公司连发式套扎器。术前禁食水6~8 h，静脉深度麻醉，无须气管插管，胃镜直视下观察食管、胃、十二指肠有无病变，并明确胃食管连接处齿状线的位置。将套扎器释放装置安装于胃镜前端，经口进入食管、胃、十二指肠球部，首先在胃小弯侧齿状线内1 cm处依次充分吸引套扎黏膜及部分肌层，被结扎组织基部收缩形成球形团块，释放套扎环套扎成功，注意尽可能不要在胃大弯侧套扎以免损伤His角，然后再在食管侧齿状线外1 cm套扎。套扎过程中注意套扎组织的形态、套扎的程度，以胃镜镜身能通过贲门口稍有阻力为宜。术后患者禁食水1 d，给予抑酸、止血、止痛和营养支持等治疗，密切关注术后病情变化。首先进流食，逐步过渡为半流食，1个月后普通饮食。术后常规口服胃黏膜保护剂和胃肠动力药物2周，根据患者恢复程度适当延长用药时间。

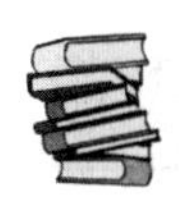

3. 症状评价方法 使用反流调查问卷（RDQ）[5]评估患者手术前后症状改善情况。入院后由专职调查员向患者及其家属逐条解释 RDQ，并由患者亲自填表。症状评分为症状发作频次评分与严重程度评分之和，每项症状评分为 0~5 分。对所有患者在出院后每 3 个月定期进行电话随访，对照患者手术前后进行泛酸、胃灼热、咳嗽、咽部异物感和喘息症状评分。最后一次随访结束后，回收 RDQ 对最终结果进行统计，并用症状改善情况评估

疗效：基本痊愈，症状完全消失；疗效较好，症状每个月发生 1 次或更少；疗效一般，每周发生 1 次或更少；无效，每天发生 1 次或更频繁。另外评估所有患者的术后并发症及 PPI 使用情况。

4. 统计学方法 使用 SPSS17.0 软件进行统计学分析。呈正态分布的计量资料以（$\bar{x}\pm s$）表示，术前、术后数据的比较采用 t 检验；呈偏态分布的计量资料以中位数表示，术前、术后数据的比较采用秩和检验。计数资料以例数和百分数表示。$P<0.05$ 为差异有统计学意义。

（二）结果

1. 一般资料 共纳入行 PECC 治疗的 GERD 患者 52 例，其中男 33 例（63.5%），女 19 例（36.5%）；年龄为（52.1±12.7）岁，范围为 22~80 岁，病程为（10.5±7.9）年，范围为 6 个月至 40 年，30 例（57.7%）患者有泛酸、胃灼热症状，15 例（28.8%）有哮喘样症状，10 例（19.2%）咽干、咽痛，6 例（11.5%）胸痛，5 例（9.6%）胸闷。

2. 手术结果 52 例患者均成功施行 PECC，未发生无食管穿孔、死亡等严重并发症。20 例（38.5%）患者术后进食有哽噎感，6 例（11.5%）出现胸骨后疼痛，5 例（9.6%）出现腹胀，2 例（3.8%）咳嗽带少量血丝。所有上述术后并发症给予对症治疗 1~2 周后均缓解或消失。术后患者住院时间为（3.0±1.0）d，范围为 2~5 d。

3. 治疗效果 术后随访时间为（9.5±2.2）个月，范围为 6~12 个月（附表 33），与术前相比，术后所有患者的泛酸、胃灼热、咳嗽、咽部异物感和喘息症状评分均降低，差异均有统计学意义（$P<0.01$）。患者消化道症状术后改善较食管外症状改善明显，术后较术前的症状评分差值分别为 2.5 分和 1.0 分，差异有统计学意义（$Z=-2.892$，$P=0.004$）。

附表 33 经口内镜下贲门缩窄术治疗前后 GERD 患者症状评分比较（分，中位数）

症状	术前评分	术后评分	Z 值	P 值
泛酸	5	2	−4.851	<0.01
胃灼热	5	2	−5.054	<0.01
咳嗽	4	2	−4.165	<0.01
咽部异物感	3	3	−3.322	<0.01
喘息	4	2	−3.564	<0.01

以症状改善情况作为疗效参考标准，基本痊愈30例（57.7%），疗效较好19例（36.5%），效果一般3例（5.8%），无效0例，治疗有效率为94.2%（49/52）。依据PPI使用情况进行疗效评估，40例（76.9%）患者停用PPI，8例（15.4%）减量或间断口服PPI，4例（7.7%）继续服用PPI，PPI去除率为92.3%（48/52）。

（三）讨论

GERD主要是由于LES松弛或抗反流瓣机制破坏，导致胃肠道内容物反流至食管、咽喉、口腔和气管，引起相应的临床症状和严重的并发症，已经成为一个重要的公众健康问题[6]。2006年GERD蒙特利尔国际共识意见认为咳嗽、哮喘、牙侵蚀和喉炎与GERD明确相关，而鼻炎、咽炎、特发性肺纤维化和复发性中耳炎也可能与GERD相关[7]。

GERD治疗方法包括一般治疗、药物治疗和抗反流手术治疗。针对药物难治性GERD，腹腔镜下抗反流手术是经典治疗方法，在施行腹腔镜下胃底折叠术或合并食管裂孔疝修补术后均获得满意的症状改善和食管炎治愈率[8]。但抗反流手术创伤大，患者术后恢复慢，且术后常有腹胀、吞咽困难、消化不良等症状[9]。

PECC是近年来开展的一项治疗GERD的新技术，主要是利用内镜下食管静脉曲张或食管上皮内瘤变套扎原理，将套扎器安装于胃镜前端，胃镜直视下在齿状线上下方套扎固定黏膜及部分肌层形成皱褶，瘢痕形成使贲门缩窄、压力变大从而减少反流发生。这种方法具有操作简便、创伤小、疗效显著等特点。国内学者首次开展PECC治疗GERD取得很好的临床效果，但主要是治疗有典型消化道症状的GERD患者[4]。本研究中52例难治性GERD接受PECC治疗后消化道症状改善，食管外症状的发生率也降低，治疗效果显著高于既往Hu等[10]的报道。可能是由于在齿状线下方和上方分别套扎固定黏膜及部分肌层形成皱褶，食管长节段套扎更增加了食管下括约肌及贲门附近压力。

PECC是一种安全、有效、微创的GERD治疗方法，不仅能减少反流症状，也能减少反流相关的其他症状，可以成为治疗GERD新的可供选择的方法。但仍需多中心随机对照研究及长期随访证实PECC的疗效。

参考文献

[1] LASSEN A，HALLAS J，DE MUCKADELL O B. Esophagitis：incidence and risk of esophageal adenocarcinoma--a population-based cohort study [J]. Am J Gastroenterol，2006，101：(6) 1193-1199.

[2] YAN C，LIANG W T，WANG Z G，et al. Comparison of Stretta procedure and toupet fundoplication for gastroesophageal reflux disease-related extra-esophageal symptoms [J]. World J Gastroenterol，2015，21 (45)：12882-12887.

[3] VELANOVICH V. Commentary on the SAGES guidelines for surgical treatment of gastroesophageal reflux disease [J]. Surg Endosc，2010，24 (11)：2645-2646.

[4] 李雪，张晓彬，胡海清，等．内镜贲门下缩窄术治疗胃食管反流病安全性分析[J]．中华消化内镜杂志，2017，34（3）：194-196.

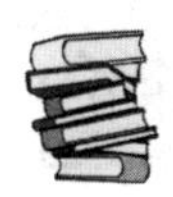

[5] SHAW M J, TALLEY N J, BEEBE T J, et al. Initial validation of a diagnostic questionnaire for gastroesophageal reflux disease [J]. Am J Gastroenterol, 2001, 96 (1): 52-57.
[6] 田文，马冰．胃食管反流病的外科治疗策略 [J]．中华消化外科杂志，2016，15 (11)：1052-1054.
[7] VAKIL N, VAN ZANTEN S V, KAHRILAS P, et al. The Montreal definition and classification of gastro-esophageal reflux disease: a global evidence-based consensus [J]. Am J Gastroenterol, 2006, 101 (8): 1900-20.
[8] 李治仝，季锋，韩新巍，等．食管裂孔疝对腹腔镜下抗反流手术效果的影响 [J]．中华普通外科杂志，2016，31 (8)：702-703.
[9] SPECHLER S J, LEE E, AHNEN D, et al. Long-term outcome of medical and surgical thempies for gasttroesophageal refux disease: follow up of a randomized controlled trial [J]. JAMA, 2001, 285 (18): 2331-2338.
[10] HU H Q, LI H K, XIONG Y, et al. Peroral endoscopic cardial constriction in gastroesophageal reflux disease [J]. Medicine, 2018, 97 (15): e0169.

（此文已于 2019 年发表于《中华消化杂志》第 39 卷第 6 期）

三十二、食管裂孔疝对腹腔镜下抗反流手术效果的影响

李治仝　季　锋　韩新巍　汪忠镐　徐　苗　毕永华　王　利　岳永强

基金支持：河南省医学科技攻关计划项目，编号 201503052

食管裂孔疝（hiatal hernia，HH）是指腹腔内脏器（主要是胃）通过膈食管裂孔进入胸腔所致的疾病。HH 的存在造成食管裂孔扩大，食管下括约肌（LES）功能减弱，易导致胃食管反流病（GERD）的发生。腹腔镜下胃底折叠术是治疗 GERD 的经典术式。而当这些患者伴有 HH 时，通常是直接修复裂孔疝，然后再行胃底折叠术。但 HH 存在是否对 GERD 抗反流手术前后的症状及治疗效果有影响，国内外没有相关文献报道。2012 年 12 月至 2014 年 12 月郑州大学第一附属医院介入科收集 76 例有症状的 HH 患者，通过对 HH 手术前后症状的分析，探讨 HH 对 GERD 的症状及抗反流手术治疗效果的影响。

（一）资料与方法

1. 临床资料　本组 76 例有症状的 HH 患者，男 47 例（61.84%），平均年龄（56±16）岁，施行腹腔镜下食管裂孔疝修补术并胃底折叠术；取 118 例仅有 GERD 的患者，男 81 例（68.64%），平均年龄（54±14）岁，施行腹腔镜下胃底折叠术。所有的患者术前均行 24 h 食管 pH 监测、食管压力测定、胃镜、上消化道钡餐造影检查。以 DeMeester 评分>14.72 作为诊断 GERD 的标准。胃镜及食管测压作为确诊 HH 的标准。

2. 手术治疗的适应证　长期药物治疗无效者；因药物依赖影响生活质量或出现药

物不良反应者；无法耐受终身服药者；规律服药但出现反流相关并发症者（如食管炎、Barrett 食管、哮喘样症状）及伴有 HH 者。当食管裂孔直径>5 cm 时，为避免张力缝合术后复发，使用巴德补片缝合修补。

3. 手术方法　参考先前的方法[1]施行腹腔镜下胃底折叠术并（或）裂孔疝修补术。

4. 症状评价方法　参考反流调查问卷（RDQ）[2]评估手术前后症状情况。以泛酸、烧心、咳嗽、声嘶及喘息症状评分作为两组患者之间手术前后的对照。症状评分等于症状频次评分与严重程度评分之和，每项评分跨度 0~5 分。采用调查和随访相结合的形式，入院后由调查者向患者及其家属逐条解释 RDQ 量表，并由患者填表。对所有的手术患者在出院后每 6 个月进行电话随访其症状改善情况。调查和随访均由一名专职人员完成。

对结果进行整体分析，并用症状改善情况作为疗效参考标准，基本痊愈：症状完全消失；较好：每月发生 1 次或更少；效果一般：每周发生 1 次或更少；较差：每日发生 1 次或更频繁。

5. 统计学方法　使用 SPSS 17.0 软件统计分析，一般数据采用 $\bar{x}\pm s$ 表示，连续数据用 t 检验分析，分类变量用 χ^2 检验分析。评估手术前后症状改善情况用秩和检验。$P<0.05$ 表示差异有统计学意义。

（二）结果

1. 手术结果　所有患者均成功施行腹腔镜下抗反流手术，无死亡病例（附表 34）。术后均由不同程度进食哽咽感，其他围手术期并发症，HH 组有 10 例出现腹胀，5 例腹泻，3 例腹痛；GERD 组有 20 例出现腹胀，3 例腹泻，2 例腹痛。所有上述术后并发症给予对症治疗 1~2 周后，均不同程度缓解。两组术后并发症及住院时间没有明显差异（附表 34）。

附表 34　两组患者住院数据比较

组别	例数	DeMeester 评分	住院时间/d	死亡		术后并发症	
				例	%	例	%
食管裂孔疝组	76	47.3±45.5	6.1±1.3	0	0	18	23.68
胃食管反流病组	118	45.8±44.7	6.0±1.2	0	0	25	21.19
检验值	–	2.876	−0.326	–		0.167	
P 值	–	0.031*	0.733*	1+		0.683+	

注：*—t 检验；+—χ^2 检验。$P>0.05$，表示差异无统计学意义

在腹腔镜下抗反流手术治疗之前，所有患者均进行 24 h 食管 pH 监测，对结果分析显示 HH 组比 GERD 组具有更高的 DeMeester 评分（$P=0.031$）（附表 35）。

2. 随访结果　术后对所有出院患者进行随访，随访时间 6~18 个月，平均（10.2±3.2）个月。最后一次随访到 71 例 HH 组患者，失访 5 例（失访率 6.58%）；随访到 113 例 GERD 患者，失访 5 例（失访率 4.23%）。用 RDQ 对手术前后症状进行分析，术

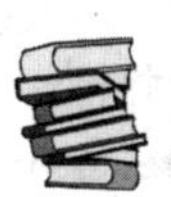

前HH组较GERD组有较高的症状评分（$P<0.05$），术后所有患者的症状评分均不同程度降低（$P<0.05$），但两组患者症状评分没有显著差异（$P>0.05$）（附表35）。

附表35　抗反流手术前后两组患者的症状评分比较

症状及时间	食管裂孔疝组（n=76）	胃食管反流病组（n=118）	T值	P值
泛酸				
术前	6.0±1.3	4.0±1.8	1.962	0.032
术后	1.6±1.0	1.8±1.1	-1.382	0.160
Z值	7.32	3.11	-	-
P值	0.000 1	0.003 8	-	-
烧心				
术前	5.6±1.4	5.1±1.3	1.822	0.035
术后	1.7±0.9	1.7±0.9	-1.426	0.13
P值	0.000 1	0.002	-	-
咳嗽				
术前	6.7±1.2	5.5±1.1	1.867	0.033
术后	1.8±1.3	2.1±1.3	-1.285	0.27
Z值	6.58	6.33	-	-
P值	0.000 1	0.003 8	-	-
声嘶				
术前	5.3±1.6	4.5±1.4	1.836	0.036
术后	1.7±1.1	1.8±0.9	-1.513	0.11
Z值	6.21	4.24	-	-
P值	0.002	0.011	-	-
喘息				
术前	4.6±2.2	3.8±2.2	2.365	0.015
术后	1.2±1.6	1.5±1.7	-1.335	0.22
Z值	6.82	6.68	-	-
P值	0.000 1	0.000 3	-	-

注：Z值表示用秩和检验；T值表示用t检验。$P<0.05$，差异有统计学意义；$P>0.05$，无统计学意义

症状改善情况作为疗效参考标准。HH组：基本痊愈21例（29.58%），效果好33例（46.48%），效果一般15例（21.13%），无效2例（2.82%），有效率97.18%；GERD组：症状基本痊愈35例（30.97%），效果好51例（45.13%），效果一般19例

(16.81%)，无效 8 例（7.08%），有效率 92.92%。总有效率 HH 组 97.18%，GERD 组 92.92%，两组差异无统计学意义（$\chi^2=1.542$，$P=0.214$）。

随访过程中发现 1 例 HH 组症状再次发作（1/76），复查胃镜发现裂孔疝复发，给予裂孔疝修补术；GERD 组 2 例烧心症状复发（2/118），再次给折叠手术，术中发现折叠瓣松弛。但两组再次手术患者没有明显差异（$\chi^2=0.044$，$P=0.835$）。

（三）讨论

1. HH 对反流症状的影响　本研究中在抗反流手术之前对所有患者进行临床分析，发现 HH 组比 GERD 组具有较高的 DeMeester 评分和症状评分。HH 常形成一个酸囊袋，食管下括约肌一过性松弛会增加酸反流率。特别是较大的 HH 在腹内压突然升高时，会降低膈脚抗反流的有效率；膈肌的功能也出现异常，腹式呼吸时腹部会出现不协调运动，造成呼吸异常。大的疝囊会占据周围组织大量空间，胸腔容量减少，造成反复肺炎、肺不张[3]。因此，HH 患者具有较重的反流及反流症状。先前在对 196 例 HH 患者研究也证实了 HH 能加重反流，并与呼吸道症状发生有相关性[1]。

2. 抗反流手术效果影响　腹腔镜下胃底折叠术是治疗 GERD 经典术式，腹腔镜食管裂孔疝修补和胃底折叠术已成为治疗 HH 的“金标准”。本中心自成立以来，治疗上千例 GERD 患者，施行腹腔镜下胃底折叠术并（或）裂孔疝修补术都取得了一定的疗效[1]。Kaufman 等[4]用腹腔镜抗反流手术治疗 GERD 引起呼吸道紊乱，长期研究发现抗反流手术能使 70%患者症状改善。本研究中施行腹腔镜下抗反流手术，术后所有患者的症状评分明显改善，HH 组改善显著，但两组术后症状评分没有差异（附表 35）（$P>0.05$）。抗反流手术对 97.18%HH 组患者及 92.92%GERD 组患者症状均有效，无明显差异（$P>0.05$）。可能是由于常规的胃底折叠可以避免胃底再次通过膈肌的薄弱区疝入胸腔，从而在一定程度上降低 HH 修补的复发率[5]。

由此可见，由于 HH 特殊的形成原因，能显著加重反流及其引起的相关症状。腹腔镜下抗反流手术对所有胃食管反流效果较好，尤其 HH 患者症状改善显著。需要多中心的随机对照研究进一步证实这些发现。

参考文献

[1] 李治仝，汪忠镐，吴继敏，等．食管裂孔疝与呼吸道症状临床相关性研究［J］．中华普通外科杂志，2013，28（1）：368-370.

[2] SHAW M J，TALLEY N J，BEEBE T J，et al. Initial validation of a diagnostic questionnaire for gastroesophageal reflux disease［J］. Am J Gastroenterol，2001，96（1）：52-57.

[3] HSU J Y，CHEN S J，WANG J K，et al. Clinical implication of hiatal hernia in patients with right isomerism［J］. Acta Paediatr，2005，94（9）：1248 - 1252.

[4] KAUFMAN J A，HOUGHLAND J E，QUIROGA M，et al. Long-term outcomes of laparoscopic antireflux surgery for gastroesophageal reflux disease（GERD）-related airway disorders［J］. Surg Endosc，2006，20（12）：1824-1830.

[5] CHEW C R，JAMIESON G G，DEVITT P G，et al. Prospective randomized trial of

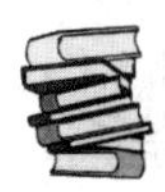

laparoscopic Nissen fundoplication with anterior versus posterior hiatal repair: late outcomes [J]. World J Surg, 2011, 35 (9): 2038-2044.

（此文已于2016年发表于《中华普通外科杂志》第31卷第8期）

三十三、胃底折叠术治疗胃食管反流病对阻塞性睡眠呼吸暂停综合征的影响

季 锋 汪忠镐 韩新巍 李治仝 王 利 岳永强 彭德禄 白林峰 崔 强

【摘要】 目的：观察腹腔镜Nissen胃底折叠术治疗胃食管反流病（GERD）后对阻塞性睡眠呼吸暂停低通气综合征的影响。方法：对医院18例GERD合并阻塞性睡眠呼吸暂停综合征患者的临床资料进行回顾性分析。18例GERD患者同时经GERD诊断问卷和Epworth嗜睡量表评分，并经多导睡眠图检测诊断合并阻塞性睡眠呼吸暂停低通气综合征，均给予腹腔镜Nissen胃底折叠术治疗。结果：18例均成功实施腹腔镜手术并于术后1年随访。手术治疗后反流总积分由术前18（8~40）降至术后0（0~3）（z=3.730，P<0.05），术后每例反流总积分均<12分；嗜睡评分由术前13±5降至术后7±3（t=7.834，P<0.05）；DeMeester评分由术前（39±34）降至术后（10±7）（t=4.394，P<0.05）；睡眠呼吸暂停低通气指数由术前（33±18）次/h降至术后（7±8）次/h（t=5.762，P<0.05），夜间最低血氧饱和度由术前73%±13%升至术后88%±4%（t=5.401，P<0.05），夜间血氧饱和度<90%次数由术前（252±130）次降至术后和（57±59）次（t=6.176，P<0.05）。结论：GERD与阻塞性睡眠呼吸暂停综合征关系密切，腹腔镜手术治疗不仅对GERD的食管症状有效，还可以明显改善阻塞性睡眠呼吸暂停综合征的状况。

【关键词】 胃食管反流；睡眠呼吸暂停；阻塞性；胃底折叠术

GERD是一种胃内容物反流引起食管症状和并发症的疾病[1]。它的典型症状包括泛酸和烧心，但也有很多患者表现为不典型症状，其中涉及呼吸道和睡眠相关的问题，某些严重情况会并发睡眠障碍，甚至会引发阻塞性睡眠呼吸暂停综合征[2]。笔者在治疗GERD过程中，发现阻塞性睡眠呼吸暂停综合征与GERD密切相关，现报道如下。

（一）资料与方法

1. 一般资料 选择郑州大学第一附属医院2012年6月至2013年7月住院治疗的GERD 18例，同时经多导睡眠图诊断阻塞性睡眠呼吸暂停综合征，体重指数<30 kg/m^2。其中男11例，女7例，年龄23~67岁，中位年龄48岁。此次住院前均曾诊断为阻塞性睡眠呼吸暂停综合征，就诊于耳鼻喉科，其中3例经鼻持续正压通气治疗，阻塞性睡眠呼吸暂停综合征有改善，但无法脱机，2例行悬雍垂腭咽成形术，效果不佳。本组18例患者的主要症状：泛酸13例，烧心9例，胸痛3例，打鼾18例，嗜睡18例。

2. 方法

（1）问卷调查：

1）GERD 诊断问卷量表[3]记录：患者过去 4 周中 GERD 的典型症状即烧心、泛酸发作的程度和频次，根据严重程度和频率评分。症状按发作频率计分，无症状、症状出现频率<1 d/周、1 d/周、2~3 d/周、4~5 d/周以及 6~7 d/周分别记为 0、1、2、3、4 及 5 分。按症状程度计分：症状不明显在医师提醒下发现为 1 分；症状明显，影响正常生活，偶尔服药为 3 分；症状非常明显，影响日常生活，需长期服药治疗为 5 分；症状介于 1 分和 3 分之间为 2 分；介于 3 分和 5 分之间为 4 分。以流总积分≥12 分作为 GERD 初筛标准。

2）Epworth 嗜睡量表问卷调查：嗜睡量表筛查内容参照文献[4]，根据嗜睡的积分判断嗜睡程度：从不出现嗜睡计为 0 分，偶尔出现嗜睡计为 1 分，有时嗜睡计为 2 分，经常出现嗜睡计为 3 分，各项得分之和为嗜睡评分。嗜睡评分标准[4]：正常：嗜睡评分<5 分；轻度：嗜睡评分为 5~10 分；中度：嗜睡评分为 10~15 分；重度：嗜睡评分为 16~24 分。本组 18 例患者术前嗜睡程度：轻度 6 例，中度 7 例，重度 5 例；术后嗜睡程度，轻度 10 例，中度 3 例，重度 0 例。

（2）检查：

1）胃镜检查：反流性食管炎的诊断参照反流性食管炎诊断及治疗指南（2003 年）内镜诊断分级标准[5]。发现反流性食管炎 10 例（附表 36）。

2）24 h 食管 pH 监测：监测前停用抑酸药 7 d 以上。观察指标及正常值标准采用 Johnson-DeMeester 标准[6]，食管 pH<4 认为有酸反流，观察指标包括 24 h 内 pH<4 的总时间百分率、立位 pH<4 的总时间百分率、卧位 pH<4 的总时间百分率、pH<4 的反流次数、反流持续 5 min 次数、最长反流持续时间（min）。DeMeester 评分正常<14.72 分，14.72~50 分为轻度酸反流，51~100 分为中度酸反流，100 分以上为重度酸反流。术前见轻度酸反流 11 例，中度 2 例，重度 2 例（附表 36）。

附表 36　术前胃镜和 24 h 食管 pH 监测结果

程度	24 h 食管 pH 监测（DeMeester 评分）	例数	反流性食管炎/例
无	<14.72	3	3
轻	14.72~50	11	3
中	50~100	2	2
重	≥100	2	2

3）多导睡眠图检查：每位受检者接受整夜多导睡眠图监测，要求最少进行 7 h 的监测，重点观察睡眠呼吸暂停低通气指数、夜间最低 SaO_2 及夜间 SaO_2<90%次数[7]。本组 18 例患者阻塞性睡眠呼吸暂停综合征严重程度：术前轻度 7 例，中度 4 例，重度 7 例。多导睡眠图各指标监测结果见附表 37。

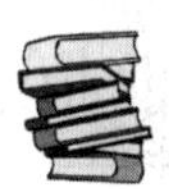

附表 37　本组 18 例 GERD 患者合并阻塞性睡眠呼吸暂停综合征严重程度

程度	睡眠呼吸暂停低通气指数	术前/例	术后/例
无	<5	0	8
轻	5~20	7	9
中	20~40	4	1
重	≥40	7	0

3. 诊断标准

（1）GERD：结合胃镜检查和24 h食管 pH 监测结果，胃镜提示反流性食管炎、24 h 食管 pH 监测结果阳性，若出现以上情况的任意一项即可诊断为 GERD。18 例术前胃镜和 24 h 食管 pH 监测均至少有一项检查阳性，符合 GERD 诊断。

（2）阻塞性睡眠呼吸暂停综合征[7]：临床上有典型的夜间睡眠时打鼾及呼吸不规律、白天过度嗜睡，经多导睡眠图监测提示睡眠呼吸暂停低通气指数≥5 次/h 为阻塞性睡眠呼吸暂停综合征。严重程度分级标准：轻度，睡眠呼吸暂停低通气指数 5~20 次/h；中度，睡眠呼吸暂停低通气指数 21~40 次/h；重度，睡眠呼吸暂停低通气指数>40 次/h。

3. 手术指征　参考美国胃肠内镜外科医师协会工作指南[8]，GERD 患者胃镜检查提示有食管裂孔疝，抗反流药物治疗效果不佳，或有效但出现药物不良反应而又无法停药时选择手术治疗。

4. 手术方法　采用 5 孔法，脐孔上缘穿刺置入 Troca，探查腹腔内情况，分别于两侧上腹、剑突下、左侧中腹部放入 4 把 Troca。其中在剑突下 Troca 插入肝叶拉开器，左中腹部 Troca 插入抓钳，牵拉胃前壁暴露视野。两上腹部 Troca 为主要操作孔。有食管裂孔疝者先将疝内容物复位，将胃大弯向右牵拉，显露胃脾韧带。先用超声刀切断胃底部胃短血管，游离胃底至膈食管裂孔左侧膈肌脚根部，然后将胃推向左侧，游离小网膜上缘，向上游离至右膈食管裂孔处，显露右侧膈肌脚根部，打开余下全部膈食管筋膜。钝性游离食管下段及后方，避免损伤迷走神经。用 2-0 丝线间断缝合两侧膈肌脚，缩小食管裂孔至 1.5 cm 左右为宜。用无损伤抓钳夹持胃底经过已游离的食管下段后方，用 Nissen 法折叠胃底，包绕食管下段全周，并用 2-0 丝线间断缝合 2~3 针，宽 1.5~2 cm，至少要有 2 针缝于食管肌层。

5. 统计学处理　经统计软件 SPSS 13.0 处理数据，采用 t 检验进行计量资料组间比较，χ^2 检验比较计数资料。$P<0.05$ 为差异有统计学意义。

（二）结果

1. 近期效果　本组 18 例患者均成功实施腹腔镜手术，无死亡病例。未发生气胸、食管破裂等术后严重并发症。

2. 远期效果　对 18 例患者在术后 1 年随访，无 1 例失访。18 例术后平均体质量指数为（25±2）kg/m^2，与术前（27±4）kg/m^2 比较差异无统计学意义；术后胃镜发现反流性食管炎 1 例；反流总评分由术前 18（8~40）分降至术后 0（0~3）分，较术前明显降低（$Z=3.730$，$P<0.05$），每例评分均<12 分；24 h 食管 pH 监测：术后见轻度

酸反流 2 例，中度 0 例，重度 0 例（附表 38）；DeMeester 评分由术前（39±34）分降至（10±7）分；术后嗜睡程度，轻度 10 例，中度 3 例，重度 0 例；嗜睡评分由术前（13±5）分降至术后（7±3）分，较术前明显降低（T=7.834，P<0.05）；多导睡眠图：术后阻塞性睡眠呼吸暂停综合征轻度 9 例，中度 1 例，重度 0 例（附表 37）。术后多导睡眠图各指标较术前均明显改善，差异有统计学意义，P<0.05（附表 39）。

附表 38　术后胃镜和食管 24 h pH 监测结果

程度	24 h 食管 pH 监测（DeMeester 评分）	例数	反流性食管炎/例
无	<14.72	16	0
轻	14.72~50	2	1
中	50~100	0	0
重	≥100	0	0

附表 39　本组 18 例患者手术前后多导睡眠图各指标的变化

项目	睡眠呼吸暂停低通气指数/（次/min）	夜间最低 SaO_2/%	夜间 SaO_2<90%次数/次
术前	33±18	73±13	252±130
术后	7±8	88±4%	57±59
T 值	5.762	5.401	6.176
P 值	0.000	0.000	0.000

3. 术后并发症　术后 11 例出现不同程度的吞咽困难，一般在术后 2~6 周自行缓解，最长者 3 个月恢复。13 例出现不同程度的腹胀，其中 11 例在术后 2~8 周自行缓解，2 例在术后 12 个月仍有间断腹胀，但能耐受。

（三）讨论

GERD 是一种常见疾病，蒙特利尔国际共识意见定义将该病分为食管症状综合征、食管并发症及食管外症状三部分[1]。食管外症状包括反流性咳嗽综合征、反流性喉炎综合征、反流性哮喘综合征等，提示 GERD 和呼吸系统关系密切。GERD 是否会影响睡眠，反流物对患者咽喉部和气道黏膜刺激后是否会导致上气道的塌陷性增加或痉挛而引起气道部分或完全阻塞，从而引发阻塞性睡眠呼吸暂停综合征[9]，目前尚无大样本的临床研究。本研究中对同时诊断为 GERD 和阻塞性睡眠呼吸暂停综合征的 18 例患者采用针对 GERD 的手术治疗，而对阻塞性睡眠呼吸暂停综合征未采取措施，术后随访 1 年发现反流总积分由术前 18（8~40）分降至术后 0（0~3）分，术后每例反流总评分均<12 分，DeMeester 评分由治疗前（39±34）分降至（10±7）分，证实 GERD 食管症状和酸暴露均得到有效控制。术后嗜睡评分较术前明显下降，复查多导睡眠图各指标亦明显改善，3 例术前使用无创呼吸机者停用呼吸机，证实经抗反流治疗后，阻塞性睡眠呼吸暂停综合征状况得到明显改善。虽然样本数较少，但笔者认为：阻塞性睡眠呼吸暂停综合征是多因素诱发的疾病，GERD 不是唯一因素，但对于有些患者 GERD 是诱

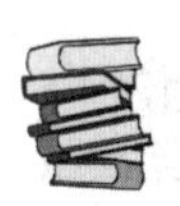

发阻塞性睡眠呼吸暂停综合征发生的持续因素，这一因素不消除阻塞性睡眠呼吸暂停综合征则不可能控制。对于 GERD 诊断明确者，若患有阻塞性睡眠呼吸暂停综合征，其病因至少一部分可能来自反流物的刺激，针对 GERD 的治疗可以缓解阻塞性睡眠呼吸暂停综合征的症状。

对腹腔镜胃底折叠术后 20 年随访发现仍有接近 80%的 GERD 患者未再出现泛酸、烧心[10]。然而，折叠术治疗 GERD 相关阻塞性睡眠呼吸暂停综合征的效果却鲜有报道。本研究的结果发现折叠术治疗 GERD 相关阻塞性睡眠呼吸暂停综合征效果良好，笔者认为有两种机制解释这种现象。第一，手术抗反流的效果在于降低酸暴露，恢复 LES 的功能，增加胃排空速度和改善受损的食管蠕动功能，从而阻止胃、十二指肠内容物反流[11]。当反流减少时咽喉部的炎症和水肿即会减轻，从而改善上呼吸道阻塞和呼吸暂停。第二，胃底折叠术可以破坏食管下段的神经末梢，从而减弱因反流刺激迷走神经反射造成的气道痉挛、阻塞。

阻塞性睡眠呼吸暂停综合征多表现有肥胖、夜间打鼾、白天嗜睡，有时患有顽固性高血压、房颤、胸闷等，可有夜间反复憋醒。长期可导致全身各脏器出现远期并发症，如肺动脉高压、冠心病、糖尿病、血栓形成等，对人体危害极大。其病因考虑有鼻息肉、鼻炎、上气道肌肉张力异常、神经体液失调等，很多时候病因不明，对患有 GERD 者其反流物刺激是否有影响并作为病因之一尚无大规模研究。笔者认为阻塞性睡眠呼吸暂停综合征和 GERD 关系密切，对于同时患有阻塞性睡眠呼吸暂停综合征和 GERD 者不妨先进行针对 GERD 的治疗，对于 GERD 药物治疗效果不佳或无法停药又出现药物不良反应者，腹腔镜 Nissen 胃底折叠术不失为一种有效的方法，不仅能使 GERD 的食管内症状得到有效控制，还可以有效改善阻塞性睡眠呼吸暂停综合征的状况。

参考文献

[1] SAWAYA R A, MACGILL A, PARKMAN H P, et al. Use of the Montreal global definition as an assessment of quality of life in reflux disease [J]. Dis Esophagus, 2012, 25 (6): 477-483.

[2] ZHANG C C, WANG Z G, WU J M, et al. The laparoscopic Nissen fundoplication eliminates obstructive sleep apnea syndrome due to gastroesophageal reflux disease [J]. Indian J Surg, 2012, 75 (suppl 1): 325-328.

[3] 高麦仓，沈强，王学红 . 中国西北地区胃食管反流病患者临床特征的多中心研究 [J]. 中华消化杂志，2013，33 (5): 298-302.

[4] 岳丽萍，金泽奇 . Epworth 嗜睡量表联合鼾声量表在阻塞性睡眠呼吸暂停低通气综合征筛查中的应用 [J]. 中国耳鼻咽喉头颈外科，2011，10 (10): 566-568.

[5] 赵丹丹，张玫 . 老年反流性食管炎患者的临床特点及食管运动功能分析 [J]. 中华临床医师杂志，2013，7 (5): 1878-1881.

[6] KIM G H. How to interpret ambulatory 24 hr esophageal pH monitoring [J]. J Neurogastroenterol Motil, 2010, 16 (2): 207-210.

[7] 中华医学会呼吸病学分会睡眠呼吸疾病学组 . 阻塞性睡眠呼吸暂停低通气综合征

诊治指南（2011 年修订版）［J］. 中华结核和呼吸杂志，2012，35（1）：9-12.
［8］秦鸣放，赵宏志. 腹腔镜手术治疗胃食管结合部良性疾病的疗效评估［J］. 中华消化外科杂志，2011，10（3）：165-167.
［9］SUZUKI M，SAIGNSA H，KUROGI R，et al. Arousals in obstructive sleep apnea patients with laryngnpharyngeal and gastroesophageal reflux［J］. Sleep Med，2010，11（4）：356-360.
［10］FRAZZONI M，PICCOLI M，CONIGLIARO R，et al. Laparoscopic fundoplication for gastroesophageal reflux disease［J］. World J Gastroenterol，2014，20（39）：14272-14279.
［11］DRAAISMA W A，RIJNHART-DE JONG H G，BROEDERS I A，et al. Five-year subjective and objective results of laparoscopic and conventional Nissen fundoplication［J］. Ann Surg，2006，244（1）：34-41.

（此文已于 2016 年发表于《中华普通外科杂志》第 31 卷第 10 期）

三十四、胃食管喉气管反流动物实验初步验证

汪忠镐　来运钢　吴继敏　李春民　季　锋

【摘要】 目的：试图从动物实验探讨胃食管喉气管综合征。方法：将 4 只远交群（SD）大鼠随机分为实验组和对照组，每组各 2 只。实验组在食管近端置入撑开器，以消除食管下端括约肌（LES）功能，封闭幽门远端以形成反流；对照组仅封闭幽门远端。两组制备完成后胃内注入亚甲蓝溶液 1 mL，观察胃内容物反流情况。结果：实验组食管、咽部、口鼻腔和喉气管内腔均蓝染，对照组除部分食管蓝染外，其余部位均未见蓝染。结论：实验结果揭示了作为胃食管喉气管综合征基础的胃食管喉气管反流的存在。

【关键词】 胃食管喉气管综合征；胃食管反流病；哮喘；喉痉挛；动物模型

近年来，胃食管反流病（GERD）引起的以呼吸道窘迫为唯一或主要表现的临床现象日益受到人们的关注和重视，近来国内学者就自身多次发生严重致命性“哮喘”，数次误诊误治，最终确诊为 GERD 的经历，以及救治同样患者的临床观察，呼吁临床医师应切实重视胃食管反流所致的食管外病变，尤其是相关性呼吸道病症，并提出了胃食管喉气管综合征（GELTS）的概念。GELTS 是指胃内容物反流到胃食管交接处，再进一步到达咽部、口鼻腔和喉气管，并由其引发的一系列以咽喉部为核心的，以呼吸道症状为最主要表现的，尤其是“哮喘”或喉气管痉挛为突出表现的，涉及呼吸和消化两大系统和耳鼻咽喉口腔的一系列临床综合征[1]。为进一步证实该假设存在的理论依据，笔者通过动物实验加以探讨。

（一）材料与方法

1. 实验动物与分组　选择远交群 SD 大鼠 4 只，雌雄各 2 只。体重（250±30）g，

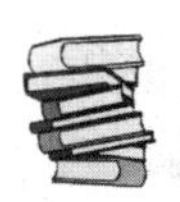

由首都医科大学实验动物中心提供，清洁级，颗粒饲料喂养。随机将大鼠分为实验组和对照组。每组各 2 只。

2. 实验准备　所有手术均在清洁级动物实验手术室内按手术要求进行。准备 0 号尼龙缝线、10%的水合氯醛及亚甲蓝溶液等实验用物。术前禁食 48 h，禁水 12 h。喂养物为 5%葡萄糖。以 10%水合氯醛（30 mg/kg）腹腔注射法施行麻醉。动物取仰卧位，四肢及头部固定于手术台，术区常规备皮铺巾。

3. 动物造模

（1）实验组：取腹正中切口，上起于剑突，长 5 cm，显露胃前壁，于胃食管交界下 1 cm 切开胃壁长约 0.3 cm，进入胃腔，以自制喇叭状食管扩张管（管长 2.5 cm，上口及主干外径 0.4 cm，内径 0.3 cm，下口直径 0.6 cm），经胃切口向贲门口缓缓插入食管腔，向上超过食管裂孔。术中测定食管下段平均直径 0.2～0.3 cm，在幽门以远 0.5 cm做结扎，使之封闭。结扎最后一针前，置大鼠于头向 45°体位，自未结扎处向胃腔缓缓注入亚甲蓝 1 mL 后结扎。此时检查胃内蓝色溶液，并未到达贲门，胃切口连续全层加浆肌层缝合并包扎。于大鼠颈后皮下贯穿 7 号缝线，术后牵拉此线可将鼠体悬吊于直立位，维持此位 1 h，待麻醉清醒后，置其自然位，禁食、禁水。

（2）对照组：如实验组法进腹，于幽门远侧 0.5 cm 结扎封闭肠腔，于胃前壁预置荷包缝线，于荷包内穿刺胃壁注入亚甲蓝溶液 1 mL，收紧荷包打结以封闭穿刺点，观察无胃内蓝染溶液至贲门。其余操作同实验组。

（二）结果

1. 实验组　2 只实验鼠分别于术后 10 h、17 h 死亡。尸检显示：胃呈不同程度扩张，食管全程扩张，充满蓝色，气道有不同程度蓝染，2 只大鼠气道内蓝色痕迹最下端至杓状软骨上缘的距离分别为 0.5 cm、3.0 cm（杓状软骨上缘至气管分叉处分别长为 4.0 cm 和 4.2 cm），咽喉、口腔及鼻腔可见蓝色附着（附图 27）。

附图 27
扫码看彩图

2. 对照组　2 只对照鼠分别于实验后 10 h、17 h 处死。尸检显示：胃腔较实验组显著扩张变薄，食管内可见蓝色液体溢出，食管反流平面

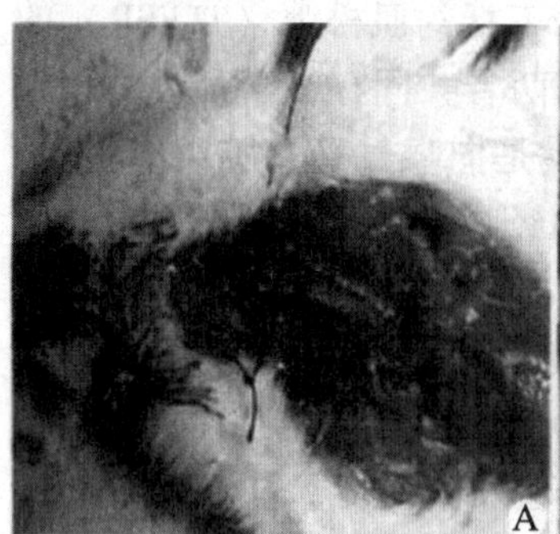

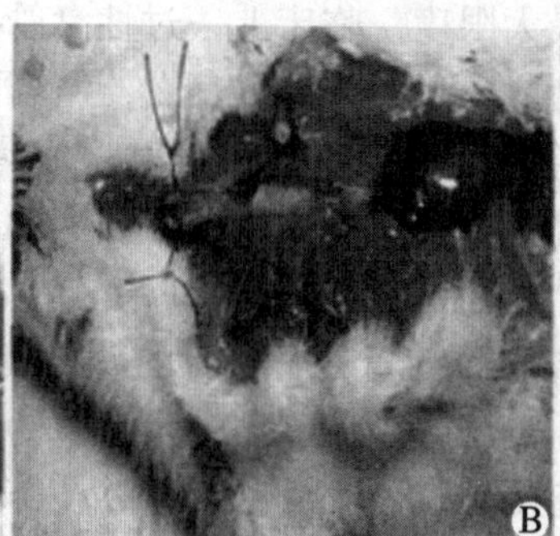

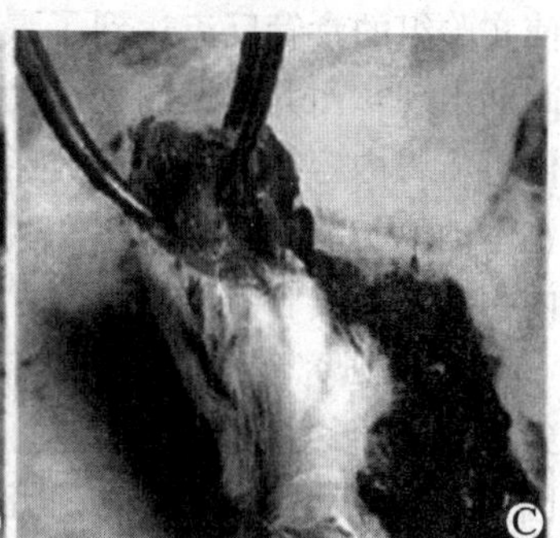

附图 27　胃食管喉气管反流动物实验

A. 蓝色液体反流附着于咽喉部；B. 蓝色液体反流附着于气管；
C. 蓝色液体反流附着于鼻腔和口腔

高于贲门的距离分别为6.3 cm、6.0 cm（2只鼠食管全长均为9 cm）。气道、咽喉、口腔及鼻腔未见蓝染。

（三）讨论

1. GELTS概念的提出　GERD是消化系统的常见病，但其非典型临床表现多样，被称为食管外症状，尤其是呼吸道窘迫，了解者颇少，使误诊误治现象十分常见。对于"哮喘"或喉气管痉挛及由其引起的一系列后果，严重影响患者生活质量乃至生命[2]。本研究组曾对200例GERD患者的临床表现进行了观察、随访和分析，将其临床进展依次分为胃食管期、咽期、口鼻期和喉气管期，并提出了GELTS[1]。

2. 动物实验观察到的食管外反流　本研究旨在通过动物实验模型证实GELTS及其临床四期的发生机制。实验组2只大鼠均可见食管全程、咽喉部、口鼻腔及气管腔内的蓝染，表明胃内容物可反流到上述部位，即食管、咽喉、口鼻腔及气管腔均已受到胃内反流物的侵袭，与GELTS中所描述的胃食管期、咽期、口鼻期和喉气管期完全相对应。同时，也说明胃内容物反流物一旦突破食管上段咽部的生理性狭窄，便可到达口鼻，同时也可进一步进入喉气道，这条反流路线符合以喉为中心的消化与呼吸系统在此处的局部解剖特点和比邻关系，也说明反流是沿解剖途径直接进行的。

实验组在胃食管下端插入远端呈喇叭状的塑料食管扩张器直至膈肌裂孔以上，完全抵消了LES的功能，而胃的出口已被封闭，当胃内压力增大时，必然引起单向的胃食管反流，从而侵袭咽、口鼻和喉气管、支气管。而在对照组，尽管胃内压力同样增高，但LES和食管清除功能完善，从实验结果来看，在实验动物从手术至死亡的时间内，胃内容物溢至膈肌以上的食管段，说明反流物通过了LES。

LES功能的缺失或丧失是导致胃食管反流的根本原因。此外，GERD也是食管运动调节紊乱性疾病，任何原因的食管蠕动振幅减弱、消失或病理性蠕动等食管自身动力功能紊乱，均可导致食管的自我清除功能和自身合理蠕动减弱。近来研究表明，食管下端特别是LES的运动障碍与胃食管反流的发生息息相关[3]。而在本实验模型中，置入食管下段扩张器致使LES的作用丧失，同时食管下段管壁紧贴于扩张器外周，肌纤维被动牵拉延伸，局部食管动力功能受损，由于以上两种病理因素的持续存在和作用，使实验组的食管反流达到了最大限度。临床上一过性食管下括约肌松弛（TLESR）的间断出现，由其引发的食管动力紊乱亦非持续存在，但当两者共同存在于某个时段时便可将胃内容物最大限度地经咽反流喷流甚至喷射，尤其是向喉气管及肺组织侵袭。在本动物实验中，由于急性实验导致实验鼠持续而强烈的经咽反流，从而在极短时间内引起了胃食管喉气管反流，短时间内动物死亡。

3. 本研究动物模型的意义　目前胃食管反流的动物模型制备形式虽然很多，但多致力于反流性食管炎的研究，对于研究反流相关性呼吸疾病或食管外疾患并不适合。因此，能否建立一个适合研究反流相关性呼吸疾病的胃食管反流模型，对GELTS的发生机制做进一步的研究十分重要。本实验动物模型模拟了食管外直接的，也就是经解剖基础的反流途径，支持笔者提出的胃食管喉气管反流或GELTS的假设，为深入研究胃食管喉气管反流现象提供了初步参考依据。

参考文献

[1] 汪忠镐，刘建军，陈秀，等．胃食管喉气管综合征（GELTS）的发现与命名——Stretta 射频治疗胃食管反流病 200 例［J］．临床误诊误治，2007，20（5）：1-4.

[2] WANG Z G. It is gastroesophageal reflux disease，not asthma：a case report［J］. Chin Med Sci J，2006，21（9）：189-193.

[3] 王虹，刘宾．食管下括约肌运动和功能与胃食管反流病［J］．中华内科杂志，2004，43（10）：750-752.

（此文已于 2007 年发表于《临床误诊误治》第 20 卷第 12 期）

三十五、胃食管喉气管综合征（GELTS）的发现与命名——Stretta 射频治疗胃食管反流病 200 例

汪忠镐　刘建军　陈　秀　吴继敏　王利营　巩　燕　白　晶　董元元　胡亚辉　来运钢

【摘要】目的：探讨胃食管反流病（GERD）临床表现和内镜下 Stretta 射频治疗效果。方法：对 2006 年 4 月至 2007 年 2 月施行内镜下射频治疗的 200 例 GERD 临床资料及随访情况进行分析。结果：200 例中 49 例以泛酸、烧心、咽部异物感等消化道症状为主；36 例仅表现为咳嗽、咳痰、喘息、憋气等呼吸道症状；98 例以消化道表现为主合并呼吸道症状；15 例以呼吸道症状为主，偶有消化道症状；2 例表现为胸骨后疼痛，诊为冠心病。治疗后即刻复查胃镜见 190 例贲门口包绕内镜紧密，10 例贲门口较前缩紧；4 例术中食管、贲门黏膜少量出血，无其他并发症。治疗 2 d 内 198 例症状消失或明显缓解。随访 1~11 个月 5 例自觉无明显改善；3 例于术后 1~7 个月后复发（1 例接受了重复治疗，“哮喘”再度消失）；12 例失访；180 例（90.0%）症状消失或明显改善，以呼吸道症状为主者尤其明显。结论：GERD 导致的呼吸道和咽喉部表现既常见凶险，又罕为大众所知，为此笔者提出了以胃食管交接处为启动器、以咽为反应器以口鼻为效应器、以喉气管为喘息发生器所引起的一系列临床表现，称为胃食管喉气管综合征（gastroesophago-laryngotracheal syndrome，GELTS）或两管一腔综合征这一新概念。内镜下 Stretta 治疗 GERD 操作较为简捷、安全，具有颇好前景，更适于有严重呼吸道症状和 GELTS 的病例。复发时尚可重复治疗或改用手术治疗。

【关键词】胃食管反流病；哮喘；胃食管喉气管综合征；两管一腔综合征；Stretta 射频治疗

胃食管反流病（GERD）的消化道外表现尚未受到足够重视，不少患者长期得不到正确诊治[1-3]。当前，药物为 GERD 的主要治疗方法，但难以达到实质性疗效；胃底折叠术、腹腔镜下手术均为有创性治疗，远期疗效也有待观察。内镜下射频治疗则属于微创疗法，更易为患者接受。第一作者有由于“哮喘”、多次呼吸窘迫经抢救最终完全

缓解的经历，出于救治同类患者的意愿，于2006年4月促成国内首家GERD中心。至2007年3月已为248例GERD患者实施射频或手术治疗，绝大多数患者感到疗效满意。笔者探讨前200例临床特点和射频治疗效果，并提出胃食管喉气管综合征（GELTS）的概念。

（一）资料及方法

1. 一般资料　收集2006年4月至2007年2月接受射频治疗的GERD患者200例，男性112例，女性88例；年龄17~85岁，平均47岁。病史3个月至40年。

2. 临床表现

（1）按症状分：①食管性：泛酸79例，烧心150例，咽部异物感55例；②呼吸性：喘息或“哮喘”93例（46.5%），气短23例（11.5%），咳嗽、咳痰128例（64.0%），夜间不能平卧23例（11.5%）；③口腔性：流涕35例，打喷嚏33例，打鼾33例，耳鸣25例，鼻后滴流20例，听力下降15例；口腔溃疡24例，牙齿腐蚀37例，嗅觉消失1例，吞咽痛20例和吞咽困难14例。

（2）按系统表现分：仅表现为泛酸、烧心、反食、嗳气等消化道症状49例（24.5%）；仅表现为咳嗽、咳痰、喘息、憋气等呼吸道症状36例（18.0%）；消化道症状与呼吸道症状并存98例（49.0%）；以呼吸道症状为主偶有泛酸等消化道症状15例（7.5%）；表现为胸骨后疼痛，误诊为冠心病2例（1.0%）。

本组有呼吸道表现者共占74.5%，病程中多误诊为支气管哮喘、肺纤维化、肺气肿、支气管扩张等疾病。“哮喘”多在进食后及夜间平卧位时发作，20例发生过昏迷或经历过多次急症抢救，其中2例曾发生瞳孔散大，3例曾行1次或2次气管切开，1例住院治疗时因发作晕厥致面部撕裂伤，1例并发肺气肿、肺大疱形成和自发性气胸，1例并发左肺不张行全肺切除术，1例因严重咳嗽和喘息曾发生2根肋骨骨折；8例形成支气管扩张；19例发生肺纤维化和肺气肿，其中1例肺实质病变严重已确定为肺移植对象；2例以胸骨后疼痛误诊为冠心病，其中1例病史34年，曾放置冠状动脉支架无效。

3. 诊断标准　①胃镜检查：反流性食管炎采用洛杉矶诊断标准[1]。②24 h食管pH监测：采用Johnson-DeMeester标准[2]，即pH<4认为有酸反流；DeMeester评分<14.72为正常，15~50为轻度异常酸反流，51~100为中度，>100为重度。③食管动力检测LES压力：正常参考值14.0~34.5 mmHg，吞咽松弛率≥90%为LRS完全松弛。

（1）胃镜所见：176例（88.0%）胃镜下见贲门口松弛（附图28），31例为反流性食管炎（LA-A 14例，LA-B 13例，LA-C 4例），167例为非糜烂性GERD，4例为Barrett食管，11例合并食管裂孔疝。

（2）24 h食管pH监测：46例轻度酸反流，34例中度，78例重度；22例无酸反流；20例未检查。

（3）食管测压：101例LES压力低下，72例正常，27例未检查。

4. 治疗方法

（1）设备：日本PENTAXEG 2970K电子胃镜及图文系统，荷兰便携式MMS动态胃食管pH监测仪，丹麦9043G0132胃肠功能测定仪，美国Stretta微量射频治疗仪及射

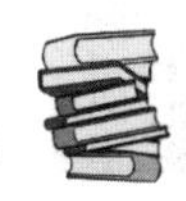

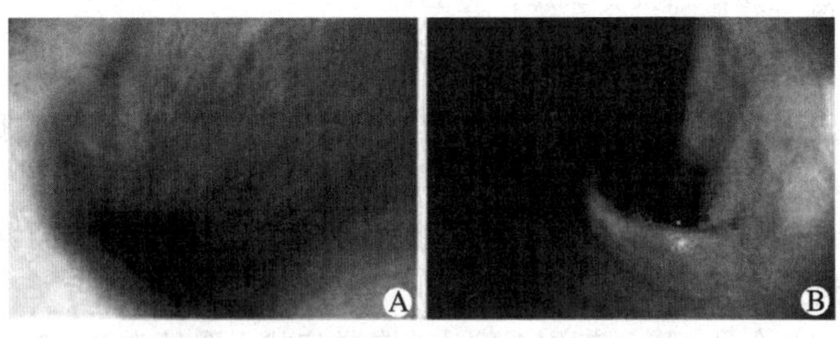

附图 28　治疗前胃镜见食管下端开口松弛

附图 28
扫码看彩图

频治疗导管。

（2）治疗指征：首先进行药物治疗，然后考虑射频或手术治疗。本组患者大多以与笔者的经历相似而来求治，显然症状更重：①有呼吸窘迫而严重影响生命的患者；②有严重烧心、泛酸以至几乎持续呕吐的患者；③药物治疗不满意、明显影响生活质量的患者。

（3）步骤：①置入导管，于患者两肩胛骨之间放置 1 个电极板，另一端与 Stretta 微量射频治疗仪相连；内镜下测量齿状线距门齿距离；通过胃镜活检孔道引入 Stretta 导丝，将导丝留置于十二指肠后撤出胃镜。沿导丝将 Stretta 导管引入食管，撤出导丝。②确定治疗平面及次数，食管治疗平面分别选择齿状线上 1. 0 cm、0. 5 cm 及齿状线、齿状线下 0. 5 cm，每个平面均于 0°、右旋 45°治疗 2 次；再将导管气囊推至胃内，分别于气囊内注气 25 mL 及 22 mL 后外拉导管至适当阻力，胃内两个平面均于 0°、右旋 30°、左旋 30°治疗 3 次，全过程共治疗 14 次（每次同时治疗 4 个点，共 56 个点），每次 60 s；全组手术时间 30~57 min，平均 38 min。③启动射频治疗仪，注气扩张导管气囊至适当压力，推动 Stretta 导管末端激发装置，将电极针插入食管壁确定的治疗平面，Stretta 治疗仪显示屏示电阻迅速下降，确认电阻及温度正常即启动治疗仪，按上述程序治疗。治疗过程中控制组织电阻<1 000 Ω，温度 80~90 ℃，黏膜表面通过预冷水冲系统进行冷却保护，黏膜表面温度<50 ℃。

（二）结果

1. 内镜检查　200 例治疗后即刻复查胃镜，见 190 例贲门口包绕内镜紧密，10 例贲门口较前缩紧，其中 4 例食管裂孔疝患者贲门口较前缩紧（附图 29）。

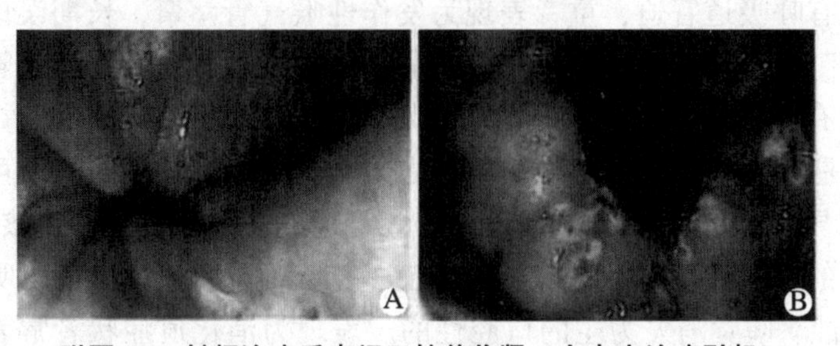

附图 29　射频治疗后贲门口较前收紧（白点由治疗引起）

附图 29
扫码看彩图

2. 并发症　本组无食管黏膜撕裂或穿孔等并发症。

3. 治疗后即时结果　治疗后，除2例外，198例症状立即消失或明显缓解，有严重呼吸窘迫者缓解更为明显，包括1例原定为肺移植对象者，治疗后立即感到呼吸顺畅，当夜便能平卧睡眠；1例合并严重肺大疱形成、肺气肿和发生过气胸者，治疗后次日即可步行登楼；2例自备呼吸机、制氧机和1例误诊为冠心病行冠状动脉支架置入术无效者，治疗后症状立即消失。

4. 随访　本组随访1~11个月，随访期内5例认为自觉症状无明显改善，3例于术后1~7个月有不同程度复发，其中1例严重"哮喘"住院8次的患者于术后2个月复发，于5个月后再次射频治疗，治疗后"哮喘"再次立即消失；1例合并食管裂孔疝者6个月后泛酸症状有所复发，需减量药物治疗，1例反流性食管炎于7个月后偶有泛酸症状，少量服药可缓解；12例失访，姑且视为无效，仍有180例（90.0%）症状明显改善，呼吸道症状为主者尤其明显。1例疗效很好者术后半年死于其他原因。少数患者偶尔间断应用消化道或呼吸道药物。合并严重肺气肿和气胸的患者治疗后尽管体能略逊于常人，仍可胜任司机工作；1例以呼吸道表现为主者曾因感冒诱发气短1次。由于患者拒绝检查等客观原因，本组仅2例随访中同意复查24 h食管pH监测，一例DeMeester评分从84.4降为12.4，从中度反流到正常；另一例DeMeester评分从200.5降为99.0，仍属重度反流，接受了再次治疗。

（三）讨论

严重GERD患者常出现复杂多样的食管外表现，以致长期被视为支气管哮喘等。第一作者曾发生多次严重和难以抢救的"哮喘"，在被抢救过程中领悟到所患的"哮喘"实由GERD引起，经过治疗得到新生。为解救同样患者，促进了GERD中心的建立，在国内首次引进内镜下射频治疗法、经腹或经胸的胃底折叠术和Belsey Ⅵ手术，至今共实施射频治疗233例，手术治疗15例。

1. 确实存在与GERD相关的胃食管喉气管综合征　必须重视GERD引起的呼吸道或喉气管黏膜的持续和严重的刺激和损伤，以及由GERD引起的胃内容物自下向上的经咽部的喷射，其是导致哮喘或喉痉挛的直接因素。这些患者病程长，反流胃液长期经咽部喷射[3-5]，刺激了咽喉部和气管，逐步形成喉气管甚至整个呼吸道的炎症、激惹、肺大疱形成、肺气肿和肺纤维化等严重器质性损害。本组74.5%的患者有呼吸道症状，而且18%的患者仅有呼吸道窘迫，重者表现为发作性喉气管痉挛，长期误诊为支气管哮喘。此类"哮喘"患者在紧急状态下施行气管切开可挽救其生命，而气管切开对"哮喘"无效。本组有3例曾行气管切开1次或2次。因此，正确诊断十分重要，此时治疗消化道的病变才是解决GERD源哮喘的根本之策。本组患者的临床表现可分为3组：泛酸、烧心、咽异物感和吞咽困难等为主的食管性的；哮喘、气短、咳嗽、咳痰，夜间不能平卧为主的呼吸性的；流涕、鼻后滴流、打喷嚏、打鼾、耳鸣、听力下降、口腔溃疡、牙齿腐蚀、嗅觉消失为主的口腔性的。表现为消化道症状者常表现为连续嗳气、泛酸、不断呕吐，说明胃内容物的高位（经咽）反流和有反流物进入或喷入口腔、喉、气管、支气管，除引起恼人的口鼻腔症状外，尚可引起严重咳嗽、呛

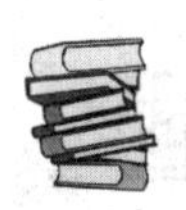

咳、咳痰，重者则有发生喉气管痉挛和窒息的危险。笔者不仅有持续呕吐、反流、肺不张、肺大疱形成、肺气肿、支气管扩张和肺纤维化病例，尚收集到不包括在本组的2例尸检材料，证明气管、支气管内有大量胃内容物，也旁证了GERD所致呼吸道病变的严重性。由GERD所致的以呼吸道窘迫为主的表现可以是单纯的呼吸道危象，也可伴有消化系统表现。总之，通过咽和喉实现了呼吸和消化两大系统和口腔的充分连接，咽喉成了形成发生在消化道、呼吸道和口腔的一系列综合征的关键的解剖和病理反应中心。为此，笔者认为由GERD引起的以咽喉部为核心的、常以呼吸道表现尤其是哮喘、喉气管痉挛为突出点的、涉及呼吸和消化两大系统和耳鼻口腔的一系列相应临床表现（但偏偏可以没有烧心和泛酸），或者是以胃食管交接处为启动器、以咽为反应器、以口鼻为效应器，以喉气道为喘息发生器的新的临床综合征，姑且称为胃食管喉气管综合征（gastroesophago-laryngotracheal syndrome，GELTS）或两管一腔综合征（two track one cavity syndrome）。所提及的无食管症状患者似乎不可理解，但本组这些病例经胃镜检查并无食管炎，间接证实其食管对酸可能有颇大的抵抗力。GELTS这个新概念的提出很可能为许多患GERD、“哮喘”、重症咳嗽、咳痰等常见病和多发病患者带来了希望乃至新生，有必要引起充分的重视和研究。

2. 射频治疗是改善GERD症状的有效手段　药物治疗可使许多GERD患者症状缓解，笔者在确诊GERD后首选药物治疗，对疗效不佳和不能坚持药物治疗者，或有严重呼吸道窘迫者首选射频治疗。射频治疗效果不好或复发者，可重复治疗或行各类胃底折叠术。

（1）治疗原理：电磁波不同频率应用于不同领域，其中200 kHz~3.3 MHz被临床用于射频消融治疗。射频治疗仪由射频发生器和能量传递导管组成，射频发生器通过温度反射调节系统产生正弦波能量，通过导管将射频能量传递到导管头端镍钛电极针。当射频电流经人体组织时，因电阻损耗而转化为热能，使病变部位升温，细胞内外水分蒸发、干燥、固缩以致无菌坏死，从而达到治疗目的。射频治疗已广泛用于良性前列腺增生、睡眠呼吸暂停综合征、关节囊松弛、椎间盘突出症、实体肿瘤、心律失常、慢性疼痛等治疗。射频治疗技术在国外已应用于GERD[6,7]，治疗原理主要通过热能灭活神经末梢和迷走神经受体、收缩胶原组织，增加LES厚度和收缩力，减少TLESR松弛，起到缓解胃食管反流的效果[8,9]。

由于本组病程较长，最长者达40年，患者已经形成严重的呼吸道和口腔、喉气管器质性损害，需经相当长的时间才能有所好转，但如能让患者呼吸顺畅，生命得以维持，痛苦便立即减轻。这是患者在治疗后即刻感到十分满意效果的重要原因，也是个别患者在中期又感到欠满意的原因，如严重肺大疱形成、肺气肿、气胸和需要肺移植者，治疗后虽然症状立即消失，且术后恢复并能胜任工作，但时间一长，总感到体力不如健康人。此种情况必须在治疗前向患者解释清楚。

（2）注意事项：在呼吸道为主要表现者的射频治疗过程中（平卧位）很容易出现反流性误吸和喉痉挛，可导致窒息和肺部并发症，对此决不可掉以轻心。综上所述，临床各科医师必须强化“某些哮喘患者的根本病因在GERD”这一意识，或有GELTS

或两管一腔综合征这一概念，对这些患者及早进行干预，不仅能减轻患者的病情，尚可起到预防严重呼吸道并发症的作用，并有助于降低国家和个人的医疗负担。内镜下射频治疗用于 GERD 对改善症状的效果显著，即使复发，也可重复治疗，或改用诸种手术方法，因而具有治疗前景，尤其适宜有严重呼吸道症状的病例或胃食管喉气管综合征患者。

参考文献

[1] LUNDELL L R，DENT J，BENNETT J R，et al. Endoscopic assessment of oesophagitis：clinical and functional correlates and further validation of the Los Angeles classification [J]. Gut，1999，45 (2)：172-180.

[2] JOHNSON L F，DEMEESTER T R. Development of the 24-hour intraesophageal pH monitoring composite scoring system [J]. J Clin Gastroenterol，1986，8 (Suppl 1)：52-58.

[3] WANG Z G. It is gastroesophageal reflux disease，not asthma：a case report [J]. Chin Med Sci J，2006，21 (9)：189-193.

[4] 汪忠镐，IBRAHIM M I. 胃食管反流病而非哮喘：个例报告 [J]. 美中医学，2006，3 (4)：50-54.

[5] 汪忠镐，陈秀，韩冰，等. 胃食管反流病引起“顽固性哮喘”以致气胸一例报告 [J]. 临床误诊误治，2006，19 (11)：8-9.

[6] TAM W C E，SCHOEMAN M N，ZHANG Q，et al. Delivery of radiofrequency energy (RFe) to the lower esophageal sphincter (LES) and gastric cardia inhibits transient LES relaxations and gastro-oesophageal reflux in patients with reflux disease [J]. Gastroenterology，2001，120 (1)：77-83.

[7] 汪忠镐. 胃食管反流病的微创治疗进展 [J]. 中国微创外科杂志，2006，6 (10)：721-724.

[8] UTLEY D S，KIM M，VIERA M A，et al. Augmentation of lower esophageal sphincter pressure and gastric yield pressure after radiofrequency energy delivery to the gastroesophageal junction：a porcine model [J]. Gastrointest Endosc，2002，52 (1)：81-86.

[9] LIU J J，WANG Z G，CHEN X，et al. Applying Stretta radiofrequency to treat patients with gastroesophageal reflux disease [J]. J Gastroenterol Hepatol，2006，21 (Suppl 6)：191.

（此文已于 2007 年发表于《临床误诊误诊杂志》第 20 卷第 5 期）

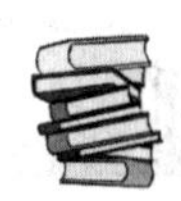

三十六、咽喉反流与咽气道反流

张成超 汪忠镐 尹金淑 吴继敏 季 锋 高 翔 来运钢
李春民 段红永 李志仝 宁雅婵

【摘要】 咽喉反流是指胃内容物反流至食管上括约肌（UES）以上的咽喉部，造成局部损伤，以致诱发呼吸道平滑肌的强烈收缩和气道的大量分泌物，与胃食管反流病（GERD）在流行病学、反流机制、反流模式，以及临床表现、诊断、治疗方法等几个方面有所不同。本文对此进行探讨，并提出咽气道反流的概念。

【关键词】 胃食管反流；咽疾病；喉疾病；咽气道反流

胃食管反流病（GERD）是常见的消化道疾病之一，是胃、十二指肠内容物反流入食管所引发的，可导致食管黏膜糜烂、炎症、溃疡、Barrett 食管以至癌变，还可引起食管外的组织损害及相应的临床疾病。非典型 GERD 是指缺乏泛酸、烧心和胸骨后痛等典型症状，主要表现为哮喘、咳嗽、吞咽困难等食管外表现，易误诊，不少患者长期得不到正确诊治，从而严重影响患者的健康甚至生命[1-4]。咽喉反流（laryngopharyngeal reflux，LPR）则是胃、十二指肠内容物反流至食管上括约肌（UES）以上的咽喉部，引起一系列的咽喉部损伤和相应临床表现，可表现为声嘶、咽喉痛、频繁清嗓、慢性咳嗽、发音困难、咽部异物感、吞咽困难等，其中又以慢性咽炎、慢性喉炎最为多见。自 1968 年 Cherry 和 Margulies[5] 报道的 3 例胃食管反流引起咽喉部溃疡以来，GRED 与咽喉反流性疾病及其症状的关系日益受到临床重视。

（一）流行病学

国内外目前均没有将咽喉反流作为一种单独的疾病进行流行病学报道，仅在 GERD 的流行病学研究中将其作为一个分支调查。Farrokhi 和 Vaezi[6] 认为耳鼻咽喉科就诊患者中约 15%的人有咽喉反流症状。Connor 等[7] 通过检查 1845 例成年人发现，66%以上的受检者有 GERD 或咽喉反流症状，26%的受检者同时有 GERD 和咽喉反流症状，而其中 38%有嗓音疾病，44%有阵发性呼吸困难，另外有 39%的受检者因烧心感接受药物治疗。Lam 等[8] 报道中国人可疑反流性咽喉炎患者咽喉反流的发病率较白人要低。

（二）反流机制

事实上，所谓咽喉反流本来就是胃食管反流的一种食管上或食管外表现，因而咽喉反流的发生部位仍在贲门。UES 松弛，抗反流防御功能下降。胃内容物由食管贲门端反流至食管咽喉端，并通过 UES 进入咽喉部引起咽喉损伤。当胃食道反流物到达咽部而有足够的动力时便可形成喷射，将反流物经此口（生理状态下呈鸟嘴状）喷入口鼻腔，从而可造成对喉气管、咽、鼻窦以致咽鼓管等部位的侵犯，并引起相应症状[9]。通过动物实验证实胃内容物（亚甲蓝溶液）可经咽反流至喉、气管甚至肺部[10]，这可能是咽喉反流的直接机制。食管通过碳酸氢盐屏障、黏膜屏障及蠕动等特定的方式来避免黏膜损伤，但咽喉部没有这种功能。由于咽喉部对反流性破坏的高度敏感性，当患者还没有食管炎的症状即可出现咽喉反流的表现。另一种观点认为食管和支气管树存在共同的胚胎起源，且都由迷走神经支配，咽与食管有着共同的反射中枢和通路。远端食管胃酸引起迷走神经反射导致支气管收缩，反复清嗓动作、咳嗽最后导致黏膜损伤[11]，也可能是上述机制的共同作用。

（三）反流模式及临床表现

咽喉反流患者的反流大多发生于直立位（白天），而且食管蠕动和胃酸清除是正常的，而GERD患者的反流主要发生于仰卧位（夜间），并伴有食管蠕动障碍和胃酸暴露时间的延长[12]。对于食管来说，1 d出现50次的反流都可被认为是正常的，在许多咽喉反流患者胃食管反流的量和持续时间都在正常范围之内，不至于产生烧心和食管炎；但在咽喉部，1周出现3次反流，喉黏膜上皮就可以出现损伤。

由GERD引起的以咽喉部为核心的、以呼吸道表现尤其是哮喘、喉气管激惹为突出点的、涉及呼吸和消化两大系统和耳鼻口腔的一系列相应临床表现（但可以没有烧心和泛酸症状），或者是以胃食管交接处为启动器，以咽为反应器，以口鼻为效应器，以喉气道为喘息发生器的临床症候群，称为胃食管喉气管综合征（GELTS）[13]。GELTS的临床表现多样，笔者在对2006年4月至2007年2月200例接受射频治疗的GERD患者的诊疗中所见，按症状将其分为4类：①胃食管性：泛酸79例，烧心150例。②咽喉性：咽异物感55例，吞咽痛20例和吞咽困难14例。③口腔鼻腔性：流涕35例，打喷嚏33例，打鼾33例，耳鸣25例，鼻后滴流20例，听力下降15例，口腔溃疡24例，牙齿侵蚀37例，嗅觉消失1例。④气道性：喘息或“哮喘”93例，气短23例，咳嗽、咳痰128例，夜间不能平卧23例。

典型的GERD有烧心、泛酸、胸部不适等症状。非典型GERD是指典型的症状较轻或缺如，但却引起一系列食管外症状，包括咽喉部和上、下呼吸道的临床表现，如咽部异物，流涕、鼻塞、鼻后滴流，在餐后、餐中、睡眠或晨起时发生的剧烈咳嗽、咳痰、呼吸不畅、哮喘样发作以致窒息等。咽喉反流与声带肉芽肿和喉痉挛等疾病密切相关，并在声门下狭窄的形成过程中起重要作用，慢性喉部刺激可能会导致喉癌的发生。GERD可能是LES功能失调引起，而咽喉反流则经咽反流或由于UES功能失调引起。这可能解释了为什么两者的临床症状和表现不同。

（四）诊断

GERD常用的诊断方法主要包括纤维喉镜检查、24 h食管pH监测、食管测压、核素扫描、食管造影和诊断性治疗等，但要确诊仍需结合临床症状、体征综合诊断。24 h食管pH监测目前被认为是诊断反流性疾病的“金标准”，但作为一项有创检查，患者的耐受性也受到了挑战，且该项检查无法检测到弱酸、碱性反流和十二指肠内容物的存在，忽略了胆盐等对喉黏膜的损害，检查期间患者进食和活动受限及电极定位不准或移位均可能造成假阴性结果，在临床上也常遇到不符合该标准的病例，故结合临床诊断更有必要。目前的多通道腔内阻抗技术已使之有所改进。胃食管反流物至上呼吸道或形成咽喉反流，基本条件是反流物经过平时处于关闭状态的咽部，除液体外常伴气体或形成了雾状体，传统的pH传感器很难用在此测定其pH值。

喉镜可评估咽喉部组织破坏的严重程度，但不能确定是否是由咽喉反流引起。Dx-pH检测系统是由探针、传感器和记录器构成，探针头部的微型pH传感器可测量上

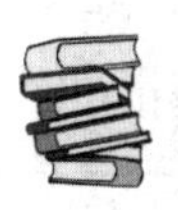

呼吸道的雾化气体的 pH 值，且患者感觉比较舒适，不影响吞咽、进食。这种检测可以通过信息传递到记录器并提供图解来表示 24 h 或 48 h 以上的 pH 变化，有助于确定咽喉反流的存在。

咽喉反流患者纤维喉镜检查镜下可见到声门后部黏膜红斑或白斑状改变、杓状软骨及会厌表面的红斑，杓间区的鹅卵石的外观，声带水肿、声带肉芽肿及接触性溃疡、声门下分泌物积聚等，是评价咽和喉部状况的有效方法[14]。反流症状指数（RSI），反流检查评分（RFS）可用做咽喉反流病的筛选工具及评估治疗有效性的简单方法，但受临床医师主观性影响较大。如何寻求更加适合国人的量表，还有待于临床工作中进一步探讨。用免疫法测定喉部痰液中胃蛋白酶以证实是否有存在咽喉反流不失为一种高效而非侵袭性的观察方法，值得继续研究和完善诊断标准。

（五）治疗方法

传统治疗 GERD 的方法包括调整饮食和生活方式、抗酸药、H_2 受体拮抗剂和（或）质子泵抑制剂（PPI）。但咽喉反流在治疗方法和时间上应该比 GERD 更加积极和延长。PPI 2 次/ d 药物治疗是经验性治疗咽喉反流的最佳剂量，治疗时间也需要 2~4 个月甚至更长时间。Ciovica 等[15]认为对 GERD 患者手术治疗更能改善患者的生活质量，且远期效果更佳。Swoger 等[16]认为胃底折叠术不能改善对强效 PPI 治疗无效者的咽喉症状。笔者体会到只要减少反流或（和）降低反流平面便有可能减少以致避免反流物对咽喉和气道的刺激，从而出现立竿见影的疗效。在对上述经射频治疗的 200 例患者随访 1~11 个月后发现，180 例患者（90%）的症状明显改善，呼吸道症状为主者尤其明显；12 例失访，可视为无效；1 例术后死于其他疾病，1 例以呼吸道表现为主者曾因感冒诱发气短 1 次 15 例症状无改善；3 例于术后 1~7 个月有不同程度复发，其中 1 例反流性食管炎于 7 个月后偶有泛酸症状，少量服药可缓解，1 例合并食管裂孔疝者 6 个月后泛酸症状有所复发，需减量药物治疗，1 例严重“哮喘”住院 8 次的患者于术后 2 个月复发，于 5 个月后再次射频治疗，治疗后“哮喘”再次立即消失[17-19]。另外，行腹腔镜下胃底折叠术 480 例所得的结果与 Westcott 报道的 41 例治疗结果相仿，也就是可使咽喉部和气道的临床表现明显减轻[20]。

（六）咽气道反流

唯有胃黏膜才具备特有的抗胃酸和胃酶的功能；而食道黏膜却不能承受胃酸的刺激，胃酸反流可立即引起烧心的感觉；至于喉、气管、支气管等呼吸道黏膜，对胃酸和胃蛋白酶更加敏感，很少量的酸或胃蛋白酶就可引起咽喉和呼吸道黏膜的损伤，一旦接触胃酸会立即引起声嘶、咽异物感、吞咽困难、频繁清嗓、慢性咳嗽、哮喘或不明原因的胸痛等，甚至呼吸道平滑肌的强烈收缩（呼吸困难、窒息）和分泌物（痰）的大量分泌及反射性的咳嗽（排痰），常使患者咳得剧烈，此乃哮喘样发作以至窒息的根本原因所在。GERD 刺激咽喉，导致咽喉反流，表现为慢性咽喉炎、慢性声嘶、咽异物感、频繁清嗓、吞咽困难等。反流自咽往上到达口、鼻腔时可表现为牙齿侵蚀、鼻塞、流涕、打喷嚏、鼻后滴流、中耳炎及听力障碍等，许多变应性鼻炎的病因很可能在此；经咽喉向下到气管、支气管的反流则可引起气道以至肺部炎症、支气管扩张、肺纤维化、肺气肿、肺大疱及气胸，重时诱发不同程度的喉痉挛和窒息，危及生命。

相当数量的“过敏性哮喘”可能由它引起，在临床上解决这类食管外并发症就显得十分必要。因而笔者在咽喉反流、胃食管喉气管反流的基础上提出咽气道反流（laryngopharyngeal airway reflux，LAR），它包含了由反流引起的向咽喉、口鼻腔和气道所致的所有临床表现。以此伸展的咽气道反流概念为基础，笔者分别以射频和胃底折叠术治疗的病例各 1 100 例和 500 例，而且数目在不断增长，想必这将对解决咽气道反流概念是否确切和必要有所帮助的，希望同仁们共同探讨和努力。

参考文献

[1] 汪忠镐，李春民，来运钢．胃食管反流病与呼吸和耳鼻咽喉疾病［J］．医学研究杂志。2007，36（9）：1-2.

[2] WANG Z G. It is gastroesophageal reflux disease，but not asthma：a case report［J］. Chin Med Sci，2006，21（3）：189-193.

[3] WANG Z G，WU J M，LIU J J，et al. Respiratory distress resulting from gastroesophageal reflux is not Asthma，but laryngotracheal irritation，spasm，even suffocation［J］. Chin Med Sci J，2009，24（2）：112-114.

[4] 汪忠镐，吴继敏，刘建军，等．并发严重肺毁损的胃食管喉气管综合征一例纠误挽治［J］．临床误诊误治，2007，20（9）：1. 2.

[5] CHERRY J，MARGULIES S I. Contact Uleer of the larynx［J］. Laryngoscope，1968，78（11）：1937-1940.

[6] FARROKHI F，VAEZI M F. Laryngeal disorders in patients with gastroesophageal reflux disease［J］. Minerva Gastroenterol Dietol，2007，53（2）：181-187.

[7] CONNOR N P，PALAZZI - CHURAS K L，COHEN S B，et al. Symptoms of extraesophageal reflux in a community-dwelling sample［J］. J Voice，2007，21（2）：189-202.

[8] LAM P，WEI W，HUI Y，et al. Prevalence of pH - documented laryngopharyngeal reflux in Chinese patients with clinically suspected reflux laryngitis［J］. Am J Otolaryngol，2006，27（3）：186-189.

[9] 汪忠镐．胃食管反流病［J］．临床外科杂志，2006，14（8）：521-522.

[10] 汪忠镐，来运钢，吴继敏，等．胃食管喉气管反流动物实验初步验证［J］．临床误诊误治，2007，20（12）：1-2.

[11] FARROKHI F，VAEZI M F. Extra. esophageal manifestations of gastroesophageal reflux［J］. Oral Dis，2007，13（4）：349-359.

[12] KOUFMAN J A. Laryngopharyngeal reflux 2002：a new paradigm of airway disease［J］. Ear NOSC Throat J，2002，81（9 Suppl 2）：2-6.

[13] 汪忠镐，刘建军，陈秀．胃食管喉气管综合征（GELTS）的发现与命名——Stretta 射频治疗胃食管反流病 200 例［J］．临床误诊误治杂志，2007，20（5）：14.

[14] 王晓晔，韩德民，叶京英．咽喉反流［J］．国际耳鼻咽喉头颈外科杂志，2006，30（5）：281-285.

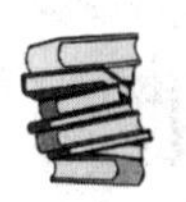

[15] CIOVICA R, GADENSTATTER M, KLINGLER A, et al. Quality of life in GERD patients: medical treatment versus antireflux surgery [J]. J Gastrointest Surg, 2006, 10 (7): 934-939.

[16] SWOGER J, PONSKY J, HICKS D M, et al. Surgical fundoplication in laryngopharyngeal reflux unresponsive to aggressive acid suppression: a controlled study [J]. Clin Gastroenterol Hepatol, 2006, 4: 433-441.

[17] 汪忠镐，来运钢，李春民．胃食管反流病 [J]．中华普通外科杂志，2007，22 (3)：238-240.

[18] 汪忠镐，刘建军，吴继敏．射频治疗胃食管反流病 70 例报告 [J]．临床外科杂志，2007，15 (6)：404-406.

[19] 汪忠镐．胃食管反流病的微创治疗进展 [J]．中国微创外科杂志，2006，6 (10)：721-724.

[20] WESTCOTT C J, HOPKINS M B, BACH K, et al. Fundoplication for laryngopharyngeal reflux disease [J]. J Am Coil Surg, 2004, 199 (1): 23-30.

（此文已于 2010 年发表于《国际耳鼻咽喉头颈外科杂志》第 34 卷第 5 期）

三十七、咽喷嘴及 3S 现象：胃食管气道反流的实验研究

汪忠镐　高　翔　来运钢　季　锋　张成超　胡志伟，
宁雅婵　李治仝　吴继敏　卞　策　牛炎鑫

【摘要】目的：通过动物实验建立食管反流模型探讨食管反流与呼吸道疾病的关系。方法：①实验 1，将 4 只 SD 大鼠分别设为实验组和对照组。实验组制成食管反流模型，两组均在结扎封闭肠腔，向胃腔注入亚甲蓝 1 mL。②实验 2，将 3 只 SD 大鼠制成食管高位反流模型，食管内加压注入 10% 葡萄糖氯化钠注射液观察咽部反流表现。③实验 3，将 3 只 SD 大鼠制成食管高位反流模型，加压注射泛影葡胺造影剂，在 X 线下动态观察咽部反流表现。④实验 4，将大耳白兔 2 只制成食管高位反流模型，加压注射泛影葡胺造影剂，在 X 线下动态观察咽部反流表现。⑤实验 5，大耳白兔 2 只，以 10% 硫酸钡混悬液替代泛影葡胺，余同实验 4。结果：实验 1 中，实验组大鼠食管充满蓝色，气道有不同程度蓝染；对照组仅部分食管蓝染。实验 2 中，随着反流启动压力的增加，可见实验用水从大鼠咽部向上溢出，喷洒在不同平面，喷入喉腔时见到气管收缩。实验 3 中，X 线下观察造影剂形成反流时咽部呈喷嘴，并见向咽上喷洒和少量造影剂进入气管。实验 4 中，X 线下观察反流在咽部呈喷嘴，并经此喷射入口、鼻和咽喉，喉和气管内见少量造影剂；反流压力增高时，更多造影剂喷出。实验 5 中 X 线下见到明显的咽部鸟嘴、经咽喷洒和雾状物进入喉腔、气管甚至到达肺部。结论：实验证实了研究者的临床假设：由胃食管气道反流激惹了以咽喉为中心的上呼吸道和下呼吸道，并证实食管反流状态下的咽喷嘴及其由溢出、喷洒和喷出（spilling、spraying、 spurting）组成的3S现象，为探讨胃食管气道反流所致呼吸道疾病的发病机制提供了依据。

【关键词】胃食管反流病；胃食管气道反流；哮喘；喷嘴；实验，动物

胃食管反流病（GERD）是胃内容物反流引起食管症状和并发症的疾病[1]。GERD在西方人群中发病率很高，20%成人每周至少遭受一次反流症状[2]。国内北京、上海两地开展了GERD流行病学调查研究，发现GERD发病率为5.77%[3]。GERD的典型症状为泛酸、胃灼热；还有一些不典型症状如反食、嗳气、胸骨后疼痛；食管外表现如哮喘、喉痉挛、慢性咳嗽、咽部异物感和声音嘶哑等[4]。笔者之一从致命性、顽固性哮喘确诊为GERD，从治疗过程中得到启示，于2006年4月成立了胃食管反流病中心，前瞻性地致力于GERD的食管外表现的研究，尤其是呼吸窘迫和哮喘。经过一系列针对反流为主、而不是哮喘的治疗，竟然使许多患者的严重哮喘得到明显缓解以致新生，进而探讨其机制，明确咽部在食管反流状态下呈鸟嘴状，也即喷嘴，在反流条件下引起了咽喷嘴现象，从而初步提出了除神经反射机制外的经解剖途径由食管反流、咽喷嘴及其喷射或喷洒所导致的另一种发病机制、治疗原理和方法。为进一步证实该假设的存在，本文通过一系列动物实验加以探讨。

（一）资料与方法

1. 实验动物与分组　①实验1：选择远交群Sprague Dawley（SD）大鼠4只，雌雄各2只，体重（200±30）g。由首都医科大学实验动物中心提供，清洁级，颗粒饲料喂养（下同）。随机分为实验组和对照组，每组各2只。②实验2：SD大鼠3只，雌2只，雄1只，体重（200±30）g。③实验3：SD大鼠3只，雌2只，雄1只，体重（200±30）g。④实验4：选择大耳白兔2只，雌雄各1只，体重（2 000±100）g。⑤实验5：选择大耳白兔2只，雌雄各1只，体重（2 000±100）g。

2. 实验准备　所有手术均在清洁级动物实验手术室内按手术要求进行。准备0号尼龙缝线、10 mL注射器、亚甲蓝、血压计、三通器、10%葡萄糖及0.9%氯化钠溶液、10%水合氯醛和直径3 mm的软管等实验用具。动物术前禁食24 h、禁水8 h。以10%水合氯醛（30 mg/kg）腹腔注射法施行麻醉。动物取仰卧位，四肢及头部固定于手术台，术区常规备皮铺巾。

3. 动物造模　①实验1：实验组取腹正中切口，上起于剑突，长5 cm，显露胃前壁，于胃食管交接下1 cm切开胃壁长0.3 cm，进入胃腔，以自制喇叭形食管扩张管（管长2.5 cm，上口及主干外径0.4 cm、内径0.3 cm，下口直径0.6 cm）经胃切口向贲门口缓缓插入食管腔，向上超过食管裂孔，缝合胃。在幽门远端0.5 cm处结扎，使之封闭。向胃腔缓缓注入亚甲蓝1 mL，此时检查胃内蓝染溶液未到达贲门，关腹。于大鼠颈后皮下贯穿7号缝线，牵拉此线将鼠体悬吊于直立位，维持此位1 h。待麻醉清醒后，剪断缝线，置其于自然位，禁食、禁水。对照组不插食管扩张管，余操作同实验组。②实验2：大鼠经颈部正中切口，纵行切开甲状软骨、环状软骨及部分相连的气管，以显露咽喉。切开胃壁在食管贲门端逆向插入输液软管至食管裂孔上方1～2 cm处，另一端经三通连接器与血压计和注射器相连，加压注射10%葡萄糖氯化钠注射液

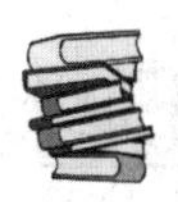

形成疑似的食管高位反流，观察咽部反流表现。③实验 3：大鼠无颈部操作，腹部操作同实验 2，向食管内加压注射泛影葡胺造影剂，X 线下动态观察咽部反流表现。④实验 4：用大耳白兔替代 SD 大鼠，余同实验 3。⑤实验 5：另取大耳白兔 2 只，以 10%硫酸钡混悬液替代泛影葡胺，余同实验 4。

（二）结果

1. 实验 1　2 只实验组大鼠分别于术后 10 h、17 h 死亡。尸检显示胃呈不同程度扩张，食管全程扩张、充满蓝色，咽喉、口腔及鼻腔亦见蓝染。气道有不同程度蓝染，2 只大鼠气道内蓝染最下端离杓状软骨上缘的距离分别为 0.5 cm、3.0 cm，大鼠杓状软骨上缘至气管分叉处分别为 4.0 cm、4.2 cm。对照组除部分食管蓝染外，余部位均未见蓝染（附图 30）。对照组仅见部分食管蓝染。

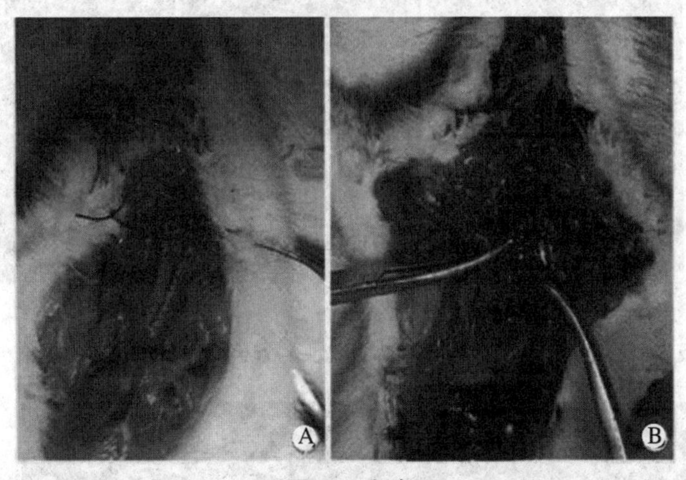

附图 30　实验 1

A. 对照组除部分食管蓝染外，余部位均未见蓝染；

B. 实验组食管充满蓝色，气道有不同程度蓝染

附图 30

扫码看彩图

2. 实验 2　随着反流启动压力的增加，实验动物的咽部先是有水溢出，然后逐渐出现喷洒和喷洒提高的平面（附图 31），当喷滴落入喉腔时见到气管收缩。

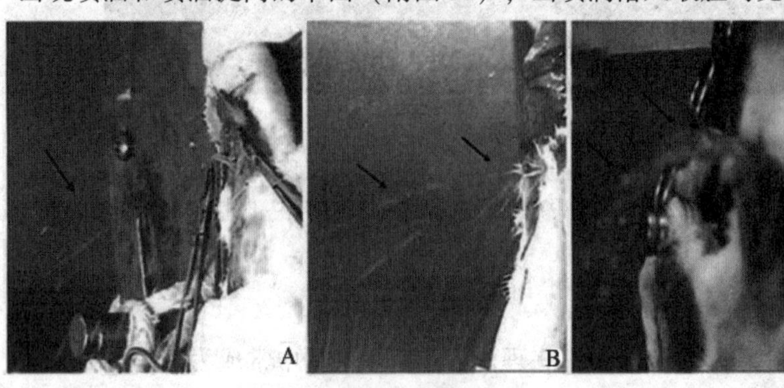

附图 31　实验 2

3 只大鼠的活体咽部可见不同程度的喷洒

附图 31

扫码看彩图

3. 实验3　X线下可见造影剂通过咽部时形成喷嘴，并形成喷射进入口鼻腔，尽管量少，但有造影剂进入气管上端（附图32）。

4. 实验4　X线下显示造影剂在咽部隐约形成喷嘴（附图33A），并经此进入鼻腔、口腔、喉腔和气道；当启动压力增加时，咽部喷嘴呈一时性消失，更多造影剂或反流物喷出（附图33B）。这个食管气道和经咽喷嘴的喷射，激惹了以咽喉为中心的、包括鼻腔和口腔的上气道和以气管为代表的下气道，动物极度挣扎。

5. 实验5　X线下观察见到明显的咽部鸟嘴经咽喷洒，并见由造影剂形成的雾状物进入喉腔和气管上端；在另一只动物则右肺也被侵犯。实验兔均出现剧烈呛咳和角弓反张（附图34）。

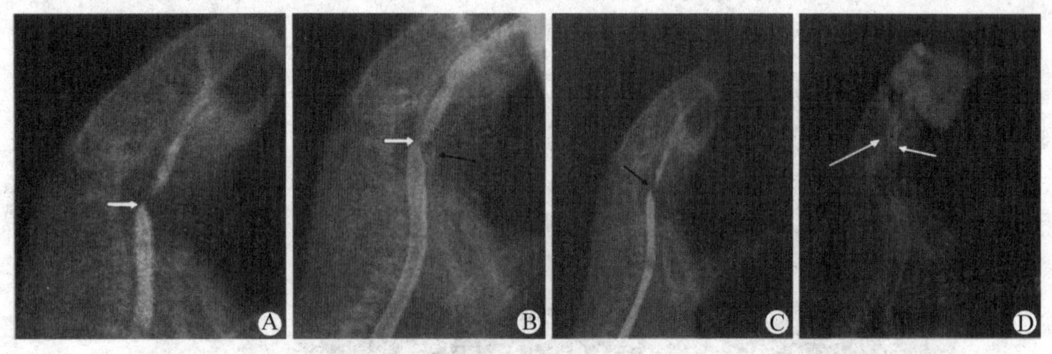

附图32　实验3

实验大鼠出现食管反流时，X线下可见咽部呈喷嘴（箭头）及经此而形成的喷洒现象

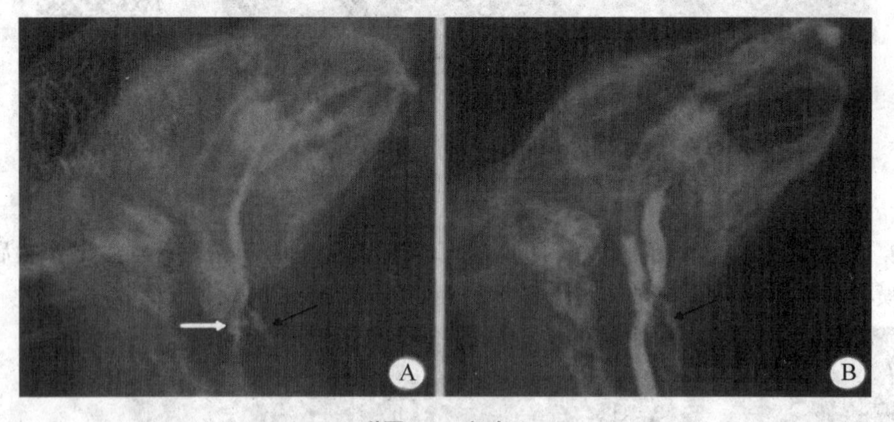

附图33　实验4

A. 大耳白兔出现食管反流时形成的咽喷嘴隐约可见（宽箭头），经此引起喷射，至口腔、鼻腔和喉腔，少量造影剂已进入气管上端（黑箭头）；B. 压力增高时，喷嘴一时性消失，更多造影剂进入口鼻咽喉腔

（三）讨论

1. 咽喷嘴理论的建构　喷嘴（nozzle）在理论上和实际生活中常成为某物的一个关键部分，以达到所需或合适程度的喷淋、喷洒和雾化等目的，包括医疗上的各种喷雾剂或喉用喷滴装置。任何管道的开口只是将在管道中的内容物流出，并不改变流速。

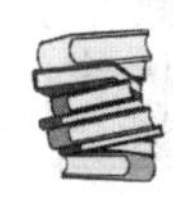

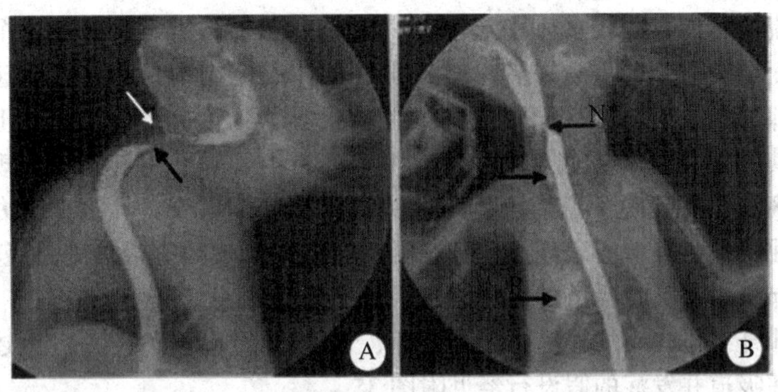

附图 34　实验 5

A. 大耳白兔在食管反流时见咽喷嘴（黑箭头）及喉气管上端雾状物；B. 显示 N 为咽喷嘴，反流物被喷入气管（T），并延续到左下肺（P）

但若将这个开口变成喷嘴，根据有关流体力学中的阻力定律，在喷嘴口的口径十分小，使其阻力十分之大，喷出物体的流速随之被极大地放大，从而出现喷嘴现象。在经咽反流中联想到反流物量少并在低压情况下经咽喷嘴引起的溢出或小口吁出时，表现为泛酸或吐苦水，如反流物为气体则是嗳气和呃逆，似可用英文中的 spilling。当反流物量多并在高压情况下经咽喷嘴反流时，患者常称为反流物“直顶上腭”或呕出甚至是喷射性呕吐时，似可用英文中的 spurting，此时的咽喷嘴被一时性打开（附图 33B）。这种反流罕有引起严重后果者，因为常可引起人们的警觉、防范和及时反应，尽管偶有发生在酒后而引起窒息和致命者。严重问题在于介于溢出与呕出之间的经咽喷嘴而发生的喷洒或喷射现象，形成这个过程所需要的反流物量和压力在前二者之间，量不多的反流物经咽喷嘴喷出了无数的飞粒或雾状物或微滴，很易弥漫性地喷入或飞入口鼻腔和喉气管，后者在吸气时更多地进入气管树。在实验 5 中明确观察到咽部鸟嘴、经咽喷洒及喷洒呈雾状物进入喉腔和气管（附图 34），则更进一步证明了此种喷洒现象，似可用英文中的 spraying 一词。结合临床可以推断，尽管泛酸也是高位反流，但其速度低，只是形成了经咽溢出（spilling）。嗳气、呃逆也是高位反流，但其基本不含液性物。呕吐或由颅内高压引起的喷射性呕吐时（spurting），咽喷嘴被一过性扩张而在刹那间消失。从本组实验推测人类的咽喷嘴在不同程度的食管反流状况下也可引起类似的溢出、喷洒近似喷雾及呕出现象，用英文表达则为 spilling、spraying 和 spurting，构成了“3S”征象。其中 spraying 则是重中之重，临床意义在于其可导致以咽喉部为中心的上、下气道的刺激和损害，从而引起轻重不等乃至致命的咽喉和上、下气道临床表现，如哮喘、鼻炎甚至慢性阻塞性肺疾病[5]。

2. 咽喷嘴与食管反流及其呼吸道症状　在发病过程中，食管远端的反流由贲门部松弛为主的病变所引起，包括食管裂孔疝等，其临床表现以胃灼热、泛酸、胸痛等为主，较易为人们所注意。但是涉及食管近端或其咽部的反流则可引起食管上表现。贲门为引起反流的首要部位；随之反流到咽部，引起局部刺激，临床上表现为咽喉部症状，如咽痛、咽异物感、癔球、喉部发痒、声音嘶哑、呛咳等；反流经咽后，才引起咽上反流。如果是少量胃液反流可以表现为泛酸或吐苦水，若为气体则表现为嗳气和

呃逆，如反流的胃内容物较多则引起呕吐，此时突然扩张了咽部，使这个咽喷嘴暂时不存在，从而罕有引起严重后果者。但当含气液体反流物的量不多且流速一般时则反而会引起咽部喷洒或喷雾，从而形成细微颗粒或雾状物，自下而上直达上呼吸道，亦即鼻腔及与其相关鼻窦、鼻道、咽鼓管、中耳、鼻泪管等并引起临床表现，如流涕或鼻塞、鼻后滴流、打喷嚏、流泪、鼻源性头痛、耳痛、耳痒、耳鸣、听力下降、嗅觉减退及牙侵蚀、口臭等口腔表现。此种经咽反流或喷洒、喷雾最终则是经喉到达气道、支气管以至肺，引起下呼吸道的多种表现，如咳嗽、喘息、咳痰、憋气、胸闷、呛咳、夜间憋醒、肺纤维化、支气管扩张、肺大疱、气胸以致肺毁损等[6,7]。上述胃食管反流所致一系列呼吸道并发症的假设行经见附图 35。

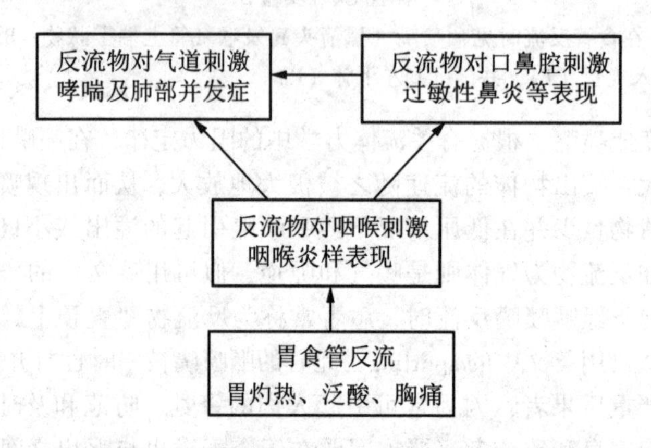

附图 35 胃食管反流所致呼吸道并发症假设行径

近年来，GERD 与呼吸系统疾病特别是支气管哮喘的关系越来越受到临床医生的重视。但 GERD 与支气管哮喘之间的关系及其机制仍不清楚，普遍认为是由于贲门与支气管间的迷走神经反射所引起，与胃酸等反流物质对食管黏膜和气管黏膜的损害有关。本实验验证了笔者的假设：食管反流状态下有咽喷嘴的存在和反流物经此引发了向上、下气道的喷洒现象，其可引起气道激惹、痉挛和窒息，这种现象显然与哮喘有异，是一种由食管反流引起的食管气道反流或胃食道气道综合征[8,9]。由此提醒人们对这种通过咽喷嘴所引起的现象及其严重并发症加以重视，从而做到早期预防、及时发现，阻止其发展，治疗时则针对反流物经咽喷洒这个环节。无论采用什么方法，只要达到反流频率减少和反流平面的降低，也就是设法阻断咽喷洒的恶性循环，就有可能缓解甚至消除由反流引起的呼吸和耳鼻咽喉病变。

参考文献

[1] VAKIL N，VAN ZANTEN S V，KAHRILAS P，et al. The Montreal definition and classification of gastroesophageal reflux disease：a global evidence－based consensus [J]. Am J Gastroenterol，2006，101（8）：1900-1920.

[2] LOCKE G R，TALLEY N J，FETT S L，et al. Prevalence and clinical spectrum of gastroesophageal reflux：a populationbased study in Olmsted County，Minnesota [J]. Gastroenterology，1997，112（5）：1448-1456.

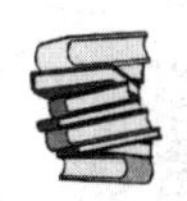

[3] 潘国宗，许国铭，郭慧平，等．北京上海胃食管反流症状流行病学调查［J］．中华消化杂志，1999，19（4）：223-226.
[4] POELMANS J，TACK J. Extraoesophageal manifestations of gastro－oesophageal reflux［J］．Gut，2005，54（10）：1492-1499.
[5] 王利营，汪忠镐，刘建军，等．胃食管反流病致慢性阻塞性肺病长期误诊一例［J］．临床误诊误治，2008，21（1）：32.
[6] 汪忠镐．食管反流与呼吸道疾病［M］．北京：人民卫生出版社，2010：2-6.
[7] 汪忠镐，吴继敏，刘建军，等．并发严重肺毁损的胃食管喉气管综合征一例纠误挽治［J］．临床误诊误治，2007，20（9）：1-2.
[8] WANG Z G. It is gastroesophageal reflux disease，but not asthma：a case report［J］．Chin Med Sci J，2006，21（3）：189-193.
[9] WANG Z G，WU J M，LIU J J，et al. Respiratory Distress Resulting from Gastroesophageal Reflux is not Asthma，but Laryngotracheal Irritation，Spasm，even Suffocation［J］．Chin Med Sci J，2009，24（2）：112-114.

（此文已于 2011 年发表于《临床误诊误治》第 24 卷第 3 期）

三十八、正确诊断和治疗挽救行气管切开的胃食管喉气管综合征患者

汪忠镐　王利营　吴继敏　刘建军　胡亚辉

【摘要】目的：提高对胃食管反流病（GERD）及胃食管喉气管综合征（GELTS）所致喉痉挛的认识。方法：回顾分析 2 例因 GERD 所致喉痉挛行气管切开者的临床资料。结果：2 例均有多年咳嗽、喘息等呼吸道症状，长期误诊为支气管哮喘。随病程发展，出现严重喉痉挛、窒息而行气管切开，例 1 带管长达 7 个月始终误诊为声带麻痹，并 3 次行声带手术；例 2 得以及时诊断，经气管切开缓解呼吸窘迫，20 d 后顺利拔管。2 例均经 24 h 食管 pH 检测和食管动力监测确诊 GERD 并 GELTS，经 Stretta 射频治疗，症状消失。结论：临床医生必须高度重视仅有呼吸道表现或以其为主要表现的 GERD，使患者早日得到正确诊治。

【关键词】胃食管反流病；胃食管喉气管综合征；误诊；声带麻痹；哮喘；气管切开；Stretta 射频

胃食管反流病（GERD）系常见病和多发病，在西方人群中 7%~15% 的人有胃食管反流症状，北京、上海两地流行病学调查显示，其症状发生率为 8.97%，发病率为 5.77%[1]。GERD 临床症状多变，典型症状有泛酸、胃灼热，更有食管外表现，如咽、口鼻腔、喉气管、肺和其他部位的临床表现，可归纳在胃食管喉气管综合征中[2]。喉痉挛是 GERD 常见致命症状，严重者须施以气管切开，笔者所在医院 GERD 中心新近治疗 2 例病情相似但诊治过程差异明显者，特予以报道，以提高临床医师对 GERD 所

致严重喉痉挛的警惕性。

（一）病例资料

病例1　女，60岁。因“声带麻痹”行气管切开7个月不能拔管，于2007年9月由外院转入。患者1年7个月前无明显诱因出现咽部异物感，伴喘息、憋气、咳嗽、咳黄痰，进食过快、进辛辣饮食或饱食后常出现呛咳，在某医院就诊，X线胸片、喉镜检查未见异常，诊断为支气管哮喘，予氨茶碱、糖皮质激素、H_2受体激动剂治疗，疗效欠佳。喘憋逐渐加重伴夜间憋醒，约每小时发作1次，坐起或起床后可缓解，以致每晚无法平卧睡眠。7个月前突发喘息、咽部紧缩感、严重呼吸困难，伴颜面、四肢皮肤发绀，到某三甲医院急诊，诊断为声带麻痹，急诊行气管切开术，症状有所缓解。曾多次试行封闭气管套管拔管均立即出现严重喘憋，遂相继在气管切开1、2、4个月后行左侧声带开窗术、右侧声带开窗术和声带移位术，无任何改善，仍无法拔管。转诊于首都医科大学宣武医院，接诊医生发现患者可发音，排除声带麻痹，疑为GERD所致喉痉挛，即转院GERD中心。追询病史，患者发病以来无泛酸、胃灼热、胸痛，心悸，大便干结，每3 d或4 d一次，体重无减轻。有颈椎病史10年，慢性胆囊炎、胆结石病史5年，对青霉素过敏。查体：呼吸18次/min，血压130/70 mmHg。颈部正中可见气管切开外套管。两肺呼吸音清晰，未闻及干、湿啰音，余未见阳性体征。双锑电极分别置食管下括约肌（LES）上5 cm、20 cm监测24 h食管pH，结果：pH≤4的总反流次数分别为143次、56次（正常参考值<50次），其中持续5 min以上的反流分别为15次、8次（正常参考值<3. 45次），最长反流时间分别为73. 7 min、27. 5 min（正常参考值<9. 2 min），DeMeester评分分别为94. 12、41. 67（正常参考值<14. 72）。食管动力检测结果：食管上括约肌（UES）静息压及食管体部远段压力均低于正常，上段无蠕动波，但LES静息压正常。胃镜检查报告：慢性浅表性胃炎。确诊为非糜烂性胃食管反流病（NERD）并胃食管喉气管综合征（GELTS），行Stretta射频治疗。术后口服奥美拉唑10 mg/d，患者咽部异物感、呼吸困难、咳嗽、咳痰较前明显减轻，封闭气管插管口无反复，连续封口2个月后拔管。随访3个月，除偶有轻微咳嗽，余症状消失，睡眠好，未再出现夜间憋醒现象。

病例2　女，59岁。因发作性咳嗽、咳痰、喘憋20余年，发作1 d于2007年11月由外院转入。患者20余年前出现咳嗽、咳痰、喘憋，发作无季节性，夜间较重，常无法入睡，在当地医院多次住院按支气管哮喘治疗，效果不理想。偶有泛酸、胃灼热，无明显餐后及平卧位加重现象。1 d前再次发作，乘救护车3 h转入笔者所在医院呈严重“哮喘”发作状态，口唇发绀，意识不清。本文第一作者接诊患者，考虑可能为GERD所致GELTS，即行气管插管呼吸机辅助呼吸，辅以解痉、平喘、抑酸、促进胃肠动力、抗感染和糖皮质激素治疗。入院时血气分析：pH 7. 071，PCO_2 121. 5 mmHg，$PO_2$146 mmHg，HCO_3^- 30. 6 mmol/L，BE 6 mmol/L，SO_2 0. 98，提示Ⅱ型呼吸衰竭。患者入院后处于哮喘持续发作状态，11 d后仍不能脱离呼吸机，遂按计划给予气管切开术，5 d后脱离呼吸机。脱机后10 d完善相关检查，双锑电极24 h食管pH监测结果：pH≤4所占总检测时间的18. 52%和4. 75%（正常参考值<4. 2%）；pH≤4的总反流次数分别为91次、23次，其中持续5 min以上的反流分别为7次、3次，最长反流时间

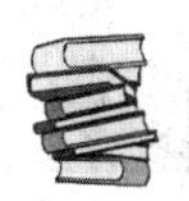

分别为122.5 min、26.3 min，DeMeester评分分别为50.40、13.42，伴有pH≤4的症状指数50.0%（>50.0%有临床意义）食管动力检测结果：LES静息压正常，吞咽时完全松弛；UES静息压低于正常，吞咽时完全松弛；食管体部中段和远段压力高于正常，传导速度正常。胃镜检查报告：慢性浅表性胃炎，伴胆汁反流。至此NERD并GELTS诊断明确，在深度镇静下行Streeta射频治疗：治疗后继续口服抑酸、促进胃肠动力、保护胃黏膜药物，停用解痉、平喘、抗感染等治疗，患者“哮喘”未再发作，睡眠良好，继续观察10 d，顺利拔除气管套管，20 d后症状消失出院，随访2个月恢复日常生活能力。

（二）讨论

1.“哮喘”、喉痉挛与GERD的关系　目前欧美等国家已发现在哮喘样发作的患者中GERD十分常见，在施行了抗反流药物治疗或手术治疗后，不少哮喘或哮喘样发作患者的症状明显减轻甚至消失，说明了GERD与呼吸道病变的关系密切。国内近年也有不少以呼吸道症状为首发症状的GERD报道，经相关治疗后疗效显著，并由此发现存在GELTS这一组临床症候群[2]。国内也有研究表明，胃食管反流与部分反复发作性哮喘、咳嗽、夜间呼吸暂停、心绞痛样胸痛有关[3,4]。GERD的特殊之处在于胃、十二指肠内容物除可反流到食管引起典型的泛酸、胃灼热外，尚可反流达咽部，通过其鸟嘴样的狭窄，形成细微颗粒或雾状物而喷射至喉头，甚至吸入气管、支气管和肺部[2,5]，导致剧烈的咳嗽、咳痰、严重呼吸困难、喉痉挛以致窒息、昏迷和死亡。

2.误诊误治教训　病例1以咽部异物感和喘息为首发症状，整个发病过程中也仅表现为呼吸道症状，诊断为哮喘似乎顺理成章。但药物疗效不佳，病情进行性加重，以致发生威胁生命的喉痉挛和窒息，需立即气管切开。可惜直到迫不得已行气管切开术及随后长达7个月的病程中，医生始终误认为“声带麻痹”，甚至误行3次声带手术无效，无法拔除气管套管。如此典型的因胃食管喉气管反流引起致命性喉痉挛、必须以即时气管切开解救生命且此后仍无法拔管的病例，在国内外均无报道。病例2也有咳嗽、咳痰、喘憋等“哮喘”样症状20余年，病情逐步恶化，入第一作者院时已呈重症哮喘持续发作状态，已然昏迷濒临死亡，气管插管和呼吸机辅助呼吸10 d亦未能奏效。显然与气管插管本身就刺激喉气管有关，笔者按此种设想将气管切开的可能效果向家属和患者做了交代，从而使患者很乐意地接受了气管切开，并按原计划对患者实施射频治疗达到了短期拔管的结果。说明目前临床医生对GERD的食管外表现，尤其是GELTS的认识十分浅显，以致患者长期误诊为支气管哮喘、声带麻痹，未能追本溯源。此类患者长期给予解痉、平喘治疗会使食管括约肌更为松弛，进一步加重胃酸反流，最终自喉气管激惹发展到痉挛窒息和危及生命，必须加以警惕。

本文2例以呼吸系统表现为首发及主要症状，相比较而言，消化道症状十分轻微，例1并无GERD的典型症状，例2仅偶有胃灼热、泛酸症状。胃食管表现不明显可能与这些患者的食管对酸有耐受性有关，此种情况与本文第一作者的临床表现完全一致。显然这些患者是不会去消化科就诊，长期就诊于呼吸科，呼吸科医师往往只重视呼吸系统表现，没有详细系统的询问病史，加之对GERD的呼吸系统临床表现缺乏足够认识，以致误诊误治。

3. 纠误体会　本文2例均因致命性喉痉挛行气管切开，但病程截然不同，教训深刻。例1气管切开长达7个月余未明确诊断，入中国人民解放军火箭军总医院GERD中心后经食管pH检测和食管动力测定均有力支持GERD诊断，果断施行Stretta射频治疗，术后闭管严密观察2个月之久顺利去除气管套管。例2发作时恰好到中国人民解放军火箭军总医院GERD中心就诊，笔者亲身体会到GERD所致的喉气管痉挛的严重性[2,6]，当即做出GELTS的临床诊断，给予气管插管呼吸机辅助呼吸挽救生命，遂后转为气管切开方改善呼吸窘迫症状，及时行Stretta微创射频治疗，同时辅以抑酸药物，临床效果显著，气管切开第20日即顺利拔管。2例的诊治过程提示，对于哮喘药物疗效欠佳或治疗后病情加重的哮喘或呼吸困难患者，尤其是发生致命性喉气管痉挛者，应警惕GELTS的存在。临床医生高度重视仅有呼吸道表现或以其为主要表现的GERD，至少要避免病情发展到喉痉挛的危急状态，更要避免发生了喉痉挛尚不知其所以然，施以错误治疗而给患者增加巨大痛苦。

4. 对GERD的新认识　①与GERD有关的哮喘并不一定是哮喘，而很可能是高位的GERD。② 与GERD有关的哮喘发病机制是由胃食管反流引起的喉气管激惹、痉挛、窒息及其导致的一系列呼吸道器质性病变，如支气管扩张、肺气肿、肺大疱、气胸和肺纤维化等。③ 提出了胃食管喉气管反流综合征（GELTS）的概念。④ 此类“哮喘”的治疗之本首先要明确诊断是GERD，并从发病部位进行根本性治疗，同时尽量避免诱发因素，如感冒、寒冷、烟酒、辛辣食物的刺激，并避免暴饮暴食、餐后立即平卧，提倡少量、多餐、软食。⑤ 由GERD引起的喉气管激惹、痉挛为一常见危象，涉及一定人群，必须提高对该病的认知程度。笔者相信，随着人们对GERD的认识逐步提高，越来越多的患者会得到纠误挽治，避免不必要的抢救甚或导致死亡的发生。

参考文献

[1] 潘国宗，许国铭，郭慧平，等. 北京、上海食管反流症状的调查［J］. 中华消化杂志，1999，19（5）：223-226.

[2] 汪忠镐，刘建军，陈秀，等. 胃食管喉气管综合征（GELTS）的发现与命名——Stretta射频治疗胃食管反流病200例［J］. 临床误诊误治，2007，20（5）：1-4.

[3] 汪忠镐. 外科医师应了解胃食管反流病［J］. 中国普通外科杂志，2006，15（9）：697-701.

[4] 汪忠镐，来运钢，吴继敏，等. 胃食管喉气管反流的动物实验验证［J］. 临床误诊误治，2007，20（12）：1-3.

[5] WANG Z G，WU J M，LIU J J，et al. Stretta frequeney for the treatment of GERD with the respiratory problem mainly：experience of 180 patients［J］. J Gastroenterology Hepatology，2007，22（Suppl 2）：A139.

[6] WANG Z G. It is gastroesophageal reflux disease，but not asthma：a case report［J］. Chin Med Sci J，2006，21（3）：189-193.

（此文已于2008年发表于《临床误诊误治杂志》第21卷第5期）

附录二　已发表的英文相关文章二维码

Ⅰ. A belated revelation: from gastroesophageal reflux derived asthma to laryngotracheal spasm

Ⅱ. A preliminary investigation of laparoscopic fundoplication treatment on gastroesophageal reflux disease – related respiratory symptoms

Ⅲ. Animal study for airway inflammation triggered by gastroesophageal reflux

Ⅳ. It is gastroesophageal reflux disease, not asthmal: a case report

Ⅴ. The Stretta procedure eliminates arrhythm ia due to gastroesophageal reflux disease

Ⅵ. The laparoscopic nissen fundoplication eliminates obstructive sleep apnea syndrome due to gastroesophageal reflux disease

Ⅶ. Contribution of hiatal hernia to asthma in patientswith gastroesophageal reflux disease

Ⅷ. Treatment of an unusual esophageal stenosis caused by gastroesophageal reflux disease

Ⅸ. The role of gastroesophageal reflux in provoking high blood pressure episodes in patients with hypertension

Ⅹ. Role of fundoplication in treatment of patients with symptoms of hiatal hernia

附录三　胃食管反流病知识视频二维码

误诊悟出来的病
——胃食管反流病

院士被误诊，
可谓真常见

医学新发现——
邓丽君不是死于哮喘

食管反流病
有图有真相

胃食管反流都
影响那些器官?

胃食管反流
病的诊断

胃食管反流，
看看专家怎么说

胃食管反流病
与喉痉挛

胃食管反流病
与慢性咽炎

胃食管反流病
与焦虑症

咳嗽与胃食
管反流

胸痛与胃食
管反流

心律失常与
胃食管反流

儿童肥胖与
胃食管反流

精神病与胃
食管反流

胃食管反流
病与癌症

认识巴雷特食管

巴雷特食管的病因
——胃食管反流

感冒，不容忽
视的因素

泛酸吐酸要重视

支气管哮喘治不好，
都是胃病惹的祸

老慢支肺结节，
可能也是胃反流

食管反流，老
胃病最新发展

泛酸腹痛治不好，
毛病出在裂孔疝

食管裂孔疝，
后果很严重

食管裂孔疝的
三种诊断方法

无痛胃镜

胃食管反流
病的治疗

胃食管反流病
手术治疗

胃食管反流病不
微创能治好吗?

胃食管反流保守
治疗与微创治疗
的区别

治巴雷特食管，
吃药还是手术?

贲门口松弛导致的反流
是吃药还是手术?

泛酸烧心异物感，
哪些药物能治好?

胃食管反流
病的中医治疗

胃镜套扎治疗
胃食管反流病

反流吃药治不好，创新
手术显疗效——食管
裂孔疝修补+腹段食
管延长+His 角重建

术后并发症的
解决方

咳嗽哮喘久不愈，
有种方法能治愈

咽炎异物是反流，
不当治疗很严重

胆汁反流怎么治?

有一种鼻炎
咳喘能治愈

冠心病要放支架吗?

扁桃体反复发
炎该不该切除?

胃病怎么调理?
——季锋医生经验之谈

胃下垂人咋长胖

胃大部切除后
反流的治疗

长期反复咽炎，
用药不愈怎么办?

食管黏膜会癌变吗？
——狼吞虎咽吃热食不可取

胃食管反流
病的预防

附录四　胃食管反流病病例分析视频二维码

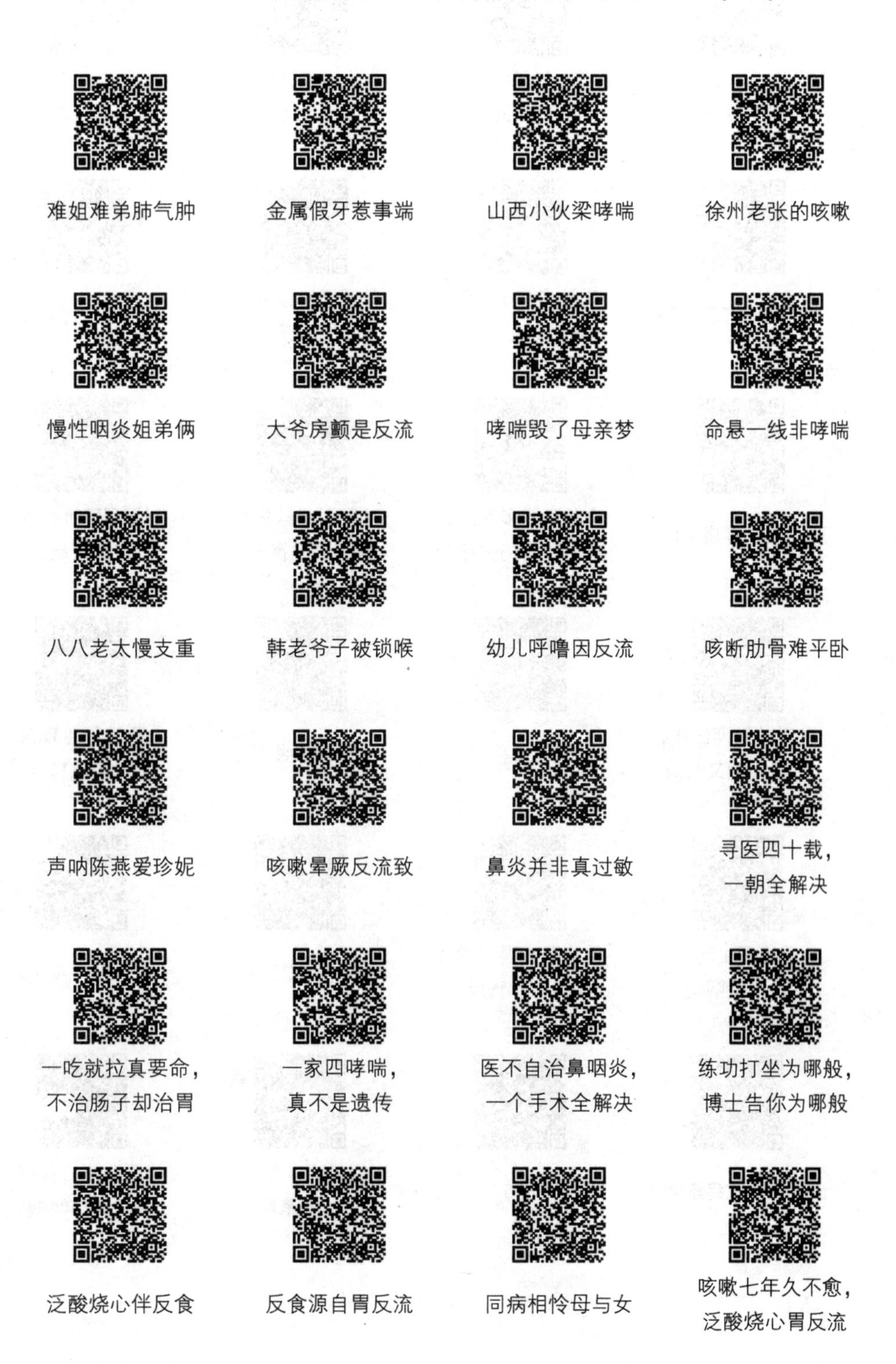

难姐难弟肺气肿

金属假牙惹事端

山西小伙梁哮喘

徐州老张的咳嗽

慢性咽炎姐弟俩

大爷房颤是反流

哮喘毁了母亲梦

命悬一线非哮喘

八八老太慢支重

韩老爷子被锁喉

幼儿呼噜因反流

咳断肋骨难平卧

声呐陈燕爱珍妮

咳嗽晕厥反流致

鼻炎并非真过敏

寻医四十载，
一朝全解决

一吃就拉真要命，
不治肠子却治胃

一家四哮喘，
真不是遗传

医不自治鼻咽炎，
一个手术全解决

练功打坐为哪般，
博士告你为哪般

泛酸烧心伴反食

反食源自胃反流

同病相怜母与女

咳嗽七年久不愈，
泛酸烧心胃反流

吞咽困难伴泛酸烧心
——贲门失弛缓症

有一种精神病叫
胃食管反流病

8 岁少年吞咽难，
反复发作因裂孔

鼻炎流涕真难治，
原来病也在胃上

血压高源于胃反流

胸骨疼痛十余年，
原因也是有反流

呼吸困难似掐脖，
食管反流有裂孔

耳朵流脓伴泛酸

腹部烧灼疼痛 13 年

诊断不明多花冤枉
钱——贲门失缓症

咳嗽引起尿失禁，
病因却是胃反流

吞咽困难也因
胃食管反流

咳嗽哮喘两三年，
医路戏剧又曲折

咳嗽喉痉挛

咽痛异物感

季锋医生现身
说法话鼻炎

季锋医生现身
说法话咽炎

季锋医生现身说法
谈谈胃食管反流

急性化脓性鼻炎

声音嘶哑 4 个月

泛酸烧心胸疼李老太

呕吐 5 年

打鼾咳嗽 3 年，
加重晕厥

泛酸烧心伴打
嗝咽喉异物感

间断呕吐 10 年，
家中妈妈过 2 天

间断胸闷喘 18 年

打嗝 2 个月

反复咳嗽咽痒

间断呕吐、咳嗽 20 年，
泛酸、烧心 2 个月

声呐陈燕差点
丧失听力

泛酸烧心 10 年的大爷

沈丘梁园区老
人胸闷气喘 5 年

咳嗽痰喘药无效，
医生却说病在胃

胸闷憋气呼吸难

咳嗽窒息急入院，
病不在肺在食管

反流性咽炎
疼得很严重

反酸烧心 18 年，
加重伴咽喉疼痛

胃下垂致胆汁反流

梁园区反流病
口碑相传就诊

胃胀打嗝胃下垂，
父女同看老胃病

胆囊切除后胆汁反流

咳嗽咳痰一月伴晕厥

重度肥胖可手术

肥胖也会致咳嗽